SpringerWienNewYork

Lars-Peter Kamolz, David N. Herndon,
Marc G. Jeschke (Hrsg.)

Verbrennungen

Diagnose, Therapie und Rehabilitation des thermischen Traumas

SpringerWienNewYork

Dr. Lars-Peter Kamolz
Universitätsklinik für Chirurgie, Wien, Austria

Dr. David N. Herndon
Dr. Marc G. Jeschke
Shriners Hospital for Children, Galveston, TX, USA

SpringerWienNewYork ist ein Unternehmen von
Springer Science+Business Media
springer.at

Korrektorat: Mag. Elisabeth Hunger
Typografie und Satz: Michael Karner, www.typografie.co.at

Gedruckt auf säurefreiem, chlorfrei gebleichtem Papier
SPIN 11945437

Mit zahlreichen (großteils farbigen) Abbildungen

Bibliografische Information der Deutschen Nationalbibliothek
Die Deutsche Nationalbibliothek verzeichnet diese Publikation in der Deutschen Nationalbibliografie; detaillierte bibliografische Daten sind im Internet über http://dnb.d-nb.de abrufbar.

ISBN 978-3-211-79895-9 SpringerWienNewYork

Inhaltsverzeichnis

Vorwort XIII

Kapitel 1
Die Verbrennungsbehandlung – ein historischer Überblick

1 Einleitung 1
2 Die Verbrennungstiefe 1
3 Die Pathologie 1
4 Die Behandlung der Verbrennungswunde 2
5 Die Ausdehnung 3
6 Die initiale Schock-Infusionstherapie 3
7 Hauttransplantation 3

Kapitel 2
Die Pathophysiologie von Verbrennungswunden

1 Einleitung 5
2 Mechanismen von thermischen Verletzungen 5
2.1 Verbrennungen 5
2.2 Verbrühungen 5
2.3 Kontaktverbrennungen 6
2.4 Chemische Verbrennungen 6
2.5 Elektroverbrennungen 7
3 Pathophysiologische Reaktionen auf Brandverletzungen 8
3.1 Lokale Reaktionen 8
3.2 Systemische Reaktionen 9
3.2.1 Hypovolämie und rasche Ödembildung 9
3.2.1.1 Normaler mikrozirkulärer Flüssigkeitsaustausch 10
3.2.1.2 Mechanismen des Verbrennungsödems 11
3.3 Unverbranntes Gewebe 12
3.4 Veränderte Zellmembranen und Ödembildung 13
3.5 Mediatoren der Brandverletzung 13
3.6 Hämodynamische Folgen von akuten Brandverletzungen 16
3.6.1 Herzfunktionsstörung 17
3.6.2 Erhöhter systemischer Gefäßwiderstand und Organischämie 17
3.6.3 Ödeme in unverbranntem Gewebe 18
3.7 Die Wahl von Flüssigkeiten und Ödembildung 18
4 Zusammenfassung und Schlussfolgerung 18

Kapitel 3
Erstversorgung am Unfallort

1 Einleitung 25
2 Ursachen 25
3 Ausdehnung 26
4 Management am Unfallort 26
4.1 Primäre Versorgung 27
4.1.1 Gefahrenabwehr 27
4.1.2 Atemwege 27
4.1.3 Atmung 27
4.1.4 Kreislauf 28
4.1.5 Begleitverletzungen 28
4.2 Weitere Versorgung 28
4.2.1 Lokaltherapie 28
4.2.2 Schmerztherapie 29

4.2.3 Flüssigkeitstherapie 29
5 Transport 30
6 Zusammenfassung 30

Kapitel 4
Aufnahme und Erstversorgung des Schwerbrandverletzten

1 Prognose des Brandverletzten 31
2 Einschätzung der verbrannten Körperoberfläche und der Verbrennungstiefe 31
3 Transport, Lagerung und klinische Aufnahme von Brandverletzten 31
4 Initiale Oberfächentherapie von Verbrennungswunden 32
5 Monitoring 34
6 Volumensubstitution 34
7 »Airway-Management« 35
8 Katecholamin-Therapie 36
9 Inhalationstrauma 37
10 Analgosedierung des Verbrennungspatienten 38
11 Escharotomie und operative Versorgung 38
12 Interdisziplinäres Management 38
13 Zusammenfassung 39

Kapitel 5
Lokale Therapie der Verbrennungswunde

1 Präklinisches Wundmanagement 41
2 Prinzipien der Wundbehandlung bei Verbrennungen 41
3 Débridement 41
3.1 Enzymatisches Débridement mit Bromelain 42
3.2 V. A. C.-Therapie bei Verbrennungswunden 42
4 Lokale Antiseptika 42
4.1 Silbersulfadiazine (Flammazine) 42
4.2 Ceriumnitrat-Silbersulfadiazine (Flammazerium) 43
4.3 Polividon-Iod (Betaisodona) 44
4.4 Polyhexanid 44
4.5 Biosynhetische Membranen 44
4.6 Suprathel 45
4.7 Biobrane 45
4.8 Behandlung von Spalthautentnahmestellen im Rahmen der Operation 45
4.9 Nachbehandlung postoperativ 45
4.10 Verbandswechsel 46

Kapitel 6
Brandverletzungen bei Kindern

1 Einleitung 47
2 Erstbehandlung 47
3 Volumenersatztherapie 48
3.1 Zugänge bei Volumenersatztherapie 48
3.2 Berechnung des Flüssigkeitsbedarfs 49
3.3 Beurteilung der Volumenersatztherapie 51
4 Evaluierung und Management der Atemwege 53
5 Inhalationstrauma 53
6 Hypermetabolismus 54
7 Wärmeregulierung 55
8 Ernährungstherapie 55
9 Wundheilung 56
10 Schmerzmanagement 58
11 Rehabilitation 59

Kapitel 7.1
Operatives Management bei kindlichen Verbrennungen

1 Einleitung 63
2 Konservative Wundbehandlung mit lokalen Wundauflagen 63
3 Chirurgische Therapie bei der Primärversorgung 65
3.1 Zeitpunkt 65
3.2 Operative Strategien 66
3.3 Spalthautentnahme 66
3.4 Spalthauttransplantation 66
3.5 Keratinozyten 67
4 Die Sekundärversorgung und Narbenkorrektur bei thermischen Verletzungen 68

4.1 Narbenart 68
4.1.1 »Normale« Narbe 68
4.1.2 Hypertrophe Narbe 68
4.1.3 Keloid 69
4.1.4 Lokalisation 69
4.1.5 Größe 69
4.2 Therapiemöglichkeiten 69
4.2.1 Konservative Therapie 69
4.2.1.1 Kompressionsbehandlung 69
4.2.1.2 Silikonauflagen 70
4.2.1.3 Kortikosteroide 70
4.2.2 Operative Therapie 70
4.2.2.1 Einfache Exzision der Narbe 70
4.2.2.2 Z- oder W-Plastik 70
4.2.2.2 Serienexzision 70
4.2.2.4 Haut-Transplantate 71
4.2.2.5 Haut-Expander 71
5 Zusammenfassung 72

Kapitel 7.2
Chirurgische Therapie von Erwachsenen

1 Einleitung 73
2 Epidemiologie 73
2.1 Altersgruppen 73
2.2 Unfallursachen beim Erwachsenen 74
2.3 Prognose des schwer brandverletzten Patienten 74
3 Chirurgische Therapie 74
3.1 Primäre Maßnahmen 74
3.1.1 Erstversorgung 74
3.1.2 Escharotomie 75
3.1.3 Fasziotomie 75
3.1.4 Oberflächenbehandlung der Brandwunden 75
3.2 Débridement der Brandwunde 76
3.2.1 Zeitpunkt 76
3.2.2 Tangentiale Exzision 77
3.2.3 Epifasziale Exzision 77
3.2.4 Blutstillung 77
3.2.5 Enzymatisches Débridement 77
3.3 Verschluss mittels temporärer Wundauflagen 78
3.3.1 BiologischeTransplantate 78
3.3.2 Synthetische Wundauflagen 78
3.3.3 Behandlung der Verbrennungswunde mit VAC 79
3.4 Definitiver Wundverschluss 79
3.4.1 Autologe Spalthauttransplantation: Sheetgraft 80
3.4.2 Autologe Spalthauttransplantation: Meshgraft 81
3.4.3 Sandwich Technik nach Alexander 81
3.4.4 Autologe Spalthauttransplantation nach Meek 82
3.4.5 Vollhaut-Transplantation 82
3.4.6 Cultured Epidermal Autografts (CEA) 83
3.4.7 Dermale Ersatzverfahren 83
3.4.8 Hautentnahme 84
4 Zusammenfassung 85

Kapitel 7.3
Die chirurgische Behandlung des alten Patienten

1 Einleitung 89
2 Physiologie des Alterns und Auswirkungen auf die medizinische Therapie von Verbrennungen 89
3 Hergang, Verbrennungsmuster und Prognose 90
4 Besondere strategische Überlegungen in der Therapie des alten Patienten 91
4.1 Entscheidung für oder gegen eine Fortführung der Therapie 91
4.2 Flüssigkeitssteuerung 91
4.3 Frühe Exzision oder konservative Therapie? 92
4.4 Operationstaktik 92
4.5 Rehabilitation 93
5 Zusammenfassung 93

Kapitel 7.4
Verbrennungen der Hand

1 Einleitung 95
2 Verletzungsmechanismen und anatomische Besonderheiten 95
3 Behandlungsziele und -prinzipien 96
4 Beurteilung der Verbrennungstiefe 96

4.1 Indikation zur Escharotomie 97
5 Escharotomie 97
6 Ödembehandlung 98
7 Schienenbehandlung 98
8 Wundbehandlung 99
9 Operative Versorgung 100
10 Verbrennungen der Hohlhand 101
11 Methoden der Defekdeckung 102
11 Hautersatz 102
13 Freiliegende Gelenke 103
14 Rekonstruktion 105
15 Zusammenfassung 108

Kapitel 7.5
Chirurgische Behandlung von Gesichtsverbrennungen

1 Einleitung 111
2 Rekonstruktive Phasen bei Gesichtsverbrennungen 111
2.1 Die akute Phase der Rekonstruktion 112
2.2 Die intermediär-rekonstruktive Phase 112
2.3 Die Spätphase der Rekonstruktion 113
2.3.1 Prioritäten 113
2.3.1.1 Hauttransplantate 113
2.3.1.2. Lokale und regionale Lappenplastiken 114
2.3.1.3 Freie Lappenplastiken 115
2.3.1.4 Expandertherapie 115
2.3.1.5 Hautersatzverfahren 117
2.3.1.6 Adjuvante Verfahren 117
3 Spezielle anatomische Regionen 117
3.1 Nase 117
3.2 Halsregion 118
3.3 Ohr 120
3.3.1 Partielle Ohrdefekte 120
3.3.2 Subtotale und totale Ohrverluste 120

Kapitel 8
Haut und Hautersatz, Tissue Engineering

1 Einleitung 123
2 Geschichte der Hauttransplantation 123
3 Indikation zur Hauttransplantation 124
4 Nekrektomie 124
5 Hauttransplantationsverfahren 124
6 Definition von Spalt- und Vollhaut 124
7 Standardmethoden 125
7.1 Autologe Vollhauttransplantate 125
7.2 Autologe Maschen-Spalthauttransplantate 125
7.3 Meek-Technik 127
7.4 »Stamp«-Technik 127
8 Alternativmethoden 127
9 Allogene und xenogene Transplantate 127
9.1 Allogene Transplantate 127
9.2 Xenogene Transplantate 128
10 Allogen-/Heterogen-autologe Mischtransplantate 129
10.1 Die »chinesische« Methode – Intermingled-Transplantate 129
10.2 Autolog-allogene Intermingled Transplantate 129
10.3 Autolog-xenologe Intermingled Transplantate 129
10.4 »Sandwich«-Technik 129
10.5 »Microskin«-Transplantate 130
10.6 Versenkte Hautpartikel-Transplantation (»Chip graft«-Technik) 131
11 Zellkultur und Tissue Engineering 131
11.1 Anforderungen 133
11.2 Historischer Rückblick 133
11.3 Explantierte Kulturen 133
11.4 Dissoziierte Kulturen 135
12 Kultivierter Hautersatz 136
12.1 Kultivierte autologe Epidermis (CEA – Cultured Epidermal Autografts) 136
12.2 Zell-Suspensionen 138
12.3 Membran-Zell-Transplantate 139

12.4 Kultivierte Zellen auf alloplastischen oder gemischt synthetisch-biologischen Trägern 139
13 Zusammenfassung 140

Kapitel 9
Infektionen bei Brandverletzten

1 Einleitung 145
2 Klinische Behandlungsstrategien 145
3 Die Pathophysiologie der Brandverletzung 146
4 Diagnose und Behandlung von bestimmten Infektionen 147
4.1 Infektion von Brandwunden 147
4.1.1 Oberflächliche Infekte 148
4.1.2 Impetigo 148
4.1.3 Katheterassoziierte Infektionen 149
4.1.4 Harnwegsinfekte 149
4.1.5 Tracheobronchitis 149
4.1.6 Pneumonie 150
4.1.7 Sepsis bei Brandverletzten 151
5 Die Mikrobiologie der Brandwundeninfektion 152
5.1 Auswahl, Entnahme und Transport von Proben 152
5.2 Die Verarbeitung von Proben 153
5.3 Quellen der Organismen 153
6 Grampositive Organismen 153
7 Gramnegative Organismen 154
8 Anaerobe Organismen 155
9 Pilze 155
10 Infektionskontrolle 155
11 Pharmakologische Überlegungen bei der Behandlung von Infektionen bei Verbrennungswunden 156
12 Zusammenfassung 157

Kapitel 10
Verbrennungstiefe und Ausmaß

1 Einleitung 159
2 Verbrennungstiefe 159
3 Kühleffekte und Kühlung 159
4 Einteilung der Verbrennungstiefe 160
4.1 Einteilung auf der Grundlage der Heilungsdauer 160
4.2 Verbrennungstiefe ist ein dynamischer Prozess 161
5 Nicht-klinische Methoden der Beurteilung der Verbrennungstiefe 161
5.1 Histologische Beurteilung der Verbrennungstiefe 161
5.2 Thermographie 161
5.3 Ultraschall 162
5.4 Vitalfärbungen 162
5.5 Fluoreszenz-Fluorometrie 162
5.6 Indozyanin-Videoangiographie 162
5.7 Laser-Doppler-Flowmetrie 162
5.8 Polarisationsabhängige optische Kohärenztomographie 163
5.9 Reflexionsoptisches multispektralanalytisches bildgebendes Verfahren 163
6 Die Beurteilung des Verbrennungsausmaßes 163
6.1 Grundlage der Beurteilung des Verbrennungsausmaßes 163
6.1.1 Varianz der Beurteilung 163
6.1.2 Einfluss der Ausbildung 163
6.1.3 Handflächenregel 163
6.1.4 Neunerregel nach Wallace 164
6.1.5 Lund Browder Chart: 164
6.1.6 Zusatzblatt für Brandverletzte 164
6.1.7 3D-Computer assistierte Berechnung 164
7 Zusammenfassung 165

Kapitel 11
Intensivmedizinische Behandlung Brandverletzter/Respiratorisches Management

1 Einleitung 169
2 Schmerzbehandlung 169
3 Temperaturmanagement 169
4 Flüssigkeitsmanagement 170
5 Ernährung 170
6 Hyperbare Oxygenierung 170
7 Respiratorisches Management: Indikation zu Intubation 170
8 Pulmonale Clearence 172
9 Klassifizierung der Beatmungsformen 175
10 Zusammenfassung 181

Kapitel 12
Ernährungstherapie bei Brandverletzten

1 Einleitung 183
2 Hypermetabolismus und Auswirkungen auf die Ernährung 183
3 Bewertung und Überwachung des Ernährungszustandes 184
3.1 Körpergewicht 184
3.2 Stickstoffbilanz 184
3.3 Formeln zur Einschätzung des Energiebedarfs 185
3.4 Kalorimetrie 186
3.5 Dual-Röntgen-Absorptiometrie 186
4 Nährstoffbedarf 186
4.1 Proteinbedarf 186
4.2 Fettbedarf 187
4.3 Kohlenhydratbedarf 187
4.4 Vitamin- und Spurenelementbedarf 189
5 Arten der Ernährungstherapie 189
5.1 Enterale Ernährung 189
5.2 Parenterale Ernährung 191
6 Zusammenfassung 192

Kapitel 13
Stromverletzungen

1 Einleitung 195
2 Grundlagen 195
3 Exkurs: Blitzunfälle 197
4 Epidemiologie 198
5 Klinik 199
5.1 Herz-Kreislauf 199
5.2 Lunge und Atemwege 199
5.3 Nervensystem 199
5.4 Weitere Organsysteme (Nieren, Augen, Ohren) 200
5.5 Haut und Bewegungsapparat 200
6 Therapie 201
6.1 Initiales Management 201
6.1.1 Allgemein 201
6.1.2 Kardiale Überwachung 202
6.1.3 Flüssigkeitssubstitution 203
6.2 Chirurgische Behandlung 203
6.2.1 Allgemein 203
6.2.2 Dekompression 203
6.2.3 Débridement und Defektdeckung 204
7 Ausblick und Prognose 206

Kapitel 14
Sedoanalgesie des brandverletzten Patienten

1 Definition 209
2 Einleitung 209
3 Pathophysiologie des Schmerzes und der Schmerzweiterleitung 210
4 Pharmakologische Grundlagen und Substanzen [12] 211
4.1 Opioide 211
4.1.1 Reine Opioid-Agonisten 211
4.1.2 Partielle (Ant-)Agonisten 211
4.1.3 Nebenwirkungen von Opioiden 212
4.1.4 Nicht-rezeptorspezifische Nebenwirkungen 213
4.1.5 Opioidantagonisten 213
4.2 Nicht-Opioidanalgetika 214
4.2.1 Nebenwirkungen 214
4.2.2 Substanzklasseneinteilung 215
4.2.3 Pharmakologische Daten 216

5 Lokalanästhetische Ansätze der Schmerztherapie 216
6 Beispiel eines möglichen Behandlungsregimes 217

Kapitel 15
Nachbehandlung von Verbrennungen

1 Einleitung 219
2 Bewegungs- und Atemtherapie 219
3 Ergotherapie 222
4 Orthopädische Versorgung 222
5 Narbenpflege/Narbenbehandlung 223
5.1 Modifizierende Faktoren der Wundheilung 223
5.2 Pathophysiologie der Wundheilung 223
5.3 Kompressionsbehandlung 225
5.3.1 Pelotten 226
5.4 Silikongel-Folienauflage 227
5.5 Narbenmassage 227
5.6 Kortisonapplikation 227
5.7 Lasertherapie 228
5.8 Radiotherapie 228
5.9 Verapamil 228
5.10 Lubrikanzien und Sonnenexposition 228
6 Zusammenfassung 229

Kapitel 16.1
Psychologische Betreuung von Brandverletzten

1 Einleitung 231
1.1 Verletzte Haut - Verletzter Mensch 231
2 Die psychologische Begleitung in den unterschiedlichen Behandlungsphasen 232
2.1 Die Akutphase 232
2.2 Die Phase der Wunddeckung 232
2.3 Vor der Entlassung 233
2.4 Ambulante Nachkontrolle 233
3 Die Stützung der Angehörigen 233

Kapitel 16.2
Kommen und Gehen 235

Kapitel 16.2
Intensivstation für Brandverletzte - In der Hitze der Nacht 237

Autorenverzeichnis 241
Index 245

Vorwort

Verbrennungsverletzungen sind häufig, das Überleben an sich, die wiedererlangte Lebensqualität, aber auch das erreichte funktionelle und ästhetische Ergebnis werden im entscheidenden Ausmaß von der adäquaten Erstbehandlung inklusive der zeitgerechten Zuweisung in ein Kompetenzzentrum für Verbrennungsbehandlung beeinflusst.

Genau darauf zielt dieses umfassende, praktisch orientierte Buch in deutscher Sprache ab: Wie schätze ich die Akutsituation am besten ein? Wie sind Ausmaß und Schweregrad der Verbrennung zu definieren, unmittelbar nach der Verletzung und in den darauffolgenden Tagen? Welche Maßnahmen leite ich selbst ein, welchen Patienten mit Verbrennungsverletzungen transferiere ich besser in ein entsprechendes Behandlungszentrum mit intensivmedizinischen Möglichkeiten bzw. mit spezifischen Therapieoptionen? Welche Verbrennungen kann ich selbst behandeln, welche brauchen den Spezialisten – primär bzw. sekundär?

Der thematische Aufbau dieses Buches nimmt darauf Rücksicht und so wird prinzipiell unterschieden, ob es sich um ein Kind oder einen erwachsenen Patienten handelt, oder ob die besondere Situation des alten Patienten zu berücksichtigen ist. Hand und Gesicht sind häufig verletzte Regionen, brauchen aber vom übrigen Körper abweichende Therapiekonzepte.

Die Autoren haben sich mit Erfolg bemüht, den höchsten Grad an Aktualität und praktischer Relevanz bei der Erarbeitung der diagnostischen und therapeutischen Richtlinien zu erzielen. Dabei stützen sie sich nicht nur auf große persönliche Erfahrung, sondern verweben diese mit internationalen Standards. Stets ist in den einzelnen Beiträgen ein seriöser, wissenschaftlicher Bezug zu spüren. So finden innovative Therapieansätze Berücksichtigung, wenn sie sich praktisch bewährt haben und wissenschaftlich belegt werden konnten, aber genauso Erprobtes, das mit zahlreichen Literaturzitaten präsentiert wird.

Nicht nur die Autorenschaft, sondern auch die wahrnehmbare Grundhaltung im Text zeigen zu Recht auf, dass eine erfolgreiche Verbrennungsbehandlung mit gutem Langzeitresultat nur als Ergebnis einer Teamarbeit zwischen den Spezialisten für Plastische und Rekonstruktive Chirurgie, für Anästhesie und Intensivmedizin, den Pflegenden sowohl auf der Intensiv- als auch auf der Normalstation, den Physio- und Ergotherapeuten, und den PsychologInnen möglich ist. Alle beteiligten Berufsgruppen brauchen eine verbrennungsspezifische Fortbildung und Erfahrung. Jede Schwachstelle in diesem komplexen Netz bedeutet Qualitätseinbuße beim Behandlungsergebnis.

Wenn ich als einer der Ersten dieses umfassende Buch über Verbrennungsbehandlung lesen durfte, so bin ich mir sicher, dass es gerade in den deutschsprachigen Ländern mit ähnlichen Organisationsstrukturen zur Behandlung Brandverletzter bald die Bedeutung eines aktuellen Standardwerkes erhalten wird.

Wien, im September 2008
Prof. Dr. Manfred Frey

Die Verbrennungsbehandlung – ein historischer Überblick

1

Günther Meissl

1 Einleitung

Feuer ist eine gute Sache: Es hilft beim Heizen oder bei der Speisezubereitung und verbreitet eine wohlige Atmosphäre. Die Kontrolle des Feuers war ein wichtiger Schritt für die Entstehung menschlicher Kulturen und Zivilisationen. Doch seit der Entdeckung des Feuers wird auch die potentielle Gefahrenquelle und Bedrohung, die vom Feuer für den Menschen ausgeht, gesehen. Schon sehr früh befassten sich daher die Menschen mit der Behandlung von durch Feuer verursachten Verletzungen. *Ebers* und *Smith* fanden Papyrus-Schriften aus dem 15. Jh. v. Chr. mit den ersten Angaben über die Behandlung von Verbrennungen. Dabei werden Wirkstoffe, die die alten Ägypter verwendeten, beschrieben: verschiedene Ölpräparate, Pflanzenextrakte und Gewebe von Tieren, die sie auf die Wunden auflegten. Sie empfahlen weiters regelmäßige Wundkontrollen, um die Wirkstoffe den Wundverhältnissen anzupassen.

Auch von den alten Griechen wissen wir bereits aus dem 5. Jh. v. Chr., dass ein »Eitern der Wunde« unbedingt vermieden werden muss und eine sorgfältige Wundpflege und Reinigung von essentieller Bedeutung ist.

Der römische Arzt *Cornelius Celsus* berichtete in seinem Buch »De Medicina« über die Verbrennungsbehandlung. Darin finden sich bereits die ersten Hinweise auf eine chirurgische Wundbehandlung: Es wird nämlich von der operativen Entfernung des nekrotischen Schorfes berichtet. Auch die alten Griechen und Römer empfahlen Verbände aus verschiedensten tierischen Geweben und Materialien.

In dem Bild »Il Fuoco« von Arcimboldo aus dem 16. Jh. ist eine wundervolle Zusammenstellung der Verbrennung und Verbrennungsbehandlung zu sehen (Abb.1). Das ausgehende 16. Jhdt stellt überhaupt eine Zäsur im Hinblick auf die Behandlung von Brandverletzungen dar.

Einer der großen deutschen Chirurgen, *Guilhelmus Fabricius Hildanus*, schrieb 1607 das Buch »De Combustionibus«, in dem er die Verbrennung bereits nach Ausdehnung und Tiefe einteilt und dementsprechend exakt beschreibt. Er schildert die oberflächliche Verbrennung als Rötung mit Blasenbildung. Bei der tieferen Verbrennung zeigt sich die Haut als »verwelkt«, trocken, aber nicht verkohlt. Bei sehr tiefen Verbrennungen ist die Haut hingegen verkohlt und bildet einen derben Schorf. Erst 200 Jahre später verfasst *Edward Kentish* ein »Essay on Burns«, welches bereits sehr spezielle und genaue Beobachtungen über die Verbrennungen enthält.

2 Die Verbrennungstiefe

Bereits *Hildanus* schrieb über die Grade der Tiefenausdehnung, ebenso *Bayer* und *Richter*. Während *Delpech* zwei Grade unterschied, nennen *Hoffmann*, *Heister* und *Hunter* vier Grade; sechs Grade wiederum *Dupuytren*. Die Einteilung in 1., 2. und 3. Grad entspricht im Wesentlichen heute auch noch unserer Routine.

3 Die Pathologie

Das Wort Schock ist erstmals von *LeDran* 1743 und *Thompson* 1813 in die Literatur eingeführt worden. Es gab aber mehrere Theorien zur Pathophysiologie des Verbrennungsschocks.

Die Retentions- bzw. Intoxikationstheorie: Durch die Zerstörung der Haut können Stoffwechselprodukte den Körper nicht verlassen, es kommt zur Vergiftung desselben und der Patient stirbt.

Eine weitere Theorie war die mechanische oder Reflextheorie: Die Autoren glaubten, dass die Reizung der peripheren Nerven, der Schmerz, die Trauer, der Schock dazu führen, dass lebenswichtige Funktionen zum Erliegen kommen und so den Tod bewirken (1791 *Richter*, 1830 *Ducuron*, 1831 *Dupuytren*, 1878 *Sonnenburg*, 1915 *Tschamarka*).

Die Bluteindickung oder Hämokonzentration wurde bereits 1854 von *Buhl* festgestellt und beschrieben. Er nimmt bereits an, dass die Hämokonzentration durch den Flüssigkeitsverlust nach außen – z. B. in die Brandblasen – erfolgt.

Passavant, *Klebs* und *Lesser* haben bei Obduktionen festgestellt, dass die inneren Organe prall mit Blut gefüllt und gestaut sind. Moderner und fortschrittlicher waren *Baraduc*, *Tappeiner* und *Hilgenfeld*. Sie postulierten, dass das Schockgeschehen bei Verbrennungen mit einem Plasmaverlust zusammenhängt.

Underhill in den USA kam 1921 zu den gleichen Ergebnissen. Er untersuchte die Patienten nach dem Rialto-Theaterbrand 1921 in New Haven und konnte einen Flüssigkeits- und Elektrolytshift zeigen. Die Untersuchungen von *Cope* und *Moore* (im Rahmen der Coconut Grave Nachtclub-Katastrophe in Boston 1942), die auch heute noch Gültigkeit haben, zeigten, dass die Hypovolämie einerseits durch einen Flüssigkeits-, Elektrolyt- und Proteinverlust nach außen durch die Verbrennungswunde entsteht, andererseits durch einen Shift aus dem Intravasalraum in den interstitiellen Raum.

4 Die Behandlung der Verbrennungswunde

In der Frühzeit, von der wir aber keinerlei genaue Unterlagen und Schriftstücke haben, wird wohl eine offene Wundbehandlung praktiziert worden sein. Recht gute Kenntnis über die Wundbehandlung mit Verbänden haben wir aber aus Ägypten, Griechenland und auch aus dem Römischen Reich. Das zunehmende Wissen über die Wirkung der verschiedensten Kräuter hatte nämlich dazu geführt, dass die Verbrennungswunde verbunden wurde, um eine bessere und schmerzärmere Heilung zu erzielen.

Es gab aber nicht nur eine konservative Behandlung. *Cornelius Celsus*, ein römischer Arzt, beschrieb in seinem Buch bereits die aktive Entfernung des Verbrennungsschorfes und somit den Beginn der chirurgischen Therapie. Da aber alles einem ständigen Wandel unterworfen war, wurden oft beide Strategien, die offene und geschlossene Wundbehandlung, nebeneinander eingesetzt.

Kentish (um 1770) übergoss z. B. Tag und Nacht die Wunden mit warmem Alkohol, *Azondi* (1800) setzte sich für die Wasserbehandlung ein. Im Gegensatz dazu übergoss Hahnemann die Wunden mit heißem Öl, da er glaubte, Schlechtes mit Schlechtem vertreiben zu können und den Patienten höllische Schmerzen bereitete.

Ambrose de Paré oder *Copeland* aus Alabama plädierten für eine offene Wundbehandlung, da so die Wunde jederzeit zu inspizieren sei.

Wegen steigender lokaler Infektionsraten mit nachfolgender Sepsis kam die offene Behandlung allerdings wieder in Verruf. Auch die lokale antiseptische Therapie von *Lister* mit Karbolsäure setzte sich nicht durch, da sie für den Patienten zu toxisch war. *Hebra*, ein Proponent der Wasserbehandlung, setzte sich sehr für diese ein und machte sie in ganz Europa publik.

Durch die Entwicklung antimikrobieller Substanzen machte die lokale Wundbehandlung beträchtliche Fortschritte. Alleine durch die Gerbemittel wie Tannin *(Davidson)*, Silbernitrat *(Mayer)* oder Merkurochrom konnte die Ausbreitung der Keime und das Eindringen dieser durch den Verbrennungsschorf vermieden werden.

Antimikrobielle Salben, wie Mafanid-Azetat *(Moncrief)*, Silbersulfadiazin *(Fox)* oder PVP-Jod wirkten bakteriostatisch bzw. bakteriozid und reduzierten somit die Gefahr einer massiven lokalen Wundinfektion und damit einer generalisierten Sepsis. Doch letztendlich setzte sich die chirurgische Therapie der Verbrennungswunde durch. *Wilms* entfernte in den frühen 20er Jahren des vorigen Jahrhunderts routinemäßig den nekrotischen Schorf. Durch die Möglichkeit der Wunddeckung verbreitete sich die chirurgische Therapie immer weiter; heute ist sie zum Standard geworden.

Janzekovic beschrieb 1970 erstmals die tangentiale Exzision und konnte damit die funktionellen und ästhetischen Ergebnisse deutlich verbessern.

5 Die Ausdehnung

Wer heute über die Ausdehnung einer Verbrennung (d. h. Prozent der verbrannten Körperoberfläche) spricht, denkt automatisch an *Wallace*. Es führten aber bereits 1915 *Dubois* und *Dubois*, Vater und Sohn, Oberflächenmessungen durch und *Berkow* sagte 1924, dass man nur das Verhältnis verbrannter Oberfläche zur gesamten Oberfläche anzugeben habe; d. h., er führte eine Methode zur Abschätzung der Ausdehnung einer Verbrennung ein. *Browder* brachte schließlich 1944 eine Karte für Kinder heraus und differenzierte diese auch nach dem Alter. *Wallace* besuchte in den USA im Brooke Army Hospital *Pulaski* und *Tennison*, um über eine einfache Regel zur Bestimmung der Ausdehnung zu diskutieren. Heraus kam die auch heute noch gebräuchliche 9er Regel.

6 Die initiale Schock-Infusionstherapie

Dupuytren wies bereits 1828 als Erster auf die Bedeutung der Flüssigkeitstherapie hin. 1854 erkannte *Buhl* den Zusammenhang von Hämokonzentration und Flüssigkeitsverlust. Zwei Italiener, *Tomasoli* 1897 und *Panascondolo* 1901 waren die Ersten, die Kochsalzlösungen infundierten. *Underhill*, der große Erfahrung mit Verbrennungen im 1. Weltkrieg erlangt hatte, nützte die Chance im Rahmen des Rialto-Theaterbrandes in New Haven, an 20 Patienten die Menge und Zusammensetzung des Brandblaseninhaltes bestimmen zu können. Er berechnete damit den ungefähren Flüssigkeitsverlust. *Cope* und *Moore* hatten 1942 die Gelegenheit, bei einem Brand einer Bar in Boston (Coconut Grave Nightclub) die Patienten zu untersuchen. Sie fanden heraus, dass die Hypovolämie durch einen Flüssigkeitsverlust durch die Brandwunde entsteht und durch die Verschiebung der Flüssigkeit aus dem Gefäßsystem in das interstitielle Gewebe.

Basierend auf diesem Wissen wurden verschiedenste Formeln für die initiale Infusionstherapie aufgestellt, um somit die Schockbekämpfung zu optimieren.

Black substituierte Plasma in Abhängigkeit des Hämoglobinwertes, *Cope* und *Moore* 1947 mit einer neuen Formel und 1952 *Evans*. *Brooke* verabreichte 1953 Plasma und Elektrolyte im Verhältnis 3:1 nach Bestimmung von Gewicht und verbrannter Körperoberfläche (in Prozent). *Sörensen* wiederum empfahl 1964 die Gabe von Dextran. *Parkland* wiederum modifizierte 1946 die Brooke'sche Formel und empfahl die Verwendung von Elektrolytlösungen. *Muir* plädierte 1966 für Plasma, andere Autoren wiederum für hypertone Salzlösungen.

Diese Vielfalt zeigt aber, dass keine dieser Formeln ideal ist und die Flüssigkeitssubstitution individuell an den Patienten angepasst werden muss.

7 Hauttransplantation

In Boston beschrieb bereits 1843 *Warren* seine Technik der Hautransplantation. 1896 führte *Reverdin* aus Genf, als er Assistent bei *Felix Guyon* war, eine Hauttransplantation auf eine granulierende Wunde durch. 1870 berichtete *George Polloch* von seiner ersten Hautransplantation auf eine chronische Verbrennungswunde. 1872 schrieb Ollier über seine autoplastischen Hautverpflanzungen. *Illing* und *Stellwag* in Wien verpflanzten bereits mit Erfolg Schleimhaut und *Karl Thiersch* veröffentlichte 1886 seinen Endbericht über Hautverpflanzungen. *John Wolfe* aus Glasgow 1875 und *Fedor Krause* 1893 führten, allerdings zur Narbenkorrektur, Vollhauttransplantationen durch.

Die entscheidenden Schritte wurden aber während und nach dem Ersten Weltkrieg gemacht. *Wilms* entfernte in den 20er Jahren des vorigen Jahrhunderts den Verbrennungsschorf operativ und deckte die Wunde dann mit Hauttransplantaten ab. *John Davis* empfahl die Pinch-Graft-Technik. Doch die Ergebnisse mit den Spalthauttransplantaten waren besser. Die Wunden heilten wesentlich rascher und die Entstellung war deutlich geringer als mit den Pinch-Grafts. Die Möglichkeit, große Verbrennungen zu decken, wurde aber erst durch *Blair* bewerkstelligt. Er entwickelte ein entsprechendes Messer mit dem Spalthaut-Bahnen entnommen werden konnten, wobei die Spenderareale spontan heilten. *Humby* verbesserte das Messer, sodass die Entnahme erleichtert wurde. *Padgett, Hood* und *Reese* entwickelten Trommel-Dermatome, mit denen die Entnahme der Haut noch mehr vereinfacht wurde, Brown und Barr schließlich das Elektrodermatom, welches auch noch heute in Verwendung ist.

Es war ein weiter Weg von *Reverdin* über *Blair* zu *Brown*, die eine moderne Behandlung der Verbrennungswunde erst ermöglichten.

1970 beschrieb *Frau Janzekovic* die so genannte tangentiale Exzision der Verbrennungswunde und die sofortige Deckung. Sie präsentierte mit dieser Technik ganz erstaunliche Ergebnisse. Doch der Wundverschluss bleibt trotzdem ein Problem, wenn zu wenig Hautspenderareale zur Verfügung stehen. Mit der Mesh-Technik nach *Tanner* sowie der Meek-Technik, in den 70er und 80er Jahren des vorigen Jahrhunderts entwickelt, wurde die Situation durch die mögliche Expansion der Haut deutlich erleichtert, aber nicht wirklich gelöst. Die chinesische Methode der Deckung mit Allografts und Inseln von autologer Haut eröffnete zwar auch neue Wege. Sie ist aber erstaunlicherweise nicht überall nachvollziehbar gewesen, sodass sie sich weltweit nicht wirklich durchsetzen konnte. So bleiben vielfach nur Ersatzmittel zur autologen Haut übrig. Bereits 1869 versuchte *Reverdin*, Wunden mit Allografts zu decken. Es wurden und werden die verschiedensten Substanzen verwendet; von Eihäuten, Haut von Hühnern, Meerschweinchen, Hasen und Schweinen bis zum Amnion wird alles verwendet.

Aber auch eine Vielfalt von Kunststoffen wurde und wird entwickelt und sind auch heute noch in Verwendung, um eine Wunde temporär zu bedecken. Man setzte große Hoffnung auf die Gewebekultur, als es *Green* in den 70ern gelang, Epidermis zu züchten; der Optimismus war aber leider größer als der Effekt. Neben Sheet-Grafts kamen auch Zellsuspensionen zum Einsatz. Doch auch diese Methoden sind nur bedingt einsetzbar. Es gibt also bis heute keinen wirklichen Hautersatz, denn die genannten Dinge wirken oft nur als biologischer Verband. Der Spalthaut wiederum fehlt es an ausreichender Dermis, um funktionell und ästhetisch wirklich befriedigend zu sein. In welche Richtung die Entwicklung geht, wird sich zeigen, der kombinierte Ersatz von Dermis und Epidermis scheint ein potentieller Weg zu sein.

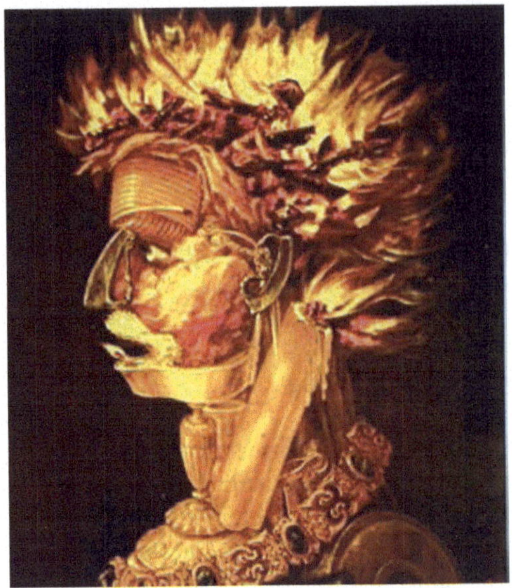

Abb.1 »Il Fuoco« von Giuseppe Arcimboldo, ital. Maler 1527–1593, Hofmaler in Prag, KHM Wien

Literatur

Boewn T E, Bellamy R F (eds.) (1989) Burn injuries.

Brown J S, Blair V P (1935) Gyne Obst 60: 379–389.

Gaiffl W G, Rue L W, Buescher T M, Pruitt B A: Conventional warfare: Ballistic, blast and burn injuries, a brief history of burn care, Chap. 10, 337–340.

Jachsac D M (1969) Second thoughts on the burn wound. J Trauma 9: 839.

Sournia J Ch, Martiny M, Poulet P C (1983) in: R Tachner (Hrsg) Illustrierte Geschichte der Medizin, Bd. 8.

Zellner P R (1998) Zur Geschichte der Verbrennung. Vortrag 16. Tagung der Deutschsprachigen Arbeitsgemeinschaft für Verbrennungsbehandlung.

Die Pathophysiologie von Verbrennungswunden

2

Gerd G. Gauglitz, David N. Herndon, Lars-Peter Kamolz, Marc G. Jeschke

1 Einleitung

Brandverletzungen stellen weltweit ein erhebliches Problem dar. Obwohl die meisten dieser Verletzungen relativ leicht sind, ist z. B. in den USA bei 40.000 bis 60.000 Patienten jährlich eine Einweisung in ein Krankenhaus oder in ein Verbrennungszentrum für eine adäquate Behandlung notwendig [1]. Aktuellen Studien zufolge konnte innerhalb der letzten 20 Jahre eine Reduktion der stationären Aufnahmen und eine 50 %ige Senkung der Todesfälle infolge eines thermischen Traumas erreicht werden. Die Gründe dafür sind hauptsächlich wirksame Präventionsstrategien, durch die die Anzahl und der Schweregrad von Brandverletzungen gesenkt werden konnten [2, 3]. ***Fortschritte bei den chirurgischen und intensivmedizinischen Therapiestrategien basieren auf einem besseren Verständnis der pathophysiologischen Vorgänge im Rahmen des thermischen Traumas.*** Dieses Kapitel soll das heutige Wissen zum Thema »Pathophysiologie der Verbrennungswunde« darstellen und somit als Verständnisgrundlage für die Behandlung von Brandverletzten dienen.

2 Mechanismen von thermischen Verletzungen

2.1 Verbrennungen

Bei ungefähr der Hälfte aller Aufnahmen in regionale Verbrennungskliniken in den USA sind Flammenverletzungen die Ursache.

Die Kleidung stellt, wenn sie sich nicht entzündet, einen Schutz gegen diese Verbrennungen dar. Daher verteilen sich Verbrennungen auf die den Flammen ausgesetzten Körperregionen. Solche »explosiven« Verbrennungen (Verpuffungen) sind häufig oberflächlich und heilen meist ohne die Notwendigkeit einer großflächigen Spalthauttransplantation ab. Im Gegensatz dazu sind Flammenverbrennungen meist 2b-, wenn nicht sogar 3-gradig, da die entsprechenden Körperregionen der intensiven Hitze länger ausgesetzt waren. Patienten, deren Kleidung oder Bett Feuer gefangen hat, kommen nur selten ohne 3-gradige Verbrennungen davon.

2.2 Verbrühungen

Verbrühungen durch heißes Wasser sind in den USA die zweithäufigste Ursache für ein thermisches Trauma. Die Tiefe einer Verbrühung hängt von der Wassertemperatur, der Dicke der Haut und der Kontaktdauer ab. Wasser mit 60° C führt in rund 3 Sekunden zu einer tiefen Verbrühung, während bei 69° C dieselbe Verletzung in nur 1 Sekunde verursacht wird. Kochendes Wasser führt meist zu tiefen Verbrühungen, außer der Kontakt ist sehr kurz. Suppen und Soßen, deren Konsistenz dicker ist, bleiben länger in Kontakt mit der Haut und verursachen nahezu immer tiefe Verbrühungen. Im Allgemeinen sind bei Verbrühungen bedeckte Stellen schwerer geschädigt als unbedeckte. Die Kleidung speichert die Hitze und sorgt dafür, dass die Flüssigkeit länger mit der Haut in Kontakt bleibt. ***Verbrühungen sind oft ein Mosaik von oberflächlich und tiefer verbrühten Arealen.*** Fett und heißes Öl verursachen im Allgemeinen 2b-gradige oder 3-gradige Verbrühungen. Teer

Tabelle 1 Verbrennungsgrade der Haut

Grad	
I	Auf Epidermis beschränkt. Hautrötung, und Hautschwellung. Spannungsgefühl und berührungsempfindlich. Narbenlose Abheilung
IIa	Schädigung der Epidermis und oberflächlicher Dermisanteile. Rötung, Bildung von flüssigkeitsgefüllten, prallen Blasen. Infektionsgefahr. Haarwurzeln, Drüsen und Rezeptoren der Haut bleiben intakt, dadurch starke Schmerzen. Heilungsprozeß über 2 bis 3 Wochen. Keine Narbenbildung allerdings mögliches Auftreten von Pigmentstörungen.
IIb	Schädigung von Epidermis und tiefer Anteile derDermis. Blasenbildung, feuchter bis trockener Wundgrund, erhöhte Konsistenz und weißliche bis gerötete Areale. Durch Schädigung der Schmerz- und Tastrezeptoren Sensibilitätsverlust und Reduzierung der Schmerzempfindung. Abheilung unter Narbenbildung.
III	Schädigung aller Hautschichten bis in die Subcutis. Gräulich bis gelbliche wachsartigen Verfärbungen der Haut mit sichtbaren thrombosierten Blutgefäßen. Ausfall von Haaren und Nägeln, vollständiger Verlust der Tast- und Schmerzrezeptoren. Abheilung unter Narben- und Keloidbildung. Mögliche Entstehung von Kontrakturen im Bereich von Gelenken. Sonderform: Verkohlung (früher Verbrennung Grad IV) mit möglicher Beteiligung von Muskeln, Sehnen und/oder Knochen.

und Asphalt werden als besondere Art von Verbrühung betrachtet und verursachen meistens 3-gradige Verletzungen (Tabelle 1).

2.3 Kontaktverbrennungen

Kontaktverbrennungen werden z. B. durch heißes Metall, Plastik, Glas oder heiße Kohle verursacht. Obwohl sie häufig kleinflächig sind, sind Kontaktverbrennungen insofern anspruchsvoll in der Behandlung, als sie oft sehr tief sind. Diese Arten von Verbrennungen treten häufig bei Patienten auf, die unter neurologischen Erkrankungen (z. B. Epilepsie) leiden, oder unter Alkohol- bzw. Drogeneinfluss stehen. Die Tiefe der Verbrennung hängt hier wiederum von der Temperatur des Materials und der Kontaktdauer ab. Geschmolzene Materialien bei Industrieunfällen verursachen sofort eine Verbrennung, die bis unter die Dermis reicht. Die Verbrennung eines bewusstlosen Opfers, das die ganze Nacht auf einer Heizdecke liegt, wird sich ebenso bis ins Fett- und manchmal sogar Muskelgewebe ausdehnen. Arbeitsunfälle mit Pressen oder anderen heißen, schweren Objekten können sowohl Kontaktverbrennungen als auch Quetschungen zur Folge haben.

2.4 Chemische Verbrennungen

Chemische Verbrennungen werden von starken Säuren oder Laugen verursacht und sind häufig die Folge von Arbeitsunfällen, Unfällen mit Abflussreinigern, tätlichen Angriffen oder der unsachgemäßen Handhabung von Lösungs- und Reinigungsmitteln. ***Chemische Verbrennungen schreiten schrittweise voran, bis die einwirkende Noxe durch eine Reaktion mit dem Gewebe oder durch Neutralisierung unwirksam gemacht wird. Obwohl die Umstände jedes Mal variieren, sind Verletzungen durch Säure eher selbstlimitiert als Laugenverbrennungen.*** Säure »gerbt« die Haut, d. h., sie schafft eine undurchlässige Barriere, die das weitere Eindringen der Säure verhindert. Im Gegensatz dazu reagieren Alkalien mit den Hautlipiden und verseifen, was dazu führt, dass sie weiter in die Haut eindringen können.

Beispiele für trockene Chemikalien, die häufig zu Läsionen führen, sind Beton und Zement. Die äußere Erscheinung einer chemischen Verbrennung kann täuschen, da die Verletzung oft nur oberflächlich erscheint, tatsächlich aber deutlich tiefer reicht.

Verbrennungen, die von nassem Zement hervorgerufen werden, können problematisch sein. Arbeiter knien oft in feuchtem Zement oder es tropft Zement in ihre Stiefel oder Handschuhe und stundenlang zeigen sich keine Symptome einer Verbrennung [4]. Bis sie schließlich ärztliche Hilfe in Anspruch nehmen, sind die

Wunden oft tief und erfordern sehr häufig eine Transplantation.

Besondere industrielle Wirkstoffe können eine spezielle Behandlung zusätzlich zur Standard-Erste-Hilfe-Versorgung erfordern. Die Hydrofluorsäure, die bei der Glasätzung und bei der Herstellung von Leiterplatten breite Verwendung findet, ist eine häufige Gefahrenquelle. Sie verursacht eine penetrierende Verletzung und muss mit Kalziumglukonat, entweder durch topische Anwendung als Gel oder als Injektion in das betroffene Gewebe, neutralisiert werden.

Die Erstversorgung von chemischen Verbrennungen beinhaltet in erster Linie die Entfernung der verursachenden Substanz. Jegliche kontaminierte Kleidung muss abgelegt und die betroffene Stelle gründlich gespült werden. Dadurch kann die Tiefe der Wunde begrenzt werden. Lackmuspapier kann eingesetzt werden, um zu bestätigen, dass alle Alkali- oder Säurereste entfernt wurden. Augenverletzungen sollten großzügig ausgespült und zur Weiterbehandlung einem Augenarzt überlassen werden. Neutralisierende Substanzen werden kontrovers diskutiert, da deren Gebrauch auch mit unerwünschten Nebenwirkungen verbunden sein kann (z. B. zusätzliche Wärmeentwicklung). Gründliche Spülung mit reinem Wasser stellt nach wie vor die effektivste Therapie dar.

2.5 Elektroverbrennungen

Elektroverbrennungen sind eigentlich thermische Verletzungen, die durch sehr große Hitze hervorgerufen werden, da der Körper des Opfers einen elektrischen Widerstand bildet. Verletzungen mit niedriger Spannung (weniger als 440 Volt) verursachen selten mehr Schäden als kleine, 2b-gradige Verbrennungen an der Kontaktstelle. Eine Ausnahme hierzu sind Verletzungen, die ein Kind erleidet, das an einer in Betrieb befindlichen elektrischen Leitung kaut [5]. Durch den Speichel entsteht ein Stromkreislauf. Dieser kurze Stromkreislauf kann zu schweren Verbrennungen im Mund und an den Lippen führen. Bei Verbrennungen im Mundbereich besteht ein hohes Risiko auf spätere Kontrakturen; daher ist eine aggressive Schienung und andauernde ärztliche Betreuung erforderlich [6]. Verletzungen unter ***Hochspannung (über 1000 Volt)*** können erhebliche Gewebeschäden verursachen, unter einer kleinen, unscheinbar aussehenden Hautwunde.

Ein hoher Hautwiderstand an den Kontaktpunkten ist nur ein eingeschränkter Schutz; eine trockene, schwielige Haut hat zwar zweimal so viel Widerstand wie normale Haut und fünfmal so viel Widerstand wie nasse Haut, doch ein hoher Widerstand des Körpers kann andererseits noch mehr Schaden verursachen: Denn dort, wo der Strom durch den Körper fließt, wird die elektrische Energie in Abhängigkeit vom Widerstand in Hitze umgewandelt (hoher Widerstand – große Hitzeentwicklung). Angrenzend an Knochen, die einen hohen Widerstandsgrad aufweisen, können daher ausgeprägte Muskelnekrosen entstehen [7, 8]. Ein kleinerer Körperteil, der die Elektrizität leitet, erzeugt bei weniger Ableitung größere Hitze. Daher sind Finger, Hände, Unterarme, Füße und Unterschenkel oft völlig zerstört, während der Rumpf im Allgemeinen genug Strom ableitet, um einen erheblichen Schaden an den inneren Organen zu vermeiden (wenn sich die Eintritts- oder Austrittswunde nicht an Bauch oder Brust befindet) [9–11].

Es gibt einen entscheidenden Grund, der für eine frühzeitige Operation eines Patienten mit Elektroverbrennungen spricht: Schwere, tiefe Nekrosen (v. a. Muskulatur) können zu einer Azidose, Myoglobinurie und konsekutiv zu einem Nierenversagen führen. ***Daher sind bei diesem Verletzungsmuster eine »aggressivere« Volumenersatztherapie und Débridement noch notwendiger als bei anderen Brandverletzungen.***

Bei der Behandlung von Elektroverbrennungen ist besonderes Augenmerk auf die Herzüberwachung zu legen. Wenn das EKG des Patienten aber bei der Aufnahme keine Auffälligkeiten zeigte und er nicht bewusstlos war, so ist eine kardiale Überwachung meist nicht notwendig. Bei Auffälligkeiten im EKG oder bei Bewusstseinsverlust ist eine 24-stündige Herzüberwachung indiziert.

3 Pathophysiologische Reaktionen auf Brandverletzungen

3.1 Lokale Reaktionen

Für das Verständnis einer Brandverletzung ist es notwendig, mit der Anatomie und der Physiologie der Haut gut vertraut zu sein. Die Haut ist das Grenzorgan des menschlichen Organismus zur Umwelt und besitzt sowohl Kontakt- als auch Schutzfunktionen. Die Haut erfüllt zusätzlich eine Reihe von Aufgaben im Bereich des Stoffwechsels und der Immunologie und stellt somit ein sehr komplexes Organ dar.

Oberhaut

Die Oberhaut (Epidermis) bildet die äußere Grenzschicht und ist mit der darunter liegenden Schicht durch leistenartige Fortsätze (Reteleisten) verbunden. Der vorrangige Zelltyp der Epidermis ist der Keratinozyt. Die oberflächliche Hornschicht wird durch die Produkte der Schweiß- und Talgdrüsen geschmeidig gehalten und dient als Schutzfilm gegenüber Mikroorganismen wie Bakterien und Pilzen. ***Außerdem verhindert die Oberhaut auch – im Sinne einer Barrierefunktion – das Austrocknen des Körpers und das Eindringen körperfremder Substanzen.***

Die Hornschicht wird unmerklich und relativ schnell abgenutzt und muss daher ständig von den unteren Zellschichten (der sog. Keimschicht) nachgebildet werden. Innerhalb von rund vier Wochen werden auf diese Weise regelmäßig sämtliche Zellen der Oberhaut erneuert.

Unmittelbar auf der Basalmembran finden sich auch baumartig verzweigte Pigmentzellen (Melanozyten), welche das Hautpigment (Melanin) produzieren und an die umgebenden Hornzellen abgeben. Die Farbe der Haut wird durch Anzahl, Größe und Verteilung des Hautpigmentes bestimmt. Die eigentliche Funktion der Pigmentzellen liegt im Sonnenschutz (Schutz vor UV-Licht), wobei die Pigmentproduktion durch UV-Bestrahlung stimuliert wird (Sonnenbräunung).

Gelingt es einem Krankheitserreger, die Hornschicht zu durchdringen, wird er knapp über der Basalmembran von den sternförmigen Langerhans-Zellen, den ersten Außenposten des Immunsystems, abgefangen. Diese Zellen stellen die Wächter der körpereigenen Abwehr dar und alarmieren umgehend weitere Zellen des Immunsystems.

Lederhaut

Die Lederhaut (Dermis) liegt unmittelbar unter der papierdünnen Oberhaut, ist gleichzeitig robust und geschmeidig und trägt die hautversorgenden Gefäße und Nerven. Sie ist ebenfalls schichtförmig aufgebaut, wobei die erste Schicht sehr bioaktiv, die letzte weniger bioaktiv ist. Der Unterschied in der Bioaktivität innerhalb der Dermis ist auch der Grund dafür, dass oberflächliche 2-gradige Verbrennungen schneller abheilen als tiefe 2-gradige Verbrennungen.

Der Verlust der normalen Barrierefunktionen der Haut hat die üblichen Komplikationen bei Brandverletzungen zur Folge. Diese sind u. a. Infektionen, Verlust von Körperwärme, erhöhter Wasserverlust durch Verdunstung und eine Veränderung der wichtigsten interaktiven Funktionen wie Sensibilität und Aussehen.

Hitzeeinwirkung auf Zellebene führt zu einer Denaturierung der Proteine und zu Schäden an der Zellmembran. Die Temperatur und die Dauer des Kontaktes haben eine synergistische Wirkung, sodass nach einer Einwirkzeit von 1 Sekunde bei 69° C oder einer Einwirkzeit von 1 Stunde bei 45° C eine Zellnekrose auftritt [12].

Die Einteilung der Brandverletzung in drei Zonen nach Jackson 1953 hat immer noch ihre Gültigkeit [13] und beschreibt den zwiebelschalenförmigen Aufbau der Verbrennungswunde. Die ***Nekrosezone*** befindet sich im Zentrum der Wunde. An sie angrenzend befindet sich die ***Stasezone***, gekennzeichnet durch verminderte Gewebsperfusion; sie besteht aus einer Mischung von vitalen und abgestorbenen Zellen. Diese Zone kann sich im Laufe der Zeit zu einer Nekrose entwickeln; dieser Vorgang, als »Nachbrennen« bezeichnet, kann aber auch durch geeignete Maßnahmen aufgehalten bzw. vermindert werden [14]. Die äußerste Schicht der Wunde, die ***Hyperämiezone***, ist durch eine ausgeprägte Hyperämie gekennzeichnet.

Der primäre Gewebsverlust bei Brandverletzungen tritt, wie bereits gesagt, durch eine Proteindenaturierung auf. Dieser Vorgang wird jedoch sehr rasch von einer Aktivierung von Entzündungsmediatoren begleitet, besonders in der gut durchbluteten Zone. Oxidantien und Peptidasen fügen der Haut und den kapillären Endothelzellen weiteren Schaden zu und verstärken so die ischämische Gewebsnekrose [15]. Dieses trägt somit wiederum zum »Nachbrennen« bei. Durch die Schädigung der Kollagenverbindungen kann es zu lokalen Ödemen und ausgedehnteren Flüssigkeitsverschiebungen kommen. Außerdem führt eine Zerstörung der Zellmembranen ebenfalls zu einer Freisetzung von Entzündungsmediatoren, die die Flüssigkeitsregulierung beeinflussen und eine systemische Entzündungsreaktion auslösen [16]. Auf molekularer Ebene führt die zusätzliche Aktivierung der Neutrophilen zu einer Produktion von Radikalen. Eine erhöhte Histaminaktivität, gesteigert durch die Xanthinoxidase, führt zu einem progressiven Anstieg der vaskulären Permeabilität. Toxische Nebenprodukte der Xanthinoxidase, wie z. B. Wasserstoffperoxid und Hydroxylradikale zerstören ihrerseits dermale Strukturen [17] und tragen so zur lokalen Reaktion bei.

3.2 Systemische Reaktionen

Das lokale Ausschütten von Zytokinen und anderen Entzündungsmediatoren kann bei großflächigen Verbrennungen (> 20 %) auch einen systemischen Effekt hervorrufen. So führen großflächige Verbrennungen zu einer schweren Störung des kardiovaskulären Systems. Dieses Phänomen wird als Verbrennungsschock bezeichnet. Als Schock bezeichnet man einen abnormalen physiologischen Zustand, in dem die Durchblutung des Gewebes nicht ausreicht, um für eine angemessene Versorgung mit Sauerstoff und Nährstoffen zu sorgen. Im 19. Jahrhundert zeigten Forscher, dass es nach einer Brandverletzung zu Flüssigkeitsverlusten kommt. 1897 wurden zum ersten Mal zur Volumensubstitution Kochsalzlösungen bei der Behandlung von schweren Brandverletzungen eingesetzt [18–20]. Ein globaleres Verständnis der Brandverletzung wurde bis zu Frank Underhills Arbeiten jedoch nicht erreicht. Underhill fand heraus, dass ein Verbrennungsschock ohne Volumenersatztherapie mit erhöhten Hämatokritwerten einhergeht. Cope und Moore zeigten, dass Hypovolämien bei Verbrennungen aufgrund von Flüssigkeits- und Proteinverlagerungen in verbranntes bzw. unverbranntes Gewebe auftraten [21].

Im Laufe der letzten 80 Jahre wurde die Wichtigkeit von Flüssigkeitsersatz bei einem Verbrennungsschock durch eine große Anzahl von Studien untersucht und bestätigt. Während der letzten 40 Jahre konzentrierte sich die Forschung darauf, die Auslösemechanismen und die Auswirkungen der zahlreichen Entzündungsmediatoren zu untersuchen, die nach einer Brandverletzung produziert und ausgeschüttet werden [22].

Heutzutage wird es als Tatsache angesehen, dass ein Verbrennungsschock ein komplexer Prozess von Fehlfunktionen ist, die nicht leicht bzw. nicht vollständig durch Flüssigkeitsersatz korrigiert werden können. Schwere Brandverletzungen führen zu einem beträchtlichen Gewebstrauma und zu einem erheblichen hypovolämischen Schock; dadurch kann es wiederum zur Bildung und Ausschüttung von Mediatoren kommen [23–25]. ***Ein Verbrennungsschock resultiert also aus dem Zusammenspiel von Hypovolämie und der Ausschüttung verschiedener Mediatoren. In der Folge ist der Verbrennungsschock mit einer erheblichen pathophysiologischen Störung verbunden, selbst wenn die Hypovolämie erfolgreich behandelt wurde,*** denn sowohl ein Ansteigen des Lungen- und des systemischen vaskulären Widerstandes, als auch eine myokardiale Depression treten trotz adäquater Vorlast und trotz adäquaten Volumenersatzes auf [25–29]. Solche kardiovaskulären Funktionsstörungen können wiederum zu Organfehlfunktionen führen bzw. diese verschlechtern [24, 25, 30].

3.2.1 Hypovolämie und rasche Ödembildung

Verbrennungsverletzungen verursachen eine Extravasation von Plasma in die Verbrennungswunde und in das umliegende Gewebe.

Die hämodynamischen Veränderungen nach Verbrennungen sind ähnlich jenen, die nach einer Blutung auftreten, wie z. B. vermindertes Plasmavolumen, verminderte Herzleistung und Harnproduktion sowie ein erhöhter systemischer Widerstand mit daraus folgendem verringertem peripherem Blutfluss [23, 25, 31–33]. Im Gegensatz zu einem Sinken des Hämatokritwertes bei hämorrhagischer Hypovolämie kann es bei Verbrennungen, sogar trotz adäquater Flüssigkeitstherapie, zu einer Erhöhung des Hämokritwertes und der Hämoglobinkonzentration kommen. ***Wie auch bei der Behandlung anderer Arten des hypovolämischen Schocks ist es das erste therapeutische Ziel, das intravasale Volumen wiederherzustellen und die Gewebsperfusion zu gewährleisten, um das Auftreten einer Gewebsischämie zu minimieren.*** Bei ausgedehnten Verbrennungen ist eine Flüssigkeitstherapie sehr schwierig, denn sehr große Mengen von Volumenersatzlösungen sind notwendig, um das vaskuläre Volumen in den ersten Stunden nach einer großflächigen Verbrennung aufrecht zu erhalten. Studienergebnisse führten zu der Annahme, dass trotz Flüssigkeitszufuhr ein normales Blutvolumen 24 bis 36 Stunden nach großflächigen Verbrennungen nicht wiederhergestellt werden kann [34].

Ein plötzlicher und rascher Anstieg des Wassergehalts kann in den ersten Stunden nach der Brandverletzung im verbranntem Gewebe festgestellt werden [32, 35]. Ein zweiter und eher stufenweise vor sich gehender Anstieg im Flüssigkeitsfluss (sowohl verbranntes Gewebe als auch nicht verbranntes Gewebe) tritt während der ersten 12 bis 24 Stunden nach dem Verbrennungstrauma auf [24, 35]. ***Die Menge der Ödembildung in verbrannter Haut hängt von der Art und der Größe der Verletzung ab [32, 36] und davon, ob für Volumenersatz gesorgt wird und welche Art und wie viel Flüssigkeit verwendet wird [37].*** Volumenersatz erhöht den Blutfluss und den Kapillardruck, was zu einem weiteren Flüssigkeitsaustritt beiträgt. Ohne eine anhaltende Flüssigkeitszufuhr ist die Ödembildung sozusagen selbstlimitiert, wenn Plasmavolumen und Kapillardruck fallen. ***Die Ödembildung bei verbrannter Haut ist durch einen extrem raschen Beginn gekennzeichnet*** [32, 38]. Leape und Kollegen stellten 30 Minuten nach der Verletzung einen 70–80%igen Wassergehaltsanstieg bei einer drittgradigen Verbrennung fest, wobei 90 % dieser Veränderung bereits in den ersten 5 Minuten geschah [33, 39, 40]. Bei Tieren ohne Flüssigkeitstherapie hingegen war nach der ersten Stunde nur eine minimale Erhöhung des Wassergehaltes in der Verbrennungswunde festzustellen. Bei Tieren mit Flüssigkeitstherapie oder Tieren mit kleinen Wunden wurde das Ödem durch adäquate Gewebsperfusion einige Stunden »weiterernährt«.

3.2.1.1 Normaler mikrozirkulärer Flüssigkeitsaustausch

Das Verständnis des physiologischen Mechanismus der raschen Ödembildung bei Verbrennungen erfordert ein Verständnis der Mechanismen des mikrovaskulären Flüssigkeitsgleichgewichts. Unter normalen physiologischen Bedingungen bewirkt der Blutdruck in den Kapillaren eine Filtration von Flüssigkeit in das Interstitium. Diese Flüssigkeit wird dann an den venösen Enden der Kapillaren partiell in den Blutkreislauf resorbiert, während die übrigbleibende Nettofiltration aus dem interstitiellen Raum durch den Lymphtransport entfernt wird [41, 42]. ***Der transkapilläre Flüssigkeitstransport lässt sich im normalen und pathologischen Zustand quantitativ von der Landis-Starling-Gleichung beschreiben***:

$$\mathbf{J_v = K_f\,[(P_c - P_{if}) - \sigma\,(\Pi_p - \Pi_{if})]}$$

Diese Gleichung zeigt die Interaktion von physischen Kräften, die den Flüssigkeitstransfer zwischen vaskulären und extravaskulären Kompartimenten beeinflussen:

- $\mathbf{J_v}$ ist der transvaskuläre Flüssigkeitsstrom;
- $\mathbf{K_f}$ ist der kapilläre Filtrationskoeffizient, der das Produkt aus der Oberfläche und des hydraulischen Leitvermögens der Kapillarwand ist;
- $\mathbf{P_c}$ steht für den hydrostatischen Druck in den Kapillaren;
- $\mathbf{P_{if}}$ bezeichnet den interstitiellen hydrostatischen Flüssigkeitsdruck;
- $\mathbf{\Pi_p}$ steht für den kolloidosmotischen Plasmadruck;

- Π_{if} bezeichnet den kolloidosmotischen Druck des Interstitiums;
- σ ist der osmotische Reflexionskoeffizient.

Vereinfacht gesagt: Zur Ödembildung kommt es, wenn der transvaskuläre Flüssigkeitsstrom (Jv) die Drainagekapazität des Lymphsystems überschreitet.

3.2.1.2 Mechanismen des Verbrennungsödems

- **Kapillarer Filtrationskoeffizient (K_f)**

Der kapilläre Filtrationskoeffizient ist abhängig von der Qualität der Perfusion, der organspezifischen Kapillargeometrie, der perfundierten Kapillarfläche und der beteiligten Porenzahl. ***Indirekt ist K_f ein Maß für die Permeabilität von Wasser und kleinmolekularen Substanzen. Eine Brandverletzung bewirkt direkt und indirekt (über Mediatoren) Veränderungen der Gefäßpermeabilität.*** Arturson und Mellander zeigten in einer Tierstudie, dass sich der K_f eines verbrühten Hinterlaufs sofort zwei- bis dreimal erhöhte und dies den Schluss nahe legte, dass die Wasserdurchlässigkeit der Kapillarwände massiv steigt [43].

- **Der hydrostatische Druck in den Kapillaren (P_c)**

Bei den meisten Arten von Schock sinkt der Kapillardruck. Tierexperimentelle Studien zeigten jedoch, dass sich der Druck während der ersten 30 Minuten nach der Verbrennung von ca. 25 mmHg auf ca. 50 mmHg verdoppelte und im Laufe der nächsten 3 Stunden langsam wieder auf den Ausgangswert sank [44].

- **Der interstitielle hydrostatische Druck (P_{if})**

Eine zu Beginn überraschende, heute jedoch gut verifizierte Beobachtung ist die, dass der P_{if} in der Dermis nach einer Brandverletzung extrem negativ wird. Lund beobachtete, dass der dermale P_{if} bei nicht-durchbluteten Hautisolaten von seinem normalen Wert von -1 mm Hg rasch auf einen Wert kleiner als -100 mm Hg sank [36]. ***Die Entwicklung eines stark negativen interstitiellen hydrostatischen Druckes bewirkt, zusätzlich zum Kapillardruck, eine »Saugkraft« und somit einen Flüssigkeitsshift vom intravaskulären hin zum interstitiellen Raum.*** In-vivo-Messungen habe eine zeitweilige Reduktion von -20 auf -30 mmHg gezeigt. Diese Zahl ist vermutlich weniger negativ, weil die andauernde Gewebsperfusion und Flüssigkeitsextravasation die »Saugkraft« abbauen. Durch Volumensubstitution kann zwar der P_{if} auf einen positiven Wert von 1 bis 2 mmHg erhöht werden [45, 46], jedoch beobachtete Kinsky einen andauernden negativen Druck und somit eine potenzielle Erklärung für die lang anhaltende Ödembildung während der ersten Stunden nach der Brandverletzung [47].

Die Mechanismen hinter der Bildung eines negativen Druckes können teilweise auf die Denaturierung von Kollagen [45, 46] und auf Veränderungen in der Compliance von brandverletztem Gewebe zurückgeführt werden. Das Freiwerden von Adhäsionskräften (β-1-Integrine) zwischen den interstitiellen Matrixfasern und den Bindegewebszellen (Fibroblasten) bewirken einen Sog [48]. Die Interaktionen der Zellmatrix und die interzelluläre Adhäsion bestehen mindestens aus bis zu vier Molekülklassen, z. B. der Immunoglobulin-Superfamilie und den Integrinen. Integrine sind eine Gruppe von Oberflächenmolekülen der Zellen, die eine wichtige Rolle bei der Zell-Zell- und Zell-Matrix-Interaktion spielen [49], und so als Mechanorezeptoren wirken. Integrine sind für die Zellenmigration und die Organisation des Zytoskeletts von großer Wichtigkeit. Es zeigte sich, dass Antikörper gegen die β-1-Integrine das P_{if} senken [50]. ***Die P_{if}-Senkung scheint der dominierende Mechanismus sowohl für die anfänglich rasche Ödementwicklung als auch für Ödeme-Persistenz zu sein.***

- **Der osmotische Reflexionskoeffizient (σ)**

Der osmotische Reflexionskoeffizient beschreibt den Aufbau einer Membran. $\sigma = 1{,}0$ ist eine für Proteine undurchlässige Membran; $\sigma = 0$ ist eine Membran, die völlig durchlässig für Proteine ist. In der Haut liegt der normale σ von Albumin zwischen 0,85 und 0,99 [42, 51]. Eine erhöhte Proteinpermeabilität der Kapillarwand führt zu einem verminderten σ, zu einer Reduzierung des resorptiven onkotischen Gradients über die Kapillarwand und zu einer daraus resultierenden Erhöhung der Nettoflüssigkeitsfiltration. Die Lymphflüssigkeit aus verbrannter Haut zeigte erhöhte Proteinkonzentrationen, die mit großen und dauerhaften Steigerungen der Kapillarpermeabilität verknüpft waren [32, 51, 52]. Im nicht direkt verbrannten Weichteilgewebe trat hingegen eine kurzzeitige und kleinere Erhöhung der Kapillarpermeabilität über 8 bis 12 Stunden nach der Verbrennung auf [52]. Pitt und Kollegen errechneten in einer tierexperimentellen Studie ein σ für Haut und kamen auf ein normales σ von 0,87 für Albumin und eine Reduzierung auf 0,45 nach der Verbrühung [44].

- **Der kolloidosmotische Druck des Plasmas (π_p)**

Die normale Plasmaproteinkonzentration von 6 bis 8g/dl und der dazugehörige π_p von 25 bis 30mmHg sorgen für eine erhebliche transkapilläre Resorptionskraft [31, 42]. Bei brandverletzten Tieren ohne Volumenersatztherapie fällt der kolloidosmotische Druck des Plasmas, da proteinreiche Flüssigkeit in die Brandwunden fließt [31, 53–55]. Nach einer Flüssigkeitstherapie mit kristalloiden Lösungen wird das Plasma weiter verdünnt und π_p wird weiter gesenkt. Zetterstrom und Arturson zeigten, dass der kolloidosmotische Druck bei Verbrennungspatienten auf die Hälfte seiner normalen Werte zurückgegangen war. π_p kann bei einer Flüssigkeitstherapie so rasch sinken, dass die transkapilläre kolloidosmotische Drucksteigerung ($\pi_p - \pi_{if}$) sich Null annähert oder sich sogar umkehrt, und so Filtrationen und Ödeme begünstigt [53, 55]. Obwohl eine Hypoproteinämie nach einer schweren Brandverletzung wahrscheinlich unvermeidlich ist, wurde in Studien, bei denen eine frühzeitige Flüssigkeitstherapie mit kolloiden Lösungen durchgeführt worden war, der π_p auf höherem Niveau gehalten, als bei Flüssigkeitstherapie mit nur kristalloiden Lösungen [24, 54, 56]. Der Grad der Hypoproteinämie und der gesenkte π_p korrelierten mit dem Gesamtvolumen der kristalloiden Lösungen [54]. Einige Ärzte favorisieren zwar die Initialtherapie mit Kolloidlösung [24], der Großteil aber wartet 8 bis 24 Stunden mit der Infusion von Kolloiden. Sie begründen dieses Vorgehen damit, dass eine Normalisierung der mikrovaskulären Permeabilität im verletzten Gewebe eintreten muss, bevor sich die Kolloidtherapie amortisiert [25].

- **Der kolloidosmotische Druck des Interstitiums (π_{if})**

Der π_{if} der Haut beträgt normalerweise 10 bis 15 mmHg oder etwa die Hälfte des Wertes von Plasma bei Menschen [31, 42]. Experimentelle Tierstudien zeigten, dass der kolloidosmotische Druck im Interstitium anfangs um 4 bis 8 mmHg steigt [52]. Direktere Messungen des π_{if} [31, 37, 42, 55, 57] zeigten jedoch in der frühen Phase der Brandverletzung (ohne Volumenersatztherapie) nur geringe anfängliche Steigerungen des π_{if} von 1 bis 4 mmHg. Bei einer Flüssigkeitssubstitution fällt zuerst der π_p und dann sinkt der π_{if}, da die Proteinkonzentration des Kapillarfiltrats trotz einer gestiegenen Permeabilität geringer als Plasma bleibt. Im Vergleich zu unverbrannter Haut bleibt der π_{if} in der Verbrennungswunde erheblich höher und untermauert so die Annahme, dass die dauerhafte Steigerung in der Proteinpermeabilität zum Erhalt der Verbrennungsödeme beiträgt [31, 42, 47]. Im Vergleich mit den umfangreichen Veränderungen im P_c und besonders im P_{if} ist die erhöhte kapilläre Proteinpermeabilität nicht der vorherrschende Mechanismus bei der frühen raschen Ödembildungsfrequenz bei verletzter Haut [45].

3.3 Unverbranntes Gewebe

Ödeme auch im nicht direkt verletzten Weichteilgewebe sind eine weitere Eigenschaft von großflächigen Hautverbrennungen. Brouhard und Kollegen zeigten einen erhöhten Wassergehalt in unverbrannter Haut, selbst nach nur einer 10%igen Verbrennung [58]. Arturson beobachtete eine Steigerung des transkapillären Flüssigkeitsflusses und einen Anstieg der Permeabilität [32, 38, 51, 52]. Außerdem fand man in Studien heraus, dass der maximal gesteigerte Lymphfluss und Wassergehalt mit einer schweren Hypoproteinämie einherging, die während der frühen Phase der Flüssigkeitstherapie bei einer 40%igen Brandverletzung bei Schafen auftrat [25, 26]. Die anhaltende Ödembildung auch nach der Rückkehr der normalen Permeabilität ist wahrscheinlich die Folge der anhaltenden Hypoproteinämie [51–54].

Demling und Kollegen stellten die Theorie auf, dass Ödeme teilweise in Verbindung mit einer Veränderung der interstitiellen Struktur gebracht werden können [59]. Einige Tier- und klinische Studien haben gezeigt, dass eine Aufrechterhaltung von höheren Plasmaproteinkonzentrationen die gesamte Netto-Flüssigkeitsansammlung und Ödembildung reduzieren kann [24, 60]. Ödeme an unverbrannten Stellen können auch durch die Anwendung von künstlichen Kolloiden (z. B. Dextran) reduziert werden, wenn der kolloidosmotische Gradient über den Normalwert hinausgeht [25, 26]. Es ist jedoch nicht bekannt, ob die Korrektur der Hypoproteinämie oder die Verwendung von Albumin oder Dextran zu einem verbesserten klinischen Ergebnis führen. Es wurde berichtet, dass die Anwendung von Kolloiden keine nutzbringende Wirkung auf Ödeme bei Verbrennungswunden hat [47, 56]. Die Anwendung von hypertonen Lösungen als anfängliche Flüssigkeitstherapie bei Verbrennungsschocks konnte in tierexperimentellen Studien den anfänglichen Volumenbedarf und das Nettoflüssigkeitsvolumen (Infusionen minus Harnausscheidung) zwar drastisch senken [61, 62], doch nach der klinischen Anwendung von sowohl hypertonen Lösungen als auch Kolloiden trat ein »Rückschlag« auf [56]. Retrospektive Analysen von Patienten, die einen frühzeitigen Albumin-Einsatz und Flüssigkeitsbedarf analysierten, zeigten wiederum einen erheblichen volumensparenden Effekt während des ersten posttraumatischen Tages. Nach 48 Stunden war die Wirkung jedoch nicht mehr signifikant [63].

3.4 Veränderte Zellmembranen und Ödembildung

Zusätzlich zu einer Schädigung der Kapillarendothelzellen verursacht eine Brandverletzung auch eine Veränderung der Zellmembranen. Baxter beobachtete einen Rückgang der Membranpotentiale in einem Skelettmuskel bei Verbrennungen von > 30 % [27]. Die direkt verletzte Zelle, die eine zerstörte Zellmembran aufweist, führt über einen Natrium- und Flüssigkeitseinstrom zum Anschwellen der Zelle. Dieser Prozess kann jedoch auch bei Zellen beobachtet werden, die nicht direkt von einer Verbrennungsverletzung betroffen sind. Mikropunktion-Techniken zeigten eine teilweise Depolarisierung im Membranpotential eines Skelettmuskels von -90 mV auf Werte von -70 bis -80 mV. Der Zelltod tritt bei ca. -60 mV ein. Das Sinken der Membranpotentiale geht mit einer Steigerung des intrazellulären Wassers und Natriums einher [64–66]. Ähnliche Veränderungen wurden beim hämorrhagischen Schock [64, 66] auch an Herz-, Leber- und Endothelzellen beobachtet [67–69]. Frühe Untersuchungen dieses Phänomens wiesen darauf hin, dass ein Sinken der ATP-Werte oder der ATP-Aktivität der Mechanismus für die Depolarisierung der Membran war. Andere Forschungen legen jedoch den Schluss nahe, dass dies von einer erhöhten Natrium-Leitfähigkeit in den Membranen herrühren könnte [65, 68]. Volumenersatz bei Hämorrhagie normalisiert das depolarisierte Membranpotential rasch wieder; Volumenersatz bei einer Brandverletzung hingegen bringt das Membranpotential und die intrazellulären Natriumkonzentrationen jedoch nur teilweise wieder auf normale Werte. Dies beweist, dass die Hypovolämie alleine nicht vollständig für das Anschwellen der Zellen verantwortlich ist [70]. Sogenannte Schockfaktoren im Kreislauf sind anscheinend mitverantwortlich für die Membrandepolarisierung [71–74]. Diese Membrandepolarisierung kann von verschiedenen Faktoren und in verschiedenen Schockzuständen hervorgerufen werden.

3.5 Mediatoren der Brandverletzung

Die allgemeine Reaktion des Körpers auf eine thermische Verletzung ist gekennzeichnet durch eine gesteigerte vaskuläre Permeabilität unmittelbar nach der Verletzung und einen darauffolgenden hypovolämischen Schock. Eine Brandverletzung produziert aber

auch eine Vielzahl an Mediatoren. Diese Mediatoren spielen eine wichtige, aber komplexe Rolle bei der Pathogenese von Ödemen und von den kardiovaskulären Störungen infolge einer Brandverletzung.

Die gesteigerte vaskuläre Permeabilität nach einer Verbrennung wird von Histamin und zahlreichen vasoaktiven Substanzen, wie z. B. Serotonin, Bradykinin, Prostaglandin und Leukotrienen beeinflusst. Der Hypermetabolismus wiederum wird durch Hormone wie z. B. Katecholamine, Glukagon und insbesondere Kortisol reguliert.

Die genauen Mechanismen von Mediatoren getriggerten Störungen sind von erheblicher klinischer Bedeutung, da ein Verständnis derselben die pharmakologische Modulation von Verbrennungsödemen und Schock (z. B. durch Mediatorenhemmung) erlauben würde.

- **Histamin**

Histamin ist wahrscheinlich der Mediator, der für die frühe Phase der gesteigerten Gefäßpermeabilität (unverzüglich nach der Brandverletzung) verantwortlich ist. Histamin verursacht große Lücken zwischen den Endothelzellen [75] und wird von Mastzellen in thermisch verletzter Haut freigesetzt. Die Steigerung des Histaminspiegels und dessen Wirkung sind jedoch nur vorübergehend. Histamin kann aber auch eine Steigerung des Kapillardrucks (P_c) hervorrufen.

Durch Histaminblocker und Mastzellstabilisatoren wurde in Tierexperimenten eine statistisch signifikante Reduzierung von Verbrennungsödemen erreicht [75]. Friedl und andere zeigten, dass die Pathogenese von Verbrennungsödemen bei Rattenhaut in Verbindung mit der Interaktion von Histamin, der Xanthinoxidase und Sauerstoffradikalen zu stehen scheint [76]. Histamin und seine metabolischen Derivate steigerten die katalytische Aktivität der Xanthinoxidase. Bei thermischen Verletzungen in Ratten stiegen die Plasmahistamin- und Xanthinoxidasespiegel parallel, gemeinsam mit einer Steigerung der Harnsäure. Verbrennungsödeme wurden durch die Behandlung der Ratten mit einem Mastzellenstabilisator oder dem H2-Rezeptorantagonisten Cimetidin sehr abgeschwächt. Eine Zell-Depletion zeigte sich jedoch als wirkungslos [77–79]. Trotz der ermutigenden Resultate der Tierversuche konnte ein nutzbringender Effekt durch Antihistaminbehandlung bei menschlichen Brandverletzungen nicht gezeigt werden.

- **Prostaglandine**

Prostaglandine sind wirkungsvolle Gewebshormone, die aus verbanntem Gewebe und Entzündungszellen freigesetzt werden und zu der entzündlichen Reaktion infolge einer Brandverletzung beitragen [80, 81]. Makrophagen und Neutrophile werden durch den Körper aktiviert, infiltrieren die Wunde und setzen Prostaglandine wie auch Thromboxane, Leukotriene und Interleukin-1 frei. Diese Wundmediatoren haben sowohl systemische als auch lokale Wirkung. Einige steigern z. B. direkt und indirekt die Gefäß-Permeabilität [82] und verstärken so die Ödembildung [83, 84].

- **Thromboxane**

Thromboxane werden lokal in der Verbrennungswunde produziert [75, 85] und können durch eine Senkung des Blutflusses die Zunahme der Ischämiezone in der Verbrennungswunde begünstigen und so zur Bildung einer drittgradigen Wunde (Nachbrennen) beitragen. Heggers zeigte, dass das Freisetzen von Thromboxanen mit der lokalen Gewebsischämie in der Brandwunde in Verbindung steht, und dass eine progressive dermale Ischämie in Zusammenhang mit der Freisetzung von Thromboxanen steht [86, 87]. Demling zeigte, dass Ibuprofen (das die Synthese von Prostaglandinen und Thromboxanen hemmt) sowohl lokale Ödeme als auch die Prostaglandinproduktion in verbranntem Gewebe senken konnte [88], in einer anderen Studie konnte dieser Effekt aber nicht beobachtet werden [89].

- **Kinine**

Bradykinin ist ein wichtiger Mediator im Rahmen der Ödembildung und wird im Rahmen der entzündlichen Reaktion nach einer Brandverletzung freigesetzt [90]. Eine Vorbehandlung von brandverletzten Tieren mit Aprotinin, einem Protease-Hemmer, konnte das Freisetzen von freien Kininen zwar verringern, hatte aber keinen Effekt auf Ödembildung [91]. Andererseits reduzierte eine Vorbehandlung mit einem speziellen Bradykinin-Rezeptorantagonisten bei Kaninchen die Ödembildung [92].

- **Serotonin**

Serotonin wird auch bald nach der Brandverletzung freigesetzt [93] und wirkt v. a. in der Lunge und in der Niere gefäßverengend. Auch in kleineren Gefäßen überwiegt die verengende Wirkung. In der Skelettmuskulatur dagegen wirkt es gefäßerweiternd. Es wurde festgestellt, dass Antiserotonin-Wirkstoffe den peripheren vaskulären Widerstand nach einer Brandverletzung senkten. Eine Reduktion von Ödemen konnte in einer Studie zwar nicht festgestellt werden [94], doch reduzierte eine Vorbehandlung mit einem Serotoninantagonisten die Ödembildung [95].

- **Katecholamine**

Katecholamine werden in großer Anzahl nach einer Brandverletzung in den Blutkreislauf freigesetzt [24, 96, 97] und verursachen eine Vasokonstriktion via $Alpha_1$-Rezeptorenaktivierung; dieses führt in Kombination mit der Hypovolämie zu einer Senkung des Kapillardruckes [75] und somit zu einer Reduktion der Ödembildung. Katecholamine können weiters via ß-Agonist-Wirkung teilweise eine gesteigerte Kapillarpermeabilität, hervorgerufen von Histamin und Bradykinin, hemmen [75]. Diese potentiell nutzbringenden Wirkungen der Katecholamine könnten bei direkt verletztem Gewebe zum Tragen kommen und in unverbranntem Gewebe wiederum stabilisierend wirken.

- **Sauerstoffradikale**

Sauerstoffradikale spielen bei Verbrennungen eine wichtige Rolle [98]. Es wird so z. B. Superoxidanion (O_2^-), Wasserstoffperoxid (H_2O_2) und Hydroxyl-Radikal (OH^-) produziert und durch aktivierte Neutrophile nach einer entzündlichen Reaktion oder im Rahmen der Reperfusion von ischämischem Gewebe freigesetzt. Man nimmt an, dass das Hydroxyl-Radikal das wirkungsvollste und das schädigendste von den drei oben genannten Radikalen ist [78, 98–100].

Stickstoffmonoxid (NO), das gleichzeitig mit dem Superoxidanion erzeugt wird, kann zu einer Bildung von Peroxynitrit ($ONOO^-$) führen. Peroxynitrit scheint eine wichtige Rolle bei der Entstehung von Verbrennungsödemen zu spielen [101]. Die Blockade der NO-Synthase verringerte zwar die Bildung von Verbrennungsödemen nicht, die Behandlung mit der NO-Vorstufe Arginin reduzierte aber die Verbrennungsödeme [102]. NO kann für die Beibehaltung der Perfusion und für die Limitierung der Stasezone bei verbrannter Haut wichtig sein [103]. Obwohl die wirkliche Bedeutung von NO in der Verbrennungsbehandlung umstritten bleibt, scheint es, dass die akuten nutzbringenden Wirkungen überwiegen.

Antioxidantien, besonders Wirkstoffe die sich entweder direkt an die Sauerstoffradikale binden (Scavenger) oder ihren weiteren Stoffwechsel bewirken, wurden in einigen experimentellen Studien untersucht [104, 105] und zeigten eine Reduktion des vaskulären Verlusts von Plasma nach Brandverletzungen bei Hunden und Ratten [78, 104].

Die Freisetzung von Oxidanten von verbranntem Gewebe ist teilweise für die Bildung der lokalen verantwortlich Verbrennungsödeme, scheint für entfernte Entzündungen und Freisetzung von Oxidanten verantwortlich ist [99].

Sauerstoffradikale können auch die Gefäßpermeabilität vergrößern, indem sie die mikrovaskulären Endothelzellen zerstören [76, 78]. Die Anwendung von Antioxidantien wurde in Tierversuchen ausführlich untersucht und einige der klinischen Versuche erscheinen vielversprechend.

Antioxidantien (Vitamin C und E) werden Patienten routinemäßig in vielen Verbrennungszentren verabreicht. Hohe Dosen des Antioxidans Askorbinsäure (Vitamin C) stellten sich als wirkungsvoll bei der Reduzierung des Flüssigkeitsbedarfs bei brandverletzten Versuchstieren heraus, wenn sie unmittelbar nach der Verbrennung verabreicht wurden [106–108]. Die Anwendung von hohen Dosen (10–20 g pro Tag) an Vitamin C zeigte sich in einem anderen klinischen Versuch zwar als wirksam, in einem anderen jedoch als unwirksam [109, 110] und wird aufgrund von potenziellen Nebenwirkungen routinemäßig nicht mehr durchgeführt.

- **Der plättchenaktivierende Faktor (PAF)**

Der plättchenaktivierende Faktor (PAF) kann die Kapillarpermeabilität erhöhen und wird nach einer Brandverletzung von unterschiedlichen Zellen (z. B. Endothelzellen, Leukozyten, Fibroblasten) freigesetzt [91, 111]. Ono und Kollegen zeigten an verbrühten Kaninchen, dass kurz nach der Verletzung infundiertes TCV-309 (Takeda Pharmaceutical Co. Ltd., Japan), ein PAF-Antagonist, die Ödembildung in der Wunde blockierte. Diese Beobachtungen deuten darauf hin, dass die Anwendung hoher Dosen von PAF-Antagonisten unmittelbar nach der Brandverletzung die Ödembildung und den Grad des Verbrennungsschocks reduzieren können.

- **Angiotensin II und Vasopressin**

Angiotensin II und Vasopressin oder antidiuretische Hormone (ADH) sind zwei Hormone, die für die Regulierung des extrazellulären Flüssigkeitsvolumens zuständig sind [75]. Während eines Verbrennungsschocks, bei dem der Sympathiko-Tonus hoch ist und Volumenrezeptoren stimuliert werden, können beide Hormone im Blut in hohen Konzentrationen (über dem Normalbereich) gefunden werden. Beide sind wirkungsvolle Vasokonstriktoren. Angiotensin II kann z. B. für die selektive Darm- und Schleimhautischämie verantwortlich sein, die eine Verschiebung von Endotoxinen und Bakterien und somit die Entwicklung einer Sepsis und eines Multiorganversagens verursachen kann [112, 113]. Bei Schwerbrandverletzten wurden in den ersten 1 bis 5 Tagen nach Verbrennungen zwei- bis achtmal erhöhte Angiotensin-II-Spiegel gefunden, wobei die Spitzenwerte am Tag 3 zu beobachten waren [114]. Die Spitzenwerte von Vasopressin waren bei der Aufnahme 50-mal so hoch wie normal und sanken im Laufe der ersten fünf Tage nach der Verbrennung auf den Normalwert zurück. Sun und andere verwendeten Vasopressin-Rezeptorantagonisten bei Ratten mit Verbrennungsschock um die Hämodynamik und die Überlebensdauer zu verbessern, während eine Vasopressin-Infusion den Verbrennungsschock verschlimmerte [115].

- **Corticotropin-Releasing-Faktor (CRF)**

Der Corticotropin-Releasing-Faktor (CRF) zeigte sich im Tierversuch als wirkungsvoll bei der Reduzierung der Protein-Extravasation und der Ödembildung. CRF scheint außerdem ein starker natürlicher hemmender Mediator (Hemmer der akuten entzündlichen Reaktion) zu sein [116].

3.6 Hämodynamische Folgen von akuten Brandverletzungen

Der Grund für eine verminderte Herzleistung nach thermischem Trauma (während der Phase des Volumenersatzes) ist immer noch umstritten. Noch vor einer feststellbaren Reduktion des Plasmavolumens findet bereits eine Verminderung der Herzleistung statt. Die Schnelligkeit dieser Reaktion deutet auf eine neurogene Reaktion oder auf gesteigerte Anzahl »Vasokonstriktionsmediatoren« im Blutkreislauf hin. Kurz nach der Verletzung tragen eine sich entwickelnde Hypovolämie und gesenkter venöser Rückfluss zweifellos zur verminderten Herzleistung bei. Die Persistenz der verminderten Herzleistung, trotz einer offenbar adäquaten Flüssigkeitstherapie, wird auf »kardiodepressive« Faktoren zurückgeführt, die möglicherweise aus der Verbrennungswunde stammen [28, 29]. Demling und Kollegen zeigten eine 15 %ige Verminderung der Herzleistung trotz einer aggressiven Volumenersatztherapie nach einer 40 %igen Verbrühung bei Schafen [35]. Ebenfalls wurde eine anhaltende Steigerung der Katecholaminsekretion mit konsekutivem systemischen Gefäßwiderstand bis zu fünf Tage lang nach der Verletzung [96, 114] beobachtet. Michie und andere maßen die Herzleistung und den systemischen Gefäßwiderstand bei anästhesierten Hunden mit Volumenersatztherapie nach einer Brandverletzung [117]. Sie fanden heraus, dass die Herzleistung nach der Verletzung akut sank und sich anschließend wieder normalisierte. Die verminderte Herzleistung entsprach bzw. korrelierte jedoch nicht dem Volumsdefizit. Sie schlossen daraus, dass die Verminderung der Herzleistung nicht nur vom gesenkten Blutvolumen und dem gesenkten venösen Rückstrom herrührte, sondern auch von einem gesteigerten Gefäßwiderstand und der Präsenz einer auf den Herzmuskel beruhigend wirkenden Substanz im Blutkreislauf.

Es gibt daher eine Vielzahl an Faktoren, die die Herzleistung nach einer Brandverletzung deutlich senken können. Patienten mit schweren Brandverletzungen und Volumenersatztherapie können jedoch 2 bis 6 Tage nach der Verletzung auch eine übernormale Herzleistung zeigen. Der Grund dafür ist dann das Auftreten eines hypermetabolischen Zustandes und eines systemischen inflammatorischen Response-Syndroms (SIRS).

3.6.1 Herzfunktionsstörung

Die Herzfunktion kann nach einer Brandverletzung geschwächt sein. Der Grund dafür ist eine Überbelastung des rechten Herzens und direkte Einschränkung der Kontraktilität, was in isolierten Herzstudien gezeigt wurde [118, 119]. Steigerungen der Nachlast von sowohl linker als auch rechter Herzkammer sind auf die Erhöhungen des systemischen Gefäßwiderstandes und des Lungengefäßwiderstandes zurückzuführen. Die linke Herzkammer kann dies kompensieren und die Herzleistung kann trotz erhöhter Nachlast durch erhöhte adrenerge Stimulation und erhöhte Sauerstoffextraktion des Herzens beibehalten werden. Die rechte Herzkammer hat nur minimale Kapazität, um die erhöhte Nachlast auszugleichen. Bei schweren Fällen kommt es zu einer Desynchronisierung der Herzkammern [120]. Brandverletzungen, die größer als 45 % TBSA sind, können erhebliche kontraktile Schädigungen zur Folge haben. Einige Forscher berichteten, dass eine aggressive frühzeitige und anhaltende Flüssigkeitsersatztherapie nicht in der Lage ist, die kontraktile Störung der Herzkammern zu korrigieren [119–121]. Diese Ergebnisse legen den Schluss nahe, dass eine Hypovolämie infolge des Verbrennungstraumas nicht der einzige Mechanismus ist, der Herzstörungen zugrunde liegt. [122–127]

Freie Radikale könnten eine große Rolle bei der Störung der Zellmembran und somit der Funktionalität des Herzens spielen, denn Horton und andere Autoren zeigten, dass eine Kombination aus Radikalfängern und Katalase die Schädigungen der Kontraktilität und Relaxation der linken Herzkammer deutlich verbessern konnte, wenn sie gemeinsam mit einer adäquaten Flüssigkeitsersatztherapie (4ml/kg KG mal Prozent verbrannter KOF) angewendet wurde.

Diese Antioxidantientherapie hatte aber keinen Einfluss auf den Volumsbedarf selbst [128]. Cioffi und Kollegen beobachteten eine andauernde Herzschwächung nach einer Verbrennung, wenn die Tiere nach der Verletzung keine adäquate Volumenersatztherapie erhielten [131].

3.6.2 Erhöhter systemischer Gefäßwiderstand und Organischämie

Die Herzleistung kann nach einem adäquaten Volumenersatz bei Verbrennungspatienten und Versuchstieren unter den Normalwerten bleiben. Hypovolämie und Stimulation des Sympathikus führen im Rahmen einer Brandverletzung zu einer Freisetzung von Katecholaminen, Vasopressin, Angiotensin II anderen vasoaktiven Substanzen [114, 115]. Diese Wirkstoffe bewirken einen erhöhten systemischen Gefäßwiderstand und eine erhöhte Nachlast. Der erhöhte systemische Gefäßwiderstand im Rahmen der Brandverletzung ist aber auch teilweise auf die erhöhte Blutviskosität infolge der Hämokonzentration zurückzuführen.

Hilton und andere führten Experimente mit anästhesierten Hunden durch, bei denen die Herzleistung nach einer Brandverletzung durch Infusionen mit verschiedenen peripheren Vasodilatatoren verbessert werden konnte [117, 133]. Sie zeigten eine Verminderung des peripheren Gefäßwiderstandes und eine erhöhte Herzleistung nach Gabe von Verapamil. Pruitt und andere untersuchten an einer Gruppe von Patienten die Hypothese, dass eine erhöhte sympathische Aktivität zu einer Verminderung der Herzleistung beiträgt [134]. Sie zeigten eine gesteigerte Herzleistung durch das Verwenden des Vasodilatators Hydralazin und den dadurch gesenkten systemischen Gefäßwiderstand.

Es gibt einige Organe, die besonders anfällig für eine Ischämie, eine Fehlfunktion und ein Versagen sind, wenn die Volumenersatztherapie verspätet durchgeführt wird, oder nicht adäquat ist. Dazu gehören z. B. auch die Nieren und der Magen-Darm-Trakt.

Nierenischämie kann eine direkte Folge der Hypovolämie und des gesteigerten Sympathiko-Tonus sein. Erhöhungen von serumfreiem Hämoglobin und Myoglobin tragen zum Nierenversagen bei [135, 136]. Die Häufigkeit von Nierenversagen ist in den letzten Jahren aufgrund der standardisierten »aggressiven« Flüssigkeitstherapien drastisch gesunken. Wenn die Therapie jedoch verspätet beginnt oder eine ausgeprägte Hypotension vorliegt, ist ein akutes Nierenversagen nicht selten im Rahmen eines Verbrennungstraumas [135, 136].

Der Grund für eine unentdeckte Hypoxie kann eine Vasokonstriktion im Magen-Darm-Trakt sein, die trotz scheinbar adäquater Volumenersatztherapie auftreten kann [113, 137]. ***Als Folge einer viszeralen Ischämie kann es zu einer Verschiebung der Bakterien und Endotoxine und somit zu einer Sepsis kommen.***

Nach großflächigen Hautverbrennungen kann außerdem ein Hirnödem, besonders bei Kindern, auftreten. Der genaue Grund dafür bleibt jedoch unklar. Untersuchungen an anästhesierten Schafen mit Verbrühungen von 70 % KOF zeigten, dass in der Zeit unmittelbar nach der Verletzung die zerebrale Autoregulation gut funktioniert, jedoch 6 Stunden nach einer Volumenersatztherapie es zu einem reduzierten zerebralen Blutfluss (um 50 % verringert) kam [138].

3.6.3 Ödeme in unverbranntem Gewebe

Bei großflächigen Verbrennungen besteht ein deutlicher Anstieg des Lungengefäßwiderstandes und des systemischen Gefäßwiderstandes [25, 26]. Lungenödeme werden recht häufig festgestellt und treten häufiger nach als während der Flüssigkeitstherapie der Brandverletzung auf. Ein erhöhter Kapillardruck infolge des erhöhten Lungengefäßwiderstandes kann zur Bildung von Lungenödemen beitragen. Nach Herbeiführen einer experimentellen Verbrennung stieg der Lungenkapillardruck deutlich an [56, 139]. Es ist sehr wahrscheinlich, dass eine Art von »Herzversagen« ebenfalls zu dem erhöhten Kapillardruck beiträgt und das Lungenödem somit »unterstützt«. Hypoproteinämie könnte jedoch der größte Mitverursacher für die Bildung von Lungenödemen nach einer Brandverletzung sein [140], denn bei einer Analyse gab es keine Anzeichen für eine erhöhte Kapillarpermeabilität (bei großen Versuchstieren nach einer Verbrennung mit 40 % TBSA), obwohl Untersuchungen an Ratten den Schluss zuließen, dass die Albuminsequestration in den Lungen nach einer 30%igen Hautverbrühung steigt [78].

Klinische Studien von Verbrennungspatienten zeigten, dass sich in den Lungen in Absenz eines Inhalationstraumas keine schweren Ödeme entwickeln [141, 142]. Diese Erkenntnis stimmt mit den Tatsachen überein, dass sich die mikrovaskuläre Permeabilität der Lunge nicht oder nur wenig ändert und dass die »Lungenlymphgeschwindigkeit« erheblich steigen kann und so eine Ansammlung von interstitieller Flüssigkeit verhindert. Lungenfehlfunktion aufgrund von Rauchinhalation wird in einem separaten Kapitel behandelt.

3.7 Die Wahl von Flüssigkeiten und Ödembildung

Man wird sehen, ob entweder durch eine strengere Kontrolle der Infusionsgeschwindigkeit (Adaptierung an Harnausscheidung) oder eine frühzeitige Anwendung von Kolloiden oder eine Kombination von beidem die Ödembildung und die damit verbundenen Komplikationen verringert werden können. Eine Meta-Analyse der Albuminverwendungen zeigte, dass sie nicht erfolgreich war und dass die Mortalität nicht nur nicht gefallen, sondern sogar gestiegen war [143, 144]. Diese Meta-Analyse wurde sehr kontrovers aufgenommen und ihre Ergebnisse wurden auch in mehreren rezenten Meta-Analysen widerlegt [145, 146].

Eines ist somit jedoch klar, dass einer der zukünftigen Forschungsschwerpunkte auf die Ödembildung und deren Beeinflussung gerichtet sein werden.

4 Zusammenfassung und Schlussfolgerung

Thermische Verletzungen führen zu massiven Flüssigkeits-Verlagerungen. Dadurch entstehen einerseits Hypovolämie und anderseits ein Anschwellen der verbrannten Haut (Ödembildung). Wenn die Brandverletzung 20–30 % TBSA übersteigt, können sich auch in unverbranntem Gewebe und Organen Ödeme und Versorgungsstörungen ausbilden. Die Starling-Kräfte verändern sich und ermöglichen so eine Extravasation von Flüssigkeit ins Gewebe. Die rasche Ödembildung geht meist auf die Entwicklung eines stark negativen interstitiellen Flüssigkeitsdruckes (Imbibitionsdruck) zurück und weniger häufig auf einen erhöhten mikrovaskulären Druck und eine mikrovaskuläre Permeabilität. Die Art der Flüssigkeitstherapie, das Timing und das Gesamtvolumen an Infusionen können diese Flüssigkeitsverlagerungen entscheidend beeinflussen.

Nach der thermischen Verletzung werden entzündliche Mediatoren und Stresshormone freigesetzt. Mediatoren im Blut erhöhen schädlicherweise zusätzlich die mikrovaskuläre Permeabilität. Außerdem beeinträchtigen auch noch Zellmembranfunktionen. Mediatoren im Blut begünstigen außerdem die Konservation von Wasser und Salz in den Nieren, beeinträchtigen die Herzkontraktilität und regen eine Vasokonstriktion an, was die Durchblutung von unterschiedlichen Organen weiter verschlechtert (Organischämie). Die Resultate dieser komplexen Kette von Vorgängen sind ein gesenktes intravasales Volumen, ein gesteigerter systemischer Gefäßwiderstand, eine verminderte Herzleistung, Endorganischämie und metabolische Azidose. Ohne eine frühzeitige und adäquate Volumenersatztherapie können diese Störungen zu akutem Nierenversagen, Darmischämie, Herzkreislaufversagen und Tod führen. Eine frühzeitige Nekrosektomie des verbrannten Gewebes wiederum scheint die lokalen und systemischen Wirkungen von Mediatoren, die von verbranntem Gewebe freigesetzt werden, zu reduzieren und so die progressiven pathophysiologischen Störungen verringern zu können.

Ödeme sowohl in der Verbrennungswunde als in unverletzten Weichteilen führen zu einer reduzierten Sauerstoffdiffusion ins Gewebe und somit zu einer weiteren ischämischen bzw. hypoxischen Verletzung von schon bereits geschädigten Zellen (z. B.: lokales »Nachbrennen«). Ziel zukünftiger Forschungen sollte daher weiterhin das Verbrennungsödem und die Vasokonstriktion sein – Faktoren, die die Gewebsischämie verschlimmern. Für den Erfolg dieser Forschungen wird es notwendig sein, die Schlüsselfaktoren, die die Kapillarpermeabilität verändern, die Vasokonstriktion verursachen, Zellenmembranen depolarisieren und die Herzfunktion schwächen, im Blutkreislauf herauszufinden und beeinflussen zu können.

Somit hätte man Methoden, die die Freisetzung dieser Mediatoren verhindern bzw. ihre Wirkung blockieren und somit die Morbidität und Mortalität des thermischen Traumas senken könnten.

Literatur

[1] Nguyen TT, Gilpin DA, Meyer NA, Herndon DN (1996) Current treatment of severely burned patients. Ann Surg 223: 14–25

[2] Brigham PA, McLoughlin E (1996) Burn incidence and medical care use in the United States: estimates, trends, and data sources. J Burn Care Rehabil 17: 95–107

[3] Wolf S (2007) Critical care in the severely burned: organ support and management of complications. In: Herndon DN (ed) Total burn care, 3rd ed. Saunders Elsevier, London

[4] Caruso DM, Foster KN, Hermans MH, Rick C (2004) Aquacel Ag in the management of partial-thickness burns: results of a clinical trial. J Burn Care Rehabil. 25: 89–97

[5] Rai J, Jeschke MG, Barrow RE, Herndon DN (1999) Electrical injuries: a 30-year review. J Trauma 46: 933–936

[6] Holt GR, Parel S, Richardson DS, Kittle PE (1982) The prosthetic management of oral commissure burns. Laryngoscope. 92: 407–411

[7] Chilbert M, Maiman D, Sances A, Jr., Myklebust J, Prieto TE, Swiontek T et al (1985) Measure of tissue resistivity in experimental electrical burns. J Trauma 25: 209–215

[8] Lee RC, Kolodney MS (1987) Electrical injury mechanisms: dynamics of the thermal response. Plast Reconstr Surg 80: 663–671

[9] Yang JY, Tsai YC, Noordhoff MS (1985) Electrical burn with visceral injury. Burns Incl Therm Inj 11: 207–212

[10] Branday JM, DuQuesnay DR, Yeesing MT, Duncan ND (1989) Visceral complications of electrical burn injury. A report of two cases and review of the literature. West Indian Med J 38: 110–113

[11] Honda T, Yamamoto Y, Mizuno M, Mitsusada M, Nakazawa H, Sasaki K et al (2000) Successful treatment of a case of electrical burn with visceral injury and full-thickness loss of the abdominal wall. Burns 26: 587–592

[12] Dugan RC, Nance FC (1977) Enzymatic burn wound debridement in conventional and germ-free rats. Surg Forum 28: 33–34

[13] Moyer CA, Brentano L, Gravens DL, Margraf HW, Monafo WW, Jr. (1965) Treatment of large human burns with 0.5 per cent silver nitrate solution. Arch Surg 90:812–867

[14] Singer AJ, McClain SA (2002) Persistent wound infection delays epidermal maturation and increases scarring in thermal burns. Wound Repair Regen 10: 372–377

[15] Kao CC, Garner WL (2000) Acute burns. Plast Reconstr Surg 101: 2482–2493

[16] Johnson RM, Richard R (2003) Partial-thickness burns: identification and management. Adv Skin Wound Care 16: 178–187; quiz 88–89

[17] Ward PA, Till GO (1990) Pathophysiologic events related to thermal injury of skin. J Trauma 30 [Suppl 12]: S75–79

[18] Cockshott WP (1956) The history of the treatment of burns. Surg Gynecol Obstet 102: 116–124

[19] Haynes BW (1987) The history of burn care. In: Boswick JAJ (ed) The art and science of burn care. Aspen, Rockville, Md, pp 3–9

[20] Underhill FP, Carrington GL, Kapsinov R, Pack GT (1923) Blood concentration changes in extensive superficial burns, and their significance for systemic treatment. Arch Intern Med 32: 31–39

[21] Cope O, Moore FD (1947) The redistribution of body water and fluid therapy of the burned patient. Ann Surg 126: 1010–1045

[22] Youn YK, LaLonde C, Demling R (1992) The role of mediators in the response to thermal injury. World J Surg 16: 30–36

[23] Aulick LH, Wilmore DW, Mason AD, Pruin BA (1977) Influence of the burn wound on peripheral circulation in thermally injured patients. Am J Physiol 233: H520–526

[24] Settle JAD (1982) Fluid therapy in burns. J Roy Soc Med 1: 7–11

[25] Demling RH (1987) Fluid replacement in burned patients. Surg Clin North Am 67: 15–30

[26] Demling RH, Will JA, Belzer FO (1978) Effect of major thermal injury on the pulmonary microcirculation. Surgery 83: 746–751

[27] Baxter CR (1974) Fluid volume and electrolyte changes of the early postburn period. Clin Plast Surg 1: 693–709

[28] Baxter CR, Cook WA, Shires GT (1966) Serum myocardial depressant factor of burn shock. Surg Forum 17: 1–3

[29] Hilton JG, Marullo DS (1986) Effects of thermal trauma on cardiac force of contraction. Burns Incl Therm Inj 12: 167–171

[30] Clark WR (1990) Death due to thermal trauma. In: Dolecek R, Brizio-Molteni L, Molteni A, Traber D (eds) Endocrinology of thermal trauma. Lea & Febiger, Philadelphia, PA, pp 6–27

[31] Lund T, Reed RK (1986) Acute hemodynamic effects of thermal skin injury in the rat. Circ Shock 20: 105–114

[32] Arturson G (1961) Pathophysiological aspects of the burn syndrome. Acta Chir Scand 274 [Supp 1]: 1–135

[33] Leape LL (1972) Kinetics of burn edema formation in primates. Ann Surg 176: 223–226

[34] Cioffi WG, Jr., Vaughan GM, Heironimus JD, Jordan BS, Mason AD, Jr., Pruitt BA, Jr. (1991) Dissociation of blood volume and flow in regulation of salt and water balance in burn patients. Ann Surg 214: 213–218; discussion 8–20

[35] Demling RH, Mazess RB, Witt RM, Wolberg WH (1978) The study of burn wound edema using dichromatic absorptiometry. J Trauma 18: 124–128

[36] Lund T, Wiig H, Reed RK (1988) Acute postburn edema: role of strongly negative interstitial fluid pressure. Am J Physiol 255: H1069

[37] Onarheim H, Lund T, Reed R (1989) Thermal skin injury: II. Effects on edema formation and albumin extravasation of fluid resuscitation with lactated Ringer's, plasma, and hypertonic saline (2,400 mosmol/l) in the rat. Circ Shock 27: 25–37

[38] Arturson G, Jakobsson OR (1985) Oedema measurements in a standard burn model. Burns 1: 1–7

[39] Leape LL (1968) Early burn wound changes. J Pediatr Surg 3: 292–299

[40] Leape LL (1970) Initial changes in burns: tissue changes in burned and unburned skin of rhesus monkeys. J Trauma 10: 488–492

[41] Landis EM, Pappenheimer JR (1963) Exchange of substances through the capillary walls. In: Hamilton WF, Dow P (eds) Handbook of physiology circulation. Am Physiol Soc, Washington, DC, pp 961–1034

[42] Aukland K, Reed RK (1993) Interstitial-Lymphatic mechanisms in the control of extracellular fluid volume. Physiol Rev 73: 1–78

[43] Arturson G, Mellander S (1964) Acute changes in capillary filtration and diffusion in experimental burn injury. Acta Physiol Scand 62: 457–463

[44] Pitt RM, Parker JC, Jurkovich GJ, Taylor AE (1987) Analysis of altered capillary pressure and permeability after thermal injury. J Surg Res 42: 693–702

[45] Lund T, Onarheim H, Reed RK (1992) Pathogenesis of edema formation in burn injuries. World J Surg16: 2–9

[46] Lund T, Onarheim H, Wiig H, Reed RK (1989) Mechanisms behind increased dermal imbibition pressure in acute burn edema. Am J Physiol 256(4 Pt 2): H940–948

[47] Kinsky MP, Milner SM, Button B, Dubick MA, Kramer GC (2000) Resuscitation of severe thermal injury with hypertonic saline dextran: effects on peripheral and visceral edema in sheep. J Trauma 49: 844–853

[48] Reed RK, Woie K (1997) Integrins and control of interstitial fluid pressure. News Physiol Sci 12: 42–48

[49] Bosman FT (1993) Integrins: cell adhesives and modulators of cell function. Histochem J 25: 469–477

[50] Reed RK, Berg A, Gjerde EA, Rubin K (2001) Control of interstitial fluid pressure: role of beta1-integrins. Semin Nephrol 21: 222–230

[51] Arturson G (1979) Microvascular permeability to macromolecules in thermal injury. Acta Physid Scand 463 [Suppl]: 111–222

[52] Harms BA, Kramer GC, Bodai BI, Demling RH (1982) Microvascular fluid and protein flux in pulmonary and systemic circulations after thermal injury. Microvasc Res 23: 77–86

[53] Zetterstrom H, Arturson G (1980) Plasma oncotic pressure and plasma protein concentration in patients following thermal injury. Acta Anaesth Scand 24: 288–294

[54] Demling RH, Kramer GC, Harms B (1984) Role of thermal injury-induced hypoproteinemia on edema formation in burned and nonburned tissue. Surgery 95: 136–144

[55] Pitkanen J, Lund T, Aanderud L, Reed RK (1987) Transcapillary colloid osmotic pressures in injured and noninjured skin of seriously burned patients. Burns 13: 198–203

[56] Kramer GC, Gunther RA, Nerlich ML, Zweifach SS, Demling RH (1982) Effect of dextran 70 on increased microvascular fluid and protein flux after thermal injury. Circ Shock 9: 529–543

[57] Lund T, Reed RK (1986) Microvascular fluid exchange following thermal skin injury in the rat: changes in estravascular colloid osmotic pressure, albumin mass, and water content. Circ Shock 20: 91–104

[58] Brouhard BH, Carvajal HF, Linares HA (1978) Burn edema and protein leakage in the rat. I. Relationship to time of injury. Microvasc Res 15: 221–228

[59] Neumann M, Demling RH (1990) Colloid vs crystalloid: a current perspective. Intens Crit Care Digest 9: 3–6

[60] Kramer G, Harms B, Bodai B, Demling R, Renkin E (1982) Mechanisms for redistribution of plasma protein following acute protein depletion. Am J Physiol 243: H803–809

[61] Elgjo GI, Traber DL, Hawkins HK, Kramer GC (2000) Burn resuscitation with two doses of 4 mL/kg hypertonic saline dextran provides sustained fluid sparing: a 48-hour prospective study in conscious sheep. J Trauma 49: 251–263; discussion 63–65

[62] Elgjo GI, Poli de Figueiredo LF, Schenarts PJ, Traber DL, Traber LD, Kramer GC (2000) Hypertonic saline dextran produces early (8–12h) fluid sparing in burn resuscitation: a 24-h prospective, double blind study in sheep. Crit Care Med 28: 163–171

[63] Andritsos MJ, Kinsky MP, Herndon DN, Kramer GC (2001) Albumin only transiently reduces fluid requirements following burn injury. Shock 15: 6

[64] Shires GT, Cunningham Jr. JN, Baker CRF, Reeder SF, Illner H, Wagner IY, et al (1972) Alterations in cellular membrane dysfunction during hemorrhagic shock in primates. Ann Surg 176: 288–295

[65] Nakayama S, Kramer GC, Carlsen RC, Holcroft JW, Cala PM (1984) Amiloride blocks membrane potential depolarization in rat skeletal muscle during hemorrhagic shock (abstract). Circ Shock 13: 106–107

[66] Arango A, Illner H, Shires GT (1976) Roles of ischemia in the induction of changes in cell membrane during hemorrhagic shock. J Surg Res 20: 473–476

[67] Holliday RL, Illner HP, Shires GT (1981) Liver cell membrane alterations during hemorrhagic shock in the rat. J Surg Res 31: 506–515

[68] Mazzoni MC, Borgstrom P, Intaglietta M, Arfors KE (1989) Lumenal narrowing and endothelial cell swelling in skeletal muscle capillaries during hemorrhagic shock. Circ Shock 29: 27–39

[69] Garcia NM, Horton JW (1994) L-arginine improves resting cardiac transmembrane potential after burn injury. Shock 1: 354–358

[70] Button B, Baker RD, Vertrees RA, Allen SE, Brodwick MS, Kramer GC (2001) Quantitative assessment of a circulating depolarizing factor in shock. Shock 15: 239–244

[71] Evans JA, Darlington DN, Gann DS (1991) A circulating factor(s) mediates cell depolarization in hemorrhagic shock. Ann Surg 213: 549–557

[72] Trunkey DD, Illner H, Arango A, Holiday R, Shires GT (1974) Changes in cell membrane function following shock and cross-perfusion. Surg Forum 25: 1–3

[73] Brown JM, Grosso MA, Moore EE (1990) Hypertonic saline and dextran: impact on cardiac function in the isolated rat heart. J Trauma 30: 646–651

[74] Evans JA, Massoglia G, Sutherland B, Gann DS (1993) Molecular properties of hemorrhagic shock factor (abstract). Biophys J 64: A384

[75] Goodman-Gilman A, Rall TW, Nies AS, Taylor R (1990) The pharmacological basis of therapeutics. Pergamon, New York

[76] Friedl HS, Till GO, Tentz O, Ward PA (1989) Roles of histamine, complement and xanthine oxidase in thermal injury of skin. Am J Pathol 135: 203–217

[77] Boykin Jr JV, Manson NH (1987) Mechanisms of cimetidine protection following thermal injury. Am J Med 83(6A): 76–81

[78] Till GO, Guilds LS, Mahrougui M, Friedl HP, Trentz O, Ward PA (1989) Role of xanthine oxidase in thermal injury of skin. Am J Pathol 135: 195–202

[79] Tanaka H, Wada T, Simazaki S, Hanumadass M, Reyes HM, Matsuda T (1991) Effects of cimetidine on fluid requirement during resuscitation of third-degree burns. J Burn Care Rehabil 12: 425–429

[80] Harms B, Bodai B, Demling R (1981) Prostaglandin release and altered microvascular integrity after burn injury. J Surg Res 31: 27–28

[81] Anggard E, Jonsson CE (1971) Efflux of prostaglandins in lymph from scalded tissue. Acta Physiol Scand 81: 440–443

[82] Arturson G (1981) Anti-inflammatory drugs and burn edema formation. In: May R, Dogo G (eds) Care of the burn wound. Karger, Basel, pp 21–24

[83] Arturson G, Hamberg M, Jonsson CE (1973) Prostaglandins in human burn blister fluid. Acta Physiol Scand 87: 27–36

[84] LaLonde C, Knox J, Daryani R (1991) Topical flurbiprofen decreases burn wound-induced hypermetabolism and systemic lipid peroxidation. Surgery 109: 645–651

[85] Huang YS, Li A, Yang ZC (1990) Roles of thromboxane and its inhibitor anisodamine in burn shock. Burns 4: 249–253

[86] Heggers JP, Loy GL, Robson MC, Del Beccaro EJ (1980) Histological demonstration of prostaglandins and thromboxanes in burned tissue. J Surg Res 28: 11–15

[87] Heggers JP, Robson MC, Zachary LS (1985) Thromboxane inhibitors for the prevention of progressive dermal ischemia due to thermal injury. J Burn Care Rehabil 6: 46–48

[88] Demling RH, LaLonde C (1987) Topical ibuprofen decreases early postburn edema. Surgery 5:857–861

[89] LaLonde C, Demling RH (1989) Inhibition of thromboxane synthetase accentuates hemodynamic instability and burn edema in the anesthetized sheep model. Surgery 5: 638–644

[90] Jacobsen S, Waaler BG (1966) The effect of scalding on the content of kininogen and kininase in limb lymph. Br J Pharmacol 27:222

[91] Hafner JA, Fritz H (1990) Balance antiinflammation: the combined application of a PAF inhibitor and a cyclooxygenase inhibitor blocks the inflammatory take-off after burns. Int J Tissue React 12:203

[92] Nwariaku FE, Sikes PJ, Lightfoot E, Mileski WJ, Baxter C (1996) Effect of a bradykinin antagonist on the local inflammatory response following thermal injury. Burns 22: 324–327

[93] Carvajal H, Linares H, Brouhard B (1975) Effect of antihistamine, antiserotonin, and ganglionic blocking agents upon increased capillary permeability following burn edema. J Trauma 15: 969–975

[94] Ferrara JJ, Westervelt CL, Kukuy EL, Franklin EW, Choe EU, Mercurio KK et al (1996) Burn edema reduction by methysergide is not due to control of regional vasodilation. J Surg Res 61: 11–16

[95] Zhang XJ, Irtun O, Zheng Y, Wolfe RR (2000) Methysergide reduces nonnutritive blood flow in normal and scalded skin. Am J Physiol 278: E452–461

[96] Wilmore DW, Long JM, Mason AD, Skreen RW, Pruitt BA (1974) Catecholamines: mediator of the hypermetabolic response to thermal injury. Ann Surg 80: 653–659

[97] Hilton JG (1984) Effects of sodium nitroprusside on thermal trauma depressed cardiac output in the anesthesized dog. Burns Incl Therm Inj 10: 318–322

[98] McCord J, Fridovieh I (1978) The biology and pathology of oxygen radicals. Ann Intern Med 89:122–127

[99] Demling RH, LaLonde C (1990) Early postburn lipid peroxidation: effect of ibuprofen and allopurinol. Surgery 107: 85–93

[100] Demling R, Lalonde C, Knox J, Youn YK, Zhu D (1991) Fluid resuscitation with deferoxamine prevents systemic burn-induced oxidant injury. J Trauma 31: 538–543

[101] Rawlingson A, Greenacre SA, Brain SD (2000) Generation of peroxynitrite in localised, moderate temperature burns. Burns 26: 223–227

[102] Lindblom L, Cassuto J, Yregard L, Mattsson U, Tarnow P, Sinclair R (2000) Importance of nitric oxide in the regulation of burn oedema, proteinuria and urine output. Burns 26: 13–17

[103] Lindblom L, Cassuto J, Yregard L, Mattsson U, Tarnow P, Sinclair R (2000) Role of nitric oxide in the control of burn perfusion. Burns 26: 19–23

[104] Slater TF, Benedetto C (1979) Free radical reactions in relation to lipid peroxidation, inflammation and prostaglandin metabolism. In: Berti F, Veto G (eds) The prostaglandin system. Plenum, New York, pp 109–126

[105] McCord JM (1979) Oxygen-derived free radicals in post ischemic tissue injury. N Engl J Med 312: 159–163

[106] Tanaka H, Matsuda H, Shimazaki S, Hanumadass M, Matsuda T (1997) Reduced resuscitation fluid volume for second-degree burns with delayed initiation of ascorbic acid therapy. Arch Surg 132: 158–161

[107] Tanaka H, Lund T, Wiig H, Reed RK, Yukioka T, Matsuda H, et al (1999) High dose vitamin C counteracts the negative interstitial fluid hydrostatic pressure and early edema generation in thermally injured rats. Burns 25: 569–574

[108] Dubick MA, Williams CA, Elgjo GI, Kramer GC (2005) High dose vitamin C infusion reduces fluid requirements in the resuscitation of burn injured in sheep. Shock 24: 139–144

[109] Tanaka H, Matsuda T, Yukioka T, Matsuda H, Shimazaki S (1996) High dose vitamin C reduces resuscitation fluid volume in severely burned patients. Proceedings of the American Burn Association 28: 77

[110] Fischer SF, Bone HG, Powell WC, McGuire R, Traber LD, Traber DL (1997) Pyridoxalated hemoglobin polyoxyethylene conjugate does not restore hypoxic pulmonary vasoconstriction in ovine sepsis. Crit Care 25: 1151–1159

[111] Ono I, Gunji H, Hasegawa T, Harada H, Kaneko F, Matsuzaki M (1993) Effects of a platelet activating factor antagonist on edema formation following burns. Burns 3: 202–207

[112] Fink MP (1991) Gastrointestinal mucosal injury in experimental models of shock, trauma, and sepsis. Crit Care Med 19: 627–641

[113] Cui X, Sheng Z, Guo Z (1998) Mechanisms of early gastro-intestinal ischemia after burn: hemodynamic and hemorrheologic features [Chinese]. Chin J Plast Surg Burns 14: 262–265

[114] Crum RL, Dominie W, Hansbrough JF (1990) Cardiovascular and neuroburnoral responses following burn injury. Arch Surg 125: 1065–1070

[115] Sun K, Gong A, Wang CH, Lin BC, Zhu HN (1990) Effect of peripheral injection of arginine vasopressin and its receptor antagonist on burn shock in the rat. Neuropeptides 1: 17–20

[116] Kiang JG, Wei-E T (1987) Corticotropin-releasing factor inhibits thermal injury. J Pharmacol Exp Ther 2: 517–520

[117] Michie DD, R.S. G, Mason AD, Jr. (1963) Effects of hydralazine and high molecular weight dextran upon the circulatory responses to severe thermal burns. Circ Res 13:46–48

[118] Martyn JAJ, Wilson RS, Burke JF (1986) Right ventricular function and pulmonary hemodynamics during dopamine infusion in burned patients. Chest 89:357–360

[119] Adams HR, Baxter CR, Izenberg SD (1984) Decreased contractility and compliance of the left ventricle as complications of thermal trauma. Am Heart J 108: 1477–1487

[120] Merriman TW, Jr., Jackson R (1962) Myocardial function following thermal injury. Circ Res 11: 66–69

[121] Horton JW, White J, Baxter CR (1987) Aging alters myocardial response during resuscitation in burn shock. Surg Forum 38: 249–251

[122] Baxter CR, Shires GT (1968) Physiological response to crystalloid resuscitation of severe burns. Ann NY Acad Sci 150: 874–894

[123] Sugi K, Newald J, Traber LD (1988) Smoke inhalation injury causes myocardial depression in sheep. Anesthesiology 69: A111

[124] Sugi K, Theissen JL, Traber LD, Herndon DN, Traber DL (1990) Impact of carbon monoxide on cardiopulmonary dysfunction after smoke inhalation injury. Circ Res 66: 69–75

[125] Horton JW, Baxter CR, White J (1989) Differences in cardiac responses to resuscitation from burn shock. Surg Gynecol Obstet 168: 201–213

[126] Horton JW, White DJ, Baxter CR (1990) Hypertonic saline dextran resuscitation of thermal injury. Ann Surg 211: 301–311

[127] Horton JW, Shite J, Hunt JL (1995) Delayed hypertonic saline dextran administration after burn injury. J Trauma 38: 281–286

[128] Horton JW, White J, Baxter CR (1988) The role of oxygen derived free radicles in burn-induced myocardial contractile depression. J Burn Care Rehab 9: 589–598

[129] Horton JW, Garcia NM, White J, Keffer J (1995) Postburn cardiac contractile function and biochemical markers of postburn cardiac injury. J Am Coll Surg 181: 289–298

[130] Horton JW, White J, Maass D, Sanders B (1998) Arginine in burn injury improves cardiac performance and prevents bacterial translocation. J Appl Physiol 84: 695–702

[131] Cioffi WG, DeMeules JE, Gameili RL (1986) The effects of burn injury and fluid resuscitation on cardiac function in vitro. J Trauma 26: 638–643

[132] Murphy JT, Horton JW, Purdue GF, Hunt JL (1997) Evaluation of troponin-I as an indicator of cardiac dysfunction following thermal injury. Burn Care Rehabil 45: 700–704

[133] Hilton JG (1984) Effects of verapamil on thermal trauma depressed cardiac output in the anesthetized dog. Burns Incl Therm Inj 10: 313–317

[134] Pruitt PAJ, Mason ADJ, Moncrief JA (1971) Hemodynamic changes in the early post burn patients: the influence of fluid administration and of a vasodilator (hydralazine). J Trauma 11: 36

[135] Holm C, Horbrand F, von Donnersmarck GH, Muhlbauer W (1999) Acute renal failure in severely burned patients. Burns 25: 171–178

[136] Chrysopoulo MT, Jeschke MG, Dziewulski P, Barrow RE, Herndon DN (1999) Acute renal dysfunction in severely burned adults. J Trauma 46: 141–144

[137] Tokyay R, Zeigler ST, Traber DL, Stothert JC, Loick HM, Heggers JP, et al (1993) Postburn gastrointestinal vasoconstriction increases bacterial and endotoxin translocation. J Am Physiology 1521–1527

[138] Shin C, Kinsky MP, Thomas JA, Traber DL, Kramer GC (1998) Effect of cutaneous burn injury and resuscitation on the cerebral circulation. Burns 24: 39–45

[139] Demling RH, Wong C, Jin LJ, Hechtman H, Lalonde C, K. W (1985) Early lung dysfunction after major burns: role of edema and vasoactive mediators. J Trauma 25: 959–966

[140] Demling RH, Niehaus G, Perea A, Will JA (1979) Effect of burn-induced hypoproteinemia on pulmonary transvascular fluid filtration rate. Surgery 85: 339–343

[141] Tranbaugh RF, Lewis FR, Christensen IM, Elings VB (1980) Lung water changes after thermal injury: the effects of crystalloid resuscitation and sepsis. Ann Surg 192: 47–49

[142] Tranbaugh RF, Elings VB, Christensen JM, Lewis FR (1983) Effect of inhalation injury on lung water accumulation. J Trauma 23: 597

[143] Bunn F, Lefebvre C, Li Wan Po A, Li L, Roberts I, Schierhout G (2000) Human albumin solution for resuscitation and volume expansion in critically ill patients. The Albumin Reviewers. [update in Cochrane Database Syst Rev. 2002;(1):CD001208; PMID: 11869596]. Cochrane Database of Systematic Reviews 2: CD001208

[144] Wilkes MM, Navickis RJ (2001) Patient survival after human albumin administration. A meta-analysis of randomized, controlled trials. [comment]. Ann Intern Med 135: 149–164

[145] Vincent JL, Navickis RJ, Wilkes MM (2005) Morbidity in hospitalized patients receiving human albumin: a meta-analysis of randomized, controlled trials. Crit Care Med 33: 915–917

[146] Bellomo R (2002) Fluid resuscitation: colloids vs. crystalloids. Blood Purif 3: 239–242

Erstversorgung am Unfallort

Reinhard Malzer

1 Einleitung

Brandverletzungen gehören zu den emotional belastendsten Notfällen. Der Anblick und der Geruch von verbranntem Gewebe ist für viele nicht leicht zu ertragen, und der enorme Druck, der z. B. bei der Rettung noch eingeschlossener Personen entsteht, kann einen Einsatz deutlich erschweren. Die lokale Situation an der Haut führt allerdings kaum zu akuter vitaler Bedrohung – dafür zeichnet sich die Beteiligung von weiteren Organen verantwortlich. Häufige Todesursache in der Initialphase ist die Ateminsuffizienz im Rahmen einer Rauchgasinhalation, und der sich bei nicht adäquater Versorgung rasch entwickelnde Kreislaufschock, der immer eine lebensbedrohliche systemische Komplikation ist. Relativ häufig sind Kinder betroffen, und nicht selten ist die Verbrennung Ergebnis einer absichtlichen Handlung, sei es als Ausdruck einer Selbstschädigung oder auch von Misshandlung.

Die professionelle Erstversorgung am Unfallort trägt jedenfalls durch die Sicherung der Vitalfunktionen, die frühe Lokaltherapie und die Wahl eines geeigneten Zentrums für die Weiterversorgung entscheidend zur Erhaltung der Organfunktionen und der Lebensqualität des Patienten bei.

Die prähospitale Versorgung sollte auf folgende Bereiche abzielen:
- Abwendung weiterer Gefahren
- Sicherung von Atmung und Kreislauf
- Adäquate Flüssigkeitssubstitution und Schmerztherapie
- Beurteilung der Verbrennungsausdehnung und Begleitverletzungen
- Lokaltherapie
- Erhebung des Unfallhergangs (Unfallmechanismus)
- Transport in ein geeignetes Zentrum

2 Ursachen

Die Hauptursachen für thermische Traumen sind Verbrühungen mit heißem Wasser oder Öl. In den allermeisten Fällen sind hiervon Kleinkinder betroffen. Bei diesen Unfällen dominieren typischerweise Kleinkinder, die einen Topf mit kochendem Wasser von der Herdplatte ziehen und mit der Verbrühung von Gesicht und Körper ein langes Leiden in Bewegung setzen. In Österreich werden jährlich rund 8.500 Menschen zuhause Opfer von so schweren Verbrennungen oder Verbrühungen, dass sie im Spital behandelt werden müssen. Die Jüngsten sind überproportional betroffen: 43 Prozent der Opfer sind unter fünf Jahre alt. 3.700 der insgesamt 8.500 Verletzten waren Kleinkinder, was bedeutet, dass umgerechnet jeden Tag zehn Kleinkinder zuhause eine Brandverletzung erleiden!

In Wien zum Beispiel wurde im Jahr 2006 295-mal die Rettung zu einem Verbrennungspatienten gerufen. Wesentlich häufiger sind Einsätze, die aufgrund eines Brand-Ereignisses (z. B. Wohnungsbrand) in Auftrag gegeben werden, welche aber nur selten zu einer Patientenversorgung führen. Die Exposition in brennenden Räumen (versperrter Fluchtweg, Löschversuche ...) führt zumeist zu einer Rauchgasexposition mit entsprechender Symptomatik – in wenigen Fällen müssen wir aber doch Patienten mit schwersten Verbrennungen versorgen.

3 Ausdehnung

Hitze führt zur Denaturierung von Gewebsproteinen. Abhängig von Temperatur, hitzetransportierendem Medium (Luft z. B. hat bei gleicher Temperatur nicht so viel Wärme gespeichert wie Wasser, und dieses nicht so viel gespeichert wie heißes Fett) und Einwirkdauer wird mehr oder weniger Gewebe zerstört. Die dabei entstehenden nekrotischen Areale (zentrale Nekrosezone) sind von nicht irreversibel geschädigten Zellen umgeben, auf welche eine professionelle Erstversorgung abzielt (Stasezone): Es gilt die Durchblutung und damit Sauerstofftransport in diesen Arealen zu verbessern und somit weiteres Nachschädigen (Nachbrennen) zu verhindern.

Der ***Grad der Verbrennung*** wird prähospital sehr einfach definiert: Rötung (1. Grad), Blasen bzw. rötlich-feucht-glänzende Wunden (2. Grad), und weiße, trockene, lederartige Veränderungen oder auch verkohlte Strukturen (3. Grad). Die in der Vergangenheit von manchen Autoren als 4. Grad beschriebene Brandverletzung, welche durch Zerstörung auch tieferliegender Gewebsschichten (Subkutis, Muskeln, Knochen) definiert wurde, ist mittlerweile verlassen worden und wird als 3. Grad mit Beteiligung tiefliegender Strukturen bezeichnet.

Zur Abschätzung der verbrannten Hautoberfläche gibt uns die »***Neuner-Regel***« ein sehr brauchbares Werkzeug in die Hand: Kopf, Thorax, Bauch, obere und untere Rückenpartie, 2x1 Arm, 2x1 Bein anterior und 2x1 Bein posterior mit je 9 % macht 99 % plus 1 % (Genitalbereich). ***Kinder*** haben einen relativ größeren Kopf und kürzere Beine, sodass sich bei Kleinkindern die Gesamtfläche der Beine um 9 % (36 % - 9 % = 27 %) zugunsten des Kopfes (9 % + 9 % = 18 %) reduziert.

Kleinere Flächen werden mit Hilfe der Größe der Handfläche geschätzt (Handfläche des Patienten = 1 %). Eine Alternative dazu bietet der Burn-Size-Score (BSS): Jede Region entsprechend der Neuner-Regel erhält einen Punkt, sofern sie mehr als 50 % verbrannt ist, ½ Punkt bei weniger als 50 %. Zusammengezählt und aufgerundet ergeben diese Punkte den BSS, welcher mittels Tabelle leicht zum Flüssigkeitsbedarf für diesen Patienten führt.

Ausdehnung und Verbrennungsgrad sind im prähospitalen Setting oftmals nicht leicht zu bestimmen. Zum einen ist eine abschließende Beurteilung der Schwere der Verletzung aufgrund des dynamischen Zerstörungsprozesses in den ersten Stunden nicht möglich (eine Verbrennung 2. Grades kann sich innerhalb von Stunden bzw. Tagen noch zu einer 3.-gradigen Wunde entwickeln), zum anderen erschweren Rußauflagerungen den Blick auf die darunter liegende Haut: zum Abschätzen des Flüssigkeitsbedarfs und zur Indikationsstellung des Transports an eine Verbrennungsstation gilt es jedenfalls, das Ausmaß der Verletzung grob zu schätzen.

4 Management am Unfallort

Das rettungsdienstliche Vorgehen am Unfallort unterscheidet sich bei Brandverletzungen prinzipiell nicht vom Algorithmus, der für jeden Traumapatienten (und im weitesten Sinn auch für jeden Notfallpatienten) gilt: Nach Beachtung des Eigenschutzes und Abwehr weiterer möglicher Gefahren gilt es zunächst, strukturiert nach Anzeichen für unmittelbare vitale Bedrohung zu fahnden. Nach erfolgter Stabilisierung wird der Patient genauer evaluiert und die einzelnen Verletzungen versorgt.

Wichtig für das weitere Vorgehen ist neben der eigentlichen Patientenversorgung ein ***Überblick über die Gesamtsituation***, welcher die Frage nach den genaueren Umständen für das Zustandekommen der Schädigung beinhaltet: Was ist die Ursache des Geschehens? Welcher Unfallmechanismus? Droht weitere Gefahr? Welche Substanz hat wie lang und mit welcher Temperatur eingewirkt? Hinweise für Rauchgasexposition oder giftige Dämpfe?

Viele dieser Schritte geschehen oft gleichzeitig – abhängig vom Grad der Vitalbedrohung und den vorhandenen Ressourcen – und sind in der Reihenfolge der Dringlichkeit aufgezählt.

4.1 Primäre Versorgung

4.1.1 Gefahrenabwehr

Oberste Priorität hat bei jedem Einsatz der ***Selbstschutz***. Schutzkleidung (Jacken, Handschuhe, Sicherheitsschuhe, Helm) sollten bei Einsätzen auf Baustellen oder bei der Betreuung von Personen während ihrer Befreiung aus ihrer Zwangslage auch wirklich getragen werden. Das Hineinlaufen in verrauchte Räume oder Überklettern der Leitschienen zum Queren einer Autobahn z. B. ist lebensgefährlich und daher verboten: Unerlässlich ist das Herstellen einer guten Kommunikation mit der Feuerwehr, welche den Zugang zu Gebäuden oder Fahrzeugen gestattet oder Patienten aus der Gefahrenzone befreit und außerhalb derselben dem Rettungsdienst übergibt. Das Abschalten des Stroms einschließlich der Erdung von Leitungen sowie das Management bei Unfällen mit gefährlichen Stoffen gehören ebenfalls in die Verantwortung der Feuerwehr. Bei Gefahrenlagen wie z. B. Schusswaffengebrauch übernimmt diese Funktion die Polizei: Voraussetzung für die Versorgung des einzelnen Patienten ist eine sichere Umgebung, die es als Erstes herzustellen gilt.

4.1.2 Atemwege

Freie Atemwege sind Voraussetzung für jegliches weitere Vorgehen am Patienten. Sind diese infrage gestellt, tickt die Uhr, und es kann sehr schnell im weitesten Sinn sehr eng werden. ***Verbrennungen im Gesicht sind ein Hinweis auf Hitzeeinwirkung, welche die oberen Luftwege zumindest bis zur Stimmritze geschädigt haben könnte***. Wenn die Bedrohung durch Einengung im Rahmen der reaktiven Schwellung auch nicht in den ersten Minuten zu erwarten ist, so sollte dieser Hinweis doch in die Indikationsstellung zur Intubation einfließen, insbesondere wenn der Unfallzeitpunkt schon etwas zurückliegt oder ein längerer Transport zu erwarten ist. Zusätzliche klinische Anzeichen sind verbrannte Nasenhaare und ein beginnender Stridor.

Bei entsprechender Bewusstseinstrübung oder insuffizienter Atmung besteht ohnehin kein Zweifel. Die Versorgung eines (beginnenden) Ödems im Bereich des Kehlkopfs ist aber eine kritische Intervention und sollte eher früher als später und von einem möglichst erfahrenen Kollegen durchgeführt werden (was in der Praxis die Schere öffnen mag: »Ich, jetzt!« oder »Der Erfahrenere später«. Die Entscheidung wird situationsspezifisch gefällt werden müssen – wichtig ist in diesem Fall jedenfalls eine sorgfältige und wiederholte Beurteilung der Atemwege.

4.1.3 Atmung

Insuffiziente Atmung bei Verbrennungspatienten ist zumeist Folge einer ***Rauchgasinhalation***, welche auch die häufigste Todesursache am Unfallort bei brandverletzten Patienten darstellt. Ursache für das Aussetzen der Atmung ist einerseits der im Brandrauch fehlende Sauerstoff (***Erstickung***), welcher nach dem Bewusstseinsverlust auch eine Schädigung weiterer Funktionen im zentralen Nervensystem wie zum Beispiel des Atemzentrums hervorruft. Zum anderen bewirken die im Brandrauch vorhandenen Gase ***Vergiftungserscheinungen***, welche den Zellen den lebenswichtigen Sauerstoff entziehen: Kohlenmonoxid bindet sich so stark ans Hämoglobin, dass praktisch kein Sauerstoff mehr befördert werden kann, und Zyanide zum Beispiel verhindern die Sauerstoffverwertung direkt in der Zelle.

Eine ***direkte Lungenschädigung*** durch Toxine wie zum Beispiel Salzsäuredämpfe, die bei der Verbrennung von PVC frei werden können, wird erst nach Stunden klinisch relevant und ist daher am Unfallort kaum von Bedeutung. Eine Ausnahme mag die Inhalation von heißem Dampf darstellen – durch die hohe Wärmeleitfähigkeit von gesättigtem Wasserdampf gegenüber trockener Luft ist eine sofortige direkte Schädigung der tieferen Bronchien und Alveolen denkbar.

Die Behinderung der freien Atmung durch ein Thoraxtrauma (Rippenfrakturen) bzw. einen Pneumothorax erfordern Maßnahmen wie bei jedem anderen Traumapatienten auch – eine Besonderheit sei allerdings erwähnt: Verbrennungen des Thorax können den gesamten Thorax »panzern« und somit aufgrund eingeschränkter Thoraxbeweglichkeit eine suffiziente Atemtätigkeit verhindern.

Die sehr effiziente und effektive Behandlung all dieser Zustände ist bei ausreichender Ventilation die Gabe von ***Sauerstoff (!)*** bzw. die mechanische Unterstützung der Atmung. Je nach Ausrüstung, Situation und Erfahrung stehen dafür grundsätzlich verschiedene Möglichkeiten zur Verfügung: Maskenbeatmung, nicht invasive Beatmungstechniken oder Intubation und kontrollierte Beatmung.

4.1.4 Kreislauf

Die Beurteilung des Kreislaufs umfasst nicht nur Pulsfrequenz und Blutdruck. Das gesamte Monitoring von EKG, Sauerstoffsättigung bis zur exspiratorischen CO_2-Kurve gibt letztlich Auskunft über die Kreislaufsituation des Patenten. Das Monitoring ist beim Verbrennungspatienten manchmal schwierig - auch die Blutdruckmessung ist aufgrund der möglichen eingeschränkten Zirkulation der Extremitäten nicht unbedingt verlässlich. Einen sehr einfachen Kreislaufparameter ohne irgendeine apparative Unterstützung bietet die Rekapillarisierungszeit, welche (nach Druck auf intakte Haut oder Fingernagel) normalerweise nicht länger als 1 bis 2 Sekunden beträgt. Längere Zeiten sind Indiz für einen Kreislaufschock. Dieses klinische Zeichen kann aber auch bei zirkulären Verbrennungen aufgrund eines beginnenden Kompartmentsyndroms beeinträchtigt sein.

Unabhängig von manifesten Schockzeichen ist zumindest ein großlumiger Venflon zu fordern. Unabhängig von einer Schocktherapie bedeutet bei Verbrennungspatienten eine zum Teil massive Substitution der anhaltenden Verluste von Flüssigkeit in den Extravasalraum eine absolut dringliche Maßnahme (siehe 4.2.3). Ist kein i.v.-Zugang möglich, sollte umgehend alternativ ein intraossärer Zugang in Betracht gezogen werden: Bei Kindern relativ leicht an der Tibia zu applizieren, bewährt sich bei Erwachsenen inzwischen ein System, mit Hilfe dessen rasch, einfach und sicher ein intraossärer Zugang im Bereich des Manubrium sterni hergestellt werden kann.

4.1.5 Begleitverletzungen

Verbrennungen erzeugen in der Regel eine hohe Aufmerksamkeit des Erstversorgers, sodass weitere potenziell bedrohliche Verletzungen nicht selten übersehen werden. Je nach Unfallhergang sind die verschiedensten Kombinationen an Schädigungen denkbar - wir denken z. B. an ein Wirbeltrauma durch einen Sprung aus dem Fenster oder an eine Milzruptur bei einem Verkehrsunfall. Frakturen des Beckens und großer Röhrenknochen sind Befunde, die hinsichtlich Therapie und Zielkrankenhaus unbedingt zu berücksichtigen sind und an dieser Stelle versorgt werden sollen.

Der Gewebeschaden durch die Einwirkung von elektrischem Strom korreliert oft nicht mit den offensichtlichen oberflächlichen Verbrennungen und wird zumeist unterschätzt. Daher besteht bei Stromverbrennungen immer die Indikation für den Transfer des brandverletzten Patienten an ein Brandverletztenzentrum. Auch wenn die Haut nur im Bereich der Ein- und Austrittsstelle betroffen ist, können massive Destruktionen großer Muskelgruppen mit der konsekutiven Freisetzung von Kalium und Myoglobin das Leben des Patienten akut gefährden - die Wahrscheinlichkeit von multiplen Knochen- und auch Wirbelfrakturen infolge heftigster Muskelkontraktionen ist gar nicht gering.

Vor der weiteren Versorgung sollte jedenfalls gezielt nach Begleitverletzungen gefahndet und ein grobneurologischer Status erhoben werden - die Immobilisation der Wirbelsäule sowie der Gedanke an einen sofortigen Transport bei vor Ort nicht beherrschbaren Situationen haben hier ihren Platz.

4.2 Weitere Versorgung

4.2.1 Lokaltherapie

Zunächst gilt es, weitere Einwirkung von Hitze und Wärme auf die verbrannte Haut zu unterbinden. Dazu ist es notwendig, die ***Kleidung im Bereich der Schädigung zu entfernen***: Kleidung und Schmuck stellt einen nicht zu unterschätzenden Wärmespeicher dar, den es auszuschalten gilt, wobei allerdings mit der Haut fest verklebte Teile nicht weggerissen werden dürfen.

Ziel der Erstversorgung von Brandwunden ist es sodann, den durch die Hitzeeinwirkung gestarteten Zerstörungsprozess, welcher die Haut auch nach Entfernen der Hitzequelle durch einen erheblichen Zeitraum noch weiter schädigt, zu stoppen. Sehr effizient und einfach gelingt dies durch die ***Berieselung der verbrannten Areale mit zimmertemperiertem Wasser*** für einen Zeitraum von 10–15 Minuten und anschließender Abdeckung mit sterilen nichthaftenden Folien oder Verbänden (z.B. Metaline). Diese Maßnahme hat auch eine Stunde nach dem Unfall noch Sinn! Der Kühleffekt dieser Maßnahme ist völlig ausreichend – sehr kaltes Wasser (< 15°C) oder gar Eis ist kontraindiziert: Der Verbrennungsprozess wird dadurch zwar gestoppt und auch die Schmerzlinderung ist effizient – Kälte bewirkt aber ihrerseits einen lokalen Gewebeschaden, welcher den Heilungsverlauf wiederum ungünstig beeinflusst. Vor allem bei sehr großflächigen Verbrennungen muß der Patient eher vor der Auskühlung (durch zu intensive Kühlung) geschützt werden.

Diese Maßnahme ist im prähospitalen Setting so einfach wie effizient. Alle weiteren Anstrengungen zur Wundversorgung sind obsolet: zu unterbleiben hat insbesondere das Aufbringen von Puder, Salben oder antibiotischen bzw. antimikrobiellen Substanzen – diese spezifische Behandlung sei dem Facharzt vorbehalten. Alternativ zur Kühlung mit Wasser können allerdings ***Gel-Verbände*** verwendet werden, welche in verschiednen Größen, zum Beispiel auch als Gesichtsmaske erhältlich sind und durch ihren Schutz vor der Umgebung (Luftzug!) und die kühlende Wirkung einen hervorragenden analgetischen Effekt aufweisen. Das Auflegen auf die Wunde ist Kühlung und Verband zugleich, und die beruhigende Wirkung insbesondere auf Kinder wird immer wieder als überraschend erlebt.

Bedeutend für die Versorgung von Verbrennungen ist das Erkennen von zirkulären Verbrennungen, welche durch die Gewebsschwellung innerhalb der starren Einfassung durch Muskelfaszien eine Unterbrechung der Blutzufuhr nach sich ziehen und damit eine akute Gefährdung einer Extremität darstellen können (Kompartmentsyndrom: analog dazu ist die mögliche Einmauerung des Thorax bei der Atmung beschrieben)

Unbedingt bewusst sein muss sich das Rettungsteam allerdings der Tatsache, dass größerflächige Verbrennungen zum ***Verlust der Thermoregulation*** führen: Größtes Augenmerk verdient in dieser Situation der Schutz vor Auskühlung, welcher nach Versorgung der Wundflächen durch Aufbringen von Decken und wann immer möglich durch Aufheizen der Raumtemperatur oder durch warme Infusionen geschehen soll. Das »Warmhalten« des Patienten muss jedenfalls ein zentrales Anliegen sein: eine für das Rettungsteam angenehme Temperatur ist für den Verbrennungspatienten zu kalt!

4.2.2 Schmerztherapie

Die Lokaltherapie mit Wasser oder Gel-Verbänden bewirkt eine oft erstaunliche Minderung von Schmerz. Darüber hinaus wird allgemein die eher ***großzügige Gabe von Opiaten bzw. Ketamin in Kombination mit Midazolam*** empfohlen, fraktioniert (»titriert«) bis zum Eintritt der gewünschten Wirkung. Die gefürchteste Nebenwirkung dieser Medikamente, die Atemdepression, sollte in dieser Situation beim gut oxygenierten, voll monitierten Patienten und der ständigen Bereitschaft zur vorsichtigen assistierten Beatmung an Schrecken verlieren.

4.2.3 Flüssigkeitstherapie

Notwendig aufgrund der raschen reaktiven Ödembildung im gesamten Körper. Die Flüssigkeitsverschiebungen aus dem Intravasalraum können bei gleichbleibendem Gesamtköpervolumen beträchtlich sein. Zusätzlich kommt es im Bereich der Wundflächen zu mitunter hochgradiger Verdunstung, sodass eine großzügige Volumensubstitution von der ersten Minute ab Unfall eine bedeutende Maßnahme zur Schockprophylaxe darstellt. Die ***Parkland-Formel*** rechnet mit einem erwarteten Verlust von ***4 ml/kg/% verbrannter Oberfläche innerhalb von 24 Stunden,*** wobei der Ausgleich je etwa zur Hälfte innerhalb der ersten 8 und der nächsten 16 Stunden erfolgen sollte, und zwar am besten mit Ringer-Lactat. Zwei Beispiele. 50 % verbrannte Haut, 100 kg schwerer Patient: 4 × 100 × 50 = 20 Liter Flüssigkeit in 24 Stunden, 10 Liter davon in 8, 10 in weiteren 16 Stunden. Hätte der Patient nur 70 kg, wären es prähospital 14:2 = 7 Liter in 8 Stunden: das wäre im ersten Fall etwas mehr und im zweiten Fall etwas weniger als 1 Liter pro Stunde.

Für die prähospitale Praxis bedeutet dies (für den erwachsenen Patienten): ***1000 ml kristalloide Lösung in der ersten Stunde nach dem Unfall*** ist sicher nicht zu viel, und schwere Patienten mit größeren Verbrennungen brauchen mehr!

5 Transport

Patienten mit ernsten bzw. schweren Verbrennungen sollten in Verbrennungszentren behandelt werden. Das American College of Surgeons Committee on Trauma empfiehlt dies u. a. für die folgenden Umstände:

- Inhalationstrauma
- 1-2-gradige Verbrennungen, > 10 % der Körperoberfläche
- 3-gradige Verbrennungen jeder Altersgruppe
- Beteiligung von Gesicht, Händen, Füßen, Genitalien, Perineum oder großen Gelenken
- Einfluss von Strom oder Blitz oder Verbrennungen mit chemischen Substanzen
- Präexistente medizinische Probleme
- Kombinationstrauma (insbes. Frakturen), wobei allerdings bei überwiegendem Risiko durch die Begleitverletzungen initial ein Traumazentrum empfohlen wird (nach Stabilisierung sollte ein baldiger Transfer ins Verbrennungszentrum folgen).

6 Zusammenfassung

Verbrennungen sind schwere und ernst zu nehmende Verletzungen, die auch schon bei nicht dramatisch imponierender Ausdehnung den gesamten Organismus beeinträchtigen. Kinder können schon ab einer 3-gradigen Verbrennung von 5 % ihrer Körperoberfläche eine Verbrennungskrankheit entwickeln, und vor noch nicht allzu langer Zeit galt ein Patient mit einem Verbrennungsindex > 100 (Alter plus % 2- oder 3-gradige Verbrennung) dem Tode geweiht.

Umso entscheidender erscheint nun zur Senkung von Mortalität und Komplikationen die professionelle Erstversorgung von Verbrennungsopfern und nicht zuletzt die richtige Triage bzw. der initiale Transport in das richtige Zentrum, welches unseren Patienten optimal weiter versorgt.

Literatur

American College of Surgeons Committee on Trauma (2006) Resources for optimal care of the injured patient.

Guy J, Pons P, Salomone J, McSwain N (eds) (2007) Burn trauma. Prehospital Trauma Life Support (PHTLS), 6th edn. Elsevier, pp 334–353

Haller H. (2008) Erstversorgung thermisch Verletzter. Arzt und Praxis, Wien (in press)

Soar J et al (2005) European Resuscitaion Council Guidelines for Resuscitation (ERC), Section 7: cardiac arrest in special circumstances. Resuscitation 6751: 135–170

Spöttl P (2005) Verbrennung - Combustio. Handbuch für Notfall- und Rettungssanitäter, Braumüller, Wien, pp 492–501

Aufnahme und Erstversorgung des Schwerbrandverletzten

4

Oliver Kloeters, Günter Germann, Kai Megerle

1 Prognose des Brandverletzten

Im klinischen Alltag haben sich zwei Scores zur orientierenden Einschätzung der Verletzungsschwere und der damit verbundenen Überlebenswahrscheinlichkeit eines Brandverletzten durchgesetzt. Der Banx-Index berücksichtigt ausschließlich die verbrannte Körperoberfläche (VKOF) und das Lebensalter des Patienten und prognostiziert eine Überlebenswahrscheinlichkeit kleiner 10 % sobald die Summe beider Werte 100 überschreitet. Wesentlich differenzierter und damit prognostisch verlässlicher ist der ABSI-Score (Abbreviated Burn Severity Index), der anhand mehrerer Faktoren über einen ermittelten Punktwert eine feinere Skalierung der Überlebenswahrscheinlichkeit ermöglicht. Dennoch bleiben auch beim ABSI-Score Faktoren wie Adipositas, Nikotin- und Alkoholabusus des Patienten unberücksichtigt. Das Vorliegen solcher Faktoren hat in Untersuchungen großer Brandverletztenzentren eine deutliche Verschlechterung der Überlebenswahrscheinlichkeit des Patienten nachgewiesen [1, 2].

2 Einschätzung der verbrannten Körperoberfläche und der Verbrennungstiefe

Bereits präklinisch sollte die Verbrennung durch den Notarzt hinsichtlich der verbrannten Körperoberfläche in % VKOF und Tiefe der Verbrennung eingeschätzt und der aufnehmenden Klinik mitgeteilt werden.

3 Transport, Lagerung und klinische Aufnahme von Brandverletzten

Bei Unfällen mit chemischen Substanzen sollten Neutralisationsversuche am Unfallort aufgrund der zu erwartenden Reaktionswärme unterbleiben. Die aufnehmende Klinik sollte frühzeitig über die auslösende Noxe informiert werden, um die notwendigen Informationen bereits vor Ankunft des Patienten bei den entsprechenden Giftnotrufzentralen einzuholen und Schutzmaßnahmen einleiten zu können. Im Rahmen eines Arbeitsunfalles sollte das entsprechende Merkblatt der Substanz vom Notarzt mitgenommen werden. Die Auswahl des geeigneten Transportmittels (Rettungswagen bzw. Rettungshubschrauber) richtet sich nach der zu erwartenden Transportdauer und der klinischen Situation des Patienten. Kardiopulmonal instabile Patienten werden zunächst zur Akutversorgung und Stabilisierung in das nächstgelegene Krankenhaus verlegt. Die Entscheidung über den Primär- oder Sekundärtransport in ein Verbrennungszentrum orientiert sich an den Richtlinien der Tabelle 1.

Schwer Brandverletzte sollten in einem geheizten Schockraum (38–42° Celsius) zügig, umfassend und gemäß einem standardisierten Schockraumprotokoll versorgt (Tabelle 2) werden. Insbesondere muss der erstversorgende Notarzt am Unfallort und während des Transports für einen ausreichenden Wärmeerhalt des Patienten sorgen, da eine Reduktion der Körperkerntemperatur direkt proportional mit einer Reduktion der Überlebenswahrscheinlichkeit korreliert [3].

Eine gute Kommunikation zwischen Notarzt und aufnehmenden Arzt ist die obligate Voraussetzung zur optimalen Versorgung des Patienten und zur Vermeidung von Behandlungsfehlern. Insbesondere sollten vorbestehende Erkrankungen, genaue Unfallumstände sowie Unfallzeitpunkt und Einzelheiten zur bislang durchgeführten präklinischen Therapie übermittelt werden, um rechtzeitig weitere Fachdisziplinen (Anästhesie, Unfallchirurgie, MKG-Chirurgie, Neurochirurgie, Augenheilkunde etc.) hinzuzuziehen. Tabelle 3 enthält wichtige Eckpunkte einer typischen Aufnahmecheckliste für Brandverletzte. Idealerweise besteht ein komplettes Schockraum-Aufnahmeteam aus insgesamt 5 Personen: Chirurg, Anästhesist, Fachschwester/-pfleger der Chirurgie und Anästhesie, und ein »Springer«.

4 Initiale Oberfächentherapie von Verbrennungswunden

Die präklinische Wundversorgung beschränkt sich auf das sterile Verbinden der verbrannten Oberfläche (z. B. Metalline-Folie®). Andere kommerziell erhältliche, teils teure Verbandmittel (z. B. Water-Gel®, Burn-Pack®) können auskühlend wirken und sind daher wie auch Salbenverbände (Flammazine®) am Unfallort ungeeignet. Eine kurzfristige Kaltwassertherapie innerhalb der ersten 2 Minuten nach Trauma mit ca. 15–20° Celsius kühlem Leitungswassser (kein Eis!) im Rahmen der Selbst- oder Laienversorgung kann ein »Abtiefen« der Verbrennung reduzieren und wirkt analgetisch. Bei großflächigen Verbrennungen (VKOF > 20 %) steht allerdings der Wärmeerhalt im Vordergrund, weshalb kühlende Maßnahmen unterbleiben sollten.

Nach Stabilisierung der Vitalparameter und Anlage notwendiger Katheter zum ggf. invasiven Monitoring erfolgt im Schockraum nach ausreichender Analgesie (Vasokonstriktion durch Schmerz/Stress) das vollständige Entkleiden des Brandverletzten und anschließend die Reinigung der gesamten Oberfläche mit desinfizierender Lösung (z. B.: Octenisept-Lösung®). Sämtliche Blasen werden hierbei eröffnet und das Blasendach vollständig entfernt. Aufgrund dieses Verlustes der gesunden Haut wird der exponierte Wundgrund mit einer antimikrobiellen Salbe behandelt, mit dem Ziel der Verzögerung und konsekutiven Minimierung der bakteriellen Kolonisation. Durch diese bereits bei Aufnahme eingeleitete Oberflächentherapie wird die Wahrscheinlichkeit für eine invasive Infektion der Verbrennungswunde mit nachfolgendem Gewebsverlust deutlich reduziert. Zur topischen antimikrobiellen Behandlung wird üblicherweise Silbersulfadiazin (Flammazine®) als Präparat der ersten Wahl verwendet. Diese Kombination aus Silbersalz und Sulfonamid zeigt ein breites Wirkspektrum gegenüber S. aureus, Pseudomonaden, E. coli, Klebsiellen, Enterobakterien, Proteus und Candida ablbicans und vermittelt somit einen guten Schutz gegen exogene Infektionen. Als Hauptnebenwirkung, besonders bei großflächiger Anwendung von Flammazine®, gilt eine ausgeprägte Leukopenie (< 2000/µl) mit vorwiegender Reduktion der neutrophilen Granulozyten, die i. d. R. innerhalb der ersten 3 Tage auftritt. Als ursächlicher Mechanismus wird eine Migration von Leukozyten in den Wundschorf wie auch eine direkte toxische Reaktion des Knochenmarks diskutiert. Interessanterweise kommt es auch unter Fortführung der Flammazine®-Therapie zu einer Erholung der Neutropenie, weshalb sich nur

Tabelle 1 Indikations-Richtlinien zur primären oder sekundären Versorgung von Brandverletzten in einem Verbrennungszentrum

Indikationen für den Transport in ein Zentrum für schwer Brandverletzte
2°–3° Verbrennungen > 20 % VKOF
3°-Verbrennungen > 10 % VKOF
2°–3° Verbrennungen > 10 % VKOF bei Kindern < 10 Jahre oder Erwachsen > 50 Jahre
2°–3° Verbrennungen von Gesicht, Genital, Hände, Füße, Perineum oder größerer Gelenke mit anzunehmenden funktionellen Einschränkungen
Inhalationstrauma
Elektrische/chemische Noxen
Bei Vorliegen von Begleitverletzungen, wenn die Verbrennung das größte Trauma darstellt
Relevante Vorerkrankungen
Mangelnde personelle/materielle Infrastruktur der stationären Versorgung

Tabelle 2 Standardisiertes Schockraumprotokoll zur klinischen Erstversorgung brandverletzter Patienten

Schockraumprotokoll 1
1. ggf. Intubation, dann Bronchoskopie mit Bakteriologie und Photodokumentation
2. Monitoring der Vital-Parameter: RR, HF, SpO_2, Körpertemperatur
3. Vollständiges Entkleiden des Patienten, Evaluation der liegenden Zugänge: ausreichend?
4. Körperliche Untersuchung des Patienten: Strommarken?, Hämatome?, Neurologisch auffällig?
5. bei kardiopulmonaler Instabilität, relevanten Grunderkrankungen oder Unmöglichkeit einer nicht-invasiven RR-Messung: Anlage eines arteriellen Katheters durch nicht verbrannte Haut (ggf. PICCO-Katheter zur differenzierteren Diagnostik der Volumensituation)
6. Anlage eines zentralvenösen Katheters unter sterilen Kautelen durch unverbranntes Hautareal, Bestimmung des ZVD
7. Labordiagnostik: Blutgase inclusive CO-Hb, großes Blutbild, Gerinnungsdiagnostik (aPTT, Quick, Fibrinogen, ATIII, etc.), Elektrolyte, Leberprofil (GGT, GOT, GPT, AP, Cholinesterase, direktes/indirektes Billirubin), Kreatinin, Harnstoff, Albumin, Gesamtprotein, ggf. Hepatitis/HIV-Serologie, ggf. Alkohol/Drogen-Screening, Blutgruppe/Kreuzblut, bei Stromunfall: CK, CK-MB, Troponin
8. Abstriche von: Wunde, intranasal, intraoral, inguinal, axillär (insbesondere, wenn Trauma älter als 24 h oder Übernahme aus primärversorgendem Krankenhaus
9. Rasur sämtlicher Haare über verbrannten Arealen, bei Gesichtsverbrennungen auch der kompletten Kopfhaare!
10. Vollständige Oberflächenreinigung mit warmer, desinfizierender Lösung (z.B. Hibicet-Lösung® 3,5%ig). Bei Verätzungen ggf. Spülung mit lauwarmen Wasser bevorzugen, um Fortschreiten der chemischen Reaktion zu reduzieren.
11. Dokumentation von Lokalisation, Tiefe (2.-gradig: blau, 3.-gradig: rot) und Fläche der verbrannten Areale (standardisierter Dokumentationsbogen der BG-Kliniken)
12. Bestimmung des Volumenbedarfs (Ringer-Laktat-Lösung) und Adaptation an klinische Situation des Patienten (Berechnung bezieht sich auf Zeitpunkt des Traumas und schließt sämtliche bislang applizierten Volumina, z. B. durch Notarzt oder erstversorgende Klinik mit ein)
13. ggf. Anlage eines Blasenkatheters, VKOF > 20 % oder absehbarer Langzeitbeatmung, Bestimmung des Urinstatus
14. ggf. Tetanussimultan/Auffrischimpfung
15. ggf. Anlage einer Sonde zur frühzeitigen enteralen Ernährung, parenterale Ernährung sollte stets, wenn möglich, bei Brandverletzten vermieden werden
16. 12-Kanal-EKG
17. ggf. Escharotomie
18. Röntgenthorax in 2 Ebenen: Anzeichen für IHT, toxisches Lungenödem, Lagekontrolle von ZVK, Tubus, Magensonde
19. weiterführende bildgebende Diagnostik bei Verdacht auf Begleitverletzungen: Sono-Abdomen, native Aufnahmen des Skeletts, CT, etc.
20. Bestimmung von Ausgangsgewicht und Körpergröße
21. Verband sämtlicher verbrannten Areale mit Flammazine®, 4-lagiger Jelonet-Gaze, synthetischer Watte, halbelastischen Binden (nicht zirkulär!), ggf. Thorax-/Gesichtsverband
22. Lagerung im Verbrennungsbett mit mehrlagigen Schaumstoffmatratzen und ggf. externer Wärmezufuhr (z. B. Warm-Touch®)
23. Einleitung Konsil-ärztlicher Maßnahmen: Augenarzt, HNO-Arzt, Neurochirurg, etc.

Tabelle 3 Aufnahmecheckliste für Brandverletzte

Patientendaten	Vigilanzniveau GCS (initial und bei Aufnahme)
Unfallzeitpunkt, genauer Unfallhergang	Größe und Gewicht (Berechnung der Volumentherapie)
Begleitverletzungen, Vorerkrankungen	Beatmungsparameter
Vitalparameter	Körpertemperatur bei Aufnahme
Primäre Einschätzung der VKOF und des Verbrennungstiefe (Grad)	Diurese pro h bis Aufnahme
Transportdauer	Tetanusschutz
Angehörige/ggf. erstversorgendes Krankenhaus bei Sekundärzuweisungen	
Initiale Kaltwassertherapie	
Bislang applizierte Infusionsmenge und -art	
Zugänge/Katheter	

in Ausnahmefällen therapeutische Konsequenzen ergeben. Flammazine® bildet bei 2a-gradigen Verbrennungen mit dem Wundexsudat einen »Pseudobelag«, der dem Unerfahrenen aufgrund seiner schmutzig weiß-gelblichen Farbe eine Oberflächeninfektion vortäuschen kann. Dieser »Pseudobelag« kann allerdings leicht abgewischt werden unter Hervortreten eines rosigen Wundgrundes. Liegt eine höhergradige Verbrennung vor, so hat der Flammazine-Wundschorf einen festanhaftenden Charakter mit eher gräulicher Farbe und dient damit auch als diagnostisches Kriterium zur Stellung der OP-Indikation. Darüber hinaus stehen Flammazerium® und PVP-Jod als antimikrobielle Topika zur Verfügung, die an dieser Stelle der Vollständigkeit halber nur genannt werden sollen. (s. Kapitel 5)

5 Monitoring

Das Ausmaß des invasiven Monitorings muss individuell beurteilt werden und orientiert sich im Wesentlichen am Tiefegrad der Verbrennung, der VKOF sowie der individuellen Kreislaufsituation und der internistischen Vorerkrankungen des Patienten. Sämtliche venösen und arteriellen Zugänge sollten nach Möglichkeit außerhalb verbrannter Areale platziert werden. Initial können diese aber bei großflächigen Verbrennungen auch durch verbranntes Gewebe gesetzt werden. Brandverletzte mit einem ABSI größer 8 erfordern in der Regel ein intensiviertes Monitoring mit Anlage eines zentralvenösen Zugangs sowie Erfassung des Volumenstatus und invasiver Bludruckmessung durch Anlage eines PICCO-Katheters. Die PICCO-Methode ist ein Kälte-Dilutionsverfahren zur Bestimmung u.a. des intrathorakalen Blutvolumens, des global enddiastolischen Volumens, des Herzzeitvolumens sowie der peripher-arteriellen Drücke. Der ZVD repräsentiert als alleiniger Parameter die Volumensituation des Verbrennungspatienten erfahrungsgemäß nur unzureichend. Zumindest am Ende jeder »Schockphase« (Tabelle 4) erfolgen eine Bestimmung sämtlicher relevanter Laborparameter und eine Neubewertung der Volumensituation.

Tabelle 4 Parkland-Formel zur Volumensubstitution bei Brandverletzten mit einer VKOF > 15 %

Insgesamt 4 ml/kgKG/%VKOF/24h	
1. Periode (1.–8. h)	50 %
2. Periode (9.–24. h)	50 %

Bei einer VKOF > 20 % und/oder primär nicht ansprechbaren Patienten erfolgt eine Katheterisierung zur Bestimmung der Diurese.

Die Diurese kann hierbei auch nur als zusätzlicher Parameter der intravasalen Volumensituation dienen und muss im Gesamtkontext sämtlicher anderer Parameter gesehen werden (PICCO-Werte, ZVD, klinisches Bild). Ausscheidungsraten von 0,5 bis 1,0 ml/kgKG/h sind ausreichend. Die Farbe des Urins lässt Rückschlüsse auf eine bestehende Myoglobinurie (dunkelrote/schwärzliche Färbung) zu, wie sie häufig im Rahmen von Elektrounfällen und Explosionsverletzungen (»Crushniere«) zu beobachten ist.

6 Volumensubstitution

Bei Verbrennungen > 25 % und > 10 % KOF bei Kindern ist von einem so genannten Verbrennungsschock auszugehen, der pathophysiologisch einem Volumenmangelschock entspricht, sowohl aufgrund des Flüssigkeitsverlusts über die offene Oberfläche als auch durch den Volumenshift durch das »capillary leak«. Das Ausmaß des entstehenden Verbrennungsödems gibt erste Hinweise auf das Ausmaß des Volumenbedarfs. In der Summe kommt es zu einem ausgeprägten intravasalen Volumendefizit mit teils massivem Ödem, sowohl im Bereich der Verbrennungswunde als auch im unverletzten Gewebe. Initial kommt es im Rahmen der Frühphase zu einer neurohumoral vermittelten (Neuropeptid Y, Angiotensin II, Vasopressin, Katecholamine) Reduktion des Herzzeitvolumens bei noch nicht messbar vermindertem Plasmavolumen. Selbst unter adäquater Volumensubstitution mit anschließender regelrechter Diurese und normofrequenter kardialer Situation besteht weiterhin einer Minderung des Herzzeitvolumens, was auf die Freisetzung des »myocardial depressant factor« aus dem verbrannten Gewebe zurückgeführt wird [4].

Als Richtlinie zur Volumensubstitution von Verbrennungspatienten dient nach wie vor die Parkland-Formel. Hierbei werden 4 ml pro kgKG pro Prozent VKOF Ringer-Laktat-Lösung innerhalb der ersten 24 Stunden über peripher- bzw. zentralvenöse Zugänge infundiert (Tabelle 4). Die Parkland-Formel kann nur als Faustregel zum Zeitpunkt des Therapiebeginns gesehen werden und der tatsächliche Volumenbedarf muss an die individuelle kardiopulmonale Situation des Patienten angepasst werden. Dies gilt insbesondere für Schwerbrandverletzte, Elektrounfälle und Patienten mit gesichertem Inhalationstrauma, deren Volumenbedarf initial bereits um ca. 25 % erhöht ist [5–7].

Wenngleich bislang kein Konsens hinsichtlich Art und Menge der zu infundierenden Substitutionslösung im Rahmen der Initialbehandlung des Verbrennungstraumas besteht, hat sich in den letzten 20 Jahren in unserer Klinik eine Modifikation der Parkland-Formel sehr bewährt. Die sog. »Ludwigshafener-Formel« teilt die ersten 24 Stunden nach Trauma in 4 Perioden auf: 4, 4, 8 und 8 Stunden. Hierbei wird ausschließlich Ringer-Laktat-Lösung mit einem Volumen von 1ml/kgKG/%VKOF/Periode verwendet: Am Folgetag wird zusätzlich 5%iges Humanalbumin (% VKOF x kg KG = ml HA5%) im Wechsel mit freier Flüssigkeit (50ml Ringer-Laktat/kgKG) über 24 Stunden appliziert. Die Gabe kolloidaler Substanzen innerhalb der ersten 24 Stunden sollte vermieden werden, da in dieser Phase Kolloide in der Regel keine effektivere Stabilisierung der intravasalen Situation garantieren. In der Rückresorptionsphase kann es darüber hinaus zu einer Persistenz des Ödems durch Bindung der ausgetretenen Proteine im Interstitium kommen. In Ausnahmefällen mit foudroyanter Reduktion des Serum-Albumin-Spiegels (< 2,5 g%) kann allerdings eine Human-Albumin-Gabe ab der 8. Stunde erwogen werden. Es bleibt hinzuzufügen, dass es auch unter Anwendung der »Ludwigshafener-Formel« zu einem Volumen-Mehrbedarf bis zu 100 % kommen kann, vor allem wenn ein Inhalationstrauma vorliegt.

Dennoch kann es unter errechneter Volumentherapie zu einer Volumenüberladung des Patienten mit konsekutiver pulmonaler Insuffizienz kommen. Diese Gefahr potenziert sich zunehmend insbesondere zum Zeitpunkt der Rückresorption des Verbrennungsödems (36–48 h post Trauma). Die alterierte Zellintegrität bei einem »capillary leak« für Moleküle bis zur Größe von 106 Dalton im Rahmen der Verbrennungskrankheit führt zu einer vermehrten Flüssigkeitsverschiebung in das Interstitium der Lunge. Der dadurch verminderte plasma-onkotische Druck führt zu einer Zunahme des pulmonal-kapillären Blutflusses mit der potentiellen Gefahr der Entstehung eines Lungenödems und der häufigen Folge einer mehrtägigen beatmungspflichtigen pulmonalen Insuffizienz. Liegt parallel dazu auch noch ein Inhalationstrauma vor, kommt es durch Diffusionsstörungen zu einer weiteren Verschlechterung der pulmonalen Situation. Meist gelingt erst nach Verschluss des generalisierten kapillären Lecks und Abschluss der Rückresorptionsphase eine Entwöhnung vom Respirator.

7 »Airway-Management«

Die Sauerstoffinsufflation über eine O_2-Maske mit Reservoirbeutel ist präklinisch auch beim kardiopulmonal stabilen Patienten mit einer VKOF > 10 % als eindeutig vorteilhaft zu bewerten. Die inhalative oder intravenöse Applikation von Kortikoiden findet allerdings aufgrund der teilweise deutlichen Reduktion der pulmonalen Infektabwehr keine Anwendung mehr.

Eine sichere Indikation zur präklinischen Intubation ist zweifelsohne beim thermomechanischen Kombinationstrauma mit hypovolämischem Schock, primär pulmonaler Insuffizienz und einem reduzierten Vigilanzniveau (GCS < 8) gegeben. Als relative Intubationskriterien gelten eine verbesserte Oxygenierung bei protrahiertem luftgebundenem Transportweg sowie eine Optimierung der Analgesie des Brandverletzten und unterliegen somit der individuellen klinischen Einschätzung des Notarztes.

Eine Indikation zur Intubation allein anhand der VKOF wird kontrovers diskutiert. Bei einer

VKOF > 40 % ist i. d. R. das Gesicht mit betroffen, weshalb hierbei eine Indikation zur frühzeitigen Sicherung der Atemwege großzügiger erfolgt. Weitaus schwieriger gestaltet sich die Einschätzung der pulmonalen Situation und der »Intubationswürdigkeit« bei Patienten mit isoliertem Inhalationstrauma. Diese Patienten sind initial neurologisch und kardio-pulmonal häufig unauffällig. Dennoch darf hier der Zeitpunkt einer rechtzeitigen Intubation zur Sicherung der möglicherweise zuschwellenden Atemwege nicht versäumt werden (siehe unten). Eine unkritische prophylaktische Intubation sämtlicher Patienten mit Verdacht auf ein isoliertes IHT ist allerdings falsch und somit kontraindiziert. Hier sollte auf die diagnostischen Möglichkeiten einer Klinik zurückgegriffen werden. Einer sekundären Indikation zur Intubation nach erfolgter klinischer Aufnahme zwecks adäquater Analgesie, schmerzhafter Oberflächenreinigung, Anlage arterieller und zentralvenöser Katheter sowie Bronchoskopie muss die kritische und frühzeitige Erwägung der Extubation folgen.

Untersuchungen des eigenen Patientenkollektives über einen Zeitraum von 4 Jahren haben gezeigt, dass 39 % präklinisch oder bei Aufnahme intubierter Patienten innerhalb von 24 Stunden extubiert werden konnten. Nach Abschluss der Primärversorgung konnte auch ein Großteil der anderen Patienten auf ein spontanes Atemmuster eingestellt werden.

Des Weiteren wird die Indikation zur Tracheotomie bei Schwerverbrannten ebenfalls kontrovers diskutiert. Die bekannten Probleme von orotracheal-intubierten langzeitbeatmeten Patienten im Sinne von Trachealstenosen mit Reduktion des Trachealdurchmessers um ca. 30 %, tracheo-ösophagealen Fisteln und Tracheomalazien aufgrund der cuff-bedingten Minderperfusion der Trachealschleimhaut gelten selbstverständlich auch für Verbrennungspatienten. Schwerbrandverletzte, bei welchen eine langfristige Beatmung absehbar ist und mit täglichen exzessiven Verbandswechseln und Oberflächenreinigungen zu rechnen ist, können die Nachteile einer Tracheostomie des schwer Brandverletzen im Sinne einer direkten Exposition/Kommunikation der infizierten KOF mit dem Tracheobronchialsystem gegenüber den Nachteilen einer oro-trachealen Intubation geringer wiegen. Für eine undifferenzierte Tracheotomie sämtlicher schwer Brandverletzter bereits im Schockraum existierten derzeit keine gesicherten Daten, weshalb die Indikation im Einzelfall in enger Absprache mit der Anästhesie gestellt werden muss. Seit Einführung der dilatativen, endoskopisch assistierten Tracheotomie wird diese wieder häufiger und frühzeitiger durchgeführt.

Abschließend sei auf eine meist wenig beachtete Ursache für eine persistierende Hypoxie trotz 100%iger O_2-Beatmung hingewiesen. Bei Zustand nach Verbrennung in geschlossenen Räumen und bronchoskopisch dringendem Verdacht auf ein IHT sollte immer auch an eine Zyanid-Intoxikation gedacht werden. Hierbei kommt es durch Inhalation von zyanidhaltigen Gasen bei der Verbrennung bestimmter Kunststoffe zu einer Blockade der Sauerstoff-Verwertung auf zellulärer Ebene (sog. »inneres Ersticken«). Bei brandbedingter Zyanid-Intoxikation ist im Gegensatz zur klassischen Blausäure-Intoxikation zu beachten, dass durch die eventuell gleichzeitig vorliegende Kohlenmonoxid-Intoxikation eine große Menge des Hämoglobins bereits gebunden ist und für den Sauerstofftransport nicht mehr zur Verfügung steht. Bei Gabe des klassischen Antidots (4-DMAP) käme es zu einer weiteren (bis ca. 30 %) Umwandlung des Hämoglobins in Methämoglobin mit dem möglichen Resultat einer tödlichen Hypoxie.

Das Mittel der Wahl ist in dieser speziellen Situation daher die Gabe von Hydroxocobalamin (5 g in 200 ml 0,9%iger NaCl i. v., bei Kindern: 70 mg/kg i.v., Cyanokit®). Dieses Antidot bildet mit Zyaniden starke Komplexe und bindet somit das Toxin. Auch eine HBO-Therapie wäre in diesem Falle indiziert.

8 Katecholamin-Therapie

Verbrennungspatienten bedürfen bei kardiodynamisch instabiler Situation erfahrungsgemäß mehr Volumen als initial berechnet. Bei kardial vorerkrankten Patienten ist allerdings das therapeutische Fenster der Volumentherapie deutlich kleiner als bei gesunden Patienten und Zeichen einer kardiopulmonalen Insuffizienz treten frühzeitig hinzu. Aufgrund dieser Situation ist nicht selten eine frühzeitige Katecholamin-Therapie notwendig, wobei die Indikation kritisch gestellt werden muss. In der speziellen Situation des kardiopulmonal instabilen schwer Brandverletzten mit Ausschöpfung volumentherapeutischer Maßnahmen sollten alpha-Mimetika (z.B. Noradrenalin und Adrenalin) insbesondere in den ersten 24 Stunden keine Anwendung finden, da diese Substanzklasse (a) zu einer reduzierten renalen Perfusion und (b) zu einem sog. »Nachbrennen« der Verbrennungswunde durch Kompromitierung der mikrovaskulären Durchblutung insbesondere in der Stase-Zone führen können. Ein invasives Monitoring (ZVK, PICCO, etc.) ist spätestens dann aber unverzichtbar.

9 Inhalationstrauma

Bis zum Ende des 2. Weltkrieges wurde dem Inhalationstrauma (IHT) wenig Bedeutung beigemessen, da die Mehrzahl der Verletzten den Folgen ihrer Verbrennungen erlag. Der Großbrand im Coconut Grove Nachtclub in Boston (1943), welchen nur 114 von 491 Menschen überlebten und weitere 75 Leben kurze Zeit nach klinischer Aufnahme bei weitgehendem Fehlen großflächiger Verbrennungen aber bestehender Ateminsuffizienz forderte, richtete erstmals die Aufmerksamkeit auf das Inhalationstrauma.

Das IHT ist definiert als Schädigung des gesamten Atemtraktes (Pharynx bis Alveole) durch chemische Noxen oder direkte thermische Einwirkung beim Brandverletzen. Die Inzidenz liegt zwischen 20 und 35 % der Brandverletzten. Untersuchungen belegen abhängig vom untersuchten Patientenkollektiv eine Zunahme der Letalität über Alter und verbrannter KOF hinaus um 20 %, um weitere 40 % bei alleiniger Pneumonie sowie 60 % bei gemeinsamem Vorliegen einer Pneumonie mit IHT. Im Rahmen des IHT kann es zu lokalen Veränderungen an Pharynx, Trachea und Bronchialschleimhaut mit nachfolgend ödematöser Schwellung und Obstruktion insbesondere im Larynxbereich kommen. Diagnostisch geben hierbei eine exakte Erhebung der genauen Unfallumstände sowie das klinische Bild des Patienten wichtige Hinweise. Gesichtsverbrennungen, angesengte Nasenhaare, Heiserkeit, Stridor, Husten, intraoral rußiges Sputum sowie Unfallereignis in geschlossenem Raum sollten immer an das Vorliegen eines IHTs denken lassen. Dennoch werden ein Viertel aller IHTs bei Unfällen außerhalb geschlossener Räume diagnostiziert!

Die a.-p. Röntgen-Thorax-Aufnahme sowie der anfänglich meist unauffällige Auskultationsbefund und die Blutgasanalyse mit Bestimmung des CO-Hbs sind obligat, aber diagnostisch meist wenig hilfreich. Eine Sicherung der Diagnose gelingt daher nur durch frühzeitige fiberoptische Bronchoskopie mit einer Sensitivität von ca. 80 % [8] sowie einer Kontroll-Bronchoskopie im Intervall zum Nachweis einer tatsächlich fehlenden mukozilliären Clearance. Bronchoskopisch zeigen sich Ulzerationen, ödematöse Rötung der Schleimhaut, vermehrte Sekretion sowie nekrotische Veränderungen vorwiegend im Bereich der Haupt- und Nebenbronchien. Intraorale Rußauflagerungen allein sollten Grund zur weiteren diagnostischen Abklärung sein, reichen aber nicht aus, um die Diagnose »IHT« zu stellen. Die Therapie des IHT orientiert sich im Wesentlichen an den Symptomen. Die PEEP-Beatmung senkt durch eine Reduktion des Totraumvolumens sowie Minderung des intrapulmonalen Shunts die Frühletalität [9] und *nicht* durch Steigerung des perimikrovaskulären Druckes mit anschließender Resorption des interstitiellen Lungenödems [10]. Eine intermittierende Bauchlagerung begleitet von einer intensivierten frühzeitigen physiotherapeutischen Atemtherapie, die zu einer Lockerung des Sekrets und einer Atelektasen-Prophylaxe beiträgt, beeinflusst den Verlauf des IHTs günstig. Die inhalative Applikation von Kortikosteroiden beim gesicherten IHT wird kontrovers diskutiert und in unserer Klinik nicht durchgeführt. Klinische und experimentelle Studien belegen eine erhöhte Letalität unter Kortisontherapie über den 2. bzw. 4. Tag hinaus. Bei vorbestehender Läsion der Bronchialschleimhaut ist darüber hinaus mit einer verstärkten Resorption und dadurch erhöhten systemischen Kortison-Spiegeln zu rechnen, die zu einer vermehrten bakteriellen Translokation des Darmtraktes führen können. Bei bronchoskopisch gesichertem IHT mit entsprechend teils massiv erhöhten CO-Hb-Werten (Cave: Raucher haben chronisch erhöhte Co-Hb-Werte!), wird in unserer Klinik eine prophylaktische Beatmung mit 100 % FiO_2 für 24 Stunden durchgeführt.

Wie bereits zuvor erwähnt, kann der tatsächliche Volumenbedarf des Verbrennungspatienten mit IHT deutlich über dem errechneten Volumenbedarf liegen. Kolloide sollten in der Frühphase der Verbrennung insbesondere bei Vorliegen eines IHTs vermieden werden, da sie ein Fortschreiten des interstitiellen Lungenödems bewirken. Sollte es unter ausschließlicher Ringer-Laktat-Substitution zu einem Abfall des Serum-Protein-Spiegels kommen, kann dieser ohne eine Verschlechterung des Outcomes noch um den 3. Tag kompensiert werden. Die experimentelle und klinische Datenlage zur intrabronchiolären Installation von Surfactant im Rahmen des IHTs bei Verbrennungspatienten ist derzeit nicht ausreichend, um therapeutische Schlussfolgerungen zu ziehen.

10 Analgosedierung des Verbrennungspatienten

Tiefgradige Verbrennungen sind aufgrund einer vollständigen Destruktion der kutanen nozizeptiven Rezeptoren weniger schmerzhaft als 2.-gradige Verbrennungen. Die adäquate Schmerztherapie des Verbrennungspatienten stellt daher ein bedeutendes intensivmedizinisches Therapiekonzept dar, insbesondere im Hinblick auf Reduktion schmerzbedingter sympatho-adrenerger Komplikationen beim kardial vorgeschädigten Patienten.

Wird die Indikation zur Intubation bei Vorliegen eines ausgeprägten Inhalationstraumas, einem Glasgow-Coma-Score < 8, schwerem Schock, Mehrfachverletzungen oder schweren Begleitverletzungen gestellt, können bereits präklinisch Medikamente zur Narkoseeinleitung verwendet werden, die sich klinisch bei Brandverletzten bewährt haben, wie z. B. Ketamin S und Midazolam [11]. Die Verwendung anderer Hypnotika, Sedativa und Analgetika zur Steuerung der Narkose orientiert sich an vorbestehenden Begleitverletzungen (z. B. SHT), der Verfügbarkeit und etwaiger Kontraindikationen (s. Lehrbücher der Anästhesie).

11 Escharotomie und operative Versorgung

Zirkuläre 2b- und höhergradige Verbrennungen der Extremitäten, Finger und Zehen mit einschnürendem Charakter und Minderperfusion der betroffenen Extremität können eine Escharotomie (Entlastungsschnitte im Dermisniveau) notwendig werden lassen. Diese Situation kann bereist bei 2b-gradiger und 2/3-zirkulärer Verbrennung z. B. eines Unterarms auftreten. Die Indikation zur Escharatomie, insbesondere an den Händen, sollte von einem erfahrenen Verbrennungschirurgen gestellt werden und richtet sich im Allgemeinen nach dem klinischen Bild (Minderperfusion einer Extremität distal der Verbrennung, reduzierte pulmonale Compliance). Im Zweifel sollte bei ohnehin operationspflichtiger Oberfläche die Indikation zur Escharotomie großzügig gestellt werden. Eine weitere notfallmäßige Indikation zur Escharotomie stellt eine verminderte pulmonale Compliance bei zirkulären höhergradigen Verbrennungen des Thorax oder des Abdomens dar. Der Beatmungsaufwand sinkt nach Dissektion des einengenden Eschars deutlich und das Risiko eines Barotraumas bzw. einer Ruptur von Emphysemblasen wird vermindert.

Der Zeitpunkt der definitiven plastisch-chirurgischen Versorgung liegt in der Regel nicht vor dem 2. Tag nach Trauma und wird u. a. von der individuellen klinischen Situation des Patienten abhängig gemacht. (siehe entsprechende Kapitel)

12 Interdisziplinäres Management

Die optimale Versorgung Brandverletzter erfordert ein enges Zusammenarbeiten unterschiedlicher Fachdisziplinen. Schon aus forensischen Gründen ist die Mitbehandlung durch Urologen und Augenärzte bei Verbrennungen im Gesichts- und Genitalbereich notwendig. Bei Explosionsverletzungen empfiehlt sich die Hals-Nasen-Ohren-ärztliche Untersuchung zum Ausschluss einer Trommelfellperforation oder Verletzung der Nasennebenhöhlen. Suizidversuche in der Vorgeschichte sind keine Seltenheit (> 10 % in Großstädten) und erfordern ggf. eine psychiatrische Mitbetreuung. Des Weiteren gehören Brandverletzte nicht selten sozialen Randgruppen an oder sind ältere Patienten mit wenig oder gar nicht behandelten internistischen Grunderkrankungen (z. B. Bluthochdruck, Diabetes mellitus, etc.). Diese können insbesondere in der belastenden intensivmedizinischen Phase der Behandlung unbehandelt vital bedrohliche Ausmaße annehmen und erfordern eine enge Zusammenarbeit mit einem Internisten.

13 Zusammenfassung

Die Akutversorgung von Brandverletzten stellt hohe fachliche, physische/psychische und logistische Anforderungen an Ärzte und Pflegepersonal. Durch strukturiertes Vorgehen sowie zügiger und weitsichtiger Patientenversorgung am Unfallort und Transport in ein geeignetes Krankenhaus ist ein immens wichtiger Grundstein in der Gesamtbehandlung des Patienten gelegt, der maßgeblich zum »Outcome« des Patienten beiträgt. Die Etablierung standardisierter klinischer Behandlungskonzepte hat zu einer Verbesserung der Überlebenswahrscheinlichkeit geführt, wenngleich die Prognose Schwerbrandverletzter nach wie vor ungünstig ist.

Literatur

[1] Germann G, Barthold U, Lefering R, Raff T, Hartmann B (1997) The impact of risk factors and pre-existing conditions on the mortality of burn patients and the precision of predictive admission-scoring systems. Burns 23: 195–203

[2] Horbrand F, Schrank C, Henckel-Donnersmarck G, Muhlbauer W (2003) Integration of preexisting diseases and risk factors in the Abbreviated Burn Severity Index (ABSI). Anasthesiol Intensivmed Notfallmed Schmerzther 38: 151–157

[3] Lonnecker S, Schoder V (2001) Hypothermia in patients with burn injuries: influence of prehospital treatment. Chirurg 72: 164–167

[4] Baxter CR, Cook WA, Shires GT(1966) Serum myocardial depressant factor of burn shock. Surg. Forum 17: 1–2

[5] Holm C, Melcer B, Horbrand F, Worl H, von Donnersmarck GH, Muhlbauer W (2000) Intrathoracic blood volume as an end point in resuscitation of the severely burned: an observational study of 24 patients. J Trauma 48: 728–734

[6] Kuntscher MV, Blome-Eberwein S, Pelzer M, Erdmann D, Germann G (2002) Transcardiopulmonary vs pulmonary arterial thermodilution methods for hemodynamic monitoring of burned patients. J Burn Care Rehabil 23: 21–26

[7] Lalonde C, Picard L, Youn YK, Demling RH (1995) Increased early postburn fluid requirements and oxygen demands are predictive of the degree of airways injury by smoke inhalation. J Trauma 38: 175–184

[8] Masanes MJ, Legendre C, Lioret N, Maillard D, Saizy R, Lebeau B (1994) Fiberoptic bronchoscopy for th early diagnosis of subglottal inhalation injury: comparative value in the assessment of prognosis. J Trauma 36: 59–67

[9] Cox CS jr., Zwischenberger JB, Traber DL, Minifee PK, Navaratnam N, Haque AK, Herndon DN (1992) Immediate positive pressure ventilation with positive end-expiratory pressure (PEEP) improves survival in ovine smoke inhalation injury. J Trauma 33: 821–827

[10] Demling RH, Staub NC, Edmunds H jr. (1975) Effect of end-expiraory airway pressure on accumulation of extravascular water. J Appl Physiol 38: 907–912

[11] Büttner I, Klose R (1984) Besonderheiten der Anästhesie bei Schwerbrandverletzten. Langenbecks Arch Chir 364: 213–217

Lokale Therapie der Verbrennungswunde

5

Oliver Kloeters, Günter Germann, Björn Behr

1 Präklinisches Wundmanagement

Für die weiterversorgende Klinik/Verbrennungszentrum sollte zunächst eine erste Einschätzung des Verbrennungsausmaßes (betroffene Oberfläche in % und Verbrennungstiefe) getroffen und diese bei Patienten-Aviso mitgeteilt werden. Die Oberflächentherapie beschränkt sich am Unfallort vorerst auf das Kühlen der Wundoberfläche (z. B.: mit kühlem Leitungswasser, ca. 20 Grad Celsius), um ein »Abtiefen« der Verbrennungswunden zu vermeiden. Außerdem kommt es dadurch zu einer Schmerzlinderung. Dieses Vorgehen ist aber nur bei Verbrennungen < 20 % VKOF indiziert (Cave: Auskühlung).

Auf die Verwendung von Burn Pacs kann verzichtet werden, da diese zu stark auskühlen und nicht kosteneffizient sind. Die Auflage mit in physiologischer Kochsalzlösung getränkten Kompressen ist in der präklinischen Phase ausreichend. Trockene Mullverbände sind unbedingt zu vermeiden, da diese durch das Wundexsudat anhaften und später nur unter Schmerzen zu entfernen sind.

2 Prinzipien der Wundbehandlung bei Verbrennungen

Die Voraussetzung für eine gute Wundbehandlung ist die Reinigung der Wunde. Nach Stabilisierung des Patienten ist eine Reinigungsdusche und ein oberflächliches Débridement durchzuführen. Dieses ermöglicht auch ein leichteres Beurteilen der Wundsituation (Verbrennungsausmaß und Tiefe).

Die lokale Wundbehandlung hat folgende Ziele:

a) Unterstützung der Wundheilung;
b) Beibehalten oder Erreichen eines »aseptischen Wundmilieus«;
c) schmerzarme und möglichst seltene Verbandswechsel;
d) einfaches Beurteilen der Wundsituation;
e) adäquates ästhetisches und funktionelles Ergebnis und
f) Kosteneffizienz.

Das sich daraus ergebende Wundmanagement sollte all diese Faktoren durch die sinnvolle Wahl nachgenannter Topika ermöglichen. Zur frühzeitigen Erkennung von Keim-Besiedlungen oder einer klinisch-manifesten Infektion müssen nicht nur bei der Aufnahme, v. a. aber auch im späteren Verlauf regelmäßig Wundabstriche entnommen werden und bei Bedarf eine antibiotische Therapie gemäß Resistenz-Austestung erfolgen (s. Kapitel 9, »Infektionen«).

3 Débridement

Das Débridement von operationspflichtigen Wunden stellt einen essentiellen Schritt in der Wundbehandlung dar. Septische Krankheitsverläufe können durch die frühzeitige Entfernung (innerhalb der ersten 48 Stunden) von nekrotischem Gewebe deutlich reduziert werden. Als chirurgische Standardverfahren sind hierbei die tangentiale und die epifasziale Nekrektomie zu nennen. Tief zweitgradige (2b-gradige) Verbrennungen können in der Regel tangential débridiert werden, drittgradige Verbrennungen hingegen sollten in Abhängigkeit vom Verbrennungsausmaß, von der Region und dem Alter des Patienten tangential oder epifaszial nekrosektomiert werden (siehe chirurgische Kapitel). Die Weiterentwicklung unterschiedlicher Débridement-Techniken hat »schonendere« Verfahren zum Ziel, die hier kurz dargestellt werden sollen.

3.1 Enzymatisches Débridement mit Bromelain

Ein innovatives Konzept ist das enzymatische Débridement mit Bromelain, das aus dem Extrakt der Ananas gewonnnen wird und den Handelsnamen Debrase trägt. In einer ersten prospektiven Studie wurden Patienten im Alter von 1 bis 80 Jahren ohne wesentliche Vorerkrankungen eingeschlossen, die sich operationspflichtige (2b- bis 3.-gradige) Verbrennungswunden zugezogen hatten [1]. Die mit »Debrase« behandelten Wunden waren aber vergleichsweise klein und betrugen durchschnittlich nur 2 % der Körperoberfläche. Mit der einmaligen Applikation von Bromelain konnte im Durchschnitt ein Débridement von 90 % des avitalen Gewebes erreicht werden. Bei 75 % der Patienten war das erste Débridement ausreichend und damit ein geeigneter Wundgrund zum definitiven Oberflächenverschluss (z. B. Spalthauttransplantation oder Auflage von Suprathel®) gegeben. Im Falle eines notwendigen zweiten Débridements konnte 77 % der verbliebenen Nekrose entfernt werden.

Hinsichtlich der Anwendung wird das Enzym in Gelform auf operationspflichtige 2b- und 3.-gradige Verbrennungswunden appliziert, für vier Stunden belassen und anschließend mit dem Debris abgewaschen. Die Prozedur ist schmerzhaft und erfordert daher obligatorisch eine Analgosedierung in anästhesiologischer Stand-by-Technik. Im Vergleich zum klassisch-chirurgischen Débridement sind voraussichtliche Vorteile in dem geringeren Blutverlust und dem verringerten Personalaufwand zu sehen. Voraussichtliche Nachteile liegen in der schlechteren Steuerbarkeit der Débridement-Tiefe sowie in der daraus resultierenden Notwendigkeit eines eventuellen Nachdébridements, insbesondere bei 3.-gradigen Verbrennungen. Der therapeutische Einsatz von Bromelain stellt eine interessante innovative Alternative zum bisherigen chirurgischen Débridement dar, dessen Praktikabilität, Kosteneffizienz und Zuverlässigkeit aber in künftigen Studien noch belegt werden muss.

3.2 V.A.C.-Therapie bei Verbrennungswunden

Ein weiterer Therapieansatz zur Behandlung von 2.-gradigen Verbrennungswunden ist die Verwendung des Vacuum-Assisted-Closure (V.A.C.®). Ziel ist es hierbei, das oft beobachtete Nachtiefen von verbrannter Haut zu reduzieren. Das Konzept beruht auf der Überlegung, in der Stasezone der Brandwunde die Ödembildung zu minimieren. Ödeme in der Stasezone bedingen eine Blutflussminderung in den Kapillaren und erhöhen damit die Gefahr von Mikrothrombosen. Die daraus resultierte Verschlechterung der Mikrozirkulation führt dann zum Nachschädigen. Durch eine Reduktion der Ödembildung könnte somit die Progression der Koagulationszone innerhalb der ersten 48 Stunden verringert werden und damit ein Nachschädigen der Verbrennungswunden möglicherweise reduziert werden. Im Schweinemodell wurde diese These bereits unterstützt [2]. Auch in ersten klinischen Studien bei 2.-gradigen Verbrennungen konnte ein die Verbrennungstiefe fixierender Effekt durch das V.A.C.® beobachtet werden [3]. Mit dieser Strategie ließ sich das Ausmaß des Débridements reduzieren und im Idealfall auch eine chirurgische Therapie vermeiden. Weiterführende Studien stehen hier allerdings noch aus.

4 Lokale Antiseptika

4.1 Silbersulfadiazine (Flammazine®)

Das primäre Ziel der Behandlung sämtlicher Verbrennungswunden ist der rasche Oberflächenverschluss im Sinne einer regelrechten Wundheilung und ungestörten Re-Epithelialisierung, um schlussendlich eine vital bedrohliche Infektion mit konsekutiver Sepsis zu vermeiden. Bereits seit 1000 v. Chr. sind silberhaltige Topika für ihre antimikrobielle Wirkung bekannt. Auch heute werden sie z. B. in der Form von Silbersulfadiazin (Flammazine®) weltweit regelmäßig in Verbrennungszentren eingesetzt. Der zytotoxische Effekt der Silberionen beruht einerseits auf der Schädigung der Bakterien-Zellwand durch komplexgebundenes Silber und andererseits auf einer starken Bindung des Silbersulfadiazines an die bakterielle DNA. Flammazine wirkt bakteriostatisch und bakterizid und wird von den Patienten als angenehm kühlend und schmerzlindernd empfunden. Gelegentlich kommt es zu einer passageren Leukopenie, die sich allerdings auch unter Fortführung der Therapie mit Flammazine i. d. R. erholt.

Das Indikationsspektrum von Flammazine betrifft sämtliche Verbrennungswunden von 2a- bis zu 3.-gradigen Verbrennungen, weshalb es durchaus noch als »Goldstandard« der initialen Lokaltherapie von Verbrennungswunden betrachtet werden kann. Bei oberflächlich 2.-gradigen Verbrennungen bildet Flammazine häufig einen schmierigen, aber leicht abwischbaren Schorf oder Film, der dem Unerfahrenen eine Wundinfektion vortäuschen kann. Problematisch ist der rasch abfallende Silberionen-Gehalt auf der Wundoberfläche, weshalb bei Oberflächentherapie mit Flammazine tägliche Verbandswechsel erfolgen müssen. Allerdings hat Silbersulfadiazine auch zytotoxische Eigenschaften auf Fibroblasten und Keratinozyten; aktuelle Studien deuten auf eine leicht verzögerte Wundheilung hin. Wenngleich der zytotoxische Effekt auf Fibroblasten ausgeprägter zu sein scheint, ist dieser Effekt insbesondere bei der Verwendung von autologen Keratinozyten-Suspensionen zu bedenken.

Neuere Produkte wie Acticoat® oder Silverlon® enthalten nanokristallines Silber, das ebenfalls ein sehr weites antimikrobielles Spektrum besitzt [4]. Silberionen werden bei herkömmlichen Präparaten durch die mikrobiologische Auseinandersetzung mit Keimen aufgebraucht und durch anionische Komplexe und Proteine der Wundflüssigkeit inaktiviert. Neuere Produkte wie Acticoat® geben Silberionen dosierter und verzögerter ab, sodass ein kontinuierlicher Silberionen-Spiegel in der Wunde existiert und somit die Gefahr nosokomialer Infektionen reduziert wird. Darüber hinaus stellen diese neuen nanokristallinen Silber-Präparate aufgrund des erhöhten Patientenkomforts durch seltenere Verbandswechsel, einfaches Auflegen und Entfernen des Materials und der beobachteten anti-inflammatorischen Wirkung hochinteressante Produkte in der Behandlung von 2.-gradigen Verbrennungswunden dar.

4.2 Ceriumnitrat-Silbersulfadiazine (Flammazerium®)

Flammazerium besteht ebenfalls aus Silber in Kombination mit Ceriumnitrat, einer seltenen Erde, die eine intrinsische antimikrobielle Wirkung aufweist. Diese Substanz wurde Ende der 70er Jahre entwickelt und hat bislang in Deutschland keine Zulassung, sie kann aber über den Hersteller für den Einzelfall bestellt werden. Es konnte nachgewiesen werden, dass Ceriumnitrat einen positiven Einfluss auf die zelluläre Immunabwehr besitzt, wenngleich das antimikrobielle Wirkspektrum mit Silbersulfadiazine vergleichbar ist. Des Weiteren wird dem Flammazerium ein gerbender Charakter zugesprochen und ein stärkeres Anhaften am Wundgrund, wodurch eine Unterscheidung zwischen operationspflichtigen und konservativ zu behandelnden Arealen erleichtert wird. Der durch dieses Gerben entstehende Schorf sorgt für eine Art Versiegelung der Oberfläche mit weitaus weniger Flüssigkeitsverlust, einem unterhalb des Schorfs gelegenen feuchten Wundmilieu und an der Oberfläche trockenem und bakterienunfreundlichem Milieu. Einschränkend sei hier aber auf die Entstehung möglicher Oberflächeneinrisse im Schorf hingewiesen, wodurch gefürchtete okkulte Infektionen unterhalb des Schorfs entstehen können.

Aufgrund dieser Eigenschaften verwenden wir Flammazerium vorwiegend bei alten und multimorbiden Patienten mit 2b- und 3.-gradigen Verbrennungen, die für eine unmittelbare operative Versorgung aufgrund ihrer Vorerkrankungen, eines erhöhten Narkoserisikos oder fehlender autologer Spenderareale nicht geeignet sind. (s. Kapitel 7.3., »Der alte Verbrennungspatient«).

4.3 Polividon-Iod (Betaisodona®)

Jod-Tinkturen in geeigneter Konzentration sind seit langem als Lokalantiseptikum bekannt. Als Betaisodona® oder Braunovidon® werden solche Präparate auch in der Oberflächentherapie von Verbrennungswunden eingesetzt, mit einem breiten Spektrum im antimikrobiellen als auch fungiziden Bereich. Zu Bedenken gilt allerdings, dass die Anwendung von Jod auf deepithelialisierten Wundflächen (2a-und höhergradige Wunden) schmerzhaft ist und daher vorzugsweise für den analgosedierten Patienten geeignet ist. Darüber hinaus wird der Jodkomplex rasch im Wundsekret deaktiviert, was am bräunlichen Farbverlust zu erkennen ist und somit auch hier die Notwendigkeit täglicher Verbandswechsel gegeben ist.

In unserer Klinik verwenden wir Betaisodona in der Frühphase der Verbrennungswunde nur sehr selten. Bei infizierter Oberfläche nach erfolgter Spalthauttransplantation oder temporärer Deckung mit Fremdhaut sind Jod-Präparate allerdings eine effektive antimikrobielle Waffe. Als neue und hochinteressante Applikationsform des PVP-Jod ist Repithel® (Mundipharma GmbH, Limburg/Deutschland) zu werten. Hierbei liegt liposomales PVP-Jod auf Hydrogel-Basis vor, wodurch die bekannten antimikrobiellen Eigenschaften des Jods mit den wundheilungsfördernden Eigenschaften eines feuchten Wundmilieus (Hydrogel) und der Phospholipide kombiniert wurden. In ersten Studien konnte im Vergleich mit Silbersulfadiazine eine signifikant schnellere Wundheilung und ein besseres kosmetisches Ergebnis bei 2.-gradigen Verbrennungswunden beobachtet werden [5].

4.4 Polyhexanid

Ein weiteres interessantes Oberflächen-Antiseptikum mit ebenfalls sehr breitem Wirkspektrum (u.a. auch MRSA) und fehlender Zytotoxizität gegenüber Keratinozyten und Fibroblasten ist das Polyhexanid (Lavasept®, Lavasorb®, Prontosan®). Es wird als 0,1 %ige-Lösung mit getränkten Kompressen zur Oberflächenreinigung eingesetzt. Des weiteren steht es als Prontosan® oder Lavasept-Gel® in Gel-Form zur Verfügung und ist daher für die Behandlung von 2a- und 2b-gradigen Verbrennungen von besonderem Interesse, weil

(a) durch die Gelform eine feuchtes Milieu (ideal für die Wundheilung) erzeugt wird;
(b) keine Zytotoxizität auf Hautzellen bekannt ist, und
(c) die Wundoberfläche auf Grund der Transparenz des Gels und der fehlenden Schorfbildung zu jeder Zeit gut beurteilbar bleibt und somit die Operations-Indikation erleichtert gestellt werden kann.

Zweifelsohne stellt Lavasept-Gel® zusammen mit Substanzen wie Repithel eine interessante Alternative in der künftigen lokal-antiseptischen Behandlung von Verbrennungswunden der Akutphase dar.

4.5 Biosynthetische Membranen

In den vergangenen Jahren haben sich zahlreiche interessante Produkte zur konservativen Behandlung 2a- und 2b-gradiger Verbrennungen etabliert. Die Anwendung dieser Verfahren setzt allerdings auch dann stets folgendes voraus:

(a) ein Débridement, sei es als einfache Blasenabtragung mit der »scharfen Kompresse« oder einem rauen Schwamm bei 2a-gradigen Verbrennungen oder als tatsächlich chirurgisch-tangentiales Débridement 2b-gradiger Verbrennungen;
(b) eine sorgfältige Reinigung der Wunde (z.B. mit Octenisept® oder Lavasept®), da bei diesen überwiegend semi-okklusiven Behandlungsverfahren eine Infektion unterhalb des Verbands desaströs wäre, und
(c) eine sorgfältige Blutstillung, z.B. mit in Suprarenin-Lösung getränkten Kompressen.

4.6 Suprathel®

Suprathel ist eine Kopolymer-Folie aus D,L-Laktidtrimethylenkarbonat und ε-Caprolakton, die gekühlt gelagert werden muss (Kühlschrank ist ausreichend) und in unterschiedlichen Größen lieferbar ist. Im Gegensatz zu Biobrane ist es unerheblich, welche Seite des Suprathels auf die Wunde aufgebracht wird. Nach Débridement und mehrfacher Reinigung der Wunde z. B. mit Octenisept (Cave: anschließend mehrfach Nachspülen mit steriler Ringer-Lösung, da Octenisept Seifen enthält) lässt sich die Folie gut anmodellieren. Suprathel wird nach Wundkontakt transparent; dadurch ist eine gute Beurteilbarkeit der Wunde in den Folgetagen gegeben. Anschließend folgen 2–3 Lagen Fettgaze. Der erste Verbandswechsel erfolgt um den 3. Tag unter Belassen der direkt aufliegenden Fattgaze-Schicht. Der Suprathel-Verband wird nicht gewechselt und fällt nach ca. 10–14 Tagen, wenn die Re-Epitheliasation der Wunde abgeschlossen ist, von selbst ab. Der große Vorteil von Suprathel liegt in der Reduktion schmerzhafter Verbandswechsel. Neben den hohen Kosten dieses Produkts (10×9 cm kosten ca. 70 Euro) besteht ein weiterer Nachteil in der manchmal beobachteten Entwicklung hypertropher Narben bei tief 2b-gradigen Verbrennungen, wodurch die Notwendigkeit einer frühzeitigen und konsequenten Kompressionsbehandlung gegeben ist. Aus Sicht der Autoren hat Suprathel v. a. seine Indikation im pädiatrischen Patientengut und bei oberflächlichen 2.-gradigen Verbrennungen aufgrund der oben genannten Vorteile [6–9].

4.7 Biobrane®

Dieses Produkt besteht aus einem mit Schweinekollagen-Typ-I beschichtetem Nylonnetz, welches anschließend von einer Silikonmembran überzogen wird. Am häufigsten findet es Anwendung bei exfoliativen Dermatosen, wie z. B. der toxisch-epidermalen Nekrolyse (TEN) oder eindeutig 2a-gradigen Verbrennungen. Im Regelfall reepithelialisiert die Wunde unter Biobrane innerhalb von 10–14 Tagen vollständig. Die Vorteile liegen in einer einmaligen Anwendung, weniger Schmerzen – u. a. durch den Entfall weiterer Verbandswechsel –, der Möglichkeit eines unmittelbaren Beginns physiotherapeutischer Beübungen ohne Notwendigkeit einer strikten Bettruhe des Patienten, sowie einem deutlich reduzierten Flüssigkeitsverlust über die Oberfläche.

Biobrane muss beim ersten Aufbringen sicher haften und sollte bereits bei Verdacht auf einen Wundinfekt entfernt werden [10–11].

4.8 Behandlung von Spalthautentnahmestellen im Rahmen der Operation

Nach Entnahme der Spalthaut erfolgt die temporäre Blutstillung durch Kompressen, die mit vasokonstriktorisch wirkenden Medikamenten getränkt sind.

Die blutgestillte Wunde wird mit Fettgaze und trockenen »Kompressen« verbunden.

(Die erneute Hautentnahme nach Abheilung ist prinzipiell möglich und bei großflächigen Verbrennungen auch indiziert, die Gefahr hypertropher Narbenbildung steigt aber mit jeder erneuten Hautentnahme!)

4.9 Nachbehandlung postoperativ

- Lagerung des Patienten (z. B. in Spezialbetten zur Dekubitusprophylaxe bei langer Immobilisation, zur Schonung von Hauttransplantaten im Rückenbereich und zur Wundkonditionierung)
- Ruhigstellung der gedeckten Areale und Kontrakturprophylaxe (z. B. durch Schienenbehandlung)
- Regelmäßige Verbandwechsel und mikrobiologische Kontrollen (mindestens wöchentlich, bei Verdacht auf Infekt auch häufiger)
- Frühzeitige Übungsbehandlung (bei stabil eingeheilten Hauttransplantaten oder bei stabilen Wundverhältnissen)

4.10 Verbandswechsel

Der erste oberflächliche Verbandswechsel (bis zur Fettgazeschicht) erfolgt in der Regel am 2. postoperativen Tag (Ausnahme: kleine, umschriebene Verbrennungen), wobei je nach Lokalsituation (nach erfolgter Desinfektion mit Lavasorb® oder Betaisodona®) ein »Feuchtverband« oder trockener Verband angelegt wird:

(a) bei trockener Lokalsitutation → dünner, trockener Verband
(b) bei feuchter Lokalsituation → »Feuchtverband« mit Betaisodona® oder Lavasorb®

(Bei kontinuierlicher und großflächiger Verwendung von Betaisodona® regelmäßige Kontrolle der Schilddrüsenparameter)

Der erste komplette Verbandswechsel (bis unter die Fettgaze) erfolgt je nach Deckung bzw. Bedeckung:

1. Spalthaut: 5. postoperativer Tag
2. Meek: 7.-10. postoperativer Tag (je nach Lokalsituation)
3. Suprathel: 14. postoperativer Tag
4. Keratinozyten: 10. postoperativer Tag
5. Entnahmestellen: 10. postoperativer Tag
6. Epigard: Wechsel alle 3-5 Tage
7. V.A.C.: Wechsel alle 3-5 Tage (nach Spalthautfixierung - Entfernung nach 5 Tagen)

Die restlichen Verbandswechsel und die zu verwendenden Verbandsmaterialien richten sich nach der Lokalsituation:

- bei trockener Lokalsitutation → Verbandswechsel alle 2 Tage
- bei feuchter Lokalsituation → täglicher Verbandswechsel

Literatur

[1] Rosenberg L, Lapid O, Bogdanov-Berezovsky A, Glesinger R, Krieger Y, Silberstein E, Sagi A, Judkins K, Singer AJ (2004) Safety and efficacy of a proteolytic enzyme for enzymatic burn debridement: a preliminary report. Burns 30: 843-850

[2] Morykwas MJ, David LR, Schneider AM, Whang C, Jennings DA, Canty C, Parker D, White WL, Argenta LC (1999) Use of subatmospheric pressure to prevent progression of partial-thickness burns in a swine model. J Burn Care Rehabil 20: 15-21

[3] Kamolz LP, Andel H, Haslik W, Winter W, Meissl G, Frey M (2004) Use of subatmospheric pressure therapy to prevent burn wound progression in human: first experiences. Burns 30: 253-258

[4] Wright JB, LamK, Hanson D, Burell RE (1999) Efficacy of topicall silver against fungal burn wound pathogens. Am J Inf Cont 27: 344-350

[5] Hauser J, Rossbach O, Langer S, Vogt P, Germann G, Steinau HU, Reimer K, Hopp M, Langer-Brauburger B, Bosse B, Homann HH (2007) Local therapy of grade IIa burns: efficacy and tolerability of a new hydrosome wound gel for the local treatment of grade IIa burns as compared with silver sulfadiazine ointment. Unfallchirurg 110: 988-994

[6] Schwarze H, Küntscher M, Uhlig C, Hierlemann H, Prantl L, Noack N, Hartmann B (2007) Suprathel, a new skin substitute, in the management of donor sites of split-thickness skin grafts: results of a clinical study. Burns 33: 850-854

[7] Schwarze H, Küntscher M, Uhlig C, Hierlemann H, Prantl L, Ottomann C, Hartmann B (2008) Suprathel, a new skin substitute, in the management of partial-thickness burn wounds: results of a clinical study. Ann Plast Surg 60: 181-185

[8] Uhlig C, Rapp M, Hartmann B, Hierlemann H, Planck H, Dittel KK (2007) Suprathel - an innovative, resorbable skin substitute for the treatment of burn victims. Burns 33: 221-229

[9] Uhlig C, Rapp M, Dittel KK (2007) New strategies for the treatment of thermally injured hands with regard to the epithelial substitute Suprathel. Handchir Mikrochir Plast Chir 39 :314-319

[10] Barret JP, Dziewulski P, Ramzy PI, Wolf SE, Desai MH, Herndon DN (2000) Biobrane versus 1% silver sulfadiazine in second-degree pediatric burns. Plast Reconstr Surg 105: 62-65

[11] Gerding RL, Imbembo AL, Fratianne RB (1988) Biosynthetic skin substitute vs. 1% silver sulfadiazine for treatment of inpatient partial-thickness thermal burns. J Trauma 28: 1265-1269

Brandverletzungen bei Kindern

6

Ludwik K. Branski, David N. Herndon, Jong O. Lee, Marc G. Jeschke

1 Einleitung

Jedes Jahr gibt es in den USA ungefähr 1,25 Millionen Menschen, die Verbrennungen erleiden. Bei 40.000 dieser Menschen erweisen sich die Brandverletzungen als so schwer, dass sie stationär im Krankenhaus behandelt werden müssen. Rund 40 % dieser Personen sind Kinder unter 15 Jahren. Bei dieser Personengruppe sind Brandverletzungen die dritthäufigste Verletzung mit Todesfolge, nach Autounfällen und Ertrinken. Jedes Jahr sterben nämlich ungefähr 1800 Kinder an Brandverletzungen [1, 2].

Die beiden häufigsten Ursachen sind dabei Flammenverbrennungen und Verbrühungen, die in 8 von 10 Fällen beobachtet werden [2]. Diese Verletzungen entstehen am häufigsten zu Hause, wie beispielsweise das Verschütten von heißem Wasser oder Kaffee, das Herabziehen von Teekannen oder Kochtöpfen. Verbrennungen durch heißes Wasser aus einem Wasserhahn, die üblicherweise im Badezimmer geschehen, sind im Allgemeinen schwerer und betreffen eine größere Körperfläche als Verbrühungen von anderen Quellen. Daher ist der Anteil der Krankenhausaufnahmen und der Todesfälle bei solchen Brandverletzungen, die fast ein Viertel aller Verbrühungen bei Kindern ausmachen, höher als bei Verbrühungen durch andere heiße Flüssigkeiten [3, 4]. Die vorsätzliche Schädigung von Kindern macht ebenfalls einen nicht unbeträchtlichen Anteil der Verbrühungsverletzungen aus.

Bei der Behandlung von thermischen Verletzungen wurden im Laufe der letzten Jahrzehnte große Fortschritte erzielt. Diese Fortschritte (Volumenersatztherapie, frühe chirurgische Exzision und Deckung, Infektionskontrolle, Behandlung von Inhalationstraumata, Ernährungstherapie) führten zu einem 50%igen Rückgang der Todesfälle nach Brandverletzungen in den USA [5]. Dieser Gesamtrückgang der Mortalität ist bei brandverletzten Kindern besonders gut zu beobachten. 1949 setzten Bull und Fisher 49 % verbrannte Körperoberfläche (VKOF) als Ausmaß fest, bei der 50 % (LA50) der Patienten (Kinder bis 14 Jahre) verstorben sind [6]. 2004 liegt die LA50 bereits bei 99 % VKOF [7].

Eine Verbrennungsverletzung stellt ein Kind vor immense physiologische und psychologische Herausforderungen. Der große Unterschied zwischen Erwachsenen und Kindern macht es auch notwendig, besondere Geräte und Bedarfsmaterial zur Verfügung zu haben, die auf die Besonderheiten der Anatomie des Kindes zugeschnitten sind. Zusätzlich zu diesen anatomischen Unterschieden bestehen zwischen Erwachsenen und Kindern auch physiologische Unterschiede, denen Rechnung getragen werden muss und die in diesem Kapitel behandelt werden. ***Kinder sind keine kleinen Erwachsenen.***

2 Erstbehandlung

Die Patienten müssen am Verletzungsort sofort vom Brandherd entfernt werden. Weiters müssen ihnen Kleidung und Schmuck abgenommen werden, da diese den Verbrennungsprozess verlängern können. Abspülen mit kaltem Wasser um die Tiefe der Verbrennung zu minimieren, kann bei großflächigen Verbrennungen zu Hypothermie führen und sollte daher vermieden werden. Nachdem der Verbrennungsprozess gestoppt wurde, sollten die Patienten, wenn vorhanden, in sterile oder möglichst saubere Tücher oder Decken eingewickelt werden, um sie warm zu halten. Wenn eine chemische Verbrennung vorliegt, sollte die chemische Substanz sofort von den Patienten entfernt werden und die Wunde mindestens 30 Minuten lang mit reichlich Wasser abgespült werden, um die chemischen Substanzen zu entfernen bzw. zu verdünnen.

Bei Verbrennungspatienten sollten immer auch anderen traumatische Begleit-Verletzungen ausgeschlossen werden. Zuerst sollte immer die Atmung überprüft und den Patienten immer Sauerstoff verabreicht werden. Die Sauerstoffsättigung sollte mittels Pulsoxymetrie überwacht werden. Nach Flammenverbrennungen mit potenziellem Inhalationstrauma sollten immer unbedingt die COHb-Werte bestimmt werden. Die Atembewegungen – insbesonders auch Hinweise auf ein Einziehen über den Interkostalräumen oder am Jugulum – sollten beobachtet werden, um eine suffiziente Atmung bzw. beginnende Erschöpfung zu erkennen. Stridor und Heiserkeit deuten auf drohende Atemwegskomplikationen hin, welche sofort behandelt werden müssen. Eine drittgradige zirkuläre Thoraxverbrennung kann die Beatmung behindern. In diesem Falle sollte eine Escharotomie des Thorax durchgeführt werden.

Bei Patienten mit verbrannten Extremitäten kann die Blutdruckmessung mit Manschetten schwierig sein. Um ihren Blutdruck zu überwachen wird bei diesen Patienten möglicherweise ein arterieller Zugang benötigt, besonders, wenn sie lange transportiert werden müssen. Vor allem bei kleinen brandverletzten Kindern wird der femorale Zugang gegenüber dem radialen Zugang bevorzugt. Er ist wegen des größeren Durchmessers der Gefäße leichter zu legen, bei Messungen verlässlicher und kann auch bei Verbrennungen der Extremitäten gelegt werden. Der Zugang sollte mit Nähten fixiert werden. Bei allen Patienten mit schweren Verbrennungen sollte ein nasogastraler Zugang gelegt werden, da bei den meisten Kindern Blähungen oder ein Darmverschluss auftreten können. Das Setzen eines Blasenkatheters hilft dabei, die Harnproduktion, als einen Maßstab für eine erfolgreiche Volumenersatztherapie, genau zu überwachen.

Schließlich ist eine genaue und schnelle Beurteilung der Tiefe und des Ausmaßes der Brandwunde für die richtige Behandlung einer Brandverletzung von äußerster Wichtigkeit.

3 Volumenersatztherapie

Der Einsatz einer Volumenersatztherapie bei brandverletzten Kindern ist eine besondere Herausforderung, da die Therapie präziser sein muss als bei einem Erwachsenen mit ähnlich großem Verletzungsausmaß. Von größter Wichtigkeit ist dabei das systemische Capillary Leak in der Akutphase nach der Verbrennung. Der Flüssigkeitsverlust aufgrund des Kapillarlecks steigt mit zunehmender Größe der Brandverletzung massiv an. Üblicherweise erholt sich das Kapillarsystem nach 18–24 Stunden, wenn die Volumenersatztherapie erfolgreich war.

3.1 Zugänge bei Volumenersatztherapie

Jegliche Verzögerung bei der Volumenersatztherapie für Brandverletzte führt zu schlechteren Ergebnissen oder schweren Schockzuständen und sollte deshalb vermieden werden [8]. Für die Gabe von Volumenersatzflüssigkeiten sollte sofort ein intravenöser (i.v.) Zugang gelegt werden. Dabei wird ein peripherer i.v.-Zugang bevorzugt, welcher – falls notwendig – auch in der Akutphase durch die verbrannte Haut gelegt werden kann. Ein zentralvenöser Zugang sollte dann gelegt werden, wenn ein peripherer i.v.-Zugang nicht möglich ist. Die Femoralvenen sind die bevorzugten Zugangsstellen bei Kindern. Bei der Volumenersatztherapie von großflächigen Brandverletzungen sind Katheter mit großem Durchmesser besonders wichtig, da Katheter mit kleinem Durchmesser nur eine geringe Menge an Flüssigkeit transportieren können. Säuglinge und Kleinkinder mit großflächigen Verbrennungen benötigen zwei i. v.-Zugänge, damit ausreichend Flüssigkeit zugeführt werden kann. Abgesehen davon stellen zwei i. v.-Zugänge einen Sicherheitsfaktor für alle Patienten dar.

Wenn ein i. v.-Zugang nicht möglich ist, ist ein intraossärer (i. o.) Zugang besonders bei Säuglingen und Kleinkindern eine potenzielle Option. Ursprünglich wurde dieser Zugang nur für Kinder unter 3 Jahren empfohlen. Es zeigte sich jedoch, dass eine i. o.-Flüssigkeitsgabe auch bei größeren Kindern sicher angewendet werden kann [9]. i. o.-Zugänge sind relativ leicht zu legen und Flüssigkeitsvolumen über 100 ml/h können direkt in das Knochenmark eingebracht werden [10]. Bevorzugte Stellen für eine i. o.-Infusion sind der vordere Schienbeinkopf, der vordere Beckenkamm und der distale Oberschenkelknochen. Zur Kanülierung des Knochenmarkskompartiments sollte eine 16-18G Knochenmarksaspirationsnadel verwendet werden, obwohl auch Spinalnadeln und sogar Butterflynadeln den weichen Knochen eines Kindes durchstoßen können. Die Nadel sollte vorsichtig eingeführt werden, wobei die Epiphyse umgangen werden sollte, entweder senkrecht zum Knochen oder in einem 60°-Winkel mit der Schräge zur längeren Seite des Knochens. (Abb. 1) Wenn das Knochenmark frei aspiriert werden kann, wurde die Nadel korrekt eingeführt. Der Zugang sollte gut fixiert sein, um eine ungewollte Entfernung zu vermeiden. Bei diesem Vorgehen besteht ein geringes Risiko für das Auftreten von Embolien.

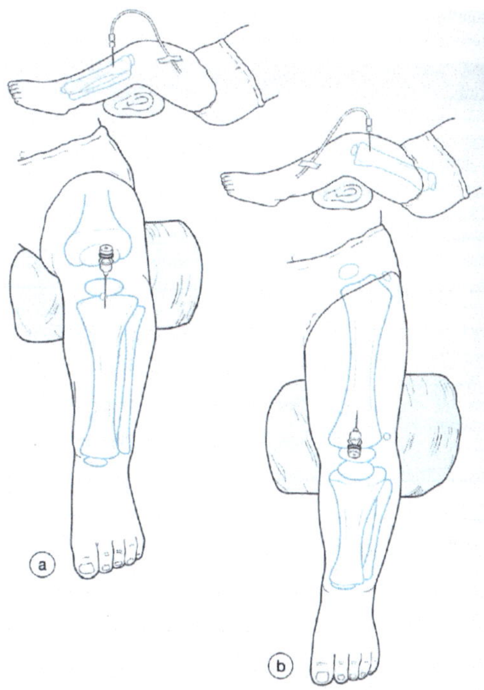

Abb. 1. Intraossaere Kanuelierung. (a) proximale Tibia. (b) distaler Femurknochen. (Abbildung mit Genehmigung reproduziert aus Herndon DN (ed)(2007) Total burn care, 3rd edn. Saunders Elsevier, Philadelphia, PA)

3.2 Berechnung des Flüssigkeitsbedarfs

Aufgrund des geringeren Verhältnisses zwischen ihrem Körpergewicht (KG) und der Körperoberfläche (KOF) ist der Flüssigkeitsverlust bei Kindern verhältnismäßig größer als bei Erwachsenen. Neugeborene haben ein Blutvolumen von 85-90 ml/kg KG, Kinder ungefähr 80 ml/kg KG und Erwachsene 70 ml/kg KG [11]. Daher macht der Flüssigkeitsverlust bei einem 10-jährigen Kind mit einer 20%-VKOF-Verbrennung 475 ml bzw. 60% des Blutvolumens aus, bei einem 70 kg schweren Erwachsenen hingegen 1100 ml bzw. nur 25% des Blutvolumens. Obwohl sich der Flüssigkeitsverlust nach einer Brandverletzung direkt proportional zur verbrannten Oberfläche verhält, gibt die für Erwachsene und Jugendliche oft angewendete »Neunerregel« die Oberfläche bei Kindern unter 15 Jahren nicht korrekt wieder. Kinder haben eine größere Schädeloberfläche bei kleinerer Fläche der Extremitäten als Erwachsene. Außerdem gibt es bei ihnen kein lineares Verhältnis zwischen Gewicht und Körperoberfläche (die Körperoberfläche im Verhältnis zu ihrem Gewicht ist ca. 2-3-mal größer als bei Erwachsenen). Daher sollte bei brandverletzten Kindern die Volumenersatztherapie mittels Formeln durchgeführt werden, die auf der Körperoberfläche basieren (Tabelle 1). Diese kann mit entsprechenden Formeln (Tabelle 2) aus der Größe und dem Gewicht errechnet werden.

Bei brandverletzten Kindern werden zwei Formeln zur Volumenersatztherapie am häufigsten verwendet. Die Galveston Shriners Burns Hospital-Formel errechnet den Flüssigkeitsbedarf aufgrund der gesamten KOF und

Tabelle 1 Volumenersatztherapie durch Parkland-Formel verglichen mit dem Erhaltungsflüssigkeitsbedarf (adaptiert von Herndon DN (ed) (2007) Total burn care, 3rd edn. Saunders Elsevier, Philadelphia, PA)

		Berechneter Bedarf		Ersatz Verlust durch Verbrennung	
Beispiele	% Verbrennung	Volumenersatz*	Erhaltung †	ml	ml/kg%
1 Jahr alt	15	600	800	-200	-1,33
10 kg	30	1200	800	400	1,33
0,48 m^2 KOF	60	2400	800	1600	2,67
	90	3600	800	2800	3,11
4 Jahre alt	15	990	1200	-210	-0,85
16,5 kg	30	1980	1200	780	1,58
0,68 m^2 KOF	60	3900	1200	2760	2,79
	90	5940	1200	4940	3,33
12 Jahre alt	15	2400	2250	1150	1,92
40 kg	30	4800	2550	2550	2,12
1,13 m^2 KOF	60	9600	2250	7350	3,06
	90	14400	2250	12150	3,38

Tabelle 2 Formeln zur Berechnung der Körperoberfläche (KOF)

Dubois Formel	KOF (m2) = Länge (cm)^{0,725} × Gewicht (kg)^{0,425} × 0,007184
Jacobson Formel	KOF (m2) = [Länge (cm) + Gewicht (kg) - 60]/100

der verbrannten KOF in Quadratmetern. Der gesamte Flüssigkeitsbedarf für die ersten 24 Stunden wird errechnet mit 5000 ml/m2 VKOF plus 2000 ml/m^2 KOF für den Flüssigkeitserhalt, wobei die Hälfte des Volumens in den ersten 8 Stunden verabreicht wird. Die zweite Hälfte wird im Laufe der nächsten 16 Stunden verabreicht [12, 13]. Während der nächsten 24 Stunden werden 3750 ml/m2 VKOF plus 1500 ml/m2 KOF (für die Erhaltung) benötigt. Im Cincinnati Shriners Burns Hospital wird die Baxter-Parkland-Formel [14] mit einer zusätzlichen Gabe von Erhaltungsflüssigkeit verwendet. Bei dieser Formel werden 4 ml/kg/% VKOF pro 24 Stunden plus 1500 ml/m2 KOF pro 24 Stunden benötigt (Tabelle 3) [15]. Dies ent-

Tabelle 3 Galveston und Cincinnati Shriners Volumenersatzformeln

Galveston Shriners Burns Hospital [12, 13]	0–24 Stunden	**5000 ml / m^2 VKOF + 2000 ml / m^2 KOF**	RL + 12,5 g Albumin **(erste Hälfte in den ersten 8 Std. verabreicht, zweite Hälfte in den folgenden 16 Std.)**
	24–48 Stunden	**3750 ml / m^2 VKOF + 1500 ml / m^2 KOF**	RL Kolloide nach Bedarf um Albumin-Level über 2,5g/dl. zu halten
	3. Tag und später	**3750 ml / m^2 KOF offen gebliebene Wunden + 1500 ml / m^2 KOF**	(siehe oben)
Cincinnati Shriners Burns Hospital [15]	0–24 Stunden	**4 ml x kg x % VKOF + 1500 ml x m^2 KOF**	0–8 Stunden: RL + 50 mg Na HCO_3 8–16 Stunden: nur RL 16–24 Stunden: RL + 12,5g Albumin
	24–48 Stunden	**(35 + % VKOF) x m^2 KOF x 24 + 1500 ml x m^2 KOF**	RL Kolloide nach Bedarf um Albumin-Level über 2,0 g/dl. zu halten
	3. Tag und später	**(siehe oben)**	(siehe oben)

spricht den Ergebnissen von Graves et al., die zeigten, dass, wenn die Erhaltungsflüssigkeit vom erforderlichen Volumenersatz abgezogen wird, der Volumenersatz sich 4 ml/kg/% VKOF nähern würde [16].

Alle Formeln für eine Volumenersatztherapie sind jedoch, genauso wie bei Erwachsenen, nur eine Richtlinie für die zu infundierende Flüssigkeitsmenge. Die genaue Menge Flüssigkeit sollte gemäß dem klinischen Bedarf titriert werden. In letzter Zeit wurde vom Personal auf Verbrennungsstationen eine Überinfusion bei Kindern beobachtet, die offenbar durch die Anwendung der Volumenersatzformel von Pediatric Advanced Life Support (PALS) entsteht. Diese Formel empfiehlt eine Volumenersatztherapie mittels eines initialen Flüssigkeitsbolus von 20 ml/kg isotonischer Kristalloidlösung, über einen Zeitraum von 5 bis 20 Minuten und eine neuerliche Gabe derselben Menge, wenn die Harnproduktion nicht adäquat ist [17]. Diese Behandlung kann leicht zu Überinfusion führen. PALS empfiehlt nun eine Modifizierung dieses Flüssigkeitsbolus für Brandverletzungen mit 2–4 ml/kg/% VKOF pro 24 Stunden [17].

48 Stunden nach der Verletzung ist die Hyponatriämie eine häufig auftretende Komplikation bei brandverletzten Kindern. Der Grund dafür ist, dass das die noch nicht ausgewachsenen Nieren größere Mengen an Natrium ausscheiden als beim Erwachsenen. Häufiges Monitoring des Serum-Natriums ist daher notwendig. Der Natriumbedarf von Säuglingen und Kleinkindern kann aufgrund größerer Natriumausscheidungen durch den Urin größer sein. Kaliumverlust sollte üblicherweise mit der oralen Gabe von Kaliumphosphat, bevorzugt gegenüber Kaliumchlorid, ausgeglichen werden, da bei diesen Patienten häufig eine Hypophosphatämie beobachtet wird [18]. Verluste von Kalzium und Magnesium müssen ebenfalls ausgeglichen werden.

Intravenös verabreichter Volumenersatz sollte isoton sein und die verlorenen Elektrolyten ersetzen. Ringerlaktat (RL) ist die am häufigsten verwendete Lösung für die ersten 24 Stunden nach der Verbrennung, da der Elektrolytverlust über die Wunde durch RL besser ausgeglichen werden kann. Da ihre Glykogenvorräte beschränkt sind, sollte Kindern unter 1 Jahr auch eine Erhaltungsflüssigkeit mit Dextroselösung verabreicht werden, um einer Hypoglykämie vorzubeugen.

Die Erhaltung des intravaskulären kolloidosmotischen Drucks senkt die Wahrscheinlichkeit von Ödembildung. Salzarmes Albumin verbleibt im intravaskulären Raum, wenn es 8 Stunden nach der Verbrennung in entsprechenden Dosen, um den Serum-Albumin-Spiegel über 2,5 g/dl zu halten, verabreicht wird.

Der Mangel kann durch die Verabreichung von Humanalbumin 20 %, aufgeteilt auf 3 Gaben pro Tag, substituiert werden.

3.3 Beurteilung der Volumenersatztherapie

Die Beurteilung des Erfolges einer Volumenersatztherapie gestaltet sich bei Kindern schwierig. Die üblichen klinischen Anzeichen einer Hypovolämie, wie niedriger Blutdruck und verminderte Harnproduktion, sind bei Kindern späte Erscheinungsbilder eines Schocks. Tachykardie ist omnipräsent. Kinder besitzen eine bemerkenswerte kardiopulmonale Reserve. Dadurch werden die klinischen Anzeichen einer Hypovolämie oft nicht entdeckt, bis mehr als 25 % der Flüssigkeit im Blutkreislauf verloren gegangen sind und eine vollständige kardiale Dekompensation unmittelbar bevorsteht.

Andererseits kann eine übermäßige Flüssigkeitszufuhr zu Lungen- und Hirnödemen, Versagen des rechten Herzens und zum abdominellen Kompartmentsyndrom führen. Trotz ihrer kardiopulmonalen Reserve haben Kinder ein weniger dehnbares Herz. Das Herzschlagvolumen pendelt sich bei relativ geringem Füllungsdruck ein und die Starling-Kurve wird daher nach rechts verlagert. Das Minutenvolumen hängt fast vollständig von der Herzfrequenz ab und das noch nicht ausgewachsene Herz reagiert sensibel auf zu großes Volumen und zu hohen Druck. Kinder neigen besonders zur Bildung von vasogenen sowie hydrostatischen Ödemen. Vasogene Ödeme bilden sich in der frühen Phase nach der Verbrennung, wenn die

Tabelle 4 Normalwerte Vitalparameter bei Kindern (adaptiert von Herndon DN (ed) (2007) Total burn care, 3rd edn. Saunders Elsevier, Philadelphia, PA)

Alter	Minimum Herzfrequenz (Schläge/min)	Systolischer Blutdruck	Atmungsfrequenz (Atmungen/min)	Minimal Hämoglobin (g/dl)	Minimal (%)
< 2 Jahre	100–160	60	30–40	11	33
2–5 Jahre	80–140	70	20–30	11	33
6–12 Jahre	70–120	80	18–25	11.5	34.5
> 12 Jahre	60–110	90	16–20	12	36

Integrität der Gefäße gestört ist. Besonders zu beachten ist die Bildung von Hirnödemen.

Bei Verbrennungen, die mehr als 20 % KOF betreffen, ist ein – für die Bilanzierung des Harnes – Dauerkatheter notwendig. Während der ersten Phase der Volumenersatztherapie sollte die Harnproduktion mindestens alle 15 Minuten gemessen und die Volumensubstitution entsprechend titriert werden. Die Gabe von Flüssigkeit sollte titriert werden, um die Harnproduktion bei Kindern auf 1 ml/kg/h bzw. bei Säuglingen auf 2 ml/kg/h zu bringen. Wenn die Harnproduktion dieses Ausmaß übersteigt, sollten die i. v.-Flüssigkeiten nach unten titriert werden.

Eine neue Art des Monitorings beim Volumenersatz ist ein gering invasives Monitoring mittels transpulmonaler Thermodilution (TPTD). Bei dieser Methode wird ein kalter Kochsalzbolus in den Zentralvenenkreislauf injiziert. Die darauffolgende Veränderung der Bluttemperatur wird von einem Thermistor-Arterienkatheter aufgenommen. Zusätzlich zum Herzzeitvolumen (HZV) und dem systemischen Gefäßwiderstand (Systemic Vascular Resistance – SVR) kann durch TPTD auch das globale enddiastolische Volumen (GEDV) und das intrathorakale Blutvolumen (ITBV) gemessen werden. Letztere sind Indikatoren für eine Herzvorlast und extravasales Lungenwasser (EVLW), welches ein Marker für Lungenödeme ist [19]. Die Anwendung einer zielgerichteten TPTD-Therapie basierend auf ITBV- und EVLW-Messungen zeigte vielversprechende Resultate [20]. Bei erwachsenen Patienten mit Verbrennungsschock wurde bisher nur eine prospektiv randomisierte Studie durchgeführt, um die zielgerichtete Therapie mittels TPTD mit der Standardbehandlung (Baxter-Formel) zu vergleichen [21]. Die TPTD-Therapie bei akutem Verbrennungsschock bei schwer brandverletzten Kindern muss aber noch evaluiert werden. Im Shriners Hospital for Children in Galveston wird TPTD (PiCCO System) seit 2005 routinemäßig angewendet.

Bei Patienten, die auf die konventionelle Therapie nicht ansprechen, sollte eine transthorakale oder transösophageale Echokardiografie durchgeführt werden, um deren Herzfunktion zu überprüfen.

Weitere wichtige Indikatoren für den Volumenstatus bei Kindern:

- Die Rekapillarisationszeit ist bei brandverletzten Kindern ein wichtiger Indikator des Volumenstatus. Ein Kind mit normalem Blutdruck und altersentsprechender Herzfrequenz, jedoch mit kühlen und feuchten Händen, Benommenheit und einer verlängerten Rekapillarisationszeit befindet sich in akuter Gefahr.
- Gesenkter arterieller Blut-pH-Wert mit Augenmerk auf Basendefizit und Laktat deutet auf eine verminderte Gewebsperfusion hin.
- Aufgrund einer übermäßigen Katecholaminreaktion bei Trauma oder Angst entwickeln manche Kinder eine Reflextachykardie, auch nach minimalen Verletzungen (Tabelle 4).
- Kleine Kinder mit unausgereiften Nieren weisen eine geringere Harnkonzentrationsfähigkeit als Erwachsene auf und die Harnproduktion kann sich trotz Hypovolämie fortsetzen. Um den Volumenersatz zu unterstützen, können arterieller pH-Wert, Laktat- oder Basendefizit verfolgt werden.
- Der mentale Zustand, der Pulsdruck und die Körpertemperatur können ebenfalls Hinweise auf den Volumenstatus geben.

Tabelle 5 Kohlenmonoxidvergiftung (adaptiert von Herndon DN (ed) (2007) Total burn care, 3rd edn. Saunders Elsevier, Philadelphia, PA)

Kohlenoxidhämoglobin (%)	Symptome
0–10	Normal
10–20	Kopfschmerz, Verwirrung
20–40	Desorientierung, Müdigkeit, Übelkeit, Sehschwäche
40–60	Halluzinationen, Erregungszustände, Krämpfe, Koma, Schockzustand
60–70	Koma, Krämpfe, schwache Atmung sowie Puls
70–80	Schwächer werdende Atmung
80–90	Tod in weniger als 1 Stunde
90–100	Tod innerhalb weniger Minuten

4 Evaluierung und Management der Atemwege

Da sich nach der Verletzung sofort Ödeme bilden und die Ödembildung normalerweise ihr Punctum maximum 72–96 Stunden nach der Verbrennung erreicht, muss die Evaluierung und Erhaltung der Atemwege bei Kindern Vorrang haben. Die relativ enge Trachealöffnung bei Kindern prädisponiert sie für eine Blockade. Atemwegsödeme haben bei Kindern aufgrund des geringeren Durchmessers unverhältnismäßig schwerwiegendere Auswirkungen auf den Atemwegswiderstand als bei Erwachsenen. Eine Erhöhung der Gewebsdicke um 1 mm bei einer Trachea eines Erwachsenen reduziert den Querschnitt der Atemwege um 44 % und führt zu einem dreifach höheren Atemwegswiderstand. Das gleiche Ödem in der Trachea eines Kindes (4 mm Durchmesser) würde zu einer 75%igen Reduzierung des Querschnittes und zu einem 16-fach höheren Widerstand führen [22]. Eine frühzeitige Intubation ist daher angezeigt und sollte auch immer dann in Betracht gezogen werden, wenn ein langer Transport bevorsteht oder der Patient eine großflächige Verbrennung erlitten hat und durch die Volumenersatztherapie häufig konsekutive Atemwegsödeme auftreten. Nach der Intubation muss der Tubus entsprechend fixiert werden, da auch hier der Spielraum zwischen Extubation und einseitiger Intubation deutlich geringer ist als beim Erwachsenen. Dies kann bei brandverletzten Kindern, besonders bei Gesichtsverbrennungen, nässenden Wunden und feuchten Verbänden schwierig sein. Eine Erfolg versprechende Methode ist es, den Tubus mit Klebeband auf der Rückseite des Kopfes, sowohl über als auch unter den Ohren, zu befestigen. Ein zusätzliches Stück Klebeband an der Oberseite des Kopfes, fixiert an das Klebeband hinter dem Kopf, beugt bei den meisten Kindern einer versehentlichen Extubation vor [23].

5 Inhalationstrauma

Der Grund für viele Todesfälle nach Brandverletzungen sind Inhalationstraumata und darauffolgende Infektionen. Die Sterblichkeitsrate bei Kindern mit isolierten thermischen Verletzungen liegt bei 1–2 %. In Verbindung mit einem Inhalationstrauma steigt sie jedoch auf ca. 40 % [24, 25]. Eine Kohlenmonoxidvergiftung in Verbindung mit Hypoxie ist die häufigste Todesursache nach Rauchgasvergiftungen. Jegliche Verletzung durch Flammen, besonders wenn diese in engen Räumen passierte, sollte auf ein Inhalationstrauma hin abgeklärt werden. Wenn der Verdacht auf ein Inhalationstrauma besteht, sollten die arteriellen Blutgaswerte (COHb) überprüft werden und der Patient mit 100 % Sauerstoff versorgt werden. Bei Kindern könnten einige der klaren Anzeichen für ein Inhalationstrauma nicht beobachtbar sein, da sie aufgrund ihrer geringeren Körpergröße kühlere und bodennahe Luft einatmen. Genau wie bei Erwachsenen ist auch bei Kindern der einzige Weg ein Inhalationstrauma gesichert festzustellen, die direkte Visualisierung der

Tabelle 6 Atemwegsversorgung, Sekretmobilisation, und pharmakologisches Management (adaptiert von Herndon DN (ed) (2007) Total burn care, 3rd edn. Saunders Elsevier, Philadelphia, PA)

Therapie	Frequenz
Bronchodilatatoren	Alle 2 Stunden
Heparin und Azetylzystein (als Spray)	Abwechselnd alle 2 Stunden: - Heparin 5000–10000 IU in 3 ml NaCl - Azetylzystein 20 % 3 ml
Lagerung	Alle 2 Stunden
Absaugung und Lavage (nasal/oral tracheal)	Alle 2 Stunden
Brust-Physiotherapie	Alle 2 Stunden
Sitzen oder Schaukeln im Stuhl	Sobald physiologisch stabil, dann min. alle 4 Stunden
Umhergehen	Sobald physiologisch stabil

Atemwege und eine frühzeitige Bestimmung der COHb-Werte. Anzeichen eines potenziellen Inhalationstraumas sind Gesichtsverbrennungen, versengte Nasenhaare, »kohlehaltiges« Sputum, veränderter Gemütszustand (Aufgeregtheit oder Benommenheit), Atemschwierigkeiten (Dyspnoe, Stenoseatmung, Stridor, Heiserkeit) oder erhöhte COHb-Werte >10 % [26]. Kohlenmonoxid-Hämoglobin-Werte >60 % gehen zu mehr als 50 % tödlich aus (Tabelle 5).

Behandlungsmöglichkeiten bei Inhalationstrauma sind eine Sicherung der Atemwege, eine Sekretmobilisation sowie eine medikamentöse Behandlung (Tabelle 6). Desai et al. zeigten, dass eine Gruppe von Kindern, die inhalativ mit Heparin und mit Azetylzystein behandelt wurde, im Vergleich mit der Kontrollgruppe deutlich weniger häufig reintubiert werden musste, seltener Atelaktasen auftraten und die Sterblichkeit geringer war [27].

6 Hypermetabolismus

Bei brandverletzten Kindern ist der Grundumsatz deutlich erhöht. Diese Störung und ihre schwerwiegenden Auswirkungen auf den Patienten sind seit den 1970er Jahren Ziel ausführlicher Forschungen [28, 29]. Der Auslöser für diese hypermetabolische Reaktion ist unklar, es spielen dabei jedoch multiple Faktoren (z. B. Endotoxine, plättchen-aktivierender Faktor, Tumornekrose-Faktor, Interleukine 1 und 6, Metabolite der Arachidonsäure, Sauerstoffradikale) eine Rolle [30, 31]. Im Allgemeinen erhöht sich die hypermetabolische Reaktion mit dem Ausmaß der Brandverletzung [32]. Sie führt zu einer hyperdynamen Herz-Kreislaufreaktion, zu einem erhöhten Energieverbrauch, erhöhtem Sauerstoffkonsum, Proteolyse, Lipolyse und Glykogenolyse. Langfristige Auswirkungen sind Verlust an Muskelmasse, eine verlangsamte Wundheilung, eine verzögerte Immunreaktion und eine erhöhte Morbidität und Mortalität [32–36].

Hypermetabolismus und Muskelproteinabbau bestehen auch lange nach der Wundheilung weiter [37]. Auch 2 Jahre nach der Verletzung besteht ein gestörtes Nagel-, Haar- und Knochenwachstum. Dies führt zu einer langfristigen Osteopenie [38, 39]. Bei schwer brandverletzten Kinder mit Verbrennungen > 80 % KOF ist das lineare Wachstum jahrelang verzögert [40].

Zur Milderung des Katabolismus und zur Stimulierung des Wachstums werden Medikamente eingesetzt. Bei Kindern mit Verbrennungen werden auch anabole Hormone, wie Wachstumshormone, Insulin, insulinähnliche Wachstumsfaktoren (IGF-1) / IGF-bindendes Protein-3 (IGFBP-3), Oxandrolon oder Testosteron und Betablocker wie Propranolol eingesetzt, um den Verlust an Muskelmasse zu minimieren. Diese Wirkstoffe helfen den Verlust an Muskelmasse möglichst gering zu halten und die Wundheilung zu fördern [41–48].

7 Wärmeregulierung

Nach einer schweren Brandverletzung ist die Körpertemperatur durchwegs erhöht. Diese Erhöhung geschieht aufgrund einer hypothalamischen Fehlsteuerung, die von verschiedenen entzündlichen Zytokinen und Schmerz verursacht wird, auch bei nicht vorhandener Infektion. Es wird angenommen, dass diese Umstellung der Solltemperatur ein Anpassungsmechanismus ist, um die Abwehr gegen potenzielle Pathogene zu stärken. Der Körper von Verbrennungspatienten strebt eine Temperatur von ungefähr 38 °C an. Niedrigere oder »normale« Temperaturen sind wahrscheinlich ein Zeichen für eine Sepsis oder erschöpfte physiologische Ressourcen. Nach schweren thermischen Verletzungen sind Routinemethoden zur Erhaltung der Temperatur nicht einsetzbar, da durch Konvektion und Evaporation ein großer Wärmeverlust entsteht. Säuglinge und Kleinkinder sind aufgrund ihres erhöhten Oberfläche-Volumen-Verhältnisses, ihrem weniger isolierendem Fett sowie ihrer geringeren Muskelmasse besonders anfällig für Hypothermie [23].

Hypothermie hat zahlreiche Folgen. Das Herz reagiert besonders sensibel auf Temperatur und ventrikuläre Arrythmien sind keine Seltenheit. Durch eine Hypothermie wird das Myokard auch anfälliger für Veränderungen in den Elektrolytkonzentrationen. Die Oxyhämoglobin-Dissoziationskurve verlagert sich durch die verringerte Körpertemperatur auf die linke Seite und verschlechtert so die periphere Oxygenation. In extremen Fällen verursacht eine Hypothermie Zentralnervensystem- und Atemwegsdepression, Blutgerinnungsstörungen und Verlust von peripherem Vasotonus.

Es sollte alles daran gesetzt werden, um den Hitzeverlust bei brandverletzten Kindern zu reduzieren. Die Umgebungstemperatur und -feuchtigkeit sollten bei 30–33 °C bzw. 80 % liegen, um den Energiebedarf und die Wasserverluste durch Evaporation zu senken. Die Anwendung von feuchten Verbänden sollte vermieden werden bzw. sollten diese mindestens umwickelt werden. Nasse Bettwäsche sollte sofort gewechselt werden, um eine evaporative oder konduktive Kühlung zu verhindern. Die Patienten sollten so gebettet sein, dass sie keiner Zugluft ausgesetzt sind.

8 Ernährungstherapie

Kommt es zu einer hypermetabolischen Reaktion bei schwer brandverletzten Patienten, ist die beste Methode für die Ernährungstherapie die entereale Ernährung. Eine Vielzahl an Studien hat die Effizienz von frühzeitiger Ernährung und die zusätzlichen positiven Wirkungen gezeigt [49, 50]. Patienten mit kleineren Verbrennungen werden sofort auf eine sehr proteinreiche sowie kalorienreiche Diät gesetzt. Patienten mit großflächigeren Verbrennungen (> 30 %) werden mit Hilfe von Sondenkost enteral ernährt.

Der frühzeitige Einsatz von enteraler Ernährung kann die hypermetabolische Reaktion auf die Verbrennung mildern [51, 52]. Die Integrität der Darmschleimhaut konnte erhalten und der Blutfluss im Darm sowie seine Motilität verbessert werden [52]. Die enterale Ernährung kann fast sofort durch eine transpylorische Ernährungssonde begonnen werden. Die meisten Kinder vertragen enterale Ernährung schon 1–2 Stunden nach der Verbrennung, wenn nicht gar sofort [32, 33]. Enterale Ernährung kann durch eine flexible Silastic-Duodenalsonde, die den Magen umgeht, der möglicherweise eine verringerte Peristaltik aufweist, durchgeführt werden. Die Vorteile und die Nachteile von verschiedenen Arten der enteralen Ernährung werden ausführlich in Kapitel 12 (Ernährung) erörtert.

Es zeigte sich, dass Ernährung mit kommerziell erhältlichen Produkten, wie z. B. Vivonex® TEN (Novartis Nutritional Corp., Minneapolis, MN), unter den am besten verträglichen Arten der enteralen Ernährung zu finden sind. Vivonex® besteht aus 82 % Kohlenhydraten, 15 % Protein und 3 % Fett. Die tägliche Dosis sollte 1500 kcal/m2 VKOF + 1500 kcal/m2 KOF betragen. Der Vorteil gegenüber Ernährung mit Milch ist, dass die kommerziell erhältlichen Produkte weniger Fett und mehr Protein enthalten. Eine Studie bei über 300 brandverletzten Kindern zeigte, dass eine enterale Ernährung mit Vivonex® das Auftreten von Sepsis und die Länge des Krankenhausaufenthalts verringerte sowie die Häufigkeit der Ausbildung einer Fettleber reduzierte und die Überlebensdauer verlängerte (eigene Daten noch nicht publiziert).

Eine Diarrhöe stellt bei Kindern aufgrund ihrer höheren Sensibilität gegenüber Volumendefiziten eine besonders ernste Komplikation dar. Kommerziell erhältliche hyperosmolare Ernährung sollte daher zur Senkung der Osmolarität auf ½ oder ¾ verdünnt werden, da bei unverdünnter Anwendung häufig Diarrhöen auftreten.

Da der Kalorienbedarf in Zusammenhang mit der Größe der Verbrennungswunde steht, sollte die Kalorienzufuhr aufgrund der Körperoberfläche errechnet werden. Einige Formeln wie z. B. die Galveston-Formel und die Curreri-Formel wurden entwickelt, um dem differierendem Bedarf der verschiedenen Altersgruppen gerecht zu werden [53–57]. Ausführliche Tabellen sind in Kapitel 12 zu finden.

9 Wundheilung

Die größten Fortschritte in der Behandlung schwerer Brandverletzungen der letzten 30 Jahre konnte durch die Einführung einer frühzeitigen Nekrosektomie und der dadurch resultierenden schnelleren Wundheilung erzielt werden. Vor dem Einsatz dieses radikalen Therapieansatzes wurden drittgradige Wunden durch Entfernung von jeweils kleinen Teilen (10–15 % VKOF) der Nekrosen seriell behandelt. Durch diese sequenzielle Therapie kam es aufgrund des langen Zeitintervalls bereits zu einer Lyse der Nekrosen durch bakterielle Enzyme. Dadurch traten sehr häufig invasive Infektionen und Wundsepsis auf, der Krankenhausaufenthalt wurde verlängert und die Mortalität erhöhte sich [58].

Aufgrund der Ergebnisse bahnbrechender Arbeiten von Janzekovic [59], Burke [60, 61], Herndon [62], Thompson [63] und anderen, in denen gezeigt werden konnte, dass eine frühzeitige Nekrosektomie zu einer Verringerung der Mortalität und Verkürzung des Krankenhausaufenthaltes führt, wird dieses Konzept nun mehr allgemein angewendet. Es zeigte sich weiters, dass eine frühzeitige Exzision innerhalb der ersten 48 Stunden den Blutverlust drastisch senken kann [64], und dass die frühzeitige Exzision sogar in den ersten 24 Stunden sicher und wirkungsvoll ist [65].

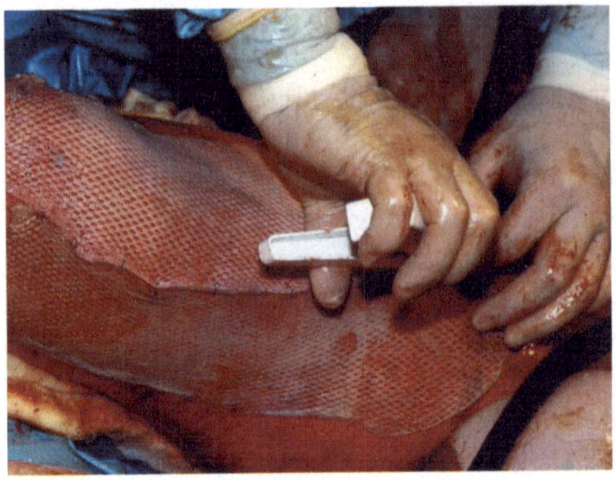

Abb. 2. Deckung einer nekrosektomierten Extremitaet mit Kadaverhaut (Allograft).

Durch Hautersatz wie Allografts oder Xenografts kann die Verbrennungswunde bedeckt und viele Wochen lang geschützt werden, bis genug Eigenhaut für eine autologe Transplantation vorhanden sind. (Abb. 2) Die Wundheilung bei Kindern geht bedeutend schneller voran als bei Erwachsenen und wiederholtes Transplantieren von Autografts (Reharvesting) kann innerhalb von 5 bis 7 Tagen durchgeführt werden, wenn die Spenderstellen abgeheilt sind [41, 42, 66]. In letzter Zeit wurde die Verwendung des Hautersatzes Integra® als sicher und wirkungsvoll bei der frühzeitigen Bedeckung von großflächigen Verbrennungswunden beschrieben [67]. (Abb. 3)

Für schwere Verbrennungen sind auch Cultured Epidermal Autografts (CEA) nützlich [68]. Obwohl dies eine wirkungsvolle Art der Deckung von großflächigen Wunden darstellte, ist es leider auch nicht die kostengünstigste. Eine Patientengruppe, die mit CEA behandelt wurde, hatte einen längeren Krankenhausaufenthalt und mehr rekonstruktive Maßnahmen als bei einer konventionellen Behandlung mit gemeshtem Autograft [62]. Cultured Skin Substitutes (CSS) bestehen aus autologen kultivierten Keratinozyten und Fibroblasten, die auf

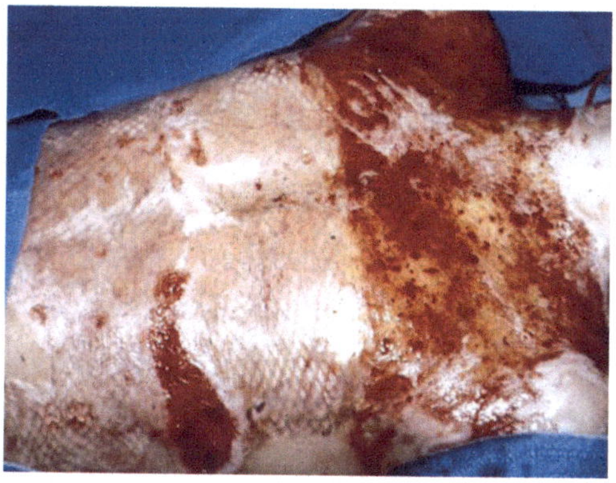

Abb. 3. Oberkörper nach Exzsion großflächiger drittgradiger Verbrennungen und primärer Deckung mit Integra®

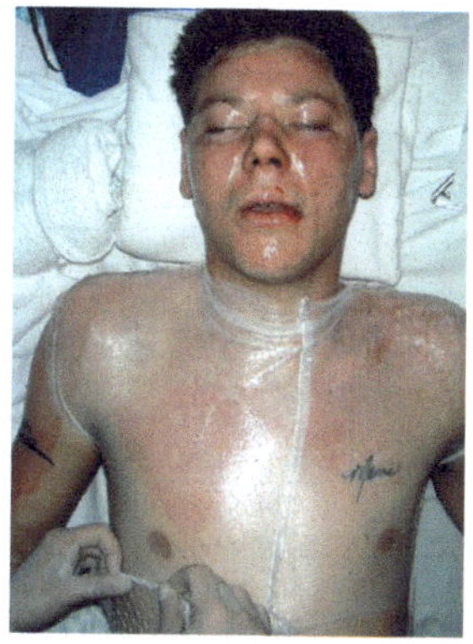

Abb. 4. Deckung einer oberflächlichen zweitgradigen Verbrennung mit Biobrane®

einer Kollagen-Matrix aufgebracht und transplantiert werden. Sie sind zurzeit Objekt intensiver Forschungen. CSS kann den Bedarf an Spenderhaut und die Anzahl der Autografttransplantationen bei schweren Verbrennungen reduzieren.

Verbrühungsverletzungen bei kleinen Kindern, die offensichtlich nicht drittgradig sind, werden am besten zunächst konservativ behandelt. Diese Behandlung führt zu weniger Wundexzisionen und zu geringeren Blutverlusten [69]. Für diese Art von Verletzungen wurden verschiedene Behandlungsarten evaluiert. Die Behandlung mit Allografts verringerte im Vergleich zu einer topischen antimikrobiellen Therapie die Heilungszeit und die Schmerzen [70]. Zweitgradige Gesichtsverbrennungen wurden erfolgreich mit humaner amniotischer Membran, einem biologischen Verband, behandelt [71]. (Abb. 4) Derzeit wird aber bei zweitgradigen Verbrennungen (vornehmlich Verbrühungen) von weniger als 30 % VKOF häufig Biobrane®, verwendet. Es kann bei Kindern, selbst unter 2 Jahren, sicher angewendet werden. Es wurde gezeigt, dass die Anwendung von Biobrane® im Vergleich zu antimikrobiellen

Tabelle 7 Empfohlene Schmerz-Scores für brandverletzte Kinder (adaptiert von Herndon DN (ed) (2007) Total burn care, 3rd edn. Saunders Elsevier, Philadelphia, PA)

Säuglinge und Kleinkinder	CHEOPS [83]
	The Observed Pain Scale
Vorschulkinder	Faces Pain Rating Scale [84]
	Oucher [83, 85, 86]
	Pediatric Pain Questionnaire [87]
	CHEOPS [88]
Schulkinder	Faces Pain Rating Scale [84]
	Visuelle Analogskala
	Numerische Skalen
	Pediatric Pain Questionnaire [87]
	Procedure Behavior Checklist [89]
Jugendliche und Erwachsene	Visuelle Analogskala
	Numerische Skalen
	Adjektivskalen
	McGill Fragebogen [90]

Tabelle 8 Galveston Shriners Burns Hospital Comfort Protocol for Children (adaptiert von Herndon DN (ed) (2007) Total burn care, 3rd edn. Saunders Elsevier, Philadelphia, PA)

Hintergrundschmerz (vor Intubation etc.)	1. *Wahl:* Midazolam 0.3 mg/kg p.o. und Paracetamol 15 mg/kg p.o. *Wenn wirkungslos:* Zusätzl. Morphinsulfatlsg. 0.3–0.6 mg/kg (wenn > 15 kg) oder Fentanyllutscher (Aqtic) 10 ug/kg *Wenn nicht p.o.:* Midazolam 0.03 mg/kg i.v. und Morphin 0.05–0.1 mg/kg i.v. (wenn > 15 kg)
Postoperativer Schmerz	*Option A:* Morphininfusion (via PCA Pumpe wenn > 5 Jahre). Gesamtdosis 10–20 mg/kg/4h *Option B:* Personalverabreichter i.v. Morphinbolus, langsam. Gesamtdosis 0.03–0.05 mg/Dosis über 2 h (fortsetzen, wenn Reaktion nicht adäquat ist)
Vor-Rehab Therapie	Morphinsulfatlösung 0.1–0.3 mg/kg p.o. oder Morphin 0.02–0.05 mg/kg i.v. Wenn Kind sehr ängstlich, zusätzl.0.1 mg/kg Diazepam oder 0.03–0.05 mg/kg Lorazepam
Hintergrundschmerz bei ambulantem Patient	Paracetamol 15 mg/kg p.o. alle 4 h. Wenn wirkungslos, zusätzl. Morphinlösung 0.1–0.3 mg/kg p.o alle 4 h oder über Magensondekontin 0.5 mg/kg p.o. über 8–12 h
Angst	Lorazepam 0.05 mg/kg p.o. alle 4–6 h Wenn Muskelentspannung gewünscht, Diazepam 0.1 mg/kg *NB: Langsames Ausschleichen der Benzodiazepine durch Reduzierung der Dosis jeden Tag um 50 %*
Akutes Stresssyndrom oder posttraumatisches Stresssyndrom	Imipramin 1 mg/kg langsame Erhöhung auf 3 mg/kg nach Bedarf oder Fluoxetin 5 mg wenn unter 6 Jahren. Jugendliche: Anfangs 5 mg Imipramin u. langsame Erhöhung auf 20 mg nach Bedarf.
Juckreiz	Feuchtigkeitsspendende Shampoos und Cremen, topische Salben (keine Hydrokortison-Salben) Anfangs Diphenhydramin 1.25 mg/kg p.o. alle 6 h. Wenn Juckreiz weiter besteht, zusätzl. Hydroxyzin 0.5/kg p.o. alle 6 h. Wenn Juckreiz weiter besteht, zusätzl Cyproheptadin 0.1 mg/kg p.o. alle 6 h.

Wirkstoffen zu weniger Schmerzen, geringerer Heilungszeit und kürzerem Krankenhausaufenthalt führte [72]. Wenn Biobrane® innerhalb der ersten 48 Stunden nach der Verletzung angewendet wird, so besteht auch kein erhöhtes Risiko einer Infektion [72]. Genaueres zum Thema chirurgische Behandlung von kindlichen Verbrennungen sind dem Kapitel 7.1 zu entnehmen.

10 Schmerzmanagement

Kinder drücken ihre Schmerzen nicht immer auf dieselbe Art und Weise wie Erwachsene aus [73]. Sie zeigen Schmerzen durch Angst, Beunruhigung, Ruhelosigkeit, Zorn, Aggression, Trotzreaktionen, Depression, Zurückgezogenheit und Regression [74–78]. Die klinische Behandlung von Schmerzen nach Brandverletzung, die Angst vor dem Krankenhaus und die individuellen Erlebnisse jedes einzelnen Kindes stellen ein zusätzliches Trauma dar, das oft über Monate und Jahre hinweg psychologische Folgen hat. Eine schwere Brandverletzung hat eine viele Wochen andauernde Behandlung mit Operationen, vielen Verbandswechseln und Rehabilitationsübungen zur Folge, die intensive Schmerzen verursachen können.

Die Messung der Schmerzen ist bei Kindern viel komplexer als bei Erwachsenen. Dabei werden psychosoziale Faktoren gemessen, das Verhalten analysiert und die Berichte der Patienten zu ihren Schmerzen ausgewertet. Physiologische Indikationen wie Herzfrequenz, Atemfrequenz, Blutdruck, etc. sind nicht verlässliche Parameter, da diese von verschiedenen, unmittelbar durch die Brandverletzung ausgelösten Stressfaktoren und Stoffwechselstörungen beeinflusst werden [79]. Es wurden Skalen entwickelt, die das Verhalten der Kinder analysieren, um die Schmerzen zu messen. Diese Skalen sind standardisierte Richtlinien zur Schmerzdefinition (Tabelle 7).

Morphinsulfat ist die am häufigsten verwendete Analgesie. Es sollte intravenös und nicht intramuskulär verabreicht werden. Fentanyl kann ebenfalls verwendet werden. Für Verbandswechsel kann erfolgreich Fentanyl Oralet (10 mcg pro kg) angewendet werden. Am Galveston Shriners Hospital wurde eine Richtlinie für die Behandlung von akuten und chronischen Schmerzen entwickelt (Tabelle 8).

11 Rehabilitation

Für den Erfolg der Behandlung nach Brandverletzungen ist die Rehabilitation einer der wichtigsten Faktoren. Sie beginnt bereits mit der Aufnahme im Krankenhaus. Während der Akutphase der Versorgung werden Schienen benutzt, um Deformierungen der Gelenke und Kontraktionen zu minimieren. Die Schienen sind ständig angebracht, außer während einer Therapiesitzung. Sie werden individuell für jeden Patienten angepasst und werden vom ersten Tag des Krankenhausaufenthaltes an angefertigt und immer an den jeweiligen Zustand adaptiert. Die Therapie am Krankenbett, wie aktive und passive Bewegungen, sollte ebenfalls so bald wie möglich begonnen werden. Die Mobilisierung der Patienten sollte bereits auf der Intensivstation für Brandverletzte beginnen. Frühe Bewegungstherapie ist der Schlüssel zu einer erfolgreichen Rehabilitation bei brandverletzten Kindern.

Sobald die Patienten aus der Akutbehandlung entlassen worden sind, werden die physiotherapeutischen Maßnahmen weiter intensiviert. Insbesonders werden rigoros Dehnungsübungen, Übungen zur Erweiterung des Bewegungsradius von Gelenken sowie Übungen zum Kraftaufbau eingesetzt.

Im Allgemeinen verursachen tief zweitgradige und drittgradige Verbrennungen häufig hypertrophe Narben. Mit zunehmender Heilungsdauer (länger als 21 Tage) steigt die Inzidenz hypertropher Narben. Die Verwendung von Druckverbänden auf heilenden Wunden und Druckanzügen auf geheilten Wunden sind die wirkungsvollste Art, das Auftreten einer solchen hypertrophen Narbenbildung zu reduzieren [80]. Druckanzüge wie transparente Gesichtsmasken [81] müssen bis zu 2 Jahre lang oder bis zum Ausreifen der Narben getragen werden. Genaueres ist dem Kapitel 15 zu entnehmen.

Literatur

[1] Kung HC, H.D., Xu JQ, Murphy SL (2008) Deaths: final data for 2005. In: National vital statistics reports, vol 56. National Center for Health Statistics, Hyattsville, MD

[2] American Burn Association (2006) National Burn Repository 2005, American Burn Association, Chicago, IL, USA

[3] National Safe Kids Campaign (ed) Report to the Nation Trends in Childhood Injury Mortality 1987-2000. National Safe Kids Campaign, Washington, DC

[4] Pruitt BA, Wolf SE, Mason ADJ (2007) Epidemiological, demographic, and outcome characteristics of burn injury. In: Herndon DN (ed) Total burn care, 3rd edn. Saunders Elsevier, Philadelphia, PA

[5] Brigham PA, McLoughlin E (1996) Burn incidence and medical care use in the United States: estimates, trends, and data sources. J Burn Care Rehabil 17: 95–107

[6] Bull JP, Fisher AJ (1954) A study of mortality in a burns unit: a revised estimate. Ann Surg 139: 269–274

[7] Muller M, Gahankari D, Herndon DN (2007) Operative wound management. In: Herndon DN (ed) Total burn care, 3rd edn. Saunders Elsevier, Philadelphia, PA, pp 177–195

[8] Wolf SE, et al (1997) Mortality determinants in massive pediatric burns. An analysis of 103 children with > or = 80 % TBSA burns (> or = 70 % full-thickness). Ann Surg 225: 554–565; discussion 565–559

[9] Fiser DH (1990) Intraosseous infusion. N Engl J Med 322: 1579–1581

[10] Hurren JS, Dunn KW (1995) Intraosseous infusion for burns resuscitation. Burns 21: 285–287

[11] Mariscalco MM (2006) Multiple trauma. In: McMillan JA, Feigin, RD, DeAngelis C, Jones MD (eds) Oski's pediatrics. Lippincott Williams & Wilkins, Philadelphia, PA

[12] Carvajal HF (1977) Fluid therapy for the acutely burned child. Compr Ther 3: 17–24

[13] Carvajal HF (1980) A physiologic approach to fluid therapy in severely burned children. Surg Gynecol Obstet 150: 379–384

[14] Baxter CR (1974) Fluid volume and electrolyte changes of the early postburn period. Clin Plast Surg 1: 693–703

[15] Warden GW (2007) Fluid resuscitation and early management. In: Herndon DN (ed) Total burn care, 3rd edn. Saunders Elsevier, Philadelphia, PA, pp 107–118

[16] Graves TA, Cioffi WG, McManus WF, Mason AD, Jr. Pruitt BA, Jr. (1988) Fluid resuscitation of infants and children with massive thermal injury. J Trauma 28: 1656–1659

[17] Ralston M, Fran HM, Zaritsky AL, Schexnayder SM, Kleinman ME (2007) Pediatric advanced life support: Provider manual

[18] Kreusser W, Ritz E (1978) The phosphate-depletion syndrome. Contrib Nephrol 14: 162–174

[19] Schmidt S et al (2007) Effect of the venous catheter site on transpulmonary thermodilution measurement variables. Crit Care Med 35: 783–786

[20] Della Rocca G, Costas MG (2006) Intrathoracic blood volume: clinical applications. In: Vincent J-L (ed) Yearbook of intensive care and emergency medicine. Springer, Berlin Heidelberg New York Tokyo, pp 142–151

[21] Holm C, et al (2004) A clinical randomized study on the effects of invasive monitoring on burn shock resuscitation. Burns 30: 798-807

[22] Ryan JF, Todres ID, Cotes CJ (1986) A practice of anesthesia for infants and children. Grune & Stratton, New York, NY

[23] Mlcak R, Cortiella J, Desai MH, Herndon DN (1998) Emergency management of pediatric burn victims. Pediatr Emerg Care 14: 51–54

[24] Herndon DN, Thompson PB, Traber DL (1985) Pulmonary injury. In: Burned patients. Crit Care Clin 1: 79–96

[25] Thompson PB, Herndon DN, Traber DL, Abston S (1986) Effect on mortality of inhalation injury. J Trauma 26: 163–165

[26] Herndon DN, et al (1988) Inhalation injury in burned patients: effects and treatment. Burns Incl Therm Inj 14: 349–356

[27] Desai MH, Mlcak R, Richardson J, Nichols R, Herndon DN (1998) Reduction in mortality in pediatric patients with inhalation injury with aerosolized heparin/N-acetylcystine [correction of acetylcystine] therapy. J Burn Care Rehabil 19: 210–212

[28] Wilmore DW (1974) Nutrition and metabolism following thermal injury. Clin Plast Surg 1: 603–619

[29] Herndon DN, Curreri PW (1978) Metabolic response to thermal injury and its nutritional support. Cutis 22: 501–506, 514

[30] Fleming RY, et al (1992) Effect of recombinant human growth hormone on catabolic hormones and free fatty acids following thermal injury. J Trauma 32: 698–702; discussion 702–693

[31] Sheridan RL (2001) A great constitutional disturbance. N Engl J Med 345: 1271–1272

[32] Jeschke MG, et al (2007) Burn size determines the inflammatory and hypermetabolic response. Crit Care 11: R90

[33] Gore DC et al (2006) Quantification of protein metabolism in vivo for skin, wound, and muscle in severe burn patients. JPEN J Parenter Enteral Nutr 30: 331–338

[34] Pereira CT, Murphy KD, Herndon DN (2005) Altering metabolism. J Burn Care Rehabil 26: 194–199

[35] Pereira C, Murphy K, Jeschke M, Herndon DN Post burn muscle wasting and the effects of treatments. Int J Biochem Cell Biol 37: 1948–1961

[36] Lee JO, Herndon DN (2003) Modulation fo the postburn hypermetabolic state. In: Cynober L, Moore FA (eds) Nutrition and critical care, vol 8. Nestec, Switzerland

[37] Hart DW, et al (2000) Persistence of muscle catabolism after severe burn. Surgery 128: 312–319

[38] Klein GL et al (1995) Long-term reduction in bone mass after severe burn injury in children. J Pediatr 126: 252–256

[39] Klein GL, Wolf SE, Goodman WG, Phillips WA, Herndon DN (1997) The management of acute bone loss in severe catabolism due to burn injury. Horm Res 48 [Suppl 5]: 83–87

[40] Rutan RL, Herndon DN (1990) Growth delay in postburn pediatric patients. Arch Surg 125: 392–395

[41] Herndon DN, Barrow RE, Kunkel KR, Broemeling L, Rutan RL (1990) Effects of recombinant human growth hormone on donor-site healing in severely burned children. Ann Surg 212: 424–429; discussion 430–421

[42] Herndon DN et al (1995) Characterization of growth hormone enhanced donor site healing in patients with large cutaneous burns. Ann Surg 221: 649–656; discussion 656–649

[43] Pierre EJ et al (1998) Effects of insulin on wound healing. J Trauma 44: 342–345

[44] Ferrando AA, Sheffield-Moore M, Wolf SE, Herndon DN, Wolfe RR (2001) Testosterone administration in severe burns ameliorates muscle catabolism. Crit Care Med 29: 1936–1942

[45] Hart DW et al (2001) Anabolic effects of oxandrolone after severe burn. Ann Surg 233: 556–564

[46] Herndon DN, Hart DW, Wolf SE, Chinkes DL, Wolfe RR (2001) Reversal of catabolism by beta-blockade after severe burns. N Engl J Med 345: 1223–1229

[47] Herndon DN, et al (1999) Muscle protein catabolism after severe burn: effects of IGF-1/IGFBP-3 treatment. Ann Surg 229: 713–720; discussion 720–712

[48] Wolf SE, Barrow RE, Herndon DN (1996) Growth hormone and IGF-I therapy in the hypercatabolic patient. Baillieres Clin Endocrinol Metab 10: 447–463

[49] Enzi G, et al (1990) Metabolic and hormonal effects of early nutritional supplementation after surgery in burn patients. Crit Care Med 18: 719–721

[50] McDonald WS, Sharp CW, Jr., Deitch EA (1991) Immediate enteral feeding in burn patients is safe and effective. Ann Surg 213: 177–183

[51] Dominioni L et al (1985) Enteral feeding in burn hypermetabolism: nutritional and metabolic effects of different levels of calorie and protein intake. JPEN J Parenter Enteral Nutr 9: 269–279

[52] Mochizuki H, et al (1984) Mechanism of prevention of postburn hypermetabolism and catabolism by early enteral feeding. Ann Surg 200: 297–310

[53] Hildreth MA, Herndon DN, Desai MH, Broemeling LD (1990) Current treatment reduces calories required to maintain weight in pediatric patients with burns. J Burn Care Rehabil 11: 405–409

[54] Hildreth MA, Herndon DN, Desai MH, Broemeling LD (1993) Caloric requirements of patients with burns under one year of age. J Burn Care Rehabil 14: 108–112

[55] Hildreth MA, Herndon DN, Desai MH, Duke MA (1988) Reassessing caloric requirements in pediatric burn patients. J Burn Care Rehabil 9: 616–618

[56] Hildreth MA, Herndon DN, Desai MH, Duke MA (1989) Caloric needs of adolescent patients with burns. J Burn Care Rehabil 10: 523–526

[57] Hildreth MA, Herndon DN, Parks DH, Desai MH, Rutan T (1987) Evaluation of a caloric requirement formula in burned children treated with early excision. J Trauma 27: 188–189

[58] Merrell SW, Saffle JR, Larson CM, Sullivan JJ (1989) The declining incidence of fatal sepsis following thermal injury. J Trauma 29: 1362–1366

[59] Janzekovic Z (1970) A new concept in the early excision and immediate grafting of burns. J Trauma 10: 1103–1108

[60] Burke JF, Bondoc CC, Quinby WC (1974) Primary burn excision and immediate grafting: a method shortening illness. J Trauma 14: 389–395

[61] Burke JF, May JW, Jr., Albright N, Quinby WC, Russell PS (1974) Temporary skin transplantation and immunosuppression for extensive burns. N Engl J Med 290: 269–271

[62] Herndon DN, Parks DH (1986) Comparison of serial debridement and autografting and early massive excision with cadaver skin overlay in the treatment of large burns in children. J Trauma 26: 149–152

[63] Thompson P, Herndon DN, Abston S, Rutan T (1987) Effect of early excision on patients with major thermal injury. J Trauma 27: 205–207

[64] Herndon DN, et al (1989) A comparison of conservative versus early excision. Therapies in severely burned patients. Ann Surg 209: 547–552; discussion 552–543

[65] Barret JP, Wolf SE, Desai M, Herndon DN (1999) Total burn wound excision of massive pediatric burns in the first 24 hours post burn injury. Ann Burns Fire Disasters XIII: 25–27

[66] Barret JP et al (1999) Effect of topical and subcutaneous epinephrine in combination with topical thrombin in blood loss during immediate near-total burn wound excision in pediatric burned patients. Burns 25: 509–513

[67] Branski LK et al (2007) Longitudinal assessment of Integra in primary burn management: a randomized pediatric clinical trial. Crit Care Med 35: 2615–2623

[68] Carsin H et al (2000) Cultured epithelial autografts in extensive burn coverage of severely traumatized patients: a five year single-center experience with 30 patients. Burns 26: 379–387

[69] Desai MH, Rutan RL, Herndon DN (1991) Conservative treatment of scald burns is superior to early excision. J Burn Care Rehabil 12: 482–484

[70] Rose JK, Desai MH, Mlakar JM, Herndon DN (1997) Allograft is superior to topical antimicrobial therapy in the treatment of partial-thickness scald burns in children. J Burn Care Rehabil 18: 338–341

[71] Branski LK et al (2007) Amnion in the treatment of pediatric partial-thickness facial burns. Burns

[72] Barret JP et al (2000) Biobrane versus 1% silver sulfadiazine in second-degree pediatric burns. Plast Reconstr Surg 105: 62–65

[73] Schechter NL, Allen DA, Hanson K (1986) Status of pediatric pain control: a comparison of hospital analgesic usage in children and adults. Pediatrics 77: 11–15

[74] Stevens BJ, Pillai Riddell R (2006) Looking beyond acute pain in infancy. Pain 124: 11–12

[75] McNair C, Ballantyne M, Dionne K, Stephens D, Stevens B (2004) Postoperative pain assessment in the neonatal intensive care unit. Arch Dis Child Fetal Neonatal Ed 89: F537–541

[76] Stevens B, Grunau RE (2002) Pain in vulnerable infants. Introduction. Clin Perinatol 29: xv-xvii

[77] Franck LS, Greenberg CS, Stevens B (2000) Pain assessment in infants and children. Pediatr Clin North Am 47: 487–512

[78] Stevens B, Hunsberger M, Browne G (1987) Pain in children: theoretical, research, and practice dilemmas. J Pediatr Nurs 2: 154–166

[79] Meyer WJ, Patterson DR, Jaco M, Woodson L, Thomas CR (2007) Management of pain and other discomforts in burned patients. In: Herndon DN (ed) Total burn care, 3rd edn. Saunders Elsevier, Philadelphia, PA, pp 797–818

[80] Engrav LH, Garner WL, Tredget EE (2007) Hypertrophic scar, wound contraction and hyper-hypopigmentation. J Burn Care Res 28: 593–597

[81] Groce A, Meyers-Paal R, Herndon DN, McCauley RL (1999) Are your thoughts of facial pressure transparent? J Burn Care Rehabil 20: 478–481

Operatives Management bei kindlichen Verbrennungen

7.1

Andrea Jester, Ingo Jester

1 Einleitung

Das operative Management kindlicher Verbrennungen hat sich in den vergangenen zwei Jahrzehnten massgeblich verändert. Durch die Verbesserung der intensivmedizinischen und anaesthesiologischen Betreuung hat sich nicht nur das präoperative sondern auch das intraoperative Management gewandelt. Dadurch wurde ein aggressivere chirurgische Therapie möglich und die Letalität der kindlichen Verbrennungen sank stetig auf heutzutage unter 1 %. Neuentwicklungen im Bereich der Wundauflagen in den letzten Jahren erhöhen den Patientenkomfort und lindern die Schmerzen bei der Behandlung einer der schmerzhaftesten Verletzungen überhaupt. Nicht zuletzt die hohe Überlebensrate brandverletzter Kinder hat es notwendig gemacht, im Bereich der Sekundärversorgung und rekonstruktiven Chirurgie Verbesserungen zu erzielen um somit dem Kind Lebensqualität zurückzugeben und seine Akzeptanz im sozialen Umfeld zu erhöhen.

2 Konservative Wundbehandlung mit lokalen Wundauflagen

In den vergangenen Jahren wurden zahlreiche silberhaltige Wundauflagen zur topischen Behandlung akuter und chronischer Wunden entwickelt. Insbesondere Silbersulfadiazin (Flammazine®) hat sich als ein effektives Mittel zur Behandlung von Verbrennungswunden etabliert. Bislang musste bei der Verwendung des weltweit am häufigsten angewandten Oberflächentherapeutikums Flammazine täglich ein Verbandswechsel durchgeführt werden. Bis dato wurden bei der Verbrennungsbehandlung überwiegend zwei- bis dreimal pro Tag Verbände gewechselt bzw. die offene Wundbehandlung zur Gerbung der Wunden bevorzugt. Dies führte infolge der nicht selten mit den Verbandswechseln verbundenen Schmerzen zu einer erheblichen Stressbelastung der Kinder. Nicht zuletzt kam es dadurch im Laufe der Verbrennungsbehandlung zu einer Schmerzpotenzierung und zunehmendem Angstgefühl (Stoddard et al. 2002). 1997 wurde von Sheridan et al hervorgehoben, dass durch die Anwendung von Flammazine® die Reduktion der Anzahl von Verbandwechseln auf einen pro Tag einen großer Fortschritt darstellt (Sheridan et al. 1997).

In den vergangenen 5 Jahren hat sich die Lokaltherapie der Wunden durch die Entwicklung neuer silberbeschichteter Wundauflagen weiter erheblich verbessert. Durch die Verwendung dieser Auflagen sind die täglich notwendigen Verbandwechsel überflüssig geworden.

Durch den Silberzusatz in den verschiedenen antimikrobiellen Wundauflagen, die in Form von Sandwich-Verbänden (Acticoat®, Smith & Nephew), PU-Schäumen (z. B. Contreet®, Coloplast), Hydrokolloidnetzen (z. B. Urgotül® SAg, Urgo GmbH) und Gele (z. B. Aquacel Ag®, ConvaTec) angewendet werden können, wurde erreicht, dass die Wunden sich trotz der langen Phasen zwischen den Verbandwechsel nicht infizieren. Es können durch diese Auflagen sogar kontaminierte Wunden keimfrei werden. Das Silber wird in Kontakt mit dem Wundsekret aus dem Verbandmaterial kontinuierlich herausgelöst und besitzt eine bakterizide Wirkung gegenüber den gängigen Hautkeimen bis hin zu den resistenten Problemkeimen Staphylococcus aureus, Enterokokken und Pseudomonas aeruginosa (Lansdown et al. 2005).

Die Wirksamkeit des Silbers besteht in einer Störung der Proteinsynthese, Störung der bakteriellen DNA-Replikation und einer Zerstörung der Zellmembran.

Ein weiterer Vorteil der Behandlung mit Silber liegt in der bislang fehlenden Resistenzentwicklung der Bakterien. Je nach verwendeter Wundauflage können die Verbände 3–5 Tage auf den Wunden verbleiben. Durch die längeren Intervalle zwischen den Verbandswechseln können die Kinder vor allem in der Initialphase der Verbrennungskrankheit besser regenerieren und der Schmerzmittelbedarf sinkt erheblich. Die Wundauflagen verkleben nur wenig mit der Wunde, sodass auch die Verbandwechsel auf Station mit einer einfach zu handhabenden Schmerztherapie durchgeführt werden können.

Zur Schmerztherapie der Kinder mit leichten bis mittelschweren Verbrennungen auf der peripheren Station ist die Gabe von Paracetamol (initiale Gabe 35 mg/kgKG, dann 20 mg/kgKG (oral) alle 6–8 Stunden), Talvosilen (= Paracetamol + Codein (0,5–1 mg/kgKG (rektal) alle 6–8 Stunden)) oder Ibuprofen (10 mg/kgKG (oral) alle 8 Stunden) geeignet. Ibuprofen hat eine längere Wirkungsdauer und weniger Nebenwirkungen als Paracetamol. Als besonders wirkungsvolle Möglichkeit der Analgosedierung zum Verbandwechsel ist die Verwendung von Midazolam (0,4 mg/kgKG) und Ketanest-S (0,75 mg/kgKG) in der rektalen Applikation hervorzuheben (Jester 2008).

Bei dem konservativen chirurgischen Management haben sich insbesondere bei oberflächlichen zweitgradigen thermischen Verletzungen als Wundauflagen biogene Folienverbände (z. B. Biobrane®, Amnion, DIZG) und neuerdings alloplastische selbstresorbierbare Membranen (Suprathel®, PolyMedics Innovations GmbH) in der Wundbehandlung etabliert. Der herausragende Vorteil dieser Wundauflagen besteht darin, dass die Membranen mit sterilen Wundauflagen als Primärverband auf der Wunde bis zur Abheilung verbleiben und damit die nachfolgen Prozeduren nicht mehr schmerzhaft sind.

Die Lokaltherapie der Wunden sollte mit silberhaltigen antimikrobiellen Wundauflagen durchgeführt werden. Die langen Verband-

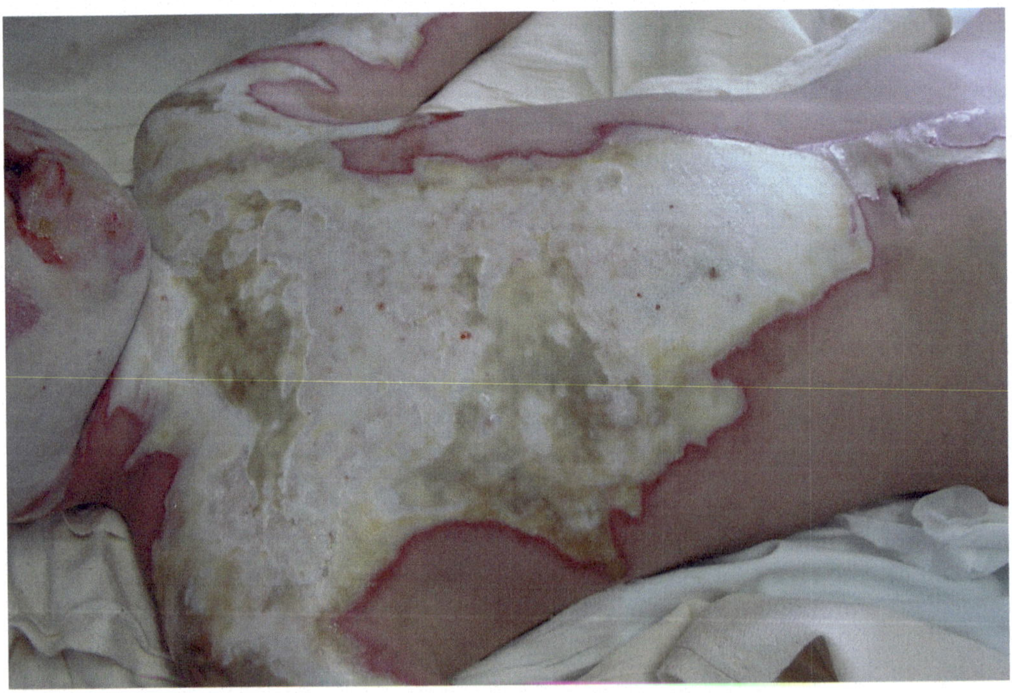

Abb. 1. Ausgedehnte drittgradige Verbrühung an typischer Lokalistion am Oberkörper und Gesicht (»Latzverbrühung«)

wechselintervalle reduzieren die Schmerzen der Kinder während des Krankenhausaufenthaltes erheblich.

3 Chirurgische Therapie bei der Primärversorgung

3.1 Zeitpunkt

Unabhängig vom verwendeten Material sollte eine oberflächliche Wunde nach 14 Tagen weitgehend abgeheilt sein. Da es sich bei den typischen Verbrühungswunden um Mischwunden mit unterschiedlichen Anteilen von oberflächlichen und tiefen zweitgradigen Wundarealen handelt, besteht hier die Schwierigkeit, den richtigen Zeitpunkt zur endgültigen Wunddeckung zu finden. Es ist allgemein anerkannt, dass bei Verbrühungen der definitive Wundverschluss bei erkennbar tiefgradigen Wundanteilen zwischen dem 8. und 12. Tag nach Unfall erfolgen sollte. Ausnahmen können bei zweitgradigen Verbrühungen das Gesicht und Handinnenflächen sein, da hier bei Kindern ein hohes Regenerationspotenzial besteht. Drittgradige Verbrühungen müssen aber genauso wie Verbrennungen behandelt werden (Abbildung 1). Durch die größere Hitzeeinwirkung bei Verbrennungen demarkieren sich die drittgradigen Wunden deutlich früher als bei den Verbrühungen, sodass auch bei Kindern der Zeitpunkt zur operativen Therapie zwischen dem 2. und 5. posttraumatischen Tag liegt. Ziel sollte immer die möglichst vollständige Nekrektomie sein. Nicht zuletzt die Schwierigkeit bei der Indikation zur Transplantation bei kindlichen Verbrühungen erfordert große Erfahrung und zeigt, dass die operative Therapie in die Hand des speziell mit Verbrennungen erfahrenen plastischen Chirurgen oder Kinderchirurgen und entsprechend erfahrenen Kinderanästhesisten gehört.

Der optimale Zeitpunkt zur operativen Wundversorgung liegt bei Verbrühungen in der Regel zwischen dem 8. bis 12. Tag, bei Verbrennungen zwischen dem 2. und 5. posttraumatischen Tag.

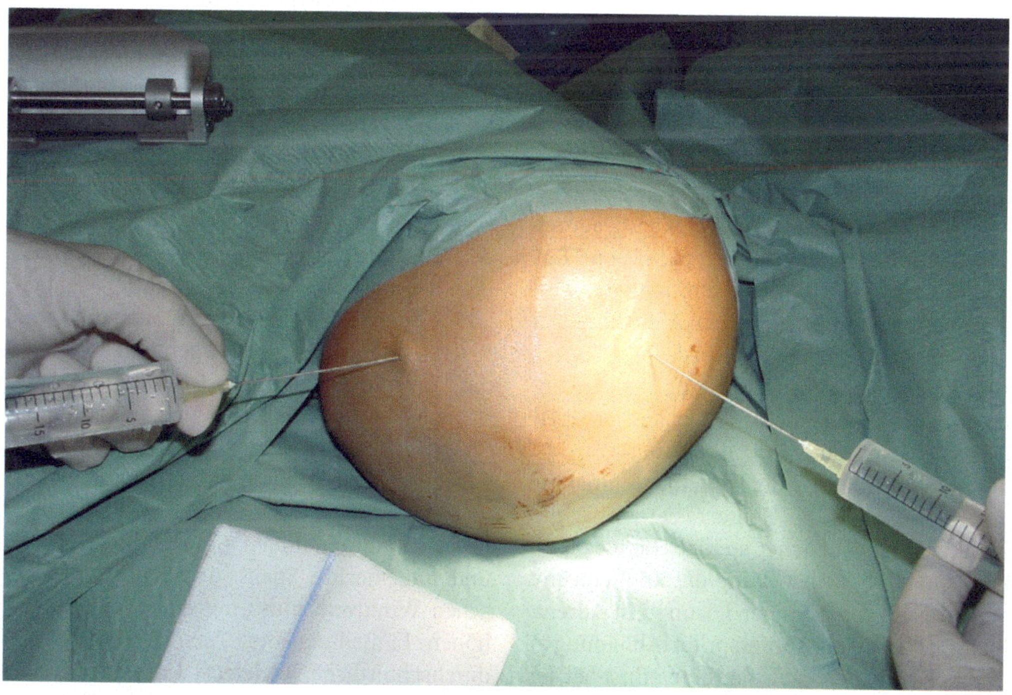

Abb. 2 Vorbereitung der Spalthautentnahme am Kopf mit Unterspritzen der Kopfhaut mit Suprareninlösung

3.2 Operative Strategien

Die operative Strategie besteht in der primären Nekrektomie und Transplantation der funktionell und ästhetisch wichtigen Körperareale wie Händen und Gesicht. Bei einem Kind sollte die Deckung der Wunden eher in kurzfristigen Abständen erfolgen und dabei in einer Sitzung als maximal zu nekrektomierende und transplantierende Körperoberfläche altersabhängig zwischen 10–15 % angesehen werden. Bei Jugendlichen mit hoher verbrannter Körperoberfläche ist bei alleinigem Débridement der Wunde und anschließender Fremdhautdeckung auch eine Exzision der Nekrose pro Sitzung von 20 % Körperoberfläche möglich. Als Fremdhaut hat sich die Verwendung humaner Allografts bewährt. Die Haltbarkeit der Fremdhaut beträgt üblicherweise zwei Wochen. Ist danach eine Spalthauttransplantation noch nicht möglich, sollte die Fremdhaut gewechselt werden. Die im Allgemeinen von Schweinen stammenden Xenografts haben eine deutlich kürzere Haltbarkeit und müssen häufig bereits nach drei bis fünf Tagen gewechselt werden.

3.3 Spalthautentnahme

Bei Kindern hat sich die Spalthautentnahme am Kopf aus verschiedenen Gründen bewährt. Zum einen hat der Kopf beim Kind im Verhältnis zur übrigen Körperoberfläche mit 18 % einen höheren Anteil als beim Erwachsenen. Dadurch kann ca. 10 % Spalthaut am Kopf bei einer Entnahme gewonnen werden. Zum anderen wird die Hautentnahmestelle nach Abheilung der Wunden wieder mit Haaren bedeckt. Dadurch sind später die nicht selten auftretenden Pigmentierungsunregelmäßigkeiten an der Spenderstelle nicht sichtbar.

Zur Vorbereitung der Spalthautentnahme am Kopf werden die Haare rasiert. Anschließend wird nach üblicher steriler Hautdesinfektion und steriler Abdeckung die Kopfhaut mit steriler NaCl- oder Ringer-Lösung mit Adrenalinzusatz (1:200.000) unterspritzt (Abbildung 2). Dadurch kann nochmals der Blutverlust bei der Spalthautentnahme auf unter 50 ml für die gesamte Kopfhaut deutlich gesenkt werden (Chang et al. 1998). In der Regel wird die Spalthaut mit einem Druckluft- oder Akku-Dermatom mit einer Dicke von 0,15 mm entnommen. Anschließend wird ein steriler Verband angelegt. Als direkte Wundauflage haben sich verschiedene Verbandsmaterialien bewährt (z. B. mehrlagige Fettgaze, Suprathel®). Nach einer Woche wird der Verband entfernt und die Entnahmestellen zeigen zumeist eine weitgehende Abheilung, die nach durchschnittlich 10 Tagen abgeschlossen ist. Bei großflächigen thermischen Verletzungen können von der Kopfhaut drei bis fünf Spalthautentnahmen ohne erhöhtes Alopezierisiko durchgeführt werden. Das Risiko einer Alopezie liegt bei den Mehrfachentnahmen von Spalthaut bei 2 %. Das Risiko einer postoperativen Follikulitis mit Staphylokokken spec. ist gering (Barret et al. 1999).

Die ideale Entnahmestelle von Spalthaut ist beim Kind der Kopf. Reduzierung von Blutverlusten während der Spalthautentnahme und bei der Nekrektomie durch Zusatz von Adrenalin in NaCl- oder Ringer-Lösung.

3.4 Spalthauttransplantation

Zur Vorbereitung des Wundbetts für die Hauttransplantation erfolgt die tangentiale Nekrektomie der verbrannten Areale. Die höchste Einheilungsrate der Transplantate findet sich bei Abtragung der Nekrosen im Dermisniveau. Im Gegensatz zum Erwachsenen werden bei Kindern aber auch gute Einheilungsraten der Transplantate auf subkutanem Fettgewebe erzielt. Eine sinnvolle Möglichkeit zur Einsparung von Blutverlusten während der Operation besteht in der Verwendung einer NaCl-Lösung mit Adrenalinzusatz (1:50.000) zur Wundauflage.

Grundsätzlich kommen auch im Kindesalter zur endgültigen Wunddeckung sämtliche Verfahren zur Anwendung, die auch bei Erwachsenen Verwendung finden. Sowohl die gemeshte und ungemeshte Spalthaut erlaubt einen raschen Wundverschluss mit einer bei Kindern hohen Einheilungsrate. Da bei Kindern die durchschnittliche verletzte Körperoberfläche bei ca. 12 % liegt, werden nur selten Spalthaut-

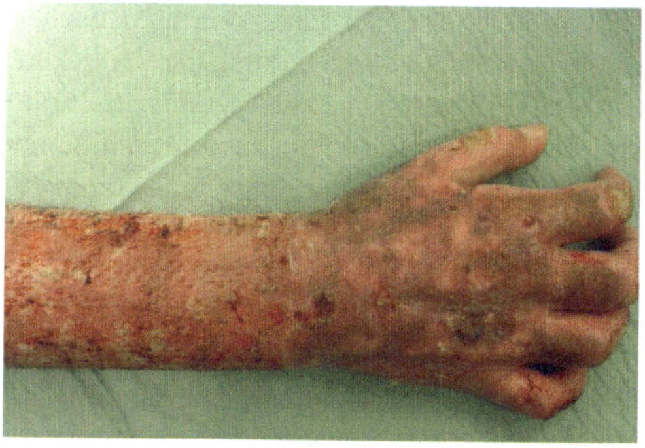

Abb. 3. Spalthauttransplantation mit ungemeshter Haut auf der Hand und 1:1,5 gemeshter Spalthaut am Unterarm

meshs oder MEEK-Verfahren mit hoher Expansionsrate angewandt.

Trotz guter Einheilungsrate von Spalthaut auf subkutanem Fettgewebe lassen sich die kosmetischen und insbesondere funktionellen Ergebnisse bei gelenkübergreifenden Verletzungen durch die Verwendung von dermalen Hautersatzmaterialen (z. B. Matriderm®, Dr. Suwelack Skin&Health Care, Integra®, Integra LifeScience) deutlich verbessern. Die Neigung zur Ausbildung von Kontrakturen insbesondere im Gelenkbereich wird durch die zusätzliche Dermiskomponente deutlich reduziert. Ein wesentlicher Unterschied zwischen den strukturell unterschiedlichen Materialien Integra® und Matriderm® besteht in der klinischen Anwendung. Während Integra® eine drei- bis vierwöchige Einheilungszeit benötigt und erst in einem zweiten operativen Schritt mit Spalthaut gedeckt werden kann, ist bei dem 1 mm dicken Matriderm® eine einzeitige Deckung mit Spalthaut unmittelbar nach Auflage des Dermisersatzes auf das nekrektomierte Wundbett möglich.

Am häufigsten erfolgt die Spalthauttransplantation mit 1:1,5-Transplantaten oder mit Sheetgrafts aus ungemeshter Spalthaut mit den kosmetisch und funktionell besten Ergebnissen, insbesondere an exponierten Körperstellen (Hände, Gesicht) (Abbildung 3). Die Fixierung der Transplantate erfolgt üblicherweise durch Klammergeräte oder vorwiegend Fibrinkleber bei Verwendung ungemeshter Spalthaut. Auch im Bereich der Finger ist die Verwendung von Fibrinkleber zur Fixierung der Transplantate schonender als die von Klammern. Durch den Fibrinkleber kann die Häufigkeit von Hämatomen unter der ungemeshten Spalthaut vermindert werden. Anschließend hat sich ein mehrschichtiger immobilisierender komprimierender Mullverband zur Ruhigstellung der transplantierten Wunden etabliert.

Es hat sich bewährt, den ersten Verbandwechsel nach einer Hauttransplantation am 5. postoperativen Tag in Narkose bzw. Analgosedierung durchzuführen, da das Entfernen des ersten Verbandes sowie der Klammernadeln schmerzhaft ist. Dadurch wird vermieden, dass die Kinder bei unzureichender Schmerztherapie durch motorische Unruhe beim Verbandswechsel die frischen Transplantate abscheren.

3.5 Keratinozyten

Nach anfänglichen Schwierigkeiten bei der Anwendung und Kultivierung von autologen Keratinozyten haben die kultivierten Hauttransplantate einen verbreiteten Einsatz in der Behandlung von schwer brandverletzten Patienten gefunden. Nicht zuletzt auch bei Kindern hat sich gezeigt, dass durch die Verwendung von autologen Keratinozyten die Fläche der Hautentnahme deutlich reduziert werden kann. Dadurch wird die Ausdehnung der Wundfläche bei der operativen Versorgung von kindlichen Verbrennungen deutlich reduziert. Die postoperativen Ergebnisse sind dabei sowohl funktionell als auch ästhetisch vergleichbar mit Spalthaut. Im Falle von großflächigen Verbrennungen sind die postoperativen Ergebnisse von Keratinozyten in Kombination mit weit gemeshter Spalthaut der reinen Spalthauttransplantation sogar überlegen. Insbesondere bei Kindern hat sich auch gezeigt, dass bei tief 2-gradigen Verbrühungen die Verwendung von Keratinozyten bessere Ergebnisse hervorbringt als die reine Spalthauttransplantation (Boyce et al. 2002, Rab et al. 2005).

Durch die europäischen gesetzlichen Bestimmungen wird die Kultivierung und Anwendung von Keratinozyten deutlich eingeschränkt und erschwert. Nur wenige Zentren in Europa verfügen momentan noch über eine eigene Keratinozytenbank zur Verwendung allogener gezüchteter Keratinozyten in ausgewählten Fällen. Da derzeit in Europa keine kommerziell hergestellten autologen Keratinozyten mehr zur Verfügung stehen, kommen die bislang bei schwerst Brandverletzten verwendeten Sandwichtechniken mit weit gemeshter Spalthaut (1:6) nicht mehr zur Anwendung. Die einzige kommerzielle Möglichkeit zur Herstellung autologer Keratinozyten ist die Verwendung eines Kits zur enzymatischen Aufbereitung einer Spalthaut. Erste Ergebnisse mit dieser Lösung scheinen vielversprechend im Hinblick auf Pigmentierung und Wundheilung der transplantierten Wunden zu sein.

Je geringer die Expansionsrate von Spalthauttransplantaten, umso besser die kosmetischen Ergebnisse. Daher möglichst ungemeshte Spalthaut in Gesicht und Händen verwenden.

4 Die Sekundärversorgung und Narbenkorrektur bei thermischen Verletzungen

Die Narbe ist der Endzustand einer physiologischen Kaskade der Wundheilung nach dermalen Verletzungen beim Menschen und Säugetieren. Anders als bei Embryonen oder niederen Vertebraten wie Salamandern kommt es aus weithin unbekannten Gründen nicht zu einer vollständigen Regeneration des Gewebes, sondern zu einer Narbenbildung (Bayat und Bock 2003), die in der Folge von Verbrennungen eine erhebliche psychosoziale Belastung für den Betroffenen darstellen kann.

Trotz adäquater Physiotherapie und begleitender Behandlung mit Lagerungs- und Bewegungsschienen können Narben zumeist am Anfang der Nachbehandlung nach Verbrennungen funktionelle Probleme bis hin zu erheblichen Bewegungseinschränkungen verursachen, die frühzeitig korrigiert werden müssen. Nur so können nicht mehr korrigierbare Veränderungen am Muskel- und Sehnenapparat verhindert werden. Bei diesen Funktionseinschränkungen spielt das Alter des Kindes und/oder der Narbe keine Rolle bei der Indikationsstellung. Narben sind anfangs in erster Linie kein ästhetisches Problem, sondern können durch die Verdickungen und Verhärtungen zu Bewegungseinschränkungen, Gelenkfehlstellungen und schlimmstenfalls zur Immobilität ganzer Gliedmaßen führen. Hinzu kommen häufig Missempfindungen und Juckreiz sowie an exponierten Stellen Instabilitäten mit chronischen Wunden.

Funktion und ihre Wiederherstellung sowie die Verbesserung des ästhetischen Erscheinungsbildes sind gleichermaßen wichtig und müssen bei jedem Beratungsgespräch berücksichtigt werden.

Bei entsprechender Indikation und ehrlichem Gespräch mit dem Hilfesuchenden über Möglichkeiten und Grenzen der Therapien können zumeist Verbesserungen erzielt werden.

Vor jeder Therapie sollten die folgenden Kriterien bezüglich der Narbe evaluiert werden: Narbenart, Lokalisation, Größe, Patientenwünsche und Therapiemöglichkeiten.

4.1 Narbenart

Der Transforming Growth Factor TGF-beta 1 spielt eine zentrale Rolle bei der Wundheilung und Fibrose. Bisherige Forschungsergebnisse weisen darauf hin, dass TGF-beta 1 die Formation hypertropher und keloidaler Narben induziert. Während TGF-beta 1 die Narbenbildung fördert, scheint sie durch den »basic Fibroblast Growth Factor« (bFGF) verhindert zu werden (Kamamoto und Paggiaro 2003).

4.1.1 »Normale« Narbe

Die normale Narbe respektiert die Grenzen ihrer Ausdehnung. Nach initialer Rötung und Derbheit wird die Narbe nach Ausreifung zumeist flach und hautfarben. Die Zeit der Narbenreifung ist individuell unterschiedlich und kann bis zu 2–3 Jahre betragen. Vor jeder chirurgischen Therapie kann es sinnvoll sein, unterstützt von konservativen Maßnahmen, die Narbenreifung abzuwarten.

4.1.2 Hypertrophe Narbe

Die hypertrophe Narbe respektiert zwar die Grenzen ihrer Ausdehnung, zeigt jedoch ein überschießendes Wachstum, das von Rötung, Schwellung, Härte und Juckreiz gekennzeichnet ist.

4.1.3 Keloid

Das Keloid wächst über die eigentlichen Narbengrenzen hinaus und zeigt somit ein tumorähnliches Wachstum. Dunkelhäutige Menschen und Asiaten neigen eher zu Keloiden als hellhäutige Typen. Histologisch zeigt sich eine überschießende Vermehrung der extrazellulären Matrix, insbesondere der breiten kollagenen Bänder. Das Keloid wächst über die übliche Zeit hinaus und zeigt selten Regressionstendenz. Nach chirurgischer Exzision rezidiviert es meistens und kommt oft in größerer Ausdehnung wieder. Prädilektionsstellen sind häufig im Bereich des Sternums, des Ohrläppchens und der Schultern.

4.1.4 Lokalisation

Nicht jede Lokalisation ist einer effektiven chirurgischen Therapie zugänglich. So werden z. B. hypertrophe Narben im Bereich der Kniegelenke oder in Regionen mit ausgeprägter Spannung wie über den Schultern nach alleiniger Exzision häufig erneut breit. Hat ein Patient bereits mit einem Keloid reagiert, so ist in der Regel davon auszugehen, dass sich nach operativer Entfernung ohne entsprechende konservative Begleitbehandlung erneut ein Keloid ausbilden wird.

4.1.5 Größe

Die Größe einer Narbe in Relation zur Lokalisation ist bei der Wahl des operativen Verfahrens ausschlaggebend. Bei der Beratung ist darauf zu achten, dass das Kind und die Eltern den »Aufwand«, aber auch den Effekt eines therapeutischen Verfahrens verstehen und mittragen.

4.2 Therapiemöglichkeiten

3.2.1 Konservative Therapie

»Aktive« Narben stellen die Domäne der konservativen Therapien dar. Bis zur Ausreifung der Narbe, die je nach individueller Disposition bis zu 2-3 Jahren andauern kann, sollte der Patient die Geduld aufbringen, nachfolgend beschriebene Verfahren konsequent anzuwenden. Insbesondere die Mitarbeit der Eltern spielt bei der Nachbehandlung eine wesentliche Rolle in der Nachsorge. Das zunehmend wachsende Angebot kinderfreundlicher Farben bei den Kompressionsbandagen erhöht die Tragewilligkeit bei der langjährigen Nachsorge wesentlich.

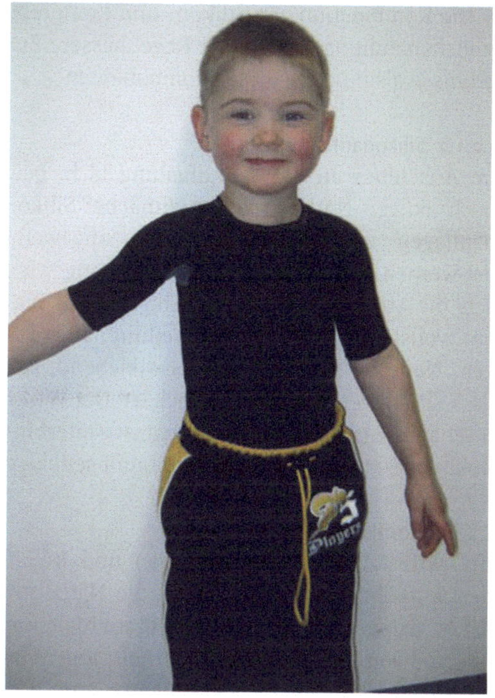

Abb. 4. Farbige Kompressionsbandagen fördern die Compliance erheblich

Die Nachbehandlung wird bei aktiven Narben bis zu 3 Jahre posttraumatisch durchgeführt.

4.2.1.1 Kompressionsbehandlung

Die wesentliche Säule in der Nachbehandlung von Narben ist das kontinuierliche Tragen von maßangefertigten Kompressionsbandagen. Auch bei Säuglingen ist eine Kompressionsbehandlung durchführbar. Die Passform der Kompressionsbandagen muss ca. jedes Vierteljahr überprüft werden. Bei Säuglingen und Kleinkindern sollte die Überwachung engmaschiger erfolgen, um Wachstumsschäden zu vermeiden. Das Angebot von farbigen Kompressionsbandagen verbessert die Compliance bei Kindern erheblich (Abb. 4).

Die Kombination von Silikon- und Kompressionsbehandlung zeigt in der Regel bessere Ergebnisse als nur eine dieser Komponenten.

4.2.1.2 Silikonauflagen

Im Anschluss an die Wundheilung, d.h. bei noch aktiven Narben, sollten zunächst Silikonauflagen zur Narbenprophylaxe angewendet werden. Generell wird der Patient angewiesen, die Auflagen soweit möglich ganztägig bis zur vollständigen Narbenausreifung aufzulegen. Neuere Produkte sind selbstklebend, sodass die Anwendung sehr einfach ist. Der Wirkmechanismus von Silikonauflagen ist weiterhin unklar. Diskutiert wird ein Hydratationseffekt.

4.2.1.3 Kortikosteroide

Bei aktiven hypertrophen Narben und Keloiden wird Triamcinolon direkt in die Narbe injiziert. Dieses Vorgehen wird mehrere Male im Abstand von 3–4 Wochen wiederholt. Vier Wochen nach der letzten Injektion kann dann die intraläsionale Narbenexzision erfolgen. Nach Kortikosteroid-Injektionen werden bei korrekter Durchführung die Narben weicher und flacher. Triamcinolon scheint über eine Reduktion von TGF-beta 1 und Aktivierung von bFGF zu wirken.

Wir verwenden eine Mischung aus Triamcinolon und Lokalanästhetikum im Mischungsverhältnis 1:1. Bei Kindern wird die Einspritzung in Analgosedierung oder Narkose durchgeführt.

In manchen Fällen kommt es nach der Injektion zur Ausbildung kleinerer Talgzysten. Ein Abbruch der Behandlung ist dadurch zumeist nicht nötig. Weitere Nebenwirkungen der Kortikosteroid-Behandlung können hypotrophe Narben, Fettgewebs-Atrophie und Pigmentstörungen sein, daher sollte der Anwendungszeitraum genau kalkuliert sein.

4.2.2 Operative Therapie

Eine auffällige Narbe kann die Folge einer früheren gestörten Wundheilung, Infektion oder Dehiszenz sein. Geht dies nicht mit Sicherheit aus der Akte hervor und sind sonstige Narben am Körper unauffällig verheilt, so sollte in diesen Fällen eine einfache Narbenausschneidung von einer ebenfalls optimalen Narbenbildung gefolgt sein. Ausnahmen sind natürlich Keloide und hypertrophe Narben aufgrund einer genetischen Disposition.

4.2.2.1 Einfache Exzision der Narbe

Grundregel bei allen Narbenkorrekturen sollte der einfachste aber sinnvollste in Frage kommende Eingriff sein. Eine Exzision in Richtung der Hautspaltlinien sollte daher immer als der einfachste Eingriff erwogen werden. 1861 veröffentlichte veröffentlichte Langer seine Beschreibungen der Linien der Spaltbarkeit der Haut. Diesem war Jahre vorher die Entdeckung vorausgegangen, dass ein runder Einstich der Haut einen rundlichen Defekt hinterlässt, also durch Spannungslinien der Haut verzogen wird. 1973 konnte Borges (Borges 1969, Borges 1984) den elementaren Unterschied der Langerschen Linien zu den von ihm beschriebenen »Relaxed Skin Tension Lines« (RSTL) aufzeigen. Die Langerschen Linien sind Spannungslinien an der Leiche, nicht aber an der relaxierten lebendigen Haut, die auch ihre Position je nach Stellung der Extremität, des Mundes etc. ändern. Die von Borges beschriebenen RSTL stellen daher die günstigere Anleitung für die Richtung elektiver Inzisionen an Gesicht und Körper dar.

Narbenkorrekturen werden mit dem möglichst einfachen Eingriff durchgeführt.

4.2.2.2 Z- oder W-Plastik

Bei schmalen Narben, die auffällig oder entgegen den RSTL verlaufen, lässt sich nach Exzision des Stranges durch Z- oder W-Plastiken oft ein unauffälligerer Verlauf erreichen.

Der Vorteil der Z-Plastik liegt zum einen darin, dass sie teilweise in die RSTL verlegt werden kann, zum anderen kann je nach Winkelgröße eine Verlängerung der Narbe und damit eine Auflösung der Kontraktur bewirkt werden.

Die W-Plastik ermöglicht eine fortlaufend unterbrochene W-förmige Linie, sodass ein optisch günstigerer Narbenverlauf resultiert.

4.2.2.2 Serienexzision

Die Serienexzision stellt ein verhältnismäßig einfaches Verfahren dar, da ohne größeren Aufwand eine Verkleinerung bzw. vollständige Entfernung eines größeren Narbenareales möglich ist. Nachteilig ist, dass mehrere Eingriffe nötig sind und die Haut dehnbar sein muss. In Regionen, die bereits präoperativ unter Spannung stehen, ist eine Serienexzision nicht möglich.

Die ersten Schritte einer Serienexzision werden ohne Aufwand durchgeführt. Der letzte Eingriff muss zu einem spannungslosen Wundverschluss führen, da nur so ein optimales Ergebnis erreicht werden kann. Eventuell müssen zur Entspannung der Ecken Burowschen Dreiecke eingefügt werden, um »dog-ears« zu beheben.

4.2.2.4 Haut-Transplantate

Vollhaut-Transplantate sind geeignet, um breite Kontrakturen aufzulösen, die nicht durch o. g. Verfahren aufgelöst werden können. Es sollte darauf geachtet werden, dass die Hautqualität der Entnahmestelle der Spenderregion insbesondere im Gesichtsbereich entspricht. Der wesentliche Vorteil der Vollhaut ist die fehlende Kontrakturneigung der Haut. Insbesondere in den letzten Jahren sind einige alternative Möglichkeiten in der Verwendung von dermalen Ersatzmatrices z. B. Matriderm® und Integra® aufgekommen, die es möglich machen, Spalthaut auch in der Kombination dieser Materialien zu verwenden und auf Vollhaut zu verzichten.

4.2.2.5 Haut-Expander

Hautexpander können schon auch bei jungen Kindern eingesetzt werden. Als Grenze hat sich die Altersgruppe ab 3 Jahren bewährt, im Einzelfall kann sicherlich auch bei noch jüngeren Kindern eine Expanderimplantation durchgeführt werden. Der beste Zeitpunkt scheint vor der Einschulung zu sein (Oestreich et al. 2006).

Durch Implantation von Hautexpandern lassen sich nach strenger Indikationsstellung größere Narbenareale entfernen. Der Patient muss wissen, dass mindestens zwei Eingriffe nötig sein werden. Ebenfalls muss er bereit sein, die vorübergehende Einschränkung seines äußeren Erscheinungsbildes durch einen größer werdenden »Ballon« zu ertragen. Hier macht sich eine exakte Aufklärung des Patienten bezahlt. Insbesondere Kinder müssen genau informiert werden. Bei ihnen ist es ratsam, die letzte Phase der Expansion in die Ferien zu legen. Nicht jede Lokalisation eignet sich für eine Expander-Implantation. So sollte die Unterlage breitflächig und expansionsfähig sein. Rumpf, Oberschenkel oder Schädel eignen sich sehr gut. Unterschenkel, Unterkiefer, Gesicht oder Unterarm und Hand sind eher ungeeignet bzw. bedürfen einer genauen Indikationsstellung. Präoperativ muss die Expander-Größe, -Form und -Lage festgelegt werden. Es stehen runde, ovale, rechteckige, nieren- und hörnchenförmige Expander zu Verfügung. Mithilfe des ovalen und rechteckigen Expanders ist die größte Expansion zu erzielen. Bei sehr großen Narbenarealen kann eine Sonderanfertigung nötig werden. In den letzten Jahren stellen die selbstexpandierenden Expander eine erhebliche Erleichterung dar, da das lästige und zum Teil schmerzhafte Auffüllen entfällt. Leider sind diese Expander bisher nur in kleineren Größen erhältlich.

Bei der Präparation zur Implantation des Expanders sollte ein möglichst kleiner Zugang innerhalb der Narbenplatte gewählt werden. Hierbei ist darauf zu achten, dass die Expansion nur unter gesunder Haut durchgeführt wird und der Expander auch in der Expansionsphase nicht unter das zu exzidierende, narbige Areal rutscht.

Am Ende der Präparation ist auf eine penible Blutstillung zu achten. Hämatome können zur Revision oder Infektion führen. Die zunehmende Praxis insbesondere im Kindesalter das Ventil nicht mehr zu versenken, sondern herauszuführen, bedarf einer disziplinierten Führung des Patienten. Sicherlich erspart man sich mit dieser Methode das lästige, aber nur selten schmerzhafte Anstechen des Ventils, riskiert aber eine eventuell höhere Komplikationsrate durch Infektionen oder Ausreißen.

Nach abgeschlossener Wundheilung, d. h. nach durchschnittlich 2 Wochen, kann mit der Expansion begonnen werden. Wie viel jeweils eingefüllt wird, hängt von der Hautspannung und der Toleranz des Patienten ab. Sobald ein unangenehmer Druck oder Schmerz auftritt, sollte mit dem Füllen aufgehört werden. Es gibt keine Regel, in welchen Abständen gefüllt werden sollte. Oft ist dies abhängig davon, wie viel der Patient in einer Sitzung toleriert, und ob er nahe bei der Klinik oder Praxis wohnt.

Ein Expander kann in der Regel zweifach über die angegebene Füllmenge hinaus überexpandiert werden. Nach ausreichender Expansion sollte der Expander 2–3 Wochen ruhen, damit die Haut nachwachsen kann und damit das Expansionsergebnis stabilisiert.

5 Zusammenfassung

Das operative Management kindlicher Verbrennungen hat sich in den vergangenen zwei Jahrzehnten massgeblich verändert. Durch die Verbesserung der intensivmedizinischen und anaesthesiologischen Betreuung hat sich nicht nur das präoperative sondern auch das intraoperative Management gewandelt. Dadurch wurde ein aggressivere chirurgische Therapie möglich und die Letalität der kindlichen Verbrennungen sank stetig auf heutzutage unter 1%. Neuentwicklungen im Bereich der Wundauflagen in den letzten Jahren erhöhen den Patientenkomfort und lindern die Schmerzen bei der Behandlung einer der schmerzhaftesten Verletzungen überhaupt. Nicht zuletzt die hohe Überlebensrate brandverletzter Kinder hat es notwendig gemacht, im Bereich der Sekundärversorgung und rekonstruktiven Chirurgie Verbesserungen zu erzielen um somit dem Kind Lebensqualität zurückzugeben und seine Akzeptanz im sozialen Umfeld zu erhöhen.

Literatur

[1] Sheridan RL, Petras L, Lydon M et al (1997) Once-daily wound cleansing and dressing change: efficacy and cost. J Burn Care Rehabil 18: 139–140

[2] Lansdown AB, Williams A, Chandler S et al (2005) Silver absorption and antibacterial efficacy of silver dressings. J Wound Care 14: 155–160

[3] Chang LY, Yang JY, Chuang SS, et al (1998) Use of the scalp as a donor site for large burn wound coverage: review of 150 patients. World J Surg 22: 296–299; discussion 299–300

[4] Boyce ST, Kagan RJ, Yakuboff KP, et al (2002) Cultured skin substitutes reduce donor skin harvesting for closure of excised, full-thickness burns. Ann Surg 235: 269–279

[5] Rab M, Koller R, Ruzicka M, et al (2005) Should dermal scald burns in children be covered with autologous skin grafts or with allogeneic cultivated keratinocytes? "The Viennese concept". Burns 31: 578–586

[6] Bayat A, Bock O (2003) Genetic susceptibility to keloid disease and hypertrophic scarring: transforming growth factor beta1 common polymorphisms and plasma levels. Plast Reconstr Surg 111: 535–543

[7] Kamamoto F, Paggiaro AO (2003) A wound contraction experimental model for studying keloids and wound-healing modulators. Artif Organs 27: 701–705

[8] Borges AF (1969) The W-plastic versus the Z-plastic scar revision. Plast Reconstr Surg 44: 58–62

[9] Borges AF (1984) Relaxed skin tension lines (RSTL) versus other skin lines. Plast Reconstr Surg 73: 144–150

[10] Oestreich K, Flugel A, Raab N et al (2006) [The balloon dissector in expander treatment: A ten-year experience in plastic and reconstructive surgery]. Handchir Mikrochir Plast Chir 38: 240–245

[11] Jester I, Hennenberger A, Demirakca S, Waag K.-L, Rapp H-J (2008) Schmerztherapie bei Kindern – Schwerpunkt Brandverletzungen. Monatsschr Kinderheilkd: DOI 10.1007/s00112-008-1711-1

Chirurgische Therapie von Erwachsenen

7.2

Bernd Hartmann, Christian Ottomann

1 Einleitung

Das Verbrennungstrauma beim Erwachsenen ist nicht nur eine Verletzung der Körperoberfläche. Es stellt vielmehr im Rahmen der Verbrennungskrankheit das behandelnde Burn Team vor eine Vielzahl von Problemen, die sich an allen Organen des Körpers manifestieren. Die Überlebensrate ausgedehnter Verbrennungen ist durch die bessere Beherrschung des Schockgeschehens und die modernen Methoden und Behandlungsprotokolle der Intensivmedizin inklusive der damit verbundenen Apparatemedizin deutlich angestiegen. Entscheidend für das Überleben des schwer brandverletzten Patienten ist jedoch weiterhin die frühzeitige und konsequente operative Behandlung der Brandwunden und der rasche plastisch-chirurgische Wundverschluss mit Auto-, Allo- und Xenografts. Dermisersatzstoffe und im Labor gezüchtete Haut kommen als moderne Therapieoptionen hinzu. Das folgende Kapitel vermittelt einen Überblick über die heute möglichen chirurgischen Behandlungsoptionen von erwachsenen Brandverletzten.

2 Epidemiologie

2.1 Altersgruppen

Jeder fünfte Mensch erleidet während seines Lebens eine Brandwunde. Zur Epidemiologie leichter Verbrennungen bzw. Verbrühungen fehlen verlässliche Zahlen, da viele Patienten nicht ärztlich behandelt werden (Burd, 2005). Etwa 350.000 Menschen werden dagegen in der Bundesrepublik Deutschland pro Jahr aufgrund eines thermischen Traumas von niedergelassenen Ärzten behandelt (Kassenärztliche Bundesvereinigung); 20 % dieser Patienten sind Kinder (Gesundheitsberichterstattung des Bundes, 2007). Eine periphere stationäre Behandlung aufgrund von Verbrennungen ist in Deutschland jährlich bei etwa 15.000 Personen notwendig und dauert im Mittel 10 Tage. Bei ungefähr 12 % der Fälle ist das Trauma so ausgeprägt, dass eine Behandlung auf der Intensivstation eines Zentrums für Schwerbrandverletzte notwendig ist. In Deutschland gibt es 22 Schwerbrandverletztenzentren, in denen im Durchschnitt 1400 erwachsene Patienten pro Jahr intensivmedizinisch mit einer durchschnittlich verbrannten Körperoberfläche von 22 % behandelt werden. Die durchschnittliche Letalität liegt bei 19,9 % (Deutsche Arbeitsgemeinschaft für Verbrennungsmedizin) Zahlen des Statistischen Bundesamts weisen für das Jahr 2004 insgesamt 446 Todesfälle aufgrund von Rauch, Feuer und Flammen auf, wobei nicht alle Fälle direkt auf Verbrennungen, sondern auch auf Rauchgasinhalation und Erstickung zurückzuführen sind (Statistisches Bundesamt, 2005). Die Zahl der im Rahmen der gesetzlichen Unfallversicherung behandelten Arbeitsunfälle ist aufgrund verbesserter Unfallverhütung rückläufig und macht zwischen 5 % und 20 % der in spezialisierten Verbrennungszentren behandelten Patienten aus, ebenso hoch ist in manchen Zentren der Anteil der Suizidpatienten. Häufigkeitsgipfel finden sich bei Kindern unter 5 Jahren und Patienten über 65 Jahren. Der volkswirtschaftliche Schaden ist nicht unerheblich. Verbrennungen werden häufiger im unteren sozialen Milieu und im internationalen Vergleich in den Industrieländern seltener beobachtet. Im letzten Jahrzehnt war ein stetiger Rückgang von schwer brandverletzten Patienten in der Bundesrepublik Deutschland zu beobachten, der sich jedoch in den letzten Jahren abzuflachen scheint (Deutsche Gesellschaft für Verbrennungsmedizin, 2006).

2.2 Unfallursachen beim Erwachsenen

Ein thermisches Trauma entsteht durch Flammeneinwirkung, Kontakt mit heißen Oberflächen oder Gasen, durch Strom oder Lichtbogenverletzungen, durch Strahlung sowie durch Verbrühen mit heißen Flüssigkeiten. Das Ausmaß der Schädigung ist hierbei abhängig von der Temperatur und der Einwirkzeit der thermischen Schädigung auf unsere Körperoberfläche.

Während in der Gruppe der Kinder und der geriatrischen Patienten die Verbrühung zahlenmäßig eine große Rolle spielt, werden bei Erwachsenen Brandverletzungen meist durch Flammen, heiße Gase nach Explosionen oder Verpuffungen und durch Strom und Lichtbogenverletzungen verursacht. Daher finden sich in dieser Altersgruppe auch häufiger Inhalationstraumen und schwere Begleitverletzungen.

2.3 Prognose des schwer brandverletzten Patienten

Art und Umfang des Verbrennungsausmaßes, das Vorliegen eines Inhalationstraumas oder anderer Begleitverletzungen, Bestehen von Vorerkrankungen und Alter sind in unterschiedlicher Gewichtung maßgebend für den Erfolg oder Misserfolg der Behandlungsmaßnahmen.

Die prognostische Einschätzung der Verbrennungsschwere erfolgt international üblicherweise anhand des Abbreviated Burn Severity Index ABSI (Tabelle 1) nach Tobiasen et al. (1982). Zahlreiche Studien haben die gute prognostische Wertigkeit des ABSI im Hinblick auf Komplikationsraten und Mortalität belegt (Germann et al., 1997; Raff et al., 1996; Hörbrand et al., 2003). Patienten mit einem ABSI-Wert von 9

Tabelle 1: Abbreviated Burn Severity Index (ABSI)

Geschlecht	Punkte	% verbrannte KOF	Punkte
Mann	0	1–10	1
Frau	1	11–20	2
Alter:		21–30	3
0–20	1	31–40	4
21–40	2	41–50	5
41–60	3	51–60	6
61–80	4	61–70	7
> 80	5	71–80	8
Inhalationstrauma	1	81–90	9
Drittgradige Verbrennung	1	91–100	10

Sterbewahrscheinlichkeit:

Gesamtpunktzahl	Sterbewahrscheinlichkeit
2–3	< 1 %
4–5	2 %
6–7	10–20 %
8–9	30–50 %
10–11	60–80 %
12–13	> 90 %

oder mehr haben daher eine nur noch maximal 50%ige Überlebenswahrscheinlichkeit.

3 Chirurgische Therapie

3.1 Primäre Maßnahmen

3.1.1 Erstversorgung

Die chirurgische Therapie schwer Brandverletzter beginnt mit der Aufnahme im Schockraum des Brandverletztenzentrums. Hohe Raumtemperaturen mit hoher Luftfeuchte sollen ein weiteres Auskühlen der meist hypothermen Patienten verhindern. Nach dem Legen aller notwendigen Zugänge und adäquater Volumensubstitution werden zunächst Abstriche zum mikrobiologischen Monitoring entnommen. Danach wird der Patient mit desinfizierenden Seifen komplett gewaschen und in den meisten Fällen die Körperbehaarung rasiert.

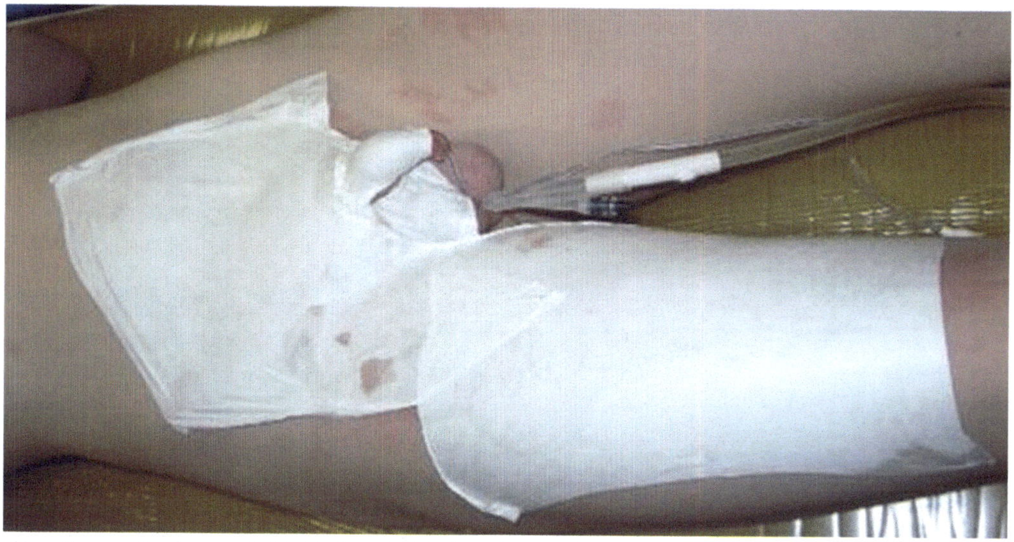

Abb. 1 Die neue Membran aus Polylactit, Suprathel®, haftet sehr gut auf der debridierten oberflächlichen Brandwunde

Alle Wunden werden lokal mit rauen Schwämmen oder Bürsten gereinigt und anhaftende Materialien und Blasenreste gründlich entfernt. Es folgt nun eine genaue Beurteilung der Verbrennungsareale hinsichtlich der betroffenen Fläche sowie der Verbrennungstiefe. Sinnvoll ist an dieser Stelle auch eine Fotodokumentation des Verbrennungsausmaßes.

Bereits im Schockraum muss die Indikation für primäre operative Maßnahmen wie die Escharotomie und Fasziotomie beziehungsweise für notwendige Versorgungen von Begleitverletzungen gestellt und entsprechende Maßnahmen eingeleitet werden.

3.1.2 Escharotomie

Bei zirkulären Verbrennungen im Bereich der Extremitäten kann es durch die Schrumpfung der hitzezerstörten Haut in Verbindung mit der oft erheblichen ödembedingten Gewebsschwellung zu ausgeprägten Perfusionsstörungen kommen (Kompartmentsyndrom). Ebenso sinkt bei tiefen, zirkulären Verbrennungen des Thorax die Thoraxcompliance mit nachfolgenden Schwierigkeiten im Rahmen der Beatmung.

Die Escharotomie stellt also eine Notfallmaßnahme dar. Es wird lediglich der verhärtete Eschar gekerbt und die entstehenden Blutungen gestillt. Die Inzisionen sollten möglichst im drittgradig verbrannten Gewebe liegen. Gerade im Bereich der Gelenke und oberflächlich liegender Strukturen sowie der wichtigen taktilen Zonen der Finger ist hier Erfahrung und große Sorgfalt notwendig.

3.1.3 Fasziotomie

Bei Stromdurchflussverletzungen muss auch bei intaktem Hautmantel an tiefe, im Bereich der Muskulatur liegende Läsionen gedacht werden. Hier ist immer an ein Kompartmentsyndrom zu denken und bei ausreichendem klinischen Verdacht eine Revision und wenn notwendig eine Fasziotomie durchzuführen.

3.1.4 Oberflächenbehandlung der Brandwunden

Erstgradige Läsionen können lediglich mit fettenden Salben abgedeckt werden und erfordern keine spezielle Behandlung. Alle tiefer reichenden Wunden mit Epithelverlust beziehungsweise kompletter Zerstörung der Haut sollten aufgrund des Flüssigkeitsverlustes und der Infektionsgefahr in geschlossenen Verbänden, die sinnvollerweise schon im Schockraum angelegt werden, behandelt werden.

Dabei steht heute eine Vielzahl verschiedener Produkte in Form von Wundauflagen, temporärem Hautersatz sowie von antimikrobiellen Substanzen und Zubereitungen zur Verfügung.

In Abhängigkeit vom weiteren Behandlungsplan werden diese Produkte eingesetzt. Wäh-

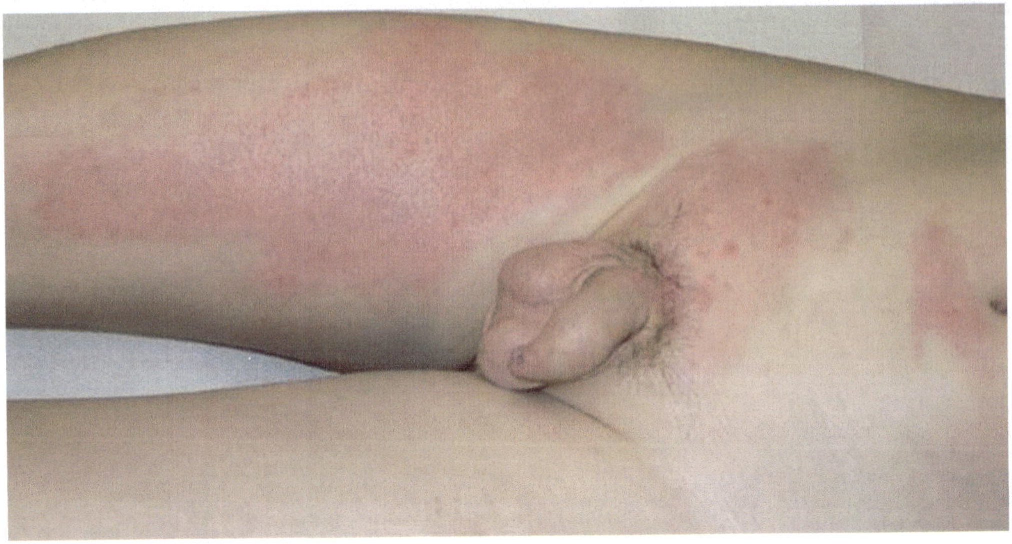

Abb. 2 Gutes Ausheilungsergebnis nach Suprathel®-Anwendung

rend früher meist silberhaltige Cremes und Polyvidon-Jod-Produkte zum Einsatz kamen, geht zurzeit der Trend zu weniger zytotoxischen wasserklaren Gelen und Lösungen auf Polyhexanid- oder Octenidinbasis.

Bei oberflächlichen Läsionen haben sich nach ausreichendem primären Débridement auch Polylactidmembranen (Suprathel®) durch deutliche Schmerzreduktion sowie günstige Ausheilungsergebnisse bewährt (Schwarze et al., 2008) (Abb. 1 und 2).

3.2 Débridement der Brandwunde

3.2.1 Zeitpunkt

Das verbrannte, nekrotische Gewebe sollte möglichst rasch entfernt werden, um eine überschießende Immunantwort zu minimieren und den Mikroorganismen den Nährboden für eine Infektion zu entziehen. Außerdem soll das sofortige Débridement der Wunde das Nachtiefen der Verbrennung verringern. Die Einführung der Frühnekrosektomie in die Behandlungsprotokolle schwer Brandverletzter durch Jancekovicz 1970 stellt einen Meilenstein in der Verbrennungsbehandlung dar. Seitdem wurden für verschiedene Patientenkollektive, zu denen auch die Gruppe jüngerer Brandverletzter mit großen Verbrennungsflächen gehört, die Vorteile der frühen Nekrosektomie nachgewiesen (Thompson et al., 1987).

Neben der Sofort-Nekrosektomie unmittelbar nach dem thermischen Trauma (innerhalb 6 bis 8 h post Trauma), die in vielen Zentren sowohl aufgrund der großen logistischen Probleme (Personalverfügbarkeit, Blut, OP-Kapazität) als auch wegen des Zustands des Patienten (Hypothermie, instabiler Kreislauf) weitgehend verlassen wurde, ist die frühzeitige Nekrosektomie (Beginn innerhalb 72 h post Trauma) des verbrannten Gewebes heute die häufigste Vorgehensweise (Ong et al., 2006). Großflächig verbrannte Patienten müssen ohnehin in mehreren Sitzungen seriell nekrosektomiert werden. Dabei werden in der Regel pro Sitzung 25 % verbrannte Körperoberfläche pro Eingriff debridiert. Innerhalb der ersten Woche nach dem thermischen Trauma sollten die operationspflichtigen Anteile der verbrannten Haut nekrektomiert sein. Der wesentliche Vorteil der frühen Exzision der Verbrennungsnekrosen liegt in der Verkürzung des Zeitintervalls, in dem der Patient dem Risiko einer invasiven Wundinfektion und konsekutiver Sepsis ausgesetzt ist (Gray et al., 1982). Die Freisetzung inflammatorischer Zytokine bei der Entfernung der Verbrennungsnekrosen ist möglich, jedoch ist die Inzidenz einer Bakteriämie unter chirurgischer Exzision nur gering (Sörensen et al.,

1984). Der schwer verbrannte Patient profitiert von der kompletten Entfernung des avitalen Gewebes; das Belassen inflammatorischer Bezirke unterhält die pathologischen Entzündungsreaktionen (Mozingo et al., 1997).

3.2.2 Tangentiale Exzision

Das operative Vorgehen besteht bei der Nekrosektomie dermaler Brandwunden aus einer tangentialen Abtragung der verbrannten Hautschichten, bis ein vitaler, gut blutender Wundgrund erreicht wird. Dieser vitale Wundgrund ist gekennzeichnet durch kapilläre Blutungen, die aus dem dermalen Gefäßplexus stammen. Zur oberflächlichen tangentialen Exzision wird das Goulian-(Weck-)Messer benutzt. Durch die einzelnen Schablonengrößen (0,8 mm, 1 mm, 1,2 mm) lassen sich unterschiedlich dicke Hautschichten abtragen. Einzelne Zentren benutzen zur tangentialen Nekrosektomie auch Elektrodermatome, die grundsätzlich zur Spalthautentnahme entwickelt wurden.

Reicht die Verbrennung bis ins subkutane Fettgewebe, so kann ebenfalls tangential die Nekrose abgetragen werden. Für diese tiefe tangentiale Exzision, die bis ins vitale Fettgewebe reichen muss, steht außerdem das Humbymesser zur Verfügung.

Die Vorteile der tangentialen Exzision liegen im Belassen eines dermalen Wundgrundes, der später deutlich bessere Ausheilungsergebnisse zulässt. Im Bereich des subkutanen Fettgewebes können oft wichtige Strukturen wie Venen und Hautnerven erhalten werden und es resultiert eine besser erhaltene Körperkontur. Nachteilig ist jedoch der oft große Blutverlust beim schichtweisen Abtragen des verbrannten Gewebes.

Die tangentiale Nekrosektomie – auch bis in das tiefe Fettgewebe – und die anschließende Konditionierung des Fettgewebes durch temporäre Wundauflagen, insbesondere Fremdhaut (siehe unten), sollte heute die primäre Therapieoption darstellen.

3.2.3 Epifasziale Exzision

Bei großflächig infizierten Hautarealen, Patienten mit deutlich kompromittierter Blutgerinnung sowie Verbrennungstraumen über 50 % der Körperoberfläche besteht als operative Vorgehensweise die Möglichkeit der epifaszialen Nekrosektomie. Diese besteht aus der kompletten Abtragung aller über der Muskelfaszie liegenden Gewebeschichten, wobei die kapillarreiche Verschiebeschicht auf jeden Fall auf der Faszie verbleiben sollte. Bevorzugt kann dies mit dem Elektrokauter erfolgen. Vorteile sind die Schnelligkeit sowie die sichere Blutstillung mit insgesamt geringerem Blutverlust. Nachteilig sind der Verlust der Körperkontur mit erheblichen Stufenbildungen zum unverletzten Gewebe sowie die oft schlechten, mit der Muskulatur verklebten Narbenbildungen zu nennen. Die epifasziale Nekrosektomie wird in der modernen chirurgischen Verbrennungstherapie aus diesen Gründen zunehmend verlassen.

3.2.4 Blutstillung

Die geringsten Blutverluste entstehen bei Exzisionen innerhalb der ersten 24 Stunden post Trauma (Desai et al., 1990). Außerdem sollten im Bereich der Extremitäten immer pneumatische Blutsperren verwendet werden.

Grundsätzlich wird nach der tangentialen Nekrosektomie mit Erreichen eines blutenden vitalen Wundgrundes die Wundfläche zunächst mit adrenalingetränkten Bauchtüchern temporär versorgt, wobei eine Mindesteinwirkzeit von fünf Minuten unter milder Kompression eingehalten werden sollte. Anschließend erfolgt die penible Blutstillung durch Elektrokauterisation. ***In der Regel können pro Sitzung 25 % der verbrannten Körperoberfläche debridiert werden.***

3.2.5 Enzymatisches Débridement

Im eigenen Vorgehen wird bei kleinflächigen belegten Wunden zunehmend auch die enzymatische Nekrosektomie angewendet. Wirkstoffe sind dabei Kollagenasen (Iruxol® Salbe) oder Proteasen (Debrase®). Während die enzymatische Nekrosenabtragung mit Kollagenasen sehr langsam vonstatten geht und tägliche Verbandswechsel erfordert, kann mittels des noch in der Zulassung befindlichen Debrase®-Gels innerhalb von 4 Stunden ein regelrechtes Débridement durchgeführt werden. Für die drittgradige Verbrennung scheint diese Methode jedoch weniger geeignet, sie eignet sich vorwiegend für tief dermale Läsionen.

3.3 Verschluss mittels temporärer Wundauflagen

Nach erfolgtem Débridement erlaubt es in vielen Fällen der Zustand des Patienten beziehungsweise der Wunde nicht, direkt mit autologer Spalthaut die Wunde definitiv zu verschließen. Gründe hierfür können die eingeschränkte Blutgerinnung, lange OP-Zeiten, Hypothermie, limitierte Spenderareale sowie infizierte oder stark ödematöse Wunden beziehungsweise ein nicht sicher vitales Wundbett sein.

Auch wenn man eine zusätzliche Konditionierung des Wundgrundes bei Exzisionen ins Fettgewebe erreichen will, wird die Wundfläche vor der definitiven Wundversorgung durch eine autologe Gewebetransplantation zunächst mit einer temporären Wundauflage bedeckt. Zur temporären Wundabdeckung stehen heute zahlreiche synthetische Materialien (z. B. Suprathel®, Epigard®, Biobrane®, Dermagraft® u. a.) zur Verfügung (Enoch et al., 2006). Diese synthetischen Materialien wurden von Tavis et al. (1978) jedoch teilweise mit mäßigem Erfolg getestet und unterscheiden sich seitens der Indikationsstellung, Dauer der Anwendung und letztendlich auch im Preis. Ähnliches gilt für Versuche, Hautdefekte mit Amnionhäuten (Bobson et al., 1973), mit parietalem Peritonealgewebe oder mit Xenotransplantaten, z. B. Schweinehaut (Bromberg et al., 1965), temporär zu decken (siehe Kapitel 8, Hautersatz).

3.3.1 Biologische Transplantate

Den besten temporären Wundverband stellt noch immer allogene Spenderhaut, auch als Fremd- oder Bankhaut bezeichnet, dar. Menzel beschrieb bereits 1872 die Wundheilung bei Verbrennungen nach Leichenhauttransplantationen. Aufgrund immunologischer Entzündungs- bzw. Abstoßungsreaktionen dient dieses Verfahren lediglich zur kurzzeitigen (temporären) Wunddeckung (Brown et al., 1953). Trotzdem stellt das glycerol- oder kryokonservierte Allotransplantat der menschlichen Haut den besten, aber auch – wegen Spendermangels und aufwändiger Untersuchungen, um die Übertragung eventueller Infektionskrankheiten zu verhindern – teuersten Wundverband dar. Neben ihrer massiven stimulierenden Wirkung auf die Wundheilung dämmen sie den Sekretions- und Eiweißverlust ein, mindern Schmerzen und tragen deutlich zur Keimreduzierung bei. Während allogene Hauttransplantate im Durchschnitt 14 Tage auf der Wunde verbleiben können, sind die xenogenen Transplantate schon in der Regel nach 3–6 Tagen zu entfernen bzw. zu wechseln. Xenogene Haut ist in Europa vom Schwein als kryokonserviertes Transplantat erhältlich. In vielen Ländern der Dritten Welt kommt auch aufgearbeitete Froschhaut zum Einsatz. Insgesamt verfügen auch die Xenotransplantate über die grundsätzliche Wirkung menschlichen Hautersatzes, wenn auch nicht in diesem ausgeprägten Maße. Es scheint allerdings, dass die synthetischen Wundauflagen, wie z. B. Epigard®, die biologischen Materialien vor allem aus den erwähnten Kosten- sowie aus Sicherheitsgründen in den Hintergrund drängen und deren Benutzung nur auf spezielle Indikationen (Sandwichtechnik, Wundbettpräparation vor Kulturhaut) begrenzen.

3.3.2 Synthetische Wundauflagen

Neben der beschriebenen allo- und xenogenen Haut stehen zahlreiche künstliche Materialien zur temporären Wundabdeckung zur Verfügung. Im eigenen Vorgehen hat sich Epigard® bewährt und wird in den meisten Fällen nach Nekrosektomien eingesetzt.

Bei Epigard® handelt es sich um einen Polyurethanschaum mit einer Polytetrafluorethylenmembran als Oberseite. Es eignet sich als kurzzeitige preiswerte Wundabdeckung oder zur Konditionierung von bis ins Fettgewebe debridierten Verbrennungsarealen. Vorteile sind neben der einfachen Handhabung geringe Kosten sowie eine Lagerung bei Raumtemperatur (Alexander et al., 1973). Seitens der Wundbehandlung sind regelmäßige Wechsel alle 3–5 Tage zwingend notwendig, da das Material sonst einwächst. Auch ist die durch den Polyurethanschwamm geförderte Bildung von Granulationsgewebe im Hinblick auf die spätere

Narbenbildung kritisch zu sehen und im Behandlungsplan (Anwendungsdauer) zu bedenken.

Suprathel® ist ein neuer resorbierbarer Epithelersatz und dient als temporäre oberflächliche Wundabdeckung. Das Grundgerüst bildet ein Terpolymer bestehend aus DL-Laktid, Trimethylenkarbonat und Caprolakton. Es ist plastisch verformbar und passt sich damit bei Körpertemperatur der Körperform an, zugleich ist es biologisch abbaubar und besitzt eine hohe Wasserdampfdurchlässigkeit: Es verhindert dadurch eine Ansammlung von Exsudat bei gleichzeitiger Vermeidung einer Austrocknung der Wunde und einer damit verbundenen Behinderung der Epithelregeneration. Die Hauptindikation von Suprathel® ist die temporäre Wundabdeckung nach initialem Débridement bei oberflächlichen dermalen Wunden, die aufgrund der verbliebenen epithelialen Strukturen eine gute Spontanheilungstendenz haben, sowie für die Hautentnahmestellen. Auch nach Sprühtransplantationen von autologen Hautzellen hat es sich als Primärverband bewährt. Die Vorteile sind die rasche Reepithelisierung und die reduzierte Anzahl der Verbandswechsel, da es bei korrekter Anwendung bis zur kompletten Reepithelisierung auf der Wunde belassen werden kann. Außerdem verringert sich signifikant der Wundschmerz (Uhlig et al., 2007).

Die Fixation des Suprathel® wird durch eine Lage Fettgaze sichergestellt. Suprathel® verklebt anschließend mit der Wunde und bildet mit dem Wundsekret (Fibrin) eine transparente Matrix. Ein Wechsel des Materials ist bei regelrechtem Verlauf nicht vorgesehen. Es empfiehlt sich ein Belassen des intraoperativ steril angelegten kompletten Wundverbandes bei ausbleibenden Entzündungszeichen für 4 bis 5 Tage und anschließend ein 2- bis 3-tägiger Wechsel des oberflächlichen Verbandes bei Belassen der Fettgaze. Suprathel® bzw. die darüber befindliche Fettgaze löst sich im Idealfall nach 8 bis 14 Tagen selbstständig von der reepithelisierten Wunde ab oder lässt sich mit einer Pinzette schmerzfrei abziehen.

3.3.3 Behandlung der Verbrennungswunde mit VAC®

Als Sonderform im Bereich der temporären Wundabdeckung wird die Vakuum-assisted-closure-Therapie (VAC®-Therapie) im Bereich der Verbrennungsmedizin angesehen. Dieser spezielle Vakuumverband kann nach Débridement bzw. Nekrosektomie im Bereich tiefer, infizierter oder schlecht durchbluteter Wunden eingesetzt werden. Die Wirkung beruht auf einem subatmosphärischen Druck, der auf die Wundfläche einwirkt. Die Vakuumversiegelung wurde erstmalig 1993 in den USA von zwei Plastischen Chirurgen, Luis Argenta und Michael Morykwas von der Wake Forest University, beschrieben. Durch einen ständigen Sog wird das Wundödem abgesaugt und dadurch der Blutfluss in den Kapillaren des umgebenden gesunden Gewebes erhöht, wodurch sich konsekutiv das Sauerstoffangebot und der pH-Wert verändern (Endez-Eastman, 1994). Zusätzlich werden kontinuierlich wachstumshemmende Faktoren, Metallproteinasen und Gewebe lysierende Enzyme entfernt. Bei massiv sezernierenden Wunden wird durch die Sekretabsaugung eine Mazeration der intakten Gewebsanteile verhindert (Muller et al., 1997).

Das feuchte Wundmilieu mit gleichzeitigem Unterdruck auf die Wunde hat die rasche Bildung eines durchgehenden und gefäßreichen Granulationsgewebes zur Folge. Die so dargestellte Konditionierung führt zu einem sauberen, transplantationsfähigen Wundbett.

Der Vakuumverband kann aber auch zur Fixierung von Spalthauttransplantaten oder Dermisersatzstoffen an komplexen, unebenen anatomischen Regionen angewandt werden. Hier ermöglicht er im Sinne eines perfekt sitzenden »Überknüpfverbandes« ein sicheres Anwachsen des Transplantates aufgrund eines guten Kontaktes zum Wundbett und deutlich verminderter Scherkräfte (Schlattner et al., 2003).

3.4 Definitiver Wundverschluss

Grundsätzlich können oberflächlich zweitgradige Verbrennungen (IIa°) aus dem verbliebenen epithelialen Restgewebe verheilen. Auch tiefer in die Dermis reichende zweitgradige Läsionen (IIb°) können bei Erhalt von genügend tiefliegenden Hautanhangsgebilden zum Teil ohne Transplantation heilen, während bei tiefen Verbrennungen (III°) mit kompletter Zerstörung der Haut eine Reepithelisierung allein vom Wundrand her erfolgen kann. Als Regel gilt daher, alle drittgradigen und tief dermalen Brandwunden einem definitiven Wundverschluss zuzuführen.

Die autologe Spalthauttransplantation ist hier noch immer der Goldstandard. Modifikationen und abweichende Techniken unter Verwendung von Vollhauttransplantaten, Dermisersatzprodukten, Kulturhaut sowie Lappenplastiken haben spezielle Indikationen und werden gesondert behandelt.

Bemühungen, schlecht heilende Wunden mit einer Hauttransplantation zu heilen, wurden schon seit langer Zeit unternommen. So führte Reverdin bereits 1872 die erste autologe Hauttransplantation erfolgreich durch. Die lange Jahre als Standardtherapie bestehende Spalthauttransplantation ist entsprechend der individuellen klinischen Situation des schwer Brandverletzten inzwischen stark modifiziert worden. Prinzip ist die Entnahme von dünnen Hauttransplantaten, deren Entnahmestelle spontan heilt, und die Transplantation in die nicht heilenden Wundbereiche.

Im Idealfall sprießen innerhalb von 3 bis 5 Tagen Kapillaren in das Spalthauttansplantat ein und übernehmen die vorher nur durch Diffusion erfolgte Ernährung der Haut. Dies gelingt jedoch nur, wenn die Transplantate suffizient fixiert sind und das Transplantat sich nicht auf der Wunde hin- und herbewegen kann, da sonst die eingesprossenen Kapillaren durch auftretende Scherkräfte abreißen. Die Fixierung der transplantierten Haut wird durch Einnähen, meistens jedoch durch Metallclips (Tacker) sichergestellt. Eine moderne, jedoch sehr kostspielige Alternative stellt die Fixierung durch Fibrinkleber dar, die speziellen Regionen wie dem Gesichts- und Handbereich vorbehalten ist. Die zusätzliche Fixierung erfolgt in einem Wundverband durch Fettgaze und ausgiebige Polsterung, insbesondere wenn zur zusätzlichen Ruhigstellung der transplantierten Region über Gelenken ein Gips angelegt wird. Weitere Möglichkeiten der Fixierung stellen der Überknüpfverband und das Anlegen einer Vakuumversiegelung dar.

3.4.1 Autologe Spalthauttransplantation: Sheetgraft

Ist das Verbrennungsausmaß überschaubar und stehen genügend Spenderareale zur Verfügung, kann die entnommene Spalthaut direkt zur Transplantation verwendet werden. Das Größenverhältnis beträgt dabei 1:1, das Transplantat wird als Sheetgraft bezeichnet. Sheet-Transplantate sind kosmetisch günstig, da sich bei diesen Transplantaten postoperativ ein glattes Hautrelief darstellt und Narbenmuster, die nach allen Größenexpansionsmethoden bedingt auftreten (Meshgraft, Meekgraft, siehe unten), ausbleiben. Aufgrund der oft begrenzten Spenderareale werden sie meist für kleinere kosmetisch exponierte Stellen verwendet, beim schwer brandverletzten Patienten werden sie für das Gesicht und die Hände eingesetzt. Zu erwähnen ist allerdings die allen Spalthauttransplantaten innewohnende Schrumpfungstendenz in Abhängigkeit von der Entnahmestärke, die das anfänglich oft ausgezeichnete Ergebnis deutlich reduzieren kann. Hier sollte postoperativ unbedingt eine frühzeitige Narbentherapie eingeleitet werden. Bezüglich des operativen Vorgehens ist auf die unbedingte Bluttrockenheit des Wundgrundes vor der Transplantatfixierung zu achten, da ein entstehendes Hämatom oder Serom das Einheilen des Transplantates verhindert. Ob die als »Stichelung« oder »Skarifizierung« bezeichnete Maßnahme des Einkerbens der Sheet-Transplantate hierbei sinnvoll ist und eine suffiziente Drainage einer unter dem Transplantat entstehenden Flüssigkeitsansammlung gewährleistet, ist unsicher.

Bei Transplantationen im Gesichtsbereich sollte sich die Platzierung der Transplantate an den ästhetischen Zonen des Gesichtes orientieren.

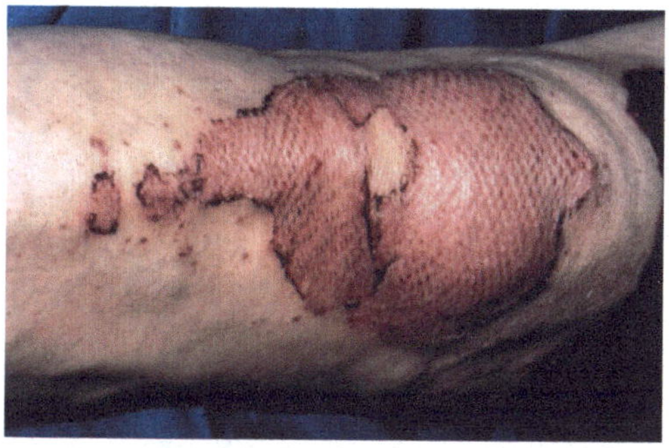

Abb 3 Sehr gut eingeheiltes Mesh-Transplantat mit sichtbarem Gittermuster

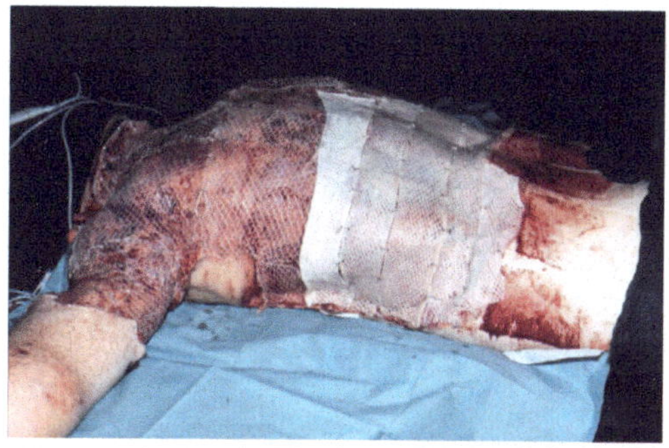

Abb 4 Mesh-Transplantate mit größerer Expansionsrate sollten mit Fremdhaut übertransplantiert werden, um eine komplikationslose Abheilung zu gewährleisten

3.4.2. Autologe Spalthauttransplantation: Meshgraft

Bei großflächigen Verbrennungswunden muss die vorhandene und entnehmbare Eigenhaut expandiert werden, um auch großflächige Wunden zu verschließen. Die Aufarbeitung der Haut mit dem sog. Meshdermatom erfolgt zu einem Gitter- oder Netztransplantat (Meshgraft). ***Damit lässt sich die Fläche des Transplantates im Verhältnis 1:1,5, 1:3, 1:6 oder sogar 1:9 vergrößern, wobei die tatsächlich erzielten Expansionen geringer ausfallen.*** Je größer die Expansion jedoch ist, desto länger und komplizierter ist die Heilung. Die Epithelisierung der Wunde erfolgt ausgehend von den Rändern der transplantierten Haut. Alle Lücken der Netztransplantate sind letztendlich epithelisierte Narbenareale (Abb. 3). Zusätzlich ist die Handhabung des Mesh-Transplantates ab einer Größe von 1:3 aufgrund der vorhandenen Fragilität oft schwierig. Das Mesh-Transplantat wird vorsichtig auf die vorbereitete Wunde gelegt und durch Nähte oder Klammern fixiert. Zusätzliche Fixierung erfolgt durch zwei Lagen Fettgaze und anschließenden Wundverband durch einen leicht komprimierenden, nicht verklebenden und saugfähigen Verband. Die konsequente Ruhigstellung des transplantierten Areals ist aufgrund der zu vermeidenden Scherkräfte unbedingt notwendig, auch hier empfiehlt sich die Anlage von Gipsverbänden im Bereich der Extremitäten. An schwer zu transplantierenden und schwer ruhigzustellenden Stellen wie beispielsweise Axilla oder Kniekehle leistet oft die Anlage einer Vakuumversiegelung über dem Hautransplantat gute Dienste im Sinne der Transplantatfixierung (Roka et al, 2007).

Der Nachteil des Meshgraft-Transplantates, gerade bei Transplantation nach komplettem Dermisverlust, ist ein kosmetisch und funktionell oft ungünstiges Ergebnis. Die Netzstruktur bleibt größtenteils sichtbar und es kann zur Kontraktion der entstehenden Narbe kommen. ***Aus diesen Gründen sollte deshalb die Anwendung von Netztransplantaten im Gesicht, am Hals und an den Händen in der Regel vermieden werden (Atiyeh et al., 2005).***

3.4.3 Sandwich Technik nach Alexander

Bei Verwendung von Maschentransplantaten höherer Expansiongrade (größer 1:3) sind die verbleibenden Lücken nach der Transplantation so groß, dass es zu einer Austrocknung und/ oder Superinfektion des Wundgrundes kommen kann, bevor die gewünschte Reepithelisierung von den Transplantaträndern aus stattfindet. Aus diesem Grund können weitmaschige Mesh-Transplantate mit glycerol- oder kryokonservierter Fremdhaut im Sinne der Sandwich-Technik nach Alexander et al. (1981) übertransplantiert werden (Abb. 4). Unter dem temporären Schutz der Fremdhaut kommt es nun zu einer fortschreitenden Reepithelisierung des Wundgrundes und damit zu einer schrittweisen Ablösung der transplantierten Fremdhaut.

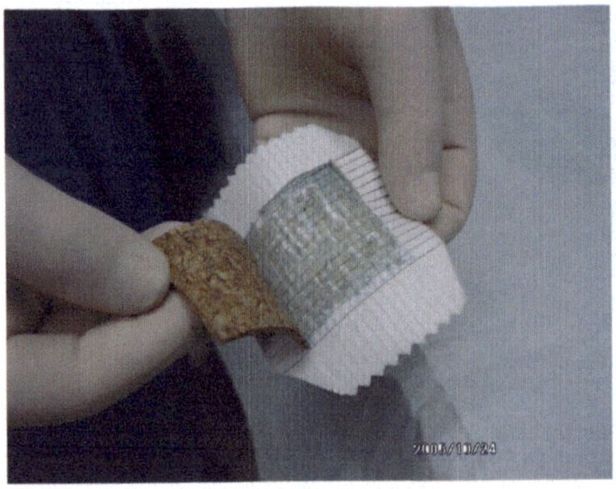

Abb. 5 Das in Quadrate geschnittene Spalthauttransplantat wird auf die vorgefalteten Gazen geklebt und die Korkträgerplatte entfernt

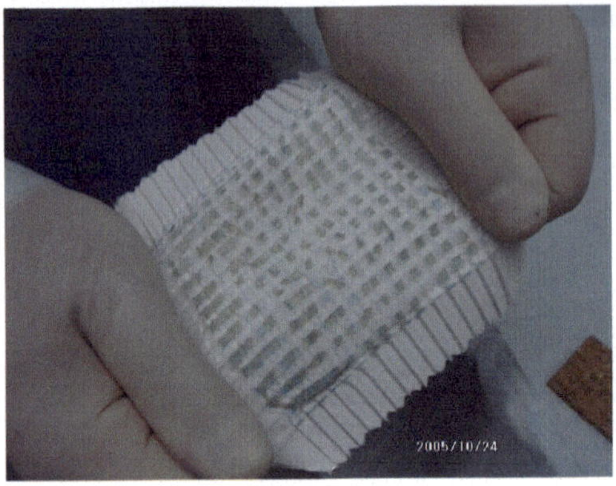

Abb. 6 Durch Zug an beiden Seiten wird die Gaze entfaltet und die gewünschte Expansion erzielt

3.4.4 Autologe Spalthauttransplantation nach Meek

1958 beschrieb C. P. Meek das sogenannte Meek-Wall-Dermatom zur Herstellung »briefmarkenartiger« kleiner Hauttransplantate. Diese Methode zur Spalthautexpansion geriet nach Einführung der Meshgraft-Technik international in Vergessenheit. Erst 1993 wurde sie von Kreis et al. wieder in die Verbrennungschirurgie eingeführt. Dabei wurde ein modifiziertes Dermatom verwendet, das mit Pressluft betrieben wurde. Expansionsraten von 1:2 bis 1:9 sind möglich. Eine weitere Modifikation wurde von Raff et al. (1994) beschrieben, bei der auf die zusätzliche Transplantation von Fremdhaut über die Meek-Transplantate bei den Expansionsraten bis 1:4 verzichtet werden kann. Verglichen mit der Mesh-Technik zeigt die Meek-Methode folgende Vorteile: ***Die tatsächliche Expansionsrate wird in der Regel erreicht, ungünstige Spenderstellen können genutzt und auch kleine Spalthauttransplantate können verarbeitet werden.*** Die Nachteile sind der höhere Personalbedarf sowie der große Zeitaufwand zur Herstellung der Transplantate (sinnvoll ist paralleles Operieren durch zwei Operationsteams) und daraus folgend auch die höheren Kosten. Während das erste Team die Verbrennungswunden zur Transplantation vorbereitet und die Spalthaut zur Meek-Herstellung abnimmt, stellt das zweite, parallel arbeitende Team die Meek-Transplantate her. Dazu wird die entnommene Spalthaut entsprechend der Größe der Korkplättchen zugeschnitten und auf diese aufgetragen. Das Meek-Dermatom schneidet die sich auf den Korkplättchen befindliche Haut in kleine viereckige Inseln. Nach dem Aufbringen von Sprühkleber werden die Hautinseln auf vorgefaltete Nylongazen geklebt. Nach einer Eintrockenzeit von 2 bis 5 Minuten können die Korkplättchen abgezogen werden (Abb. 5). Nun folgen durch Auseinanderziehen das Entfalten der Plissées und die damit einhergehende eigentliche Expansion (Abb. 6). Der überstehende Rand der Plissées wird abgeschnitten. Im Rahmen der Transplantation werden die Meekfolien durch Metallclips (Tacker) im Wundbett fixiert. Der Wundverband erfolgt äquivalent zu den Mesh-Transplantaten durch zwei Lagen Fettgaze und ausgiebige Polsterung.

3.4.5 Vollhaut-Transplantation

Vollhaut, bestehend aus Epidermis und Dermis, wird an mechanisch beanspruchten Regionen wie Handinnenfläche und Fußsohle sowie im Gesichtsbereich (Lidplastiken) benötigt und ist seitens der Hauteigenschaften den Spalthauttransplantaten überlegen. ***Die Indikation zur Vollhauttransplantation in der Akutversorgung der chirurgischen Verbrennungsbehandlung ist durch die limitierte Verfügbarkeit stark begrenzt.*** Sie wird in der Akutversorgung bei ausreichender Verfügbarkeit meist bei kleineren drittgradigen Defekten an diesen Körperstellen eingesetzt, findet jedoch hauptsächlich in der späteren rekonstruktiven Chirurgie der Verbrennung Verwendung.

3.4.6 Cultured Epidermal Autografts (CEA)

Bei Brandwunden größer als 65% reichen in der Regel autologe Spalthauttransplantate nicht mehr zum kompletten und raschen Wundverschluss aus. Hier kann auf im Labor gezüchtete Hauttransplantate zurückgegriffen werden. Ausgehend von den grundlegenden Arbeiten von Rheinwald und Green (1975) sind im Labor gezüchtete Keratinozyten-Transplantate in der Verbrennungsmedizin eingesetzt worden. Diese inzwischen kommerziell erhältlichen Transplantate bestehen meist aus einer mehrlagigen Schicht von autologen Keratinozyten oder sind inzwischen auch als Suspension erhältlich. Die Vorteile liegen in der großen verfügbaren Fläche sowie im Vermeiden neuer Wunden durch Spalthautentnahmen. Im Rahmen von oberflächlichen, im dermalen Bereich der Haut liegenden Wunden führen diese Transplantate zu guten Ausheilungsergebnissen. Dagegen sind die Ergebnisse bei Dermisverlust und der Transplantation auf Fett- bzw. Muskelgewebe sowohl funktionell als auch ästhetisch äußerst schlecht. Der Leitsatz »Epidermis is life - dermis is quality of life« des französischen Verbrennungschirurgen Michel Rives (1994) hat an seiner Aktualität nichts eingebüßt.

Erst Arbeiten von Cuono et al. (1987) und Hickersen et al. (1994), die zunächst allogene Dermis in das Wundbett transplantierten, führten zu besseren klinischen Ergebnissen. Es gilt also, vor dem Einsatz von Hautkulturen im Wundbett dermale Komponenten zu etablieren, um ein verbessertes Ergebnis für den Patienten zu erzielen. Dies gelingt durch die vorbereitende Wundkonditionierung mittels glycerol- oder kryokonservierter Fremdhaut. In mehreren operativen Schritten gelingt es auf diese Weise, die kollagenen Bestandteile der Fremdhaut im Wundbett zu fixieren, um eine spätere Kulturhauttransplantation zu verbessern. ***Zum jetzigen Zeitpunkt werden Kulturhautverfahren in Ergänzung mit Eigenhauttransplantaten bei großflächigen Verbrennungsverletzungen durchgeführt.*** Im eigenen Vorgehen werden die Eigenhauttransplantate in der speziellen von Meek entwickelten Technik mit einer Expansion von 1:3 bis 1:6 auf die mechanisch belasteten Wundflächen aufgebracht (Ottomann et al., 2007). Die übrigen Areale werden mittels Hautkulturen nach Schaffung eines dermalen Wundbettes transplantiert. Auf diese Weise lassen sich auch großflächige Verbrennungen bis über 90% Körperoberfläche mit guten Ausheilungsergebnissen versorgen. Nachteile dieses Verfahrens liegen in der langen Kulturzeit von bis zu drei Wochen sowie in der Anfälligkeit der Transplantate bezüglich Infektion und mechanischer Belastung (Gallico et al., 1984). Neue Techniken im Bereich der Kulturhautverfahren ermöglichen das Aufbringen von nichtkonfluenten Keratinozyten in Form einer Suspension bzw. als Spray (Hartmann et al., 2007). Aber auch bei dieser Technik muss ein dermaler Wundgrund erhalten oder zuvor ein dermales Wundbett geschaffen werden (Abb. 7-9).

Auch die Kombination von autologen Hauttransplantaten und gezüchteten Keratinozyten sowie die Anwendung der Hautkulturen auf dermalen Wundbetten führen zu guten Ergebnissen.

3.4.7 Dermale Ersatzverfahren

Der komplette Verlust der dermalen Anteile bei tiefen drittgradigen Verbrennungen der Haut führt während und nach dem Heilungsprozess spalthauttransplantierter Wunden oft zu Kontraktionen des Wundbettes und ausgedehnter Narbenbildung. Neben Wundheilungsstörungen sind Hypertrophien und mangelnde Elastizität der Haut Folge des fehlenden dermalen Anteils.

Integra® Dermal Regeneration Template ist ein zweischichtiges Membransystem, das als künstlicher biologischer Dermisersatz dient. Es besitzt eine dreidimensionale Anordnung, bestehend aus extrazellulären Matrixmolekülen aus Rinderkollagen, welche beim Herstellungsprozess mit Glykosaminoglykanen (Chondroitin-6-Sulfat) quervernetzt werden. Diese Vernetzung optimiert die Porenstruktur (Porengröße von 70–200 µm) sowie die zeitlich definierte Abbaurate. Die Kollagen-GAG-Dermis ist nur gering immunologisch aktiv, es entsteht

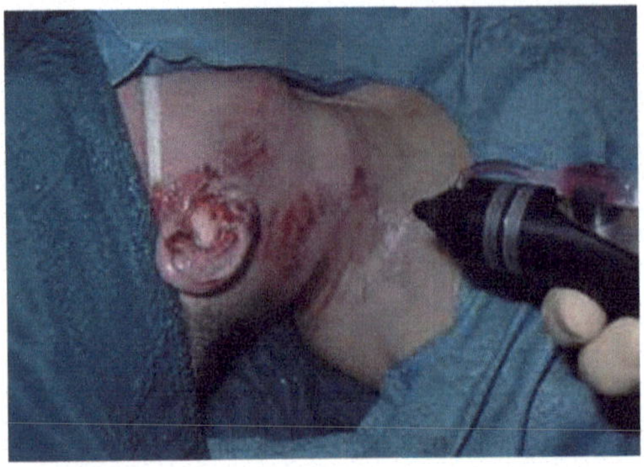

Abb. 7 Keratinozyten werden als Suspension auf die dermale Wunde gesprüht

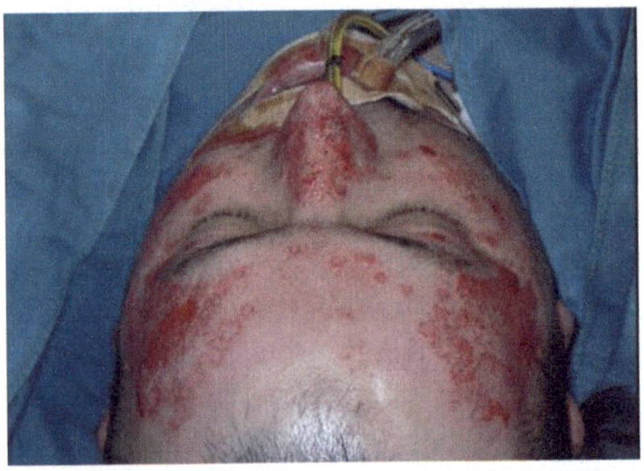

Abb. 8 Dermale Wunden nach IIb°-Gesichtsverbrennung 16 Tage nach Trauma

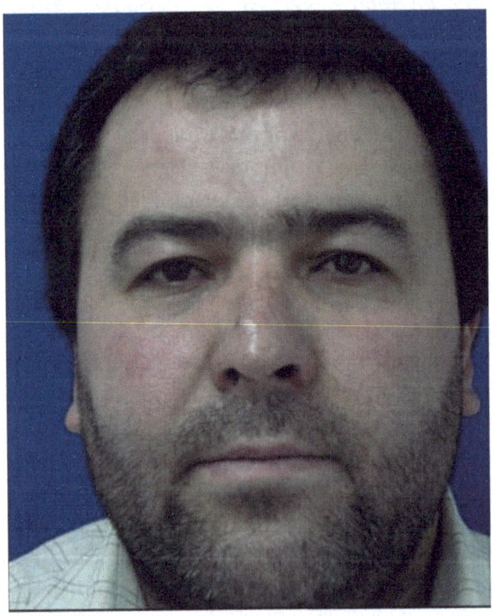

Abb. 9 Kosmetisch gutes Ausheilungsergebnis der IIb°-Verbrennung

jedoch nach Transplantation und anschließendem Einheilen eine milde inflammatorische Reaktion mit Einwanderung von autologen Fibroblasten und endothelialen Zellen, sodass die Matrix vollständig in mehreren Monaten abgebaut wird (Heimbach et al., 1988). Die autologe Matrix, gebildet durch die eingewanderten Fibroblasten, ersetzt das abgebaute Integra® später vollständig. Die Abdeckung besteht aus einer dünnen (0,23 mm) Polysiloxanschicht (Silikon) zur Regulierung des Feuchtigkeitsverlustes der Haut und als mechanische Barriere gegen eine bakterielle Kontamination der transplantierten Wundfläche. Die Indikation des Dermisersatzes besteht in der Behandlung drittgradiger Hautläsionen mit komplettem Dermisverlust. Durch Transplantation des Integra® wird eine verbesserte dermale Regeneration erzielt und die Entstehung eines Narbengewebes vermindert (Wainwright et al., 1996). Nach 14–21 Tagen kann das Integra® mit einem ultradünnen autologen Spalthauttransplantat übertransplantiert werden (Stern et al., 1990). Inzwischen ist das Material auch ohne Silikonschicht zur einzeitigen Transplantation verfügbar.

Seit Januar 2005 ist eine neue dreidimensionale Matrix aus bovinem Kollagen und Elastin zur dermalen Regeneration (Matriderm®) erhältlich. Der Vorteil gegenüber Integra® besteht in der einzeitigen Transplantation des dünneren Materials und der gleichzeitigen Übertransplantation von autologer Spalthaut. Die bisher erzielten Ergebnisse sind bei dieser Art der Anwendung äußerst vielversprechend (Haslik et al., 2007; Ryssel et al., 2008).

3.4.8 Hautentnahme

Als Spenderareal wird die Stelle der Hautentnahme bezeichnet, die zur Gewinnung eines Hauttransplantates benötigt wird. Zur Entnahme von Vollhaut bieten sich je nach benötigter Größe und Alter des Patienten (Hauterschlaffung und damit zunehmende Entnahmemöglichkeit mit steigendem Lebensalter) die Leiste, das untere Abdomen, das Gesäß und der Oberarm an. Bei Vollhauttransplantation im Gesichtsbereich kann auch bei kleinen zu transplantierenden Arealen (Lidplastiken) aufgrund des ähnlichen Farbmatches das Transplantat

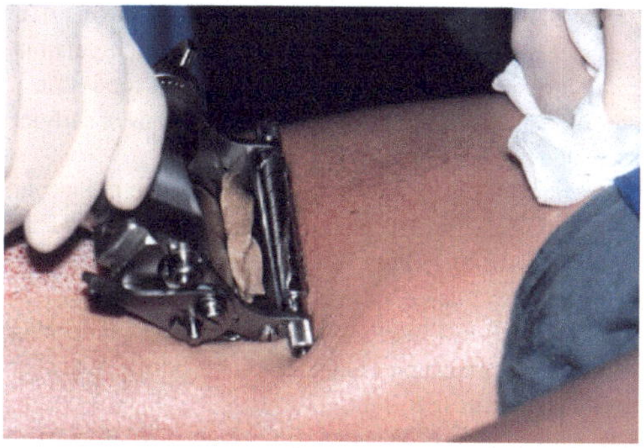

Abb. 10 Spalthautentnahme mit dem Dermatom

retroaurikulär oder am Hals gewonnen werden. Vollhautentnahmestellen sollten durch eine Wundnaht direkt verschlossen werden.

Spalthaut (Epidermis und Dermisanteile) wird möglichst an kosmetisch nicht störenden Stellen mit einem Dermatom entnommen (Elektro- oder Pressluftdermatom) (Abb. 10). Trotz der guten Abheilungstendenz bei dünner Entnahme kann es nachfolgend zu Vergröberungen des Hautreliefs und zu auffälligen Pigmentierungsstörungen kommen. Daher ist die Entnahmestelle mit Bedacht zu wählen und bei der präoperativen Aufklärung unbedingt mit zu besprechen. Bei kritischen Verbrennungen mit maximalen Ausdehnungen wird überall Haut entnommen, wo Haut gewonnen werden kann. Eine zusätzliche Maßnahme kann die Ballonierung des Skrotums zur weiteren Hautgewinnung darstellen. Die notwendige Blutstillung erfolgt durch Auflegen von suprareningetränkten Kompressen. Auch kann der Entnahmebereich mit einer verdünnten Suprareninlösung unterspritzt werden. Der Verband erfolgt durch Wundauflagen, die eine komplikationslose Abheilung erwarten lassen. Auch hier hat sich die neue Polylactidmembran Suprathel® sehr bewährt. Aber auch Hydrofaserverbände, Hydrokolloidverbände sowie andere moderne Wundauflagen leisten im Sinne einer komplikationslosen Abheilung hier gute Dienste.

4 Zusammenfassung

Immer größere Verbrennungsflächen werden auch von erwachsenen Patienten überlebt, wobei jüngere Erwachsene mehr von der Weiterentwicklung der Verbrennungsmedizin profitieren. Wichtig sind die frühzeitigen und radikalen Exzisionen aller verbrannten Gewebe sowie die verbesserten Techniken des Wundverschlusses. Der Einsatz von Kulturhaut hat gerade bei den Läsionen über 70 % der Körperoberfläche seine Notwendigkeit bewiesen.

Um aber gute Ausheilungs- und Spätergebnisse zu erzielen, muss der schwer brandverletzte Patient von Beginn an rehabilitiert werden. Engmaschige Betreuung durch geschulte Physio- und Ergotherapeuten, psychologische Behandlung der Traumafolgen sowie eine konsequente und überwachte Narbennachbehandlung sind unverzichtbar. Ein klarer individueller Behandlungsplan, in den sich die Vielzahl der Therapieschritte eingliedern, ist absolut notwendig und kann nur von einem geschulten Behandlungsteam realisiert werden (siehe Kapitel 15).

Literatur

Alexander JW, Wheeler JM, Booney BC et al (1973) Clinical evaluation of epigard, a new synthetic substitute for homograft and heterograft skin. J Trauma 13: 374

Alexander JW, MacMillan BG, Law E (1981) Treatment of severe burns with widely meshed skin autograft and meshed skin allograf overlay. J Trauma 21: 433–438

Argenta LC, Moykwas MJ (1997) Vacuum-assisted closure: a new method for wound control and treatment: clinical experience. Ann Plast Surg 38: 563–576

Atiyeh BS, Gunn SW, Hayek SN (2005) State of the art in burn treatment. World J Surg 29: 131–148

Bromberg BE, Song C, Mohn MP (1965) The use of pig skin as a temporary biological dressing. Plast Reconstr Surg 36: 80–90

Bobson MC, Krizek TJ et al (1973) The effect of human amniotic membranes on the bacterial population of infected rat burns. Ann Surg 177

Brown AS, Barot LR (1986) Biologic dressings and skin substitutes. Clin Plast Surg 13: 69–74

Brown JB, Freyer MP, Randall P, Lee M (1953) Postmortem homografts as biological dressings for extensive burns and denuded areas. Ann Surg 138: 618–630

Burd A, Yuen C (2005) A global study of hospitalized paediatric burn patients. Burns 31: 432–438

Cuono C, Langdon R, Birchall N, et al (1987) Composite autologous-allogenic skin replacement after burn injury. Plast Reconstr Surg 80: 626–35

Desai MH, Herndon DN, Broemeling L (1990) Early burn wound excision significantly reduces blood loss. Ann Surg 221: 753–762

Deutsche Gesellschaft für Verbrennungsmedizin DGV (2006) Verbrennungszentren in Deutschland [online] http://www.verbrennungsmedizin.de/zentren

Endez-Eastman S (1994) Negative pressure wound therapy. Plast Surg Nurs 18: 27–29

Enoch S, Grey JE, Harding KG (2006) ABC of wound healing: Recent advances and emerging treatments. BMJ 332(7547): 962–965

Gallico GG, O'Connor NE, et al (1984) Permanent coverage of large burn wounds with autologous cultures of human epithelium. N Engl J Med 311: 448–451

Germann G, Barthold U, Lefering R, Raff T, Hartmann B (1997) The impact of risk factors and pre-existing conditions on the mortality of burn patients and the precision of predictive admission-scoring systems. Burns 23: 195–203

Gesundheitsberichterstattung des Bundes (2007) Diagnosedaten der Krankenhäuser: Verbrennungen und Verätzungen http://www.gbe-bund.de

Gray DT, Pine RW, Harnar TJ, Marvin JA (1982) Early surgical excision versus conventional therapy in patients with 20 to 40 per cent burns. Am J Surg144: 76

Hartmann B, Ekkernkamp A, Johnen C, Gerlach JC, Belfekroun C, Küntscher MV (2007) Sprayed cultured epithelial autografts for deep dermal burns of the face and neck. Ann Plast Surg 58: 70–73

Haslik W, Kamolz LP, Nathschläger G, Andel H, Meissl G, Frey M (2007) First experiences with the collagen-elastin matrix Matriderm as a dermal substitute in severe burn injuries of the hand. Burns 33: 364–368

Heimbach D, Luterman A, Burke JF, et al (1988) Artificial dermis for major burns: A multicenter randomized clinical trial. Ann Surg 200: 313–320

Hickerson WL, Compton C, Fletchall S, Smith LR (1994) Cultured epidermal autografts and allodermis combination for permanent wound coverage. Burns [Suppl 1]: 52–55

Hörbrand F, Schrank C, Henckel-Donnersmarck G, Mühlbauer W (2003) Integration von Vorerkrankungen und Risikofaktoren im Abbreviated Burn Severity Index (ABSI). Anasthesiol Intensivmed Notfallmed Schmerzther 38: 151–157

Janzekovic Z (1970) A new concept in early excision and immediate grafting of burns. J Trauma 10: 1103–1108

Kreis RW, Mackle DP, Vloemans AWFP, Hermans RP, Hoekstra MJ (1993) Widely expanded postage stamp skin graft using a modified Meek technique in combination with an allograft overlay. Burns 19: 142–145

Meek CP (1958) Successful microdermalgrafting using the Meek-Wall microdermatome. Am J Surg 96: 557–558

Menzel A (1872) Kleine Beiträge zur Hauttransplantation. Wien Med Wochenschr 22: 904

Mozingo DW, McManus AT, Kim SH, Pruitt BA Jr. (1997) Incidence of bacteraemia after burn wound manipulation in the early postburn period. J Trauma 42: 1006–1010

Ong YS, Samuel M, Song C (2006) Meta-analysis of early excision of burns. Burns 32: 145–150

Ottomann C, Küntscher MV, Hartmann B (2007) The combination of cultured epidermal autograft (CEA) and split thickness skin graft technique (Meek) in therapy for severe burns. Osteo Trauma Care 15: 29–33

Raff T, Germann G, Barthold U (1996) Factors influencing the early prediction of outcome from burns. Acta Chir Plast 38: 122–127

Raff T, Hartmann B, Wagner H, German G (1996) Experience with the modified Meek technique. Acta Chir Plast 38: 142–146

Reverdin JL (1872) De la greffe epidermique. Arch Gen Med 19: 276, 555, 703

Rheinwald JG, Green H (1975) Serial cultivation of strains of human epidermal keratinocytes: the formation of keratinizing colonies from single cells. Cell 6:331–344

Rives JM, Sellam P, Karcenty B, Ainaud P, Le Bever H, La Reveille R, Carsin H (1994) Cultured epithelial autografts (CEA) clinical applications in extensive burn injuries: burn centre experience. Abstr Volume, 9th Congress of the ISBI, p 153

Roka J, Karle B, Andel H, Kamolz L, Frey M (2007) [Use of V.A.C. Therapy in the surgical treatment of severe burns: the Viennese concept.] Handchir Mikrochir Plast Chir 39: 322–327

Ryssel H, Gazyakan G, Germann G, Öhlbauer M (2008) The use of Matriderm in early excision and simultaneous autologous skin grafting in burns – a pilot study. Burns 34: 93–97

Schlatter M, Tiessen E, Kalbermatten D (2003) Vakuumverband zur Fixation von Spalthauttransplantaten an komplexen anatomischen Regionen. Europ Surg Acta Chir Austria 35 [Suppl 191]

Schwarze H, Küntscher MV, Uhlig C, Hierlemann H, Prantl L, Ottomann C, Hartmann B (2008) Suprathel, a new skin substitute, in the management of partialthickness burn wounds: results of a clinical study. Ann Plast Surg 60: 181–185

Sörensen R, Fisker NP, Steensen JP (1984) Acuta excision of exposure treatment? Final results of a three-year randomised controlled clinical trial. Scand J Plast Recons Surg 8: 87–93

Statistisches Bundesamt (2005) Todesursachen in Deutschland 2004. Fachserie 12, Reihe 4. Wiesbaden

Stern R, Mc Pherson, Longaker MT (1990) Histologic study of artifical skin used in the treatment of full-thickness thermal injury. J Burn Care Rehabil 11: 7–13

Tavis MJ, Thornton J, Danet R, Bartlett RH (1978) Current status of skin substitutes. Symposium on burns. Surg Clin North Am 58: 1233–1248

Tobiasen J, Hiebert JH, Edlich RF (1982) Prediction of burn mortality. Surg Gynecol Obstet 154: 711–714

Uhlig C, Rapp M, Hartmann B, Hierlemann H, Planck H, Dittel KK (2007) Suprathel – an innovative, resorbable skin substitute for the treatment of burn victims. Burns 33: 221–229

Wainwright D et al (1996) Clinical evaluation of an acellular allograft dermal matrix in full-thickness burns. J Burn Care Rehabil 17: 124–136

7.3

Die chirurgische Behandlung des alten Patienten

Kai Megerle, Günter Germann, Oliver Kloeters

1 Einleitung

Medizinischer Fortschritt und verbesserte Lebensbedingungen führen zu drastischen Veränderungen in der Zusammensetzung unserer Gesellschaft. Haben die über 65-Jährigen derzeit noch einen Anteil von 19 % an der Gesamtbevölkerung, so wird im Jahr 2050 annähernd jeder dritte Bürger in Deutschland 65 Jahre oder älter sein (Eisenmenger et al., 2006). Die Behandlung von alten Patienten wird daher sowohl aus medizinisch-therapeutischer Sicht als auch aus ökonomischen Erwägungen heraus zwangsläufig eine immer wichtigere Rolle spielen.

Verbrennungsunfälle bei alten Menschen bringen besondere Herausforderungen mit sich. Physiologische Veränderungen beeinflussen Morbidität und Mortalität, besondere Verbrennungsmechanismen und -muster sind zu beachten und strategische Überlegungen unterscheiden sich im Vergleich zum übrigen Patientengut. Das vorliegende Kapitel soll einen Überblick über die Behandlung des alten Patienten in der Verbrennungsmedizin mit einem Fokus auf die chirurgische Behandlung bieten.

Eine Schwierigkeit bietet dabei bereits die Definition des »alten« Patienten, da auch die Literatur hier ein uneinheitliches Bild bietet. Im Allgemeinen wird ein Lebensalter von 65 oder 70 Jahren als Grenze angenommen, auch wenn der Allgemeinzustand und die Vitalität gerade bei Patienten dieser Altersgruppe sich individuell sehr unterschiedlich darstellen. Natürlich setzen die Folgen des natürlichen Alterungsprozesses nicht abrupt ab einem Alter von 65 Jahren ein. ***Sinnvoller als starre Altersgrenzen scheint daher die individuelle Betrachtung der gesundheitlichen und sozialen Situation des Patienten.*** Diese wirkt sich nicht nur auf die Behandlung des erlittenen Unfalls aus, sondern ist bereits bei dessen Entstehung von wichtiger Bedeutung. Im Folgenden sollen daher zunächst die normalen physiologischen Muster des Alterns und deren Folgen auf die Behandlung des alten Patienten dargestellt werden.

2 Physiologie des Alterns und Auswirkungen auf die medizinische Therapie von Verbrennungen

In einer großen epidemiologischen Studie mit fast 200.000 eingeschlossenen unfallchirurgischen Patienten konnte gezeigt werden, dass sich die Mortalität nach schweren Traumata bereits ab einem Alter von »nur« 40 Jahren erhöht (Morris et al., 1990). Die im Laufe des Lebens unweigerlich einsetzenden physiologischen Veränderungen manifestieren sich auf unterschiedliche Art und Weise, resultieren jedoch in den meisten Organsystemen in einer Verminderung der funktionellen Reservekapazität. Dadurch kann die Adaptation des Gesamtorganismus an die speziellen Anforderungen nach einem Verbrennungstrauma nur in zunehmend eingeschränktem Maße erfolgen.

Von herausragender Bedeutung für die Behandlung von Verbrennungen ist dabei die Verminderung der kardialen Leistungsfähigkeit. Mit der im Alter abnehmenden Kontraktilität des Herzmuskels reagiert der ältere Verbrennungspatient besonders empfindlich auf die erheblichen Volumenverschiebungen, die sich mit dem Auftreten der Verbrennungskrankheit im Laufe der Behandlung zwangsläufig ergeben. Störungen der Reizleitung oder die Einnahme von Betablockern oder Kalziumantagonisten vermindern das Ansprechen auf Katecholamine sowie Anpassungen des Herz-Zeitvolumens durch Frequenzsteigerungen. Unabhängig von diesen Alterungsprozessen besteht oftmals gleichzeitig eine koronare Herzerkrankung oder Herzinsuffizienz.

Mit steigendem Lebensalter vermindert sich die Elastizität des Brustkorbs und damit die pulmonale Compliance. Eine verminderte Diffusionskapazität erschwert den Sauerstoffaustausch, auch die mukozilläre Clearance nimmt ab, was die Mobilisation und das Abhusten von Sekret erschwert. Im Falle einer mechanischen Beatmung ist die reduzierte Vitalkapazität und funktionelle Reserve besonders zu beachten.

Auch die renale Funktion nimmt mit zunehmendem Lebensalter aufgrund der verminderten Anzahl der funktionellen Nephrone ab, was zu einer reduzierten Kreatinin-Clearance führt. Da gleichzeitig mit reduzierter Muskelmasse eine verringerte Kreatinin-Produktion besteht, wird die Einschränkung der Nierenfunktion häufig unterschätzt. Ein normaler Serum-Kreatininwert kann daher bereits auf eine verminderte renale Funktion hindeuten, dies ist bei der Volumentherapie des verbrannten älteren Patienten zu berücksichtigen.

Auch die Glukosetoleranz reduziert sich im Alter zunehmend (McMahon et al., 1996). Da gerade bei septischen Patienten ein pathologischer Glukosespiegel mit einer deutlichen Verschlechterung der Prognose einhergeht, ist in diesem Patientengut auf eine engmaschige Einstellung des Blutzuckerspiegels zu achten.

Von besonderer Bedeutung in der Therapie von Verbrennungen sind zudem Alterungsprozesse der Haut. Einerseits besteht ein zunehmender Verlust des Hautturgors durch einen Rückgang des Kollagen- und Matrixgehalts, der zu einer Ausdünnung der dermalen Hautschicht führt, was zu den häufiger tiefgradigen Verbrennungen des alten Menschen beiträgt. Andererseits geht eine verminderte Umsatzrate und Vaskularität der Haut mit einer reduzierten Fähigkeit zur Regenation und verlangsamten Wundheilung einher (Goodson, Hunt, 1979, Kurban, Bhawan, 1990).

3 Hergang, Verbrennungsmuster und Prognose

Verschiedene Faktoren machen den alten Patienten im Gegensatz zum jüngeren Erwachsenen besonders anfällig für Brandunfälle im häuslichen Umfeld. Verminderte Reaktionszeiten, eingeschränktes Sicht- und Urteilsvermögen und reduzierte Körperkraft führen dabei neben der höheren Unfallshäufigkeit aufgrund der längeren Einwirkungszeit des schädigenden Agens zu tendenziell tieferen Verletzungen als in anderen Kollektiven. ***Von besonderer prognostischer Bedeutung sind bei häuslichen Bränden dabei die oftmals erlittenen Inhalationstraumata, die sich im älteren Patientengut angesichts der bereits physiologisch eingeschränkten pulmonalen Funktion besonders negativ auswirken.***

Die Verbrennung mit Feuer stellt in den meisten veröffentlichten Arbeiten und auch im eigenen Patientengut mit einem Anteil von etwa 50–65 % die häufigste Ursache einer Brandverletzung im höheren Alter dar, dahinter folgen Verbrühungen sowie Kontaktverbrennungen mit heißen Gegenständen (Glasheen et al., 1983, Le et al., 1986). Ein geschlechtsspezifischer Unterschied in der Häufigkeit oder Muster besteht nicht. Ähnlich wie bei den Verbrennungen im Kindesalter sollten ungewöhnliche Verbrennungsmuster insbesondere bei Verbrühungen an die Möglichkeit eines Missbrauchs denken lassen. Die tatsächliche Inzidenz von Missbrauch im Alter wird bei hoher Dunkelziffer auf mindestens 10 % geschätzt (Bird et al., 1998).

Die Prognose für Brandverletzte in allen Altersstufen verbessert sich mit den Fortschritten der operativen und nichtoperativen Therapie immer mehr. Der alte Verbrennungsindex nach Baux, bei dem eine Summe von Alter und Verbrennungsausmaß über 100 eine Überlebenswahrscheinlichkeit von weniger als zehn Prozent voraussagt, gilt als überholt (Tompkins et al., 1986). In moderne Scores, wie z. B. den Abbreviated Burn Severity Index (ABSI), fließen zur Präzisierung der Prognose noch weitere Faktoren wie Inhalationstraumata und die Tiefe der Verletzungen ein. Dennoch wird der Einfluss der verschiedenen Parameter für die Prognose des alten Patienten nach wie vor kontrovers diskutiert (Le et al., 1986, Chang et al., 2005, Lionelli et al., 2005, Pomahac et al., 2006, Mahar et al., 2008). Übereinstimmend werden jedoch das Ausmaß der Verbrennung sowie das Vorhandensein eines Inhalationstraumas als entscheidende Risikofaktoren betrachtet (Germann et al., 1997).

4 Besondere strategische Überlegungen in der Therapie des alten Patienten

Obwohl die Grundprinzipien der Verbrennungstherapie auch auf den alten Patienten anwendbar sind, ergeben sich in der Praxis im Vergleich zum jüngeren Erwachsenen einige Besonderheiten.

4.1 Entscheidung für oder gegen eine Fortführung der Therapie

Zahlreiche Studien belegen, dass die Überlebenswahrscheinlichkeit bei Verbrennungen im Alter in Abhängigkeit von Ausmaß und Tiefe der Verbrennung und der vorbestehenden Komorbiditäten deutlich absinkt (Le et al., 1986, Ryan et al., 1998, Ho et al., 2001, Stassen et al., 2001, Wibbenmeyer et al., 2001, Chang et al., 2005, Lionelli et al., 2005, Rao et al., 2006, Mahar et al., 2008). Bereits bei Aufnahme des Patienten kann sich daher die Frage stellen, ob die Aufnahme einer spezifischen Verbrennungstherapie aus medizinischen, ethischen, sozialen und religiösen Gesichtspunkten heraus überhaupt sinnvoll ist (Stassen et al., 2001). Diese unmittelbare Abwägung über Leben und Tod zählt mit Sicherheit zu schwierigsten Entscheidungen der Medizin überhaupt. Doch auch bei nicht zwangsläufig letalen Verläufen kann sich die Frage der Sinnhaftigkeit der Fortführung der Therapie angesichts der zu erwartenden Mängel an Lebensqualität stellen. Hier befindet sich der behandelnde Arzt nicht nur in einem moralischen, sondern auch in einem juristischen Dilemma, wobei letzterer Aspekt den Umfang dieses Kapitels sicherlich übersteigt. Eine Vielzahl von Kriterien spielt hier bei der Entscheidungsfindung eine Rolle, die hier nur kurz angesprochen werden können - klare, objektive Kriterien gegen eine Fortführung der Therapie existieren nicht und scheinen auch nur bedingt praktikabel. Es bestehen zudem ernorme individuelle Unterschiede im Allgemeinzustand bei älteren Patienten, die nicht zwangsläufig in einem engen Zusammenhang mit dem Lebensalter stehen. Auch über 80-jährige Patienten können in der heutigen Zeit im Falle eines Überlebens noch viele produktive und lebenswerte Jahre verbringen. Neben der reinen Überlebenswahrscheinlichkeit, die mit Hilfe von Scores eingeschätzt werden kann, spielt zudem vor allem der mutmaßliche Patientenwille eine entscheidende Rolle. Bekanntermaßen besteht im deutschsprachigen Raum hier nach wie vor trotz mehrerer Gesetzesinitiativen ein erheblicher Nachholbedarf. Eine rechtsverbindliche Patientenverfügung liegt nur in den wenigsten Fällen tatsächlich vor. Der behandelnde Arzt sollte daher das realistische, zu erwartende Behandlungsergebnis frühzeitig mit den nächsten Angehörigen oder gesetzlichen Betreuern der Patienten besprechen.

4.2 Flüssigkeitssteuerung

Die adjuvante, nicht-chirurgische Therapie in der Frühphase einer Verbrennung wird im Wesentlichen von der Volumensteuerung des Patienten dominiert. Da nach wie vor keine Möglichkeit besteht, die enormen Flüssigkeitsverschiebungen in den Extravasalraum kausal zu therapieren, muss einerseits auch beim alten Patienten eine ausreichende Substitution des verlorenen Intravasalvolumens erfolgen. ***Die physiologische Verminderung der Herzfunktion sowie kardiale Begleiterkrankungen machen den alten Patienten andererseits besonders anfällig für kardiopulmonale Dekompensationen bei Volumenüberschuss.*** Der verminderte Turgor der Haut kann aufgrund des verminderten Widerstands, der dem transkapillären Druck entgegengesetzt wird, eine Ödembildung der Haut zusätzlich begünstigen und zu einem noch größeren Flüssigkeitsbedarf führen. Bereits in der Schockphase kann beim älteren Patienten in Einzelfällen unter Voraussetzung einer ausreichenden Volumensubstitution frühzeitig mit einer Katecholamintherapie begonnen werden. Auf die Gabe von Noradrenalin sollte angesichts der Erhöhung des kardialen Sauerstoffverbrauchs durch Erhöhung der Nachlast allerdings möglichst verzichtet werden.

4.3 Frühe Exzision oder konservative Therapie?

In der chirurgischen Therapie der Verbrennung des jungen Erwachsenen hat sich das Konzept der aggressiven, frühzeitigen operativen Nekrektomie (»early excision«) und Deckung durch Spalthauttransplantation nach der Einführung durch Janzekovic etabliert (Janzekovic, 1970). Für nichtgeriatrische Patienten konnte dabei in vielen Folgestudien ein verkürzter Krankenhausaufenthalt nach früher Exzision gezeigt werden (Burke et al., 1974, Curreri et al., 1980, Gray et al., 1982, Engrav et al., 1983). Die Datenlage bei der Behandlung des alten Patienten ist dagegen unklar. In den genannten Studien wurden alte Patienten aufgrund der zu erwartenden hohen Mortalität entweder bewusst ausgeschlossen oder das Verbrennungsausmaß begrenzt (Curreri et al., 1980, Engrav et al., 1983). Eine große prospektive Studie von Herndon, die ein Patientengut bis zu einem Alter von 55 Jahren einschloss, zeigte einen signifikanten Vorteil der frühen Exzision für 17- bis 30-jährige Patienten ohne Inhalationstrauma, für die 30- bis 55-jährigen Patienten jedoch bereits keinen Vorteil mehr (Herndon et al., 1989).

Angesichts der für eine eindeutige Aussage notwendigen großen Patientenzahl, des heterogenen Patientenguts und der verschiedenen perioperativen Behandlungsschemata sind eindeutige prospektive Studien zum Stellenwert der frühen Exzision beim alten Patienten kaum umzusetzen. ***Die derzeit verfügbaren Studien zeigen, dass die frühe operative Therapie für den alten Patienten nicht vorteilhaft ist.*** Lediglich bei Deitch findet sich eine deutliche Verringerung des Krankenhausaufenthalts und Verbesserung der Mortalität bei über 50-jährigen Patienten, allerdings weist diese Studie keine Kontrollgruppe auf (Deitch, 1985). Kirn et al. finden ebenso wie Rao et al. keinen Vorteil, sondern sogar einen tendenziellen, aber nicht signifikanten Nachteil der frühen Nekrektomie, wobei auch diese Studien retrospektiv ohne valide Kontrollgruppe angelegt sind (Kirn, Luce, 1998, Rao et al., 2006). Auch andere Studien bestätigen diesen Trend (Housinger et al., 1984, Herd et al., 1987).

Nach unserer Ansicht sollte die Entscheidung für oder gegen ein frühzeitiges Vorgehen von der individuellen Patientensitutation abhängig gemacht werden. Die Exzision sollte zu einem Zeitpunkt durchgeführt werden, zu dem der Patient der kardiovaskulären Belastung eines operativen Eingriffs sicher gewachsen ist, da in den vorhandenen Studien kardiopulmonales Versagen in fast allen Fällen die Ursache der frühen Mortalität in der Frühphase der Behandlung darstellt. Eine Verzögerung der Exzision durch zunächst prolongierte konservative Therapie ist für den Patienten wahrscheinlich zunächst nicht von Nachteil, auch der Krankenhausaufenthalt wird dadurch nicht signifikant verlängert (Kirn, Luce, 1998, Rao et al., 2006).

4.4 Operationstaktik

Angesichts der limitierten kardiopulmonalen Ressourcen des alten Patienten scheint es sinnvoll, die Dauer der operativen Eingriffe zu limitieren. Dennoch findet sich auch zu diesem Aspekt in der Literatur keine klare Datenlage. Burdge et al. schlagen vor, die Exzision auf 10 % der Oberfläche bzw. den durch ein Operationsteam auf höchstens drei Stunden zu begrenzen (Burdge et al., 1988). Wir halten es auch hier für sinnvoll, sich an der individuellen Patientensituation zu orientieren. Im Allgemeinen bevorzugen wir ein zweizeitiges Vorgehen mit Nekrektomie und zunächst temporärer Deckung sowie einer definitiven Deckung durch eine Hauttransplantation in einer zweiten Sitzung. Einerseits kann hierdurch die jeweilige Operationszeit verkürzt werden, andererseits wird das Anheilen der transplantierten Haut in eine potentiell günstigere, weniger katabole Phase des Heilungsprozesses gelegt. Ein Nachteil dieses Vorgehens ist die höhere Anzahl an Narkosen, denen sich der Patient unterziehen muss. Bekanntermaßen zeigen alte Patienten nach Narkosen häufig eine verlängerte Beeinträchtigung der Vigilanz, was den Heilungsverlauf möglicherweise weiter verzögert. Eine vollständige Nekrektomie in einer einzigen Sitzung sollte daher zur Reduktion der Anzahl der Eingriffe angestrebt werden.

Wegen der verringerten Dicke der Haut sollten zur Deckung tendenziell dünnere Transplantate entnommen werden. Aufgrund des verminderten Umsatzes der Hautschichten ist zudem mit einem protrahierten Heilungsverlauf zu rechnen.

4.5 Rehabilitation

Die Grundzüge der Rehabilitation bei älteren Patienten unterschieden sich nicht von denen anderer Patientengruppen, auch wenn generell mit langwierigeren Verläufen zu rechnen ist. Eine frühzeitige Mobilisation ist ebenso anzustreben wie die konsequente Kompression und Pflege der betroffenen Hautareale. Das häusliche Umfeld sollte umfassend überprüft und dem Patienten die notwendigen Hilfsmittel zur Verfügung gestellt werden. Nach dem stationären Aufenthalt ist oft eine längerfristige pflegerische Betreuung erforderlich. Die Verlegung in ein spezielles Zentrum zur Brandverletztenrehabilitation ist abzuwägen.

5 Zusammenfassung

Die Verbrennungstherapie des »alten« Patienten unterscheidet sich in einigen Aspekten deutlich von der des jüngeren Erwachsenen. Bei der perioperativen Versorgung ist besonders die verminderte Reservekapazität des Herz-/Kreislaufsystems, der Lunge sowie der Niere zu beachten. Im Gegensatz zum übrigen Krankengut profitiert der alte Patient von einer frühzeitigen Exzision des verbrannten Gewebes nicht, sondern sollte zunächst ausreichend stabilisiert werden. Unter Berücksichtigung des Allgemeinzustands sollten Umfang und Dauer der operativen Eingriffe begrenzt werden. Bei der Nachbehandlung ist mit langwierigen Verläufen zu rechnen.

Literatur

Bird PE, Harrington DT, Barillo DJ, McSweeney A, Shirani KZ, Goodwin CW (1998) Elder abuse: a call to action. J Burn Care Rehabil 19: 522–527

Burdge JJ, Katz B, Edwards R, Ruberg R (1988) Surgical treatment of burns in elderly patients. J Trauma 28: 214–217

Burke JF, Bondoc CC, Quinby WC (1974) Primary burn excision and immediate grafting: a method shortening illness. J Trauma 14: 389–395

Chang EJ, Edelman LS, Morris SE,Saffle JR (2005) Gender influences on burn outcomes in the elderly. Burns 31: 31–35

Curreri PW, Luterman A, Braun DW, Jr., Shires GT (1980) Burn injury. Analysis of survival and hospitalization time for 937 patients. Ann Surg 192: 472–478

Deitch EA (1985) A policy of early excision and grafting in elderly burn patients shortens the hospital stay and improves survival. Burns Incl Therm Inj 12: 109–114

Eisenmenger M, Pötzsch O, Sommer B (2006) 11. koordinierte Bevölkerungsvorausberechnung – Annahmen und Ergebnisse. Wiesbaden, Statistisches Bundesamt

Engrav LH, Heimbach DM, Reus JL, Harnar TJ,Marvin JA (1983) Early excision and grafting vs. nonoperative treatment of burns of indeterminant depth: a randomized prospective study. J Trauma 23: 1001–1004

Germann G, Barthold U, Lefering R, Raff T, Hartmann B (1997) The impact of risk factors and pre-existing conditions on the mortality of burn patients and the precision of predictive admission-scoring systems. Burns 23: 195–203

Glasheen WP, Attinger EO, Anne A, Haynes BW, Heibert JT,Edlich RF (1983) Identification of the high-risk population for serious burn injuries. Burns Incl Therm Inj 9: 193–200

Goodson WH, 3rd, Hunt TK (1979) Wound healing and aging. J Invest Dermatol 73: 88–91

Gray DT, Pine RW, Harnar TJ, Marvin JA, Engrav LH, Heimbach DM (1982) Early surgical excision versus conventional therapy in patients with 20 to 40 percent burns. A comparative study. Am J Surg 144: 76–80

Herd BM, Herd AN, Tanner NS (1987) Burns to the elderly: a reappraisal. Br J Plast Surg 40: 278–282

Herndon DN, Barrow RE, Rutan RL, Rutan TC, Desai MH, Abston S (1989) A comparison of conservative versus early excision. Therapies in severely burned patients. Ann Surg 209: 547–552; discussion 552–553

Ho WS, Ying SY, Chan HH (2001) A study of burn injuries in the elderly in a regional burn centre. Burns 27: 382–385

Housinger T, Saffle J, Ward S, Warden G (1984) Conservative approach to the elderly patient with burns. Am J Surg 148: 817–820

Janzekovic Z (1970) A new concept in the early excision and immediate grafting of burns. J Trauma 10: 1103–1108

Kirn DS, Luce EA (1998) Early excision and grafting versus conservative management of burns in the elderly. Plast Reconstr Surg 102: 1013–1017

Kurban RS, Bhawan J (1990) Histologic changes in skin associated with aging. J Dermatol Surg Oncol 16: 908–914

Le HQ, Zamboni W, Eriksson E, Baldwin J (1986) Burns in patients under 2 and over 70 years of age. Ann Plast Surg 17: 39–44

Lionelli GT, Pickus EJ, Beckum OK, Decoursey RL, Korentager RA (2005) A three decade analysis of factors affecting burn mortality in the elderly. Burns 31: 958–963

Mahar P, Wasiak J, Bailey M, Cleland H (2008) Clinical factors affecting mortality in elderly burn patients admitted to a burns service. Burns 34: 629–36

McMahon DJ, Schwab CW, Kauder D (1996) Comorbidity and the elderly trauma patient. World J Surg 20: 1113–1119; discussion 1119–1120

Morris JA, Jr., MacKenzie EJ, Damiano AM, Bass SM (1990) Mortality in trauma patients: the interaction between host factors and severity. J Trauma 30: 1476–1482

Pomahac B, Matros E, Semel M, Chan RK, Rogers SO, Demling R, Orgill DP (2006) Predictors of survival and length of stay in burn patients older than 80 years of age: does age really matter? J Burn Care Res 27: 265–269

Rao K, Ali SN, Moiemen NS (2006) Aetiology and outcome of burns in the elderly. Burns 32: 802–805

Ryan CM, Schoenfeld DA, Thorpe WP, Sheridan RL, Cassem EH, Tompkins RG (1998) Objective estimates of the probability of death from burn injuries. N Engl J Med 338: 362–366

Stassen NA, Lukan JK, Mizuguchi NN, Spain DA, Carrillo EH, Polk HC, Jr. (2001) Thermal injury in the elderly: when is comfort care the right choice? Am Surg 67: 704–708

Tompkins RG, Burke JF, Schoenfeld DA, Bondoc CC, Quinby WC, Jr., Behringer GC, Ackroyd FW (1986) Prompt eschar excision: a treatment system contributing to reduced burn mortality. A statistical evaluation of burn care at the Massachusetts General Hospital (1974–1984). Ann Surg 204: 272–281

Wibbenmeyer LA, Amelon MJ, Morgan LJ, Robinson BK, Chang PX, Lewis R, 2nd, Kealey GP (2001) Predicting survival in an elderly burn patient population. Burns 27: 583–590

Verbrennungen der Hand

7.4

Hugo B. Kitzinger, Birgit Karle und Manfred Frey

1 Einleitung

Verbrennungen der Hand werden entsprechend der »American Burn Association« (ABA) als eine schwere Verletzung definiert, obwohl sie je Hand nur weniger als 3 % der gesamten Körperoberfläche betreffen. Bei mehr als 80 % der schwer Brandverletzten ist die Hand durch das thermische Trauma betroffen [1]. Verbrennungen der Hand haben nur selten einen Einfluss auf die Überlebensrate der Brandverletzten, sind aber zum Zeitpunkt der Entlassung der wichtigste prognostische Faktor für den erfolgreichen Wiedereintritt in die Gesellschaft und das Berufsleben [2]. Häufig wird die Hand in der posttraumatischen Phase zugunsten anderer Körperteile oder der Intensivtherapie vernachlässigt. Doch gerade in dieser Phase werden die Weichen für das Wiedererreichen der kompletten Handfunktion gestellt. Bereits Ende der 1940er Jahre wurde auf die Tendenz einer frühzeitigen Einsteifung der Fingergelenke mit einem Funktionsverlust der Hand hingewiesen, wenn die Mobilisierung der Finger nicht rechtzeitig erfolgt [3]. Neben der funktionellen Rehabilitation ist auch das ästhetische Abheilungsergebnis entscheidend, denn Hände können – ähnlich wie das Gesicht – nicht unter der Kleidung verborgen werden.

Das optimale Management von Verbrennungen an der Hand verlangt eine Vielzahl an wichtigen Entscheidungen: über die Notwendigkeit einer Escharo- bzw. Fasziotomie in der unmittelbar posttraumatischen Phase, über den Zeitpunkt des operativen Débridements und die Wahl zwischen tangentialer und epifaszialer Nekrosektomie, über die Art der Wunddeckung und evtl. zusätzlich notwendiger Lappenplastiken und über die Ruhigstellung und das Therapieschema der frühzeitigen Nachbehandlung. Das Ziel aller Bemühungen ist die primäre Wiederherstellung der Handfunktion oder, wie es von Peacock et al. [4] treffend zusammengefasst wurde: »Die erfolgreiche Rehabilitation einer verletzten Hand ist häufig das Ergebnis einer erhaltenen und nicht einer wiederhergestellten Fingergelenksbeweglichkeit.« So konnten Sheridan et al. [5] bei 97 % der Patienten mit einer oberflächlich dermalen Verbrennung eine normale Handfunktion erreichen, während dies bei tief dermalen und drittgradigen Verbrennungen noch bei 81 % der Patienten gelang.

2 Verletzungsmechanismen und anatomische Besonderheiten

Die überwiegende Mehrzahl der tief dermalen und drittgradigen Handverbrennungen betreffen den Handrücken bzw. die Streckseite von Daumen und Finger. Gelegentlich beobachtet man ein Übertreten dieser tiefen Verbrennungen auf die Palmarseite der Hand im Bereich Thenar und Hypothenar. Tiefgradige Verbrennungen der palmaren Hand sind hingegen selten, am häufigsten sind Kleinkinder im Greifalter betroffen. Im Erwachsenenalter ist die geringe Inzidenz einerseits dadurch bedingt, dass die Hände während eines schweren Verbrennungstraumas schützend vor das Gesicht gehalten werden. Andererseits toleriert die dickere palmare Haut mit ihrem gut entwickelten Stratum corneum höhere thermische Energien als die Haut der streckseitigen Hand.

Die Anatomie der Hand weist einige Besonderheiten auf. Die Haut der Hand ist aufgrund ihrer physikalischen Robustheit, der sensorischen Qualitäten und der hohen Kapillardichte im Stratum papillare einzigartig. Auch das Verhältnis von Hautoberfläche zu Gewebevolumen ist an der Hand außergewöhnlich: Es ist überproportional stark zugunsten der Hautoberfläche verschoben. Ein Volumen von 1 cm^3 am Finger korreliert mit einer Hautoberfläche von 2,5 cm^2, wohingegen der Wert bereits am Unterarm auf 0,5 cm^2 abfällt [6].

Die Haut der dorsalen und palmaren Hand unterscheidet sich deutlich. An der streckseitigen Hand ist die Haut dünn und mobil und ermöglicht so die Flexion der Fingergelenke. Die palmare Haut ist kräftig und druckresistent, über straffe Retinacula cutis fest mit der Palmaraponeurose verwachsen und enthält wichtige sensorische Endorgane. Merkel'sche Tastscheiben, Meissner'sche Tastkörperchen, Vater-Pacini'sche Lamellenkörperchen und freie Nervenendigungen haben hier die höchste Dichte, sodass Verbrennungen an der Hand in erheblichen sensorischen Defiziten resultieren können [7]. Zusätzlich sind an der Hand, anders als im restlichen Körper, neben den Blutgefäßen auch Sehnen und Gelenke dicht unter der Hautoberfläche lokalisiert. Daher sind diese Strukturen bei Einwirkung einer hohen thermischen Energie besonders gefährdet.

3 Behandlungsziele und -prinzipien

Eine optimale Therapie der brandverletzten Hand kann nur durch eine enge, interdisziplinäre Zusammenarbeit von Plastischen Chirurgen, Physio- und Ergotherapeuten, Psychologen und motivierten Pflegekräften gewährleistet werden [8]. Das erste Ziel muss sein, so schnell wie möglich eine heilende Wunde zu erreichen [9]. Dies ist die Grundlage für eine später gut funktionierende Hand, welche die schnelle Reintegration des Verbrennungsopfers in die Gesellschaft ermöglicht. Bei der Behandlung von Verbrennungstraumata der Hand kann man nach Robson et al. [10] zwischen Behandlungszielen und Behandlungsprinzipien unterscheiden. Die wichtigsten ***Behandlungsziele*** sind:

- Vermeidung zusätzlicher oder tiefer gehender Verletzungen;
- rascher Wundverschluss;
- Erhalt des aktiven und passiven Bewegungsumfangs;
- Prävention einer Infektion oder eines Verlustes von funktionellen Strukturen;
- frühe funktionelle Rehabilitation.

Diese Ziele sollen mithilfe grundlegender ***Behandlungsprinzipien*** erreicht werden:

- Bestimmung des Ausmaßes und der Tiefe der Verbrennungen;
- Escharotomie (falls indiziert);
- Applikation adäquater Wundverbände;
- Entscheidung über konservative oder operative Therapie;
- chirurgisches Management (Nekrosektomie, Hauttransplantationen, Lappenplastiken, etc.);
- Beginn einer frühen Handtherapie mit Schienenbehandlung;
- funktionelle Rehabilitation durch frühe aktive und passive physikalische Therapie;
- sekundäre und tertiäre Korrekturen (falls notwendig).

4 Beurteilung der Verbrennungstiefe

Nach Sicherung und Stabilisierung der Vitalfunktionen des Verbrennungsopfers sollte eine genaue Untersuchung Aufschluss über das Verbrennungsausmaß, die Verbrennungstiefe und über Begleitverletzungen der Hand geben. Ein einheitliches Instrument zur Beurteilung der Verbrennungstiefe steht dem Untersucher hierbei nicht zur Verfügung und so ist es zum Zeitpunkt der Erstbegutachtung häufig schwierig oder unmöglich, die endgültige Tiefe der Verbrennung zu bestimmen. Eine tägliche Verlaufsbegutachtung lässt in der Regel spätestens am dritten posttraumatischen Tag eine definitive Beurteilung des Tiefenausmaßes zu.

4.1 Indikation zur Escharotomie

Oberstes Gebot in der Behandlung von Verbrennungen der Hand ist der Erhalt der Perfusion. In der Akutphase gebührt daher den tief dermalen, zirkulären oder fast zirkulären Verbrennungen besonderes Augenmerk, da es hierbei zu einer Durchblutungsstörung distal der Verbrennungswunde kommen kann. Das Gewebe unterhalb einer tief dermalen oder drittgradigen Verbrennung expandiert infolge des sich entwickelnden interstitiellen Ödems. Geschieht dies innerhalb eines nicht ausdehnbaren Nekrosemantels einer zirkulär tiefgradigen Verbrennung, kommt es zu einem Anstieg des interstitiellen Gewebedrucks. Bei der Escharotomie wird durch eine Entlastungsinzision der umgebenden Hautnekrose das Gewebe dekomprimiert, der Gewebedruck sinkt und die Gewebeperfusion steigt. Die Kombination aus (fast) zirkulären Verbrennungswunden und sich entwickelndem Ödem sollte daher immer an eine Escharotomie denken lassen. Ein fehlender Puls der A. radialis oder A. ulnaris bei adäquater Flüssigkeitssubstitution ist ein Zeichen einer bereits fortgeschrittenen Ischämie und stellt eine absolute Indikation zur sofortigen Escharotomie dar. Eine Verzögerung der Dekompression kann zu Durchblutungsstörungen, Nervenschäden und ausgedehnten Muskelnekrosen mit erheblichem Funktionsverlust führen. Die Beurteilung, ob eine Escharotomie der Hand erforderlich ist, fällt auch dem Erfahrenen nicht immer leicht. Erschwerend ist die Tatsache, dass trotz palpabler Pulse der A. radialis eine Perfusionsstörung vorliegen kann. Sind die Finger ungeachtet der Verbrennungstiefe zirkulär prall gespannt, der Handrücken stark geschwollen, die Hautfarbe weißlich-blass, die Rekapillarisierung des Nagelbetts aufgehoben und ein zunehmender Sensilbilitätsverlust zu verzeichnen, ist die Escharotomie angezeigt [11] (Abb. 1). Eine alternative, apparative Messung des Kompartmentdrucks, z. B. mithilfe eines Wick-Katheters, mit einem ermittelten Wert von über 30 mmHg indiziert ebenfalls eine sofortige Escharotomie.

Bei Prüfung der Indikation zur Escharotomie ist zu berücksichtigen, dass das interstitielle Ödem aufgrund der erhöhten Gefäßpermeabilität noch bis zu 36 Stunden nach dem Unfallereignis zunehmen kann. So ist das Risiko für die Entstehung einer Perfusionsstörung im Rahmen einer großflächigen Verbrennung mit notwendiger Flüssigkeitssubstitution größer. In diesem Fall kann eine prophylaktische Escharotomie indiziert sein. Die Evaluation einer verbrannten Hand hat daher immer im Kontext mit den restlichen Verbrennungsarealen zu erfolgen [5].

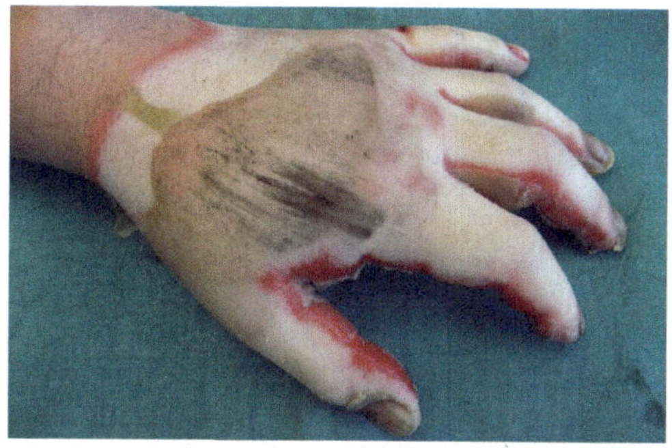

Abb. 1 Drittgradige Verbrennung der Hand: Die Finger sind zirkulär prall gespannt, der Handrücken stark geschwollen, die Hautfarbe weiß und die Rekapillarisierung des Nagelbetts aufgehoben. Die Indikation zur Escharotomie ist gegeben.

5 Escharotomie

Die Escharotomie kann im Notfall am Patientenbett unter sterilen Bedingungen durchgeführt werden, besser ist ein Eingriff unter den geordneten Bedingungen eines Operationssaales. Am Arm und der Hand bietet sich für die Inzision der Elektrokauter an, da eine effektive Blutstillung den Blutverlust reduziert. Bei der Inzision ist darauf zu achten, besonders den N. ulnaris am medialen Epicondylus sowie den R. superficialis n. radialis und die M. flexor carpi radialis-Sehne am distalen Unterarm aufgrund ihrer oberflächlichen Lage am Arm sicher zu schonen. Am Handgelenk ist die Spaltung des Karpalkanals obligat. Im Bereich der Finger kann die monopolare Nadel, besser jedoch ein 15er Skalpell verwendet werden, um die Nekrose komplett zu spalten, nicht jedoch den Strecksehnenapparat oder das lateropalmare Gefäß-Nerven-Bündel zu verletzen [12]. Um für den kraftvollen Schlüsselgriff bzw. die ulnare Handauflage möglichst wenig störende Narben zu setzen, wird die Inzisionlinie am Daumen und Kleinfinger radial, an den restlichen Fingern ulnarseitig gewählt [13]. Diese Linie lässt sich gut definieren, indem die Finger in maximale Flexion gebracht, die lateralen Ausläufer der Fingergelenkbeugefurchen markiert und zu einer Linie vervollständigt werden. Salisbury et al. [14] konnten zeigen, dass durch eine sachgemäße digitale Escharotomie die Anzahl an Fingeramputationen signifikant reduziert werden konnte.

Die ischämische Nekrose der intrinsischen Muskulatur ist mit einem erheblichen Funktionsverlust durch Ausbildung der »Intrinsic Minus«-Hand vergesellschaftet [15]. Eine Dekompression der intrinsischen Kompartments sollte daher bei tiefgradigen Handverbrennungen bzw. beim klinischen Verdacht einer »Intrinsic Tightness« immer durchgeführt werden. Diese wird festgestellt, indem man das Metakarpophalangealgelenk in einer 0°-Stellung fixiert und im proximalen bzw. distalen Interphalangealgelenk passiv flektiert. Sollte es dabei zu einem Widerstand kommen, liegt eine »Intrinsic Tightness« vor und eine zusätzliche Fasziotomie der intrinsischen Muskulatur sollte vorgenommen werden. Hierzu werden längsförmige Inzisionen zwischen den Metakarpalia II/III und IV/V gesetzt, wodurch die Strecksehnen mit Gewebe bedeckt bleiben. Von diesen Zugängen lassen sich die intrinsischen Kompartments gut fasziotomieren. Um ein Austrocknen der freiliegenden Strukturen zu vermeiden, werden die Wunden bis zur definitiven Versorgung mit einem Hautersatzmaterial, wie z. B. Epigard®, temporär gedeckt.

Formal gilt es, die Fasziotomie von der Escharotomie zu unterscheiden. ***Während bei einer Escharotomie die Nekrose bis zum subkutanen Fettgewebe durchtrennt wird, eröffnet man bei einer Fasziotomie zusätzlich die Muskelfaszie. Die Notwendigkeit dafür ergibt sich immer dann, wenn eine durchgeführte Escharotomie nicht zur gewünschten Perfusionssteigerung geführt hat bzw. eine Stromverbrennung vorliegt*** [13].

6 Ödembehandlung

Unmittelbar nach dem Verbrennungstrauma ist die Kühlung der Hand durch kaltes Wasser zur Ableitung der hohen thermischen Energie sinnvoll. Im günstigsten Fall wird dadurch die Ödembildung und die Ausdehnung der Verbrennungstiefe reduziert [16]. Ausdrücklich gewarnt wird hingegen vor der Verwendung von Eiswasser, da hierdurch ein neuerliches thermisches Trauma gesetzt und die Zone der Stase vergrößert wird. Auch bei großflächigen Verbrennungen hat eine Kühlung zu unterbleiben, da es zu einem Absinken der Körperkerntemperatur kommt. Eine effektive und einfache Maßnahme in der Vorbeugung von Ödemen ist die konsequente Elevation der Hand über Herzniveau.

7 Schienenbehandlung

Gelenkkontrakturen verhindern die freie Beweglichkeit der Fingergelenke. Nirgends zeigt sich dies eindrucksvoller als bei der Krallendeformität bei Patienten nach schweren Handverbrennungen. Das Verbrennungstrauma, die Wundinfektion, eine inadäquate Defektdeckung, eine lange Immobilität und eine nicht sachgemäße Lagerung der Hand tragen zu dieser Deformität bei.

Wie bei allen Verletzungsmechanismen entwickelt sich auch bei einer thermischen Schädigung ein Ödem an der Hand. Zusätzlich kommt es jedoch bei schwer Brandverletzten aufgrund der generalisierten Gefäßpermeabilitätserhöhung mit Austritt von Wasser, Elektrolyten und Proteinen in das Interstitium zu einer dramatischen Zunahme des Ödems. Durch die vermehrte Flüssigkeitsansammlung im Gelenkspalt mit Distension der Gelenkskapsel einerseits und einer Imbibition der Kollateralbänder mit folgender Bandverkürzung andererseits, entwickelt sich die sogenannte »Intrinsic Minus«-Stellung. Diese beinhaltet eine Handgelenksflexion bei gleichzeitiger Hyperextension der Metakarpophalangealgelenke (MCP), einer Flexion der proximalen und distalen Interphalangealgelenke (IP) sowie einer Daumenadduktion (Abb. 2).

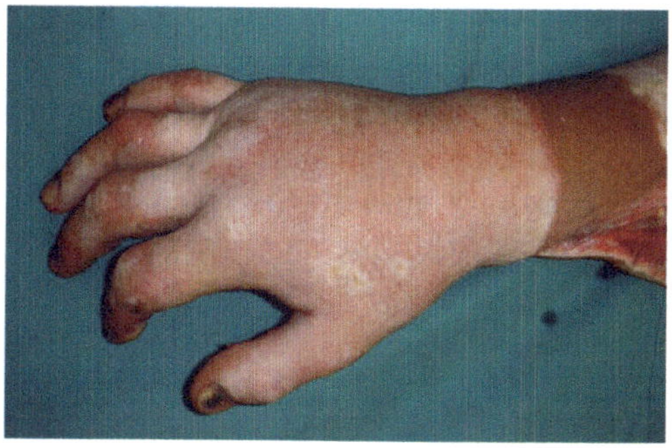

Abb. 2 Aufgrund der Schwellung kommt es zu einer Hyperextension der MCP-Gelenke mit Flexion in den IP-Gelenken

Den Ausgang nimmt diese Fehlstellung in den MCP-Gelenken. Bei Extension der MCP-Gelenke erschlaffen sowohl Gelenkkapsel als auch die Kollateralbänder [17]. Das Gelenk ist relativ instabil mit einem großen Freiheitsgrad für Rotation sowie Ab- und Adduktion. Das Kontaktareal der korrespondierenden Gelenkflächen ist auf ein Minimum reduziert. Diese Konstellation bietet die größte Volumenkapazität für eine intraartikuläre Flüssigkeitsansammlung. In Flexion hingegen sind die Kollateralbänder gestrafft bei maximalem Kontakt der Gelenkflächen, entsprechend gering ist die Möglichkeit einer Flüssigkeitseinlagerung in das Gelenk. Im Rahmen des Verbrennungsödems bewirkt die Zunahme an intraartikulärer Flüssigkeit ähnlich einer hydraulischen Pumpe die Streckung des MCP-Gelenkes. In dieser Stellung erhöht sich der Zug der Flexoren, während die Spannung der Extensoren abnimmt. Dies bewirkt eine Beugung sowohl in den proximalen als auch in den distalen IP-Gelenken. Im Gegensatz zu den MCP-Gelenken ist das volumetrische Fassungsvermögen der IP-Gelenke in Flexion und Extension annähernd identisch, sodass es hier keinen hydraulischen Effekt gibt. Die Flexion in den IP-Gelenken ist daher die unmittelbare Folge auf die Extension in den MCP-Gelenken.

Therapeutisches Prinzip muss daher eine entgegengesetzte Positionierung der Hand zur Vermeidung permanenter Kontrakturen und Deformitäten sein [18]. ***Im Idealfall sollte bereits am Unfalltag eine thermoplastische Lagerungsschiene in »Intrinsic Plus«-Stellung angepasst werden. Hierbei ist die Hand im Handgelenk mit 20°–30° leicht extendiert, in den MCP-Gelenken mit ca. 80° flektiert und in den IP-Gelenken vollständig gestreckt. Der Daumen wird in maximaler Abduktion gelagert, um einer Adduktionskontraktur vorzubeugen.*** Die in der angloamerikanischen Literatur häufig angegebene temporäre Transfixation der Gelenke mit Kirschner-Drähten wird von den Autoren aufgrund der Infektionsgefahr nur in Ausnahmefällen empfohlen.

Beim wachen und kooperativen Patienten ist das Tragen einer Nachtlagerungsschiene in der Regel ausreichend. Die aktiven und passiven physikalischen Beübungen der Hand sollten bereits ab dem ersten posttraumatischen Tag zweimal täglich durchgeführt werden. Lediglich bei den tief dermalen oder drittgradigen Verbrennungen, bei denen eine Verletzung des Strecksehnenapparates suspiziert werden muss, sollte eine Beugung des PIP-Gelenks vermieden werden, um einer Ruptur des zentralen Zügels und somit einer Knopflochdeformität vorzubeugen.

8 Wundbehandlung

Die akute Verbrennungswunde wird gereinigt und sorgfältig debridiert. Hierzu gehört nicht nur das Entfernen von losen Hautresten oder Schmutzpartikeln, sondern auch das vollständige Abtragen von Brandblasen. Während bis vor wenigen Jahren ein Belassen der Brandblasen zum Zwecke eines biologischen Wundschutzes propagiert worden war, konnten jüngere Arbeiten nachweisen, dass das enthaltene Sekret reich an Prostaglandinen und anderen proinflammatorischen Zytokinen, wie z. B. Interleukin-6 und Interleukin-8 ist [19–20]. Daher wird heute empfohlen, das Sekret der Brandblasen zu aspirieren oder diese zu debridieren [13].

Das Erythem einer erstgradigen Verbrennung wird für einige wenige Tage mit einer rückfettenden Creme (z. B. Bepanthen®) behandelt. Wichtig ist, den Patienten in die sofortige aktive Mobilisierung der Hand einzuweisen.

Oberflächlich dermale Verbrennungen benötigen einen Verband, welcher die Wunde vor Entzündungen schützt und gleichzeitig den

Wundschmerz reduziert. Paraffingazeverbände (z. B. Bactigras®, Grassolind®) ermöglichen ein größtmögliches Maß an Beweglichkeit der Hand und vermeiden ein schmerzhaftes Verkleben mit der Wunde. Alternativ können epidermale Ersatzmaterialien wie Biobrane® oder Suprathel® verwendet werden. Neben einer beschleunigten Epithelisierung und einer Schmerzreduktion ist vor allem der Wegfall der regelmäßigen Verbandswechsel von Vorteil.

Bei tief dermalen und drittgradigen Verbrennungswunden sollte ein in tiefere Schichten penetrierendes Antiseptikum verwendet werden, wie etwa Silbersulfadiazin (Flammazine®) [21]. Die freigesetzten Silberionen binden an die mikrobielle Erbsubstanz (DNA) und hemmen die Vermehrung von Bakterien und Pilzen (vgl. Kapitel 5). Das Sulfadiazin unterdrückt die Herstellung der für die Bakterienvermehrung notwendigen Folsäure [22]. Nachteilig ist bei später notwendiger chirurgischer Nekrosektomie die Tatsache, dass Silbersulfadiazin Nekrosen aufweicht und dadurch eine tangentiale Abtragung erschwert. Bei großflächiger Anwendung mit systemischer Resorption der Silberionen kann es zu einem gestörten Säure-Basen-Haushalt, Leukopenien sowie Leber- und Nierenschäden kommen [23]. Bei kleineren Verbrennungsarealen kann alternativ Povidon-Jod (Betaisodona®-Salbe) verwendet werden [24]. Dieses kann die Hautnekrose nicht penetrieren, gerbt aber die Wunden und erleichtert so die tangentiale Nekrosektomie. Povidon-Jod verfärbt die Verbrennungswunde und kann somit ein Abschätzen der Verbrennungstiefe erschweren. Bei großflächigen Verbrennungen ist Povidon-Jod aufgrund einer potenziellen Hyperthyreose-Induktion bzw. der Gefahr einer akuten Jod-Intoxikation kontraindiziert. Eine neue Salbenformulierung mit Hydrogel und Povidon-Jod (Repithel®) hat bei oberflächlich dermalen Verbrennungswunden laut einer Studie von Homann et al. zu einem schnelleren Abheilungsergebnis geführt als das Silbersulfadiazin [25].

Generell sollten Verbände bei Verbrennungswunden mindestens einmal täglich gewechselt werden, bei starker Wundsekretion auch häufiger. Besonders bei einem Handverband ist es wesentlich, diesen so dünn wie möglich zu machen, um einer Mobilisierung nicht hinderlich zu sein. Hierzu gehört auch, den Daumen und die Finger einzeln mit Schlauchverbänden zu versorgen. Alternativ kann ein Zwirnhandschuh verwendet werden, in den zuvor die gewünschte Wundcreme eingefüllt wurde.

9 Operative Versorgung

Der ideale Zeitpunkt für die operative Nekrosektomie und Deckung ist erreicht, sobald das endgültige Tiefenausmaß der Verbrennung beurteilbar ist – für gewöhnlich am zweiten oder dritten posttraumatischen Tag [13]. Die Verbrennungswunde gilt in den ersten fünf posttraumatischen Tagen als steril und somit einer Operation gut zugänglich. Nach dieser Zeit kommt es aufgrund einer beginnenden Inflammation und einer Hyperämie des Wundgrundes zu einer verstärkten Blutungsneigung und zu einem gehäuften Transplantatverlust [26]. Kann in der initialen Phase die operative Versorgung nicht erfolgen, sollte mit der Defektdeckung bis zur Infektsanierung abgewartet werden. Entsprechende Schienenbehandlung und physikalische Therapie vorausgesetzt, können noch immer ähnlich gute funktionelle Ergebnisse wie nach einer frühzeitigen operativen Versorgung erreicht werden [27]. Aufgrund der bereits erwähnten, überproportional großen Hautoberfläche im Vergleich zum Fingervolumen sind die Finger den Gefahren einer Gewebeaustrocknung in hohem Maße ausgesetzt.

Oberflächliche Verbrennungen, die innerhalb von zwei Wochen spontan abheilen, bedürfen keiner chirurgischen Intervention, sondern einer täglichen Wundpflege, wie sie bereits beschrieben wurde. Goodwin et al. [28] konnten zeigen, dass es hierbei nur selten zur hypertrophen Narbenbildung kommt und das funktionelle Ergebnis uneingeschränkt gut ist. Bei tiefen, drittgradigen Verbrennungswunden, wie sie insbesondere bei Kontaktverbrennungen mit z. B. heißem Metall oder Teer entstehen, ist das weitere Vorgehen ebenfalls festgelegt: Aufgrund der schon frühzeitig bestehenden tiefgradigen Verbrennung ist die Notwendigkeit für eine operative Sanierung von Beginn an gegeben und ein weiteres Zuwarten unnötig.

Die Mehrzahl der Verbrennungswunden im klinischen Alltag sind jedoch jene, bei denen eine genaue Differenzierung zwischen oberflächlich und tief dermalen Verbrennungswunden schwierig ist. Selbst am zweiten oder dritten posttraumatischen Tag, wenn das Abtiefen der Verbrennungswunde durch die Ausbildung der Nekrosezone abgeschlossen sein sollte, lässt sich eine Demarkation nicht immer eindeutig definieren. Die zugrunde liegende Frage bleibt bestehen, ob ausreichend dermales Gewebe vorhanden ist, um eine Ausheilung in zwei Wochen zu gewährleisten oder ob ein Zuwarten das erhöhte Risiko für die Ausbildung von hypertrophen Narben und Kontrakturen rechtfertigt [29]. Betrachtet man die Behandlungsstrategien bei Handverbrennungen im Verlauf der vergangenen Jahrzehnte, zeigt sich ein deutlicher Wandel. Bis in die 60er Jahre des 20. Jahrhunderts war eine konservative Behandlung mit antimikrobiellen Salben der goldene Standard. Aufgrund unbefriedigender funktioneller Ergebnisse setzte sich mit Ende der 60er Jahre zunehmend die Erkenntnis durch, dass eine frühzeitige Nekrosektomie und Spalthauttransplantation eine bessere Funktionalität bei kürzerer Morbidität bedeutet [30, 31]. Momentan erleben wir erneut eine Weiterentwicklung der Behandlungsstrategie bei tief dermalen Verbrennungswunden: Durch Auflage neuer biosynthetischer Epithelersatzmaterialien, wie z. B. Suprathel®, können nach tiefengerechter Nekrosektomie ähnlich gute funktionelle Ergebnisse wie bei der klassischen Spalthauttransplantation erreicht werden [32]. Mittel- und langfristige Verlaufsbeobachtungen müssen jedoch noch abgewartet werden, ehe vom Standard der Spalthauttransplantation bei tief dermalen Verbrennungen abgerückt werden darf. Bei einer überwiegend tief dermalen oder drittgradigen Handverbrennung ist die frühzeitige Nekrosektomie und Spalthautdeckung noch immer goldener Standard.

Die häufigste Form der chirurgischen Therapie an der Hand ist die tangentiale Nekrosektomie. Hierbei wird mit einem Handdermatom oder einem Weck-Messer die nekrotische Haut schichtweise bis zum Auftreten von kapillären Blutungen abgetragen. Bei isolierten Verbrennungen an der Hand kann mittels einer Blutsperre der Blutverlust deutlich reduziert werden [33]. In diesem Fall kann sich der Operateur nicht mehr nach den kapillären Hautblutungen richten, sondern muss sich an anderen Merkmalen, wie der weißlich-schimmernden Farbe vitaler Dermis, fehlender hämorrhagischer Einblutungen und der kräftig gelben Farbe vitalen Fettgewebes orientieren. In den meisten Fällen ist eine Nekrosektomie bis zum Stratum reticulare mit Erhalt des subkutanen Fettgewebes und des subkutanen Venenplexus am Handrücken ausreichend. Ist die Verbrennung mit nekrotischem Fettgewebe und Venenthrombosen tiefer reichend, so muss die Abtragungsschicht zwischen diesen Strukturen und dem Paratenon der Strecksehnen gefunden werden. Diese Präparation sollte mit einem Skalpell fortgeführt werden, da Verletzungen der Strecksehnen mit dem Weck-Messer in der Hand des Ungeübten möglich sind.

10 Verbrennungen der Hohlhand

Verbrennungswunden der Hohlhand sind häufig Kontaktverbrennungen von Kleinkindern. Sie bedürfen nur selten einer chirurgischen Intervention, da die Haut der Palma manus dick und gut geschützt ist. Aufgrund ihrer besonderen Anatomie und der straffen Verwobenheit mit der Palmaraponeurose ist die chirurgische Nekrosektomie schwierig und ihr Ersatz nur unbefriedigend möglich. Aus diesem Grund ist ein abwartendes, konservatives Vorgehen von drei bis vier Wochen gerechtfertigt. Sollte die Nekrosektomie erforderlich sein, ist ein sparsames Débridement wichtig. Wegen der starken Belastung der Handfläche im Alltag sollten dicke Spalthauttransplantate bzw. Vollhauttransplantate verwendet werden [34]. Narbenkontrakturen der Hohlhand sind auch nach operativer Versorgung häufige Spätkomplikationen [35].

11 Methoden der Defekdeckung

Die autologe Spalthaut als flächenförmiges Transplantat (»Sheet Graft«) gilt heute als goldener Standard der Deckungsverfahren an der Hand [36]. Der gelegentlich erwähnte Nachteil einer Flüssigkeitsretention unterhalb des Transplantates mit der Gefahr eines Transplantatverlustes kann durch das Skarifizieren mit einem 11er-Skalpell vermieden werden (Abb. 3 a–c). Alternativ können Spalthauttransplantate auch zu Gitternetzen mit unterschiedlichen Expansionsraten aufgearbeitet (»Mesh Grafts«) oder in der Meek-Technik [37] verwendet werden. Diese Techniken sollten aber nur dann angewendet werden, wenn nicht ausreichend autologe Spenderareale zur Verfügung stehen und das Überleben des Patienten im Vordergrund steht. Sheet Grafts haben im Vergleich zu Mesh Grafts die geringere Schrumpfungstendenz und produzieren die ästhetisch besseren Ergebnisse. Postoperativ werden die Hände mittels einer palmaren Unterarmgipsschiene in Intrinsic-plus Stellung gelagert. Beim ersten Verbandswechsel am fünften postoperativen Tag wird in Abhängigkeit von der Anheilungstendenz der Hauttransplantate über den Beginn der physikalischen Beübungstherapie entschieden.

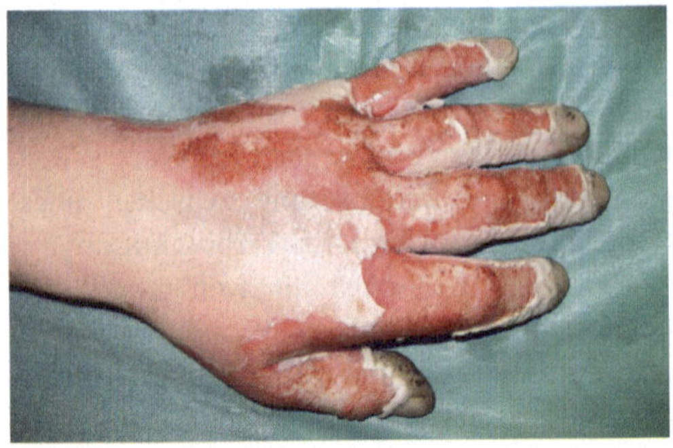

Abb. 3a IIb-gradige Verbrennung der Hand

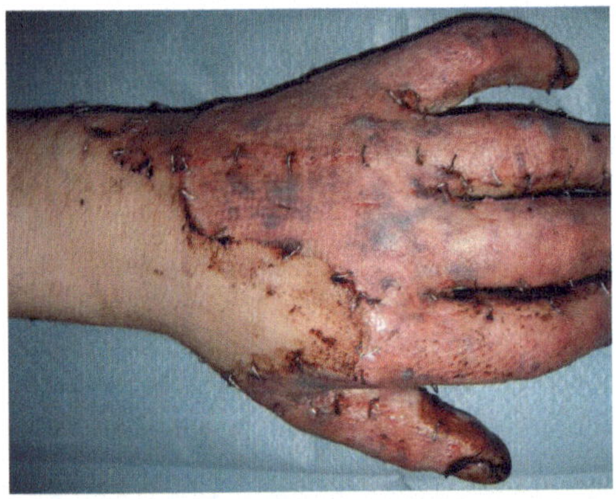

Abb. 3b Nach tangentialer Nekrosektomie und Spalthauttransplantation als Sheet Graft

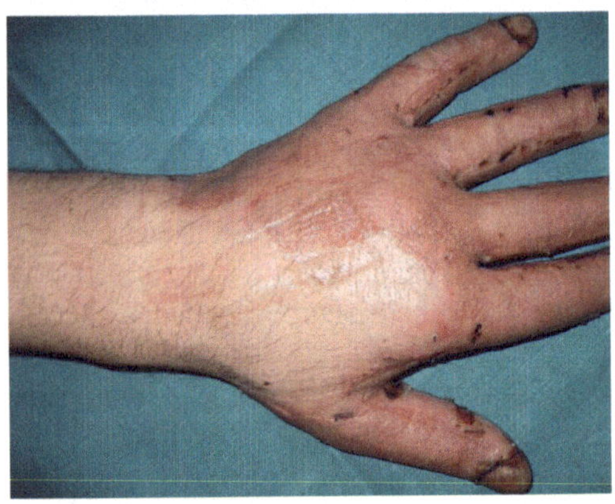

Abb. 3c Drei Wochen post operationem: komplett eingeheilte Spalthauttransplantate

11 Hautersatz

Grundsätzlich wird zwischen einem temporären und einem permanenten Hautersatz unterschieden. In weiterer Folge gilt es, sich für einen epidermalen, dermalen oder kombiniert dermal-epidermalen Ersatz zu entscheiden. Voraussetzung für alle polymeren Wundauflagen zum Epidermisersatz ist das Vorhandensein von Hautanhangsgebilden in der Dermis. Beim Einsatz des temporären Hautersatzes muss immer das Risiko einer fehlerhaften (zu geringen) Tiefeneinschätzung und damit einer verstärkten Narbenhypertrophie einkalkuliert werden [38]. Auf eine ausführliche Beschreibung der einzelnen Materialien sei auf das Kapitel 8 in diesem Buch verwiesen. An dieser Stelle soll nur auf die für die Handverbrennungen gängigen Hautersatzmaterialen eingegangen werden.

Biologische temporäre epidermale Hautersatzmaterialien, wie allogene humane Keratinozyten, werden von den Autoren bei zweitgradigen kindlichen Verbrennungen der Hand eingesetzt [39]. Die allogenen Zellen werden nicht inkorporiert, tragen aber durch die Produktion von Wachstumsfaktoren zu einer beschleunigten Wundheilung mit verminderter Narbenbildung bei. Bei Jugendlichen und Erwachsenen hingegen kommen die synthetischen Epidermisersatzmaterialien, wie Biobrane® und Suprathel®, zum Einsatz.

Biobrane® ist ein semipermeables Silikonnylonnetz mit einseitiger Beschichtung mit Schweinekollagen Typ I, welches sich gut bei oberflächlich zweitgradigen Verbrennungen eignet [40]. Bereits vorgefertigte Biobrane®-Handschuhe erleichtern die Applikation. Vorteile sind neben einer Schmerzreduktion und der Vermeidung von Verbandswechseln auch die Möglichkeit zur sofortigen aktiven und passiven Mobilisierung der Hand und zur kontinuierlichen Wundbeobachtung durch die Transparenz des Materials. Nach der vollständigen Epithelisierung lässt sich die Folie leicht ablösen. Im Vergleich zu Flammazine®-Verbänden wurde eine um bis zu sieben Tage verkürzte Abheilungszeit beschrieben [41]. Von Nachteil ist neben den Kosten die Notwendigkeit, auch kleinere Flüssigkeitsansammlungen unterhalb der Membran zum Zwecke einer Infektprophylaxe abzupunktieren [42].

Suprathel® ist ein Kopolymer aus Polylaktid, Trimethylenkarbonat und Kaprolakton. Es wird als Folie geliefert, welche bei oberflächlich zweitgradigen Verbrennungen ähnliche Eigenschaften wie das Biobrane® aufweist. Von Vorteil ist eine schmerzfreie Wunde, eine beschleunigte Epithelisierung und die Möglichkeit einer frühzeitigen funktionellen Nachbehandlung zwischen dem zweiten und fünften posttraumatischen Tag [43]. Suprathel® hat in einer ersten Studienreihe auch nach Nekrosektomie von anteilig tief zweitgradigen Verbrennungen innerhalb von drei Wochen zu einer Abheilung mit diskreter Narbenbildung geführt [44]. Nach der Epithelisierung löst sich das Suprathel® ab.

Bei den permanenten dermalen Ersatzmaterialien war lange Zeit Integra® das populärste Dermisäquivalent [45]. Hierbei handelt es sich um eine Matrix aus Rinderkollagen Typ I und Glykosaminoglykan. Da vor einer Spalthauttransplantation zunächst die Vaskularisation abgewartet werden muss, handelt es sich um ein zweizeitiges Vorgehen. Die verlängerte Immobilisierung der Hand, zusammen mit einer großen Infektanfälligkeit, hat trotz einer qualitativ guten Narbenbildung dazu geführt, dass Integra® heute zum größten Teil nur noch im rekonstruktiven Bereich eingesetzt wird [46].

Matriderm® ist ebenfalls eine dermale Ersatzmatrix, bestehend aus bovinem Kollagen Typ I, III und Elastin. Der entscheidende Vorteil von Matriderm ist die Möglichkeit der einzeitigen Deckung. Eigene Studien können die einzeitige Einheilung am Handrücken mit einem dünnen Sheet Graft bestätigen [47]. Die Narbenqualität und die Viskoelastizität sind ebenso wie die funktionellen Ergebnisse gut (Abb. 4 a–f). Langzeitergebnisse bezüglich Narbenstabilität und Schrumpfungstendenzen stehen aber noch aus.

Kombinierte Hautersatzmaterialen wie allogene Fremdhaut oder Epigard® finden besonders dann Verwendung, wenn die Zeitspanne bis zur definitiven Deckung überbrückt werden muss. Die Fremdhaut hat hierbei den Vorteil, dass sie als biologische Gerüstmatrix die Konditionierung bzw. Epithelisierung der Wunde unterstützt. Zusätzlich schützt sie vor einem Wasser- und Elektrolytverlust und reduziert die Sepsisgefahr [48]. Epigard® ist ein Polyurethanschaum, der an der Hand nur noch zur temporären Wundabdeckung nach Escharo- oder Fasziotomie Anwendung findet.

13 Freiliegende Gelenke

Besondere Aufmerksamkeit muss den Arealen über den streckseitigen PIP-Gelenken gewidmet werden. Ist die primäre Spalthauttransplantation nicht erfolgreich, kommt es bei freiliegendem Gelenk häufig zu einer Gelenkinfektion mit Knorpelerosionen und schließlich zur Gelenkversteifung. In der Akutphase steht die Bildung von Granulationsgewebe mit neuerlichem Transplantationsversuch im Vordergrund. Die im besten Fall zu erreichende instabile Narbe kann zu einem späteren Zeitpunkt durch suffizientes Gewebe, wie z. B. mit einem dorsalen A. metacarpalis-Lappen (DMCA-Lappen) [49], ersetzt werden.

Sind Sehnen, Gelenke und Knochen am Verbrennungstrauma mitbeteiligt, müssen auch

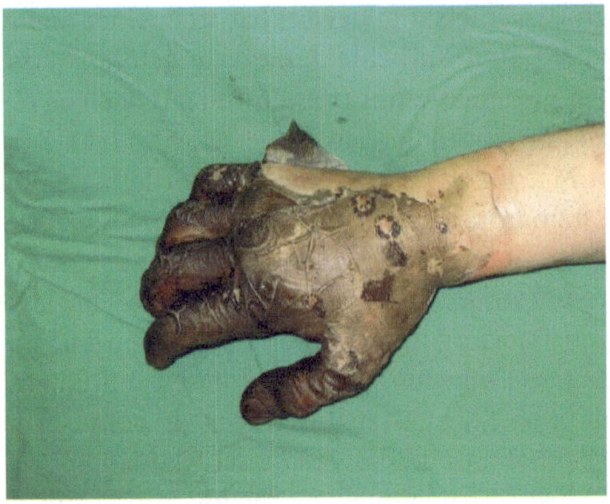

Abb. 4a III-gradige Verbrennung der Hand

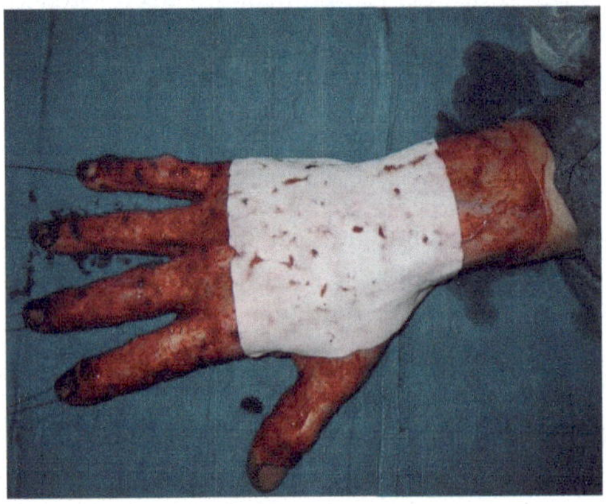

Abb. 4b Nach epifaszialer Nekrosektomie und Auflage von Matriderm®

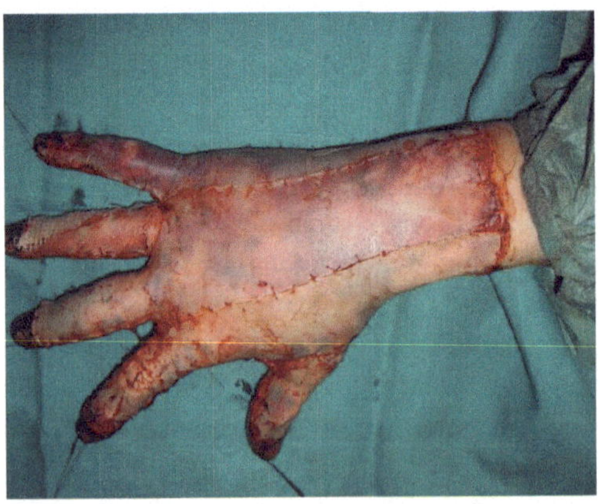

Abb. 4c Deckung mit Spalthauttransplantaten als Sheet Grafts

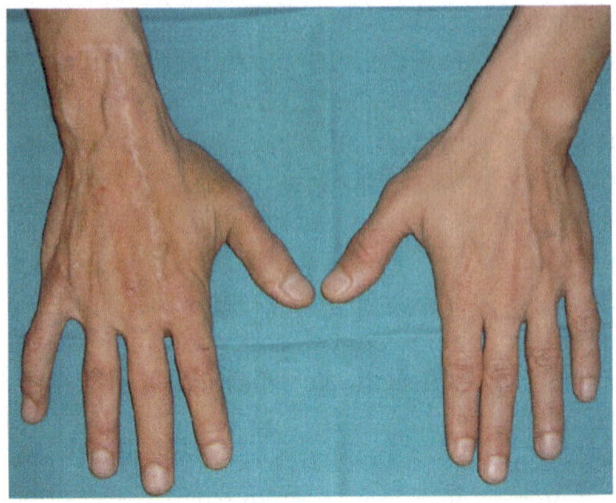

Abb. 4d Ausheilungsergebnis mit sehr gutem Narbenbild

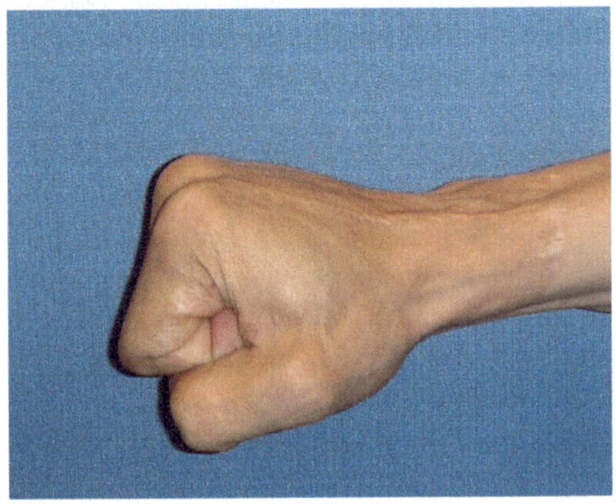

Abb. 4e Keinerlei funktionelle Bewegungseinschränkungen

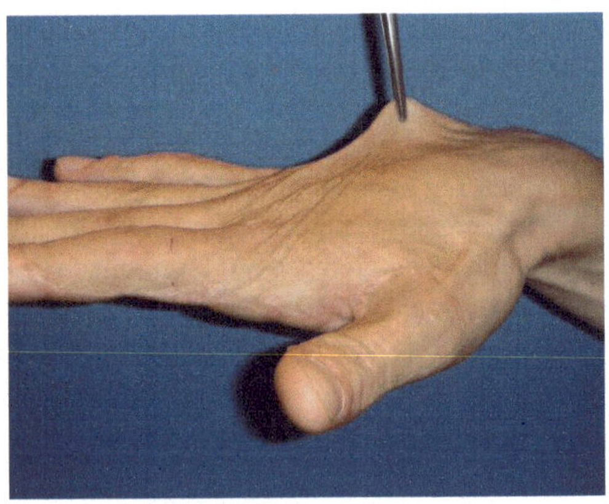

Abb. 4f Sehr gute Elastizität

diese Strukturen ungeachtet ihrer Funktionen konsequent debridiert werden. In diesen Situationen ist eine primäre Defektdeckung mit einer Lappenplastik gerechtfertigt, welche sich am Prinzip der rekonstruktiven Leiter orientiert. Bei der Lappenauswahl sollten auch eventuell später notwendige Rekonstruktionseingriffe berücksichtigt werden. Größere Defekte am Handrücken mit freiliegenden Sehnen und Knochen sind in der Akutphase auch heute noch eine Domäne eines gestielten Leistenlappens [50]. Die temporäre Immobilisierung des Schultergelenkes wird unter physikalischer Therapie gut toleriert und die Hebestelle des Lappens ist kosmetisch unauffällig. Von Nachteil kann, insbesondere in den Industrienationen, eine stark ausgebildete subkutane Fettschicht sein, was zu einem deutlichen Auftragen der Lappenplastik am Handrücken führt. Ein späteres Ausdünnen der Lappenplastik ist häufig notwendig. Handelt es sich um eine isolierte schwere Handverbrennung bzw. befindet sich der Patient in einem stabilen Allgemeinzustand, bieten freie mikrovaskuläre Gewebetransplantate ausgezeichnete Deckungsmöglichkeiten [51–53]. So lassen sich mit einem lateralen Oberarmlappen oder einem M. gracilis Muskeltransplantat mit Spalthautdeckung sehr gute kosmetische Resultate erzielen. Sollte bei geschädigtem Paratenon zur Deckung auch ein Sehnengleitgewebe benötigt werden, bieten sich der Serratus- und der temporoparietale Faszienlappen an [54–55].

14 Rekonstruktion

Die adäquate Versorgung der brandverletzten Hand in der Akutphase entscheidet über das funktionelle Ausheilungsergebnis. Aufgrund der komplexen Verletzung mit Zerstörung hochspezifischen Weichteilgewebes sind jedoch auch bei optimalem Therapieverlauf Deformitäten nicht immer zu vermeiden. Achauer hat die Deformitäten nach einem Verbrennungstrauma der Hand zusammengefasst [56]:

(A) Krallenhanddeformität;
(B) Palmare Kontrakturen;
(C) Deformitäten der Zwischenfingerfalten;
(D) Hypertrophe Narben;
(E) Amputationsdeformität;
(F) Nagelwalldeformität.

Zur Behandlung dieser Deformitäten sind eine Vielzahl chirurgischer Techniken beschrieben worden. Erschwerend kommt hinzu, dass es sich in der Regel um eine Kombination verschiedener Deformitäten handelt. Das häufigste Problem nach Brandverletzungen der Hand sind Narben- und Weichteilkontrakturen, wie sie nach spontan abgeheilter tiefgradiger Verbrennung, Spalthauttransplantaten inadäquater Größe und Dicke, bei fehlenden bzw. nicht korrekt positionierten Lagerungsschienen oder unzureichender physikalischer Therapie auftreten können.

A) Krallenhanddeformität

Hypertrophe Narbenzüge oder Narbenplatten des Handrückens können zu einer Hyperextension in den MCP-Gelenken, in seltenen Fällen sogar zu einer Gelenkdislokation und zu einer eingeschränkten bis aufgehobenen Flexion führen. An den PIP-Gelenken kommt es bei tiefgradigen Verbrennungen häufig zu einer Knopflochdeformität. Der Mittelzügel denaturiert aufgrund des direkten Hitzeschadens oder trocknet bei längerer Exposition aus. Dies führt zu einem Abgleiten der paarigen Seitenzügel nach palmar, welche nun beugeseitig der Bewegungsachse des Mittelgelenkes verlaufen. Bei versuchter Streckung kommt es daher zu einer Beugung des Mittelgelenkes. Während es bei der nicht brandverletzten Hand eine Vielzahl an verschiedenen Techniken zur Behandlung der Knopflochdeformität gibt, sind Rekonstruktionsversuche bei der brandverletzten Hand auch aufgrund der schlechten Weichteilbedeckung häufig frustran. Eine gute Alternative ist die Arthrodese in Funktionsstellung des Gelenkes. Funktionell störende Fehlstellungen der Endgelenke sind selten, lassen sich aber bei Bedarf ebenfalls mittels Arthrodese korrigieren.

Bei flächenhaften und dicken Narbenplatten, die eine Hyperextension der MCP-Gelenke bewirken, ist eine Narbenexzision mit anschließender Spalthaut- bzw. Vollhauttransplantation erforderlich. Sollte auch die Resektion des vernarbten und kontrakten Subkutangewebes notwendig sein, hat die Verwendung von Matriderm® als Ersatz der dermalen Matrix in Kombination mit einem Spalthauttransplantat funktionell gute Ergebnisse gezeigt [47]. Bei den tief dermalen Verbrennungswunden sind die Kontrakturen nicht alleine durch Narben bedingt, sondern auch durch Schädigung der Streckaponeurosen, der Sehnen, der Gelenkkapsel und der Muskeln. Je nach Ausmaß der Narbenexzision gilt es, mit einer geeigneten Defektdeckung entsprechend der rekonstruktiven Leiter eine qualitativ hochwertige Weichteilbedeckung zu ermöglichen. Hierfür stehen zahlreiche Optionen, wie die gestielte Leisten-, A. radialis- und A. interossea posterior-Lappenplastik bzw. freie muskuläre und fasziokutane Lappenplastiken zur Verfügung. Haben sich aufgrund einer länger bestehenden Fehlstellung der MCP-Gelenke bereits Gelenkkontrakturen gebildet, sollte eine Arthrolyse erst in einer zweiten Sitzung nach Schaffung einer suffizienten Weichteilbedeckung durchgeführt werden.

B) Palmare Kontrakturen

Posttraumatische Kontrakturen der palmaren Hand entwickeln sich insbesondere bei Sekundärheilung oder nicht ordnungsgemäßer Lagerung der Hand, können aber auch nach einer primär erfolgreichen operativen Versorgung entstehen. Die Tendenz zur Ausbildung einer Beugekontraktur im Handgelenk und den Fingern sowie einer Adduktionskontraktur des Daumens erfordern eine Schienenlagerung mit leichter Extension des Handgelenkes und einer 80°-Flexion der MCP-Gelenke bei gestreckten PIP- und DIP-Gelenken (Intrinsic plus Stellung) sowie maximaler Abduktion des Daumens. Bilden sich Kontrakturen aus, ist die chirurgische Inzision bzw. Exzision der Narbe mit anschließender Vollhautdeckung die Therapie der Wahl [57]. Isolierte, lineare Narbenstränge können bei ausreichendem Gewebemantel der Umgebung durch eine bzw. multiple Z-Plastiken aufgelöst werden. Bei einer länger bestehenden Beugekontraktur des MCP- oder PIP-Gelenkes ist häufig ein Release der periartikulären Strukturen, wie der Gelenkskapsel, der Kollateralbänder und der palmaren Platte notwendig, um die vollständige Streckung des Gelenks zu erreichen [58]. In diesen Fällen kann es aufgrund einer Traktion der lateropalmaren Gefäße zu einer digitalen Ischämie distal des mobilisierten Gelenks kommen. Ist eine definitive Arthrodese des Gelenkes geplant, muss in dieser Situation die Phalangenlänge zugunsten eines funktionell günstigen Arthrodesenwinkels bei noch guter Perfusion gekürzt werden.

Die frühzeitige physikalische Therapie und insbesondere die konsequente nächtliche Schienenbehandlung über mindestens sechs Monate sind die entscheidenden Faktoren zur Vermeidung eines Kontrakturrezidivs.

C) Deformitäten der Zwischenfingerfalten

Syndaktylien oder Schwimmhautfalten sind nach konservativer Behandlung tiefgradiger Verbrennungen, aber auch nach Transplantation der Übergänge vom Handrücken zu den Fingern häufig zu beobachten. In der unverletzten Hand läuft die Zwischenfingerfalte in einem 45°-Winkel von den streckseitigen MCP-Gelenken nach palmar bis zur Mitte der Grundphalanx aus. Diese Anatomie kann sich in der brandverletzten Zwischenfingerfalte grundlegend ändern. Man kann eine palmare von einer dorsal verlaufenden Narbenkontraktur unterscheiden, welche sich - ähnlich einem Dach - über die Kommissur ausspannt (Schwimmhautfalte). Die Korrektur mithilfe einer Schmetterlingsplastik, einer Kombination aus zwei Z-Plastiken und einer zentralen VY-Plastik, ist in der Regel zielführend [59]. Der Vorteil dieser Lappenplastik liegt in der Tatsache, dass die Hautläppchen nicht vom unterliegenden Weichteilgewebe gelöst werden müssen und auch keiner größeren Rotationsbewegung unterworfen werden, sodass die Durchblutung der Hautläppchen meist gut ist. Deshalb kann neben unverletzter Haut auch Narbengewebe für die Lappenplastik verwendet werden. Die vollflächige interdigitale Narbe führt zu einer seltenen postcombustalen Syndaktylie und bedarf einer Rekonstruktion der Zwischenfingerfalte. Lokale Lappenplastiken aus ungeschädigter Haut vom Handrücken oder den seitlichen Fingern in Kombination mit Vollhauttransplantaten stellen die Therapie der Wahl dar [60].

Eine besondere Bedeutung für die Greiffunktion der Hand hat die Spannweite der ersten Zwischenfingerfalte. Diese kann erheblich eingeschränkt sein, wenn eine Narbenkontraktur der Haut, eventuell in Kombination mit einer Daumenadduktionskontraktur vorliegt. Eine Daumenadduktionskontraktur wird durch eine sekundäre Fibrose des M. adductor pollicis und des M. interosseus dorsalis 1 verursacht. Bei einer nur wenig ausgeprägten Narbenkontraktur ist eine Z-Plastik oder Schmetterlingsplastik zur Auflösung ausreichend, in stärker ausgeprägten Fällen kommen Vollhauttransplantate zum Einsatz. In Abhängigkeit des intraoperativen Befundes kann ein Release des M. adductor pollicis zusätzlich notwendig werden. Der Muskel wird hierbei an seinem Ursprung am dritten Metakarpale abgelöst oder an seinem Ansatz am Daumengrundglied desinseriert [61]. In seltenen und ausgeprägten Fällen ist die Rekonstruktion der ersten Zwischenfingerfalte mithilfe einer Lappenplastik notwendig.

D) Hypertrophe Narben

Die Narbenreifung bei Verbrennungsverletzungen benötigt mindestens ein Jahr, sodass Narbenkorrekturen im Idealfall erst nach dieser Zeit erfolgen sollten. Liegen narbenbedingte funktionelle Einschränkungen zum Beispiel der Fingergelenke vor, ist eine frühzeitige Korrektur notwendig. Isolierte Narbenstränge mit ausreichend vorhandenem umliegendem Weichteilgewebe lassen sich über kleine, lokale Lappenplastiken wie einer Z-Plastik auflösen. Alternativ können zahlreiche weitere Lappenplastiken, wie ein Cross-finger- bzw. Reversed Cross-finger-Lappen [62] oder Vollhauttransplantate eingesetzt werden [63]. Die Verwendung eines maßgefertigten Kompressionshandschuhs, eventuell mit Silikoneinlagen, kann die Ausbildung von hypertrophen Narben und Narbenkontrakturen signifikant reduzieren [64–65].

E) Amputationsdeformität

Vor allem schwere Verbrennungen, wie durch Starkstromunfälle verursacht, gehen häufig mit einem Verlust von Daumen und Finger einher. Die zahlreich beschriebenen Techniken für eine Rekonstruktion der traumatisch bedingten isolierten Amputationsverletzung können nur eingeschränkt für die brandverletzte Hand übernommen werden. Das zu erreichende funktionelle Behandlungsergebnis ist aufgrund einer kombinierten Schädigung wesentlicher Strukturen limitiert. Grundsätzlich kann jedoch mit einer Phalangisation durch Vertiefen der Zwischenfingerfalten [66], einer Distraktionsosteogenese der Metakarpalia [67], einer Pollizisation [68] oder einer Zehentransplantation [69] ein erheblicher Zugewinn an Handfunktion geschaffen werden. Eine Voraussetzung für die Durchführung dieser Verfahren ist die qualitativ hochwertige Weichteilbedeckung. Hierzu ist es häufig notwendig, in einem ersten Schritt eine freie Gewebeverpflanzung durchzuführen, um einen guten Weichteilmantel zu schaffen.

F) Nagelwalldeformität

Ein Nagelfehlwachstum nach einer Brandverletzung der Hand ist häufig. Selten ist eine direkte Schädigung des Nagelbetts oder der germinativen Matrix der Grund, sondern die sekundäre Kontraktur des Weichteilgewebes proximal des Nagelwalls. Es kommt zu einer Eversion des Nagelwalls mit proximaler Dislokation und zu einem Kontaktverlust zwischen dorsaler Nagelmatrix und Nagel bzw. Eponychium und Nagel. Dies resultiert in einem rauen Nagel mit Längsfurchen. Zudem sind Verletzungen des Nagelwalls bereits nach Bagatelltraumata häufig. Das Ausmaß der Nagelwalleversion und des Fehlwachstums verhalten sich einander proportional. Liegt eine Zerstörung der germinativen Matrix vor, resultiert ein Spaltnagel bzw. ein vollständig fehlender Nagel.

Zur Behandlung der Nagelwalleversion wurden verschiedene Techniken publiziert. Diese beinhalten eine Auflösung der zugrunde liegenden Kontraktur durch das Einschlagen von lokalen Lappenplastiken oder Einbringen von Hauttransplantaten und anschließender Reposition des Nagelwalls. Häufig werden bilaterale und proximal gestielte Hautläppchen vom Endglied verwendet, um ein ausreichendes Gewebeplus an der Streckseite zu schaffen [70]. Hierdurch kommt es jedoch an der Hebestelle zu einer unnatürlichen Verjüngung der Fingerkuppe. Eine neuere Technik, wie sie von Donelan und Garcia 2006 [71] beschrieben wurde, bietet eine gute Alternative: Ein distal gestieltes Hautläppchen, streckseitig auf Höhe des Endgelenkspaltes und mediolateral umschnitten, wird einschließlich des Nagewalles mobilisiert und unter Aufschoppung des Gewebes nach distal transponiert. Der proximale Nagelwall wird reponiert und der verbleibende Defekt mit einem Vollhauttransplantat gedeckt.

15 Zusammenfassung

Die Hand ist häufig bei Brandverletzungen betroffen. Bereits kleine Verbrennungswunden können zu einer erheblichen Deformität mit Funktionsverlust führen. Da die Gefahr einer Narben- und Kontrakturbildung mit zunehmender Dauer des Heilungsprozesses ansteigt, hat der rasche Wundverschluss die oberste Priorität in der Behandlung. Hierzu gehört neben der Escharotomie in der Akutphase die frühzeitige Nekrosektomie und Defektdeckung innerhalb der ersten drei bis vier posttraumatischen Tage. Die Infektprävention und die erhaltene aktive und passive Beweglichkeit der Hand sind ebenso Pfeiler einer erfolgreichen Behandlung wie die frühzeitige Schienenbehandlung und funktionelle Rehabilitation. Mit der Hilfe eines interdisziplinären Teams aus Plastischen Chirurgen, Physio- und Ergotherapeuten, Psychologen, motivierten Pflegekräften und einer konsequenten Behandlungsstrategie kann bei bis zu 90 % der Patienten eine normale Handfunktion wiedererlangt werden.

Literatur

[1] Luce EA (2000) The acute and subacute management of the burned hand. Clin Plast Surg 27: 49–63

[2] Harvey KD, Barillo DJ, Hobbs CL et al (1996) Computer-assisted evaluation of hand and arm function after thermal injury. J Burn Care Rehabil 17: 176–180; discussion 175

[3] Braithwaite F, Watson J (1949) Some observations on the treatment of the dorsal burn of the hand. Br J Plast Surg 2: 21–31

[4] Peacock EE (1953) Management of conditions of the hand requiring immobilization. Surg Clin North Am 1953: 1297–1309

[5] Sheridan RL, Hurley J, Smith MA, et al (1995) The acutely burned hand: management and outcome based on a ten-year experience with 1047 acute hand burns. J Trauma 38: 406–411

[6] Morel Fatio D (1961) Surgery of the skin. In: Tubiana R (ed) The hand. Saunders, Philadelphia, pp 224–225

[7] Schmidt H-M, Lanz U (2003) Chirurgische Anatomie der Hand. 2., überarb. und aktualisierte Aufl. Thieme, Stuttgart

[8] Deb R, Giessler GA, Przybilski M, Erdmann D, Germann G (2004) Die plastisch-chirurgische Sekundärrekonstruktion von Schwerstbrandverletzten. Chirurg 75: 588–598

[9] Hentz VR (1985) Burns of the hand. Thermal, chemical, and electrical. Emerg Med Clin North Am 3: 391–403

[10] Robson MC, Smith DJ, Jr., VanderZee AJ, Roberts L (1992) Making the burned hand functional. Clin Plast Surg 19: 663–671

[11] Wong L, Spence RJ (2000) Escharotomy and fasciotomy of the burned upper extremity. Hand Clin 16: 165–174, vii

[12] Weinzweig J, Weinzweig N (2004) Burns of the hand and upper extremity. In: Berger RA, Weiss A-PC (eds) Hand surgery. LWW, Philadelphia, pp 1073–1084

[13] Smith MA, Munster AM, Spence RJ (1998) Burns of the hand and upper limb – a review. Burns 24: 493–505

[14] Salisbury RE, Levine NS (1976) The early management of upper extremity thermal injury. In: Salisbury RE, Priutt BA (eds) Burns of the upper extremity. Saunders, Philadelphia, pp 36–46

[15] Salisbury RE, McKeel DW, Mason AD, Jr. (1974) Ischemic necrosis of the intrinsic muscles of the hand after thermal injuries. J Bone Joint Surg Am 56: 1701–1707

[16] Raine TJ, Heggers JP, Robson MC, London MD, Johns L (1981) Cooling the burn wound to maintain microcirculation. J Trauma 21: 394–397

[17] Kitzinger HB, Lanz U (2004) Die Anatomie der Fingergelenke. DAHTH 6: 3–11

[18] Prasad JK, Bowden ML, Thomson PD (1991) A review of the reconstructive surgery needs of 3167 survivors of burn injury. Burns 17: 302–305

[19] Ono I, Gunji H, Zhang JZ, Maruyama K, Kaneko F (1995) A study of cytokines in burn blister fluid related to wound healing. Burns 21: 352–355

[20] Heggers JP, Ko F, Robson MC, Heggers R, Craft KE (1980) Evaluation of burn blister fluid. Plast Reconstr Surg 65: 798-804

[21] Dimick AR (1971) Management of patients with thermal injuries. Am Surg 37: 637–641

[22] Klasen HJ (2000) A historical review of the use of silver in the treatment of burns. II. Renewed interest for silver. Burns 26: 131–138

[23] Wang XW, Wang NZ, Zhang OZ, Zapata-Sirvent RL, Davies JW (1985) Tissue deposition of silver following topical use of silver sulphadiazine in extensive burns. Burns Incl Therm Inj 11: 197–201

[24] Zellner PR, Bugyi S (1985) Povidone-iodine in the treatment of burn patients. J Hosp Infect 6 [Suppl A]: 139–146

[25] Homann HH, Rosbach O, Moll W, et al (2007) A liposome hydrogel with polyvinyl-pyrrolidone iodine in the local treatment of partial-thickness burn wounds. Ann Plast Surg 59: 423–427

[26] Germann G, Steinau HU (1993) Aktuelle Aspekte der Verbrennungsbehandlung. Zentralbl Chir 118: 290–302

[27] Levine BA, Sirinek KR, Peterson HD, Pruitt BA, Jr (1979) Efficacy of tangential excision and immediate autografting of deep second-degree burns of the hand. J Trauma 19: 670–673

[28] Goodwin CW, Maguire MS, McManus WF, Pruitt BA, Jr. (1983) Prospective study of burn wound excision of the hands. J Trauma 23: 510–517

[29] Edstrom LE, Robson MC, Macchiaverna JR, Scala AD (1979) Prospective randomized treatments for burned hands: nonoperative vs. operative. Preliminary report. Scand J Plast Reconstr Surg 13: 131–135

[30] Haynes BW, Jr. (1969) Early excision and grafting in third degree burns. Ann Surg 169: 736–747

[31] Janzekovic Z (1970) A new concept in the early excision and immediate grafting of burns. J Trauma 10: 1103–1108

[32] Uhlig C, Rapp M, Hartmann B et al (2007) Suprathel-an innovative, resorbable skin substitute for the treatment of burn victims. Burns 33: 221–229

[33] Cartotto R, Musgrave MA, Beveridge M, Fish J, Gomez M (2000) Minimizing blood loss in burn surgery. J Trauma 49: 1034–1039

[34] Jang YC, Kwon OK, Lee JW, Oh SJ (2001) The optimal management of pediatric steam burn from electric rice-cooker: STSG or FTSG? J Burn Care Rehabil 22: 15–20

[35] Barret JP, Desai MH, Herndon DN (2000) The isolated burned palm in children: epidemiology and long-term sequelae. Plast Reconstr Surg 105: 949–952

[36] Logsetty S, Heimbach DM (2000) Modern techniques for wound coverage of the thermally injured upper extremity. Hand Clin 16: 205–214

[37] Raff T, Hartmann B, Wagner H, Germann G (1996) Experience with the modified Meek technique. Acta Chir Plast 38: 142–146

[38] Vogt PM, Kolokythas P, Niederbichler A, et al (2007) Innovative Wundtherapie und Hautersatz bei Verbrennungen. Chirurg 78: 335–342

[39] Kamolz LP, Luegmair M, Wick N et al (2005) The Viennese culture method: cultured human epithelium obtained on a dermal matrix based on fibroblast containing fibrin glue gels. Burns 31: 25–29

[40] Whitaker IS, Prowse S, Potokar TS (2008) A critical evaluation of the use of Biobrane as a biologic skin substitute: a versatile tool for the plastic and reconstructive surgeon. Ann Plast Surg 60: 333–337

[41] Barret JP, Dziewulski P, Ramzy PI et al (2000) Biobrane versus 1 % silver sulfadiazine in second-degree pediatric burns. Plast Reconstr Surg 105: 62–65

[42] Weinzweig J, Gottlieb LJ, Krizek TJ (1994) Toxic shock syndrome associated with use of Biobrane in a scald burn victim. Burns 20: 180–181

[43] Schwarze H, Kuntscher M, Uhlig C et al (2007) Suprathel, a new skin substitute, in the management of donor sites of split-thickness skin grafts: results of a clinical study. Burns 33: 850–854

[44] Uhlig C, Rapp M, Dittel KK (2007) Neue Strategien zur Behandlung thermisch geschädigter Haut unter Berücksichtigung des Epithelersatzes Suprathel®. Handchir Mikrochir Plast Chir 39: 314–319

[45] Dantzer E, Queruel P, Salinier L, Palmier B, Quinot JF (2001) [Integra, a new surgical alternative for the treatment of massive burns. Clinical evaluation of acute and reconstructive surgery: 39 cases]. Ann Chir Plast Esthet 46: 173–189

[46] Heitland A, Piatkowski A, Noah EM, Pallua N (2004) Update on the use of collagen/glycosaminoglycate skin substitute-six years of experiences with artificial skin in 15 German burn centers. Burns 30: 471–475

[47] Haslik W, Kamolz LP, Nathschlager G et al (2007) First experiences with the collagen-elastin matrix Matriderm as a dermal substitute in severe burn injuries of the hand. Burns 33: 364–368

[48] Philipp K, Giessler GA, Germann G, Sauerbier M (2005) Die akzidentelle thermische Verletzung der Hand. Unfallchirurg 108: 179–188

[49] Germann G, Funk H, Bickert B (2000) The fate of the dorsal metacarpal arterial system following thermal injury to the dorsal hand: a Doppler sonographic study. J Hand Surg [Am] 25: 962–968

[50] McGregor IA, Jackson IT (1972) The groin flap. Br J Plast Surg 25: 3–16

[51] Chick LR, Lister GD, Sowder L (1992) Early free-flap coverage of electrical and thermal burns. Plast Reconstr Surg 89: 1013–1019; discussion 1020–1011

[52] Baumeister S, Germann G, Giessler G, Dragu A, Sauerbier M (2004) Wiederherstellung der verbrannten Extremität durch Transplantation freier Lappenplastiken. Chirurg 75: 568–578

[53] Sauerbier M, Ofer N, Germann G, Baumeister S (2007) Microvascular reconstruction in burn and electrical burn injuries of the severely traumatized upper extremity. Plast Reconstr Surg 119: 605–615

[54] Fotopoulos P, Holmer P, Leicht P, Elberg JJ (2003) Dorsal hand coverage with free serratus fascia flap. J Reconstr Microsurg 19: 555–559

[55] Flugel A, Kehrer A, Heitmann C, Germann G, Sauerbier M (2005) Coverage of soft-tissue defects of the hand with free fascial flaps. Microsurgery 25: 47–53

[56] Achauer BM (1987) Management of the burned patient. Appleton & Lange, East Norwalk

[57] Iwuagwu FC, Wilson D, Bailie F (1999) The use of skin grafts in postburn contracture release: a 10-year review. Plast Reconstr Surg 103: 1198–1204

[58] Hintringer W (2002) Arthrotenolyse der Mittelgelenke (PIP). Technik und Ergebnisse. Handchir Mikrochir Plast Chir 34: 345–354

[59] Hirshowitz B, Karev A, Rousso M (1975) Combined double Z-plasty and Y-V advancement for thumb web contracture. Hand 7: 291–293

[60] Gulgonen A, Ozer K (2007) The correction of postburn contractures of the second through fourth web spaces. J Hand Surg [Am] 32: 556–564

[61] Witthaut J, Leclercq C (1998) Anatomy of the adductor pollicis muscle. A basis for release procedures for adduction contractures of the thumb. J Hand Surg [Br] 23: 380–383
[62] Groenevelt F, Schoorl R (1985) Cross-finger flaps from scarred skin in burned hands. Br J Plast Surg 38: 187–189
[63] Ulkur E, Uygur F, Karagoz H, Celikoz B (2007) Flap choices to treat complex severe postburn hand contracture. Ann Plast Surg 58: 479–483
[64] Kealey GP, Jensen KL, Laubenthal KN, Lewis RW (1990) Prospective randomized comparison of two types of pressure therapy garments. J Burn Care Rehabil 11: 334–336
[65] Perkins K, Davey RB, Wallis KA (1983) Silicone gel: a new treatment for burn scars and contractures. Burns Incl Therm Inj 9: 201–204
[66] Tubiana R, Roux JP (1974) Phalangization of the first and fifth metacarpals. Indications, operative technique, and results. J Bone Joint Surg Am 56: 447–457
[67] Matev IB (1980) Thumb reconstruction through metacarpal bone lengthening. J Hand Surg [Am] 5: 482–487
[68] Ward JW, Pensler JM, Parry SW (1985) Pollicization for thumb reconstruction in severe pediatric hand burns. Plast Reconstr Surg 76: 927–932
[69] Achauer BM (1999) The burned hand. In: Green DP, Hotchkiss RN, Pederson WC (eds) Operative hand surgery, 4th edn. Churchill Livingstone, Philadelphia
[70] Achauer BM, Welk RA (1990) One-stage reconstruction of the postburn nailfold contracture. Plast Reconstr Surg 85: 937–940; discussion 941
[71] Donelan MB, Garcia JA (2006) Nailfold reconstruction for correction of burn fingernail deformity. Plast Reconstr Surg 117: 2303–2308; discussion 2309

Chirurgische Behandlung von Gesichtsverbrennungen

7.5

Norbert Pallua und Erhan Demir

1 Einleitung

Die Verbrennung der Gesichtsregionen stellt eine große Herausforderung für alle in der Verbrennungsbehandlung tätig werdenden Berufsgruppen dar. Neben psychologischen Beeinträchtigungen aufgrund der vorliegenden Gesichtsdeformitäten bei Betroffenen kann es gerade bei Kindern zu Alterationen mit schweren Gesichtsentstellungen und Vernarbungen während der einzelnen Phasen der Gesichtsentwicklung kommen (Fricke et al. 1999, Achauer 1992). Der Rekonstruktion der Kopf- und Halsregion als elementarer Bestandteil der persönlichen Identität, Kommunikationsorgan und Träger von Sinnesorganen kommt daher eine große Bedeutung zu. Die Behandlung der Gesichtsverbrennung erfordert ein solides Wissen in rekonstruktiv-chirurgischen Prinzipien. Des weiteren sind fundierte Grundlagen in der Narbentherapie wie die Kompressionsbehandlung, die Steroidinjektion oder die ablativen Verfahren, wie z. B. die Lasertherapie essentiell. Die gesamte Therapie, einschließlich der Rehabilitation, sollte bei Verbrennungen im Gesichtsbereich unter fachgerechter psychologischer Begleitung erfolgen.

Eine erfolgreiche Gesichtsrekonstruktion ist der Grundstein für ein erfolgreiches Zurückkehren in das Sozial- und Arbeitsleben.

2 Rekonstruktive Phasen bei Gesichtsverbrennungen

Die Aufnahme eines Patienten mit akuten Gesichtsverbrennungen erfordert wichtige therapeutische Entscheidungen. Das Verbrennungstrauma im Gesicht wird gemäß rekonstruktiver Prioritäten in eine akute, intermediäre und späte rekonstruktive Phase gegliedert (Donelan 2007). Nach der Befunderhebung ist das Erstellen eines therapeutischen Zeitplanes der rekonstruktiven Schritte von entscheidender Bedeutung. Dabei sollte generell die Technik gewählt werden, die am einfachsten zum gewünschten Ziel führt. Dieses Prinzip entspricht der rekonstruktiven Leiter nach Gillies. Diese beginnt mit dem Primärverschluss als einfachste Technik und führt über Hauttransplantationen, lokale- und regionale Lappenplastiken zu komplexen mikrochirurgischen Operationsmethoden (Gillies 1920).

Einer akuten rekonstruktiven Intervention müssen die Augenober- und Unterlider, die periorale Deformität und die Halsregion zugeführt werden. Diese Regionen sollten mit größter Priorität behandelt werden, um bleibende Organschäden und Deformitäten sowie aktive Funktionsdefizite zu vermeiden.

Gesichtsbereiche, welche einer verzögerten chirurgischen Intervention zugeführt werden können, sind die Augenbrauen, isolierte Narbenstränge der Ober- und Unterlippe sowie der Kinnregion und die Ohren. Diese Areale können zunächst unter einer gezielten konservativen Narbentherapie eine Verbesserung des Ausgangsbefundes erfahren, ohne dass die Gefahr einer dauerhaften Organ- bzw. Funktionsschädigung besteht.

Im Allgemeinen darf eine chirurgisch-rekonstruktive Maßnahme nur bei ausgereiftem Narbenstatus erfolgen. Ausnahmen hierbei bilden aktive Narben, welche zu einer funktionellen

Beeinträchtigung führen, wie z. B. hypertrophe Narben der Augenlider oder der Mundkommissuren.

2.1 Die akute Phase der Rekonstruktion

Die Behandlung beginnt mit einer ausführlichen Anamneseerhebung unter besonderem Augenmerk auf die Begleitumstände des thermischen Traumas. Eine ausführliche Photodokumentation der Befunde ist Standard.

Die Routineuntersuchungen in der Aufnahmediagnostik werden bei Gesichtsverbrennungen ergänzt durch den Ausschluss eines Inhalationstraumas. Dies erfolgt mittels einer Bronchoskopie mit bronchoalveolärer Lavage zur Gewinnung mikrobiologischer Proben (Pallua et al. 1998). Bei Knall- oder Explosionstrauma ist ein rupturiertes Trommelfell oder eine Augenbeteiligung abzuklären und gegebenenfalls die entsprechenden Fachkollegen in die Therapie mit einzubeziehen.

Bei der Evaluation der Verbrennungstiefe ist die inhomogene Dicke und Konsistenz der Gesichtshaut zu beachten. Nach mechanischem Aufnahmedébridement mit Seifen (z. B. Lavasept®) erfolgt ein täglich zu erneuernder Verband mit Silber-Sulfadiazine oder Lavasept®-Gel. Die endgültige Verbrennungstiefe lässt sich so dann im Verlauf genau abschätzen (Monafo und Bessey 2002). ***Eine primäre Nekrektomie im Bereich des Gesichtes ist selten erforderlich, die spontane Heilungstendenz sollte abgewartet werden. Jede Exzision im Gesichtsbereich hinterlässt folgenschwere Narben. Bei einem klinischen Verlauf ohne komplizierende Infekte besteht selbst bei tief dermalen Verbrennungen keine absolute Indikation zur Operation*** (Abb. 1 a und b).

Bei Infektzeichen oder bei einem Wundstatus ohne Heilungstendenzen nach einem Intervall von mehr als 2 Wochen erfolgt eine Nekrektomie möglichst unter Berücksichtigung der ästhetischen Gesichtseinheiten nach Gonzalez-Ulloa (Gonzales-Ulloa 1962). Idealerweise beginnt die Rekonstruktion von Verbrennungen im Gesichtsbereich mit der Akuttherapie (Pallua und Low 2003).

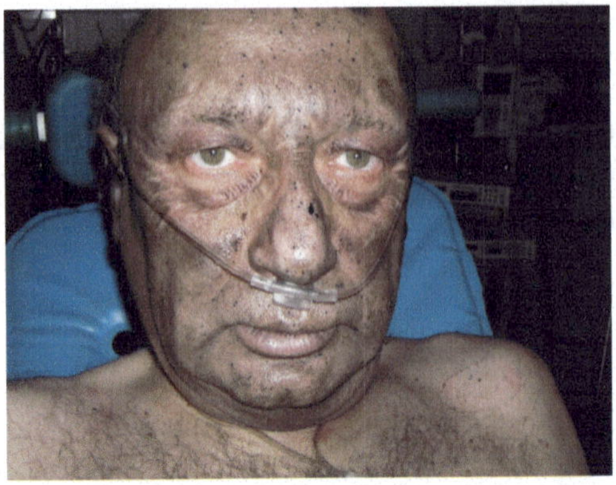

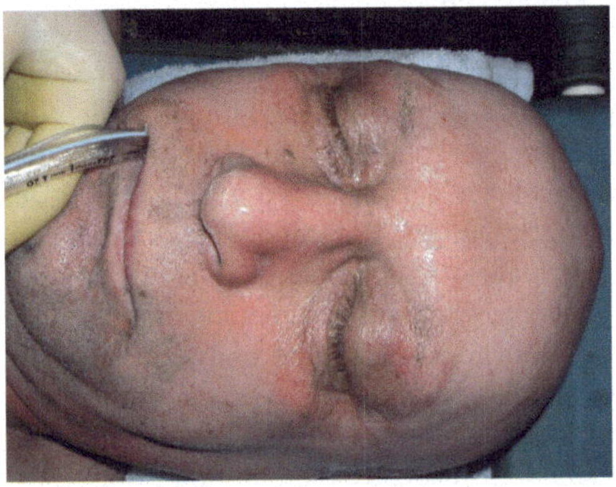

Abb. 1 a, b (a) Aufnahmebefund nach thermischem Trauma mit Gesichtsbeteiligung. (b) Der Befund nach erfolgtem Aufnahmedébridement zeigt eine IIa-gradige Verbrennung, welche konservativ behandelt werden kann

2.2 Die intermediär-rekonstruktive Phase

Diese Interimsphase zwischen akuter Intervention und Spätrekonstruktion in der Verbrennungsbehandlung setzt sich aus Prävention und Behandlung von Narben sowie einer eventuell frühsekundären chirurgischen Korrektur zusammen.

Oberste Priorität hat die Prävention von narbigen Deformitäten, die daher möglichst frühzeitig beginnen soll. Eine zeitnahe autologe Deckung granulierender Wunden verringert die Entwicklung hypertropher Narben und muss generell angestrebt werden. Eine tiefgradige Verbrennung im Halsbereich beispielsweise wird mit einer frühzeitigen Nekrektomie und gleichzeitigen Weichteildeckung behandelt. Nach Einheilung der Transplantate sind physiotherapeutische Maßnahmen erforderlich. Begleitend erfolgt das Anlegen einer individuell angefertigten Halsschienung zur zervikalen Hyperextension. Abgeheilte Hautareale werden mit feuchtigkeitspendenden Cremes gepflegt; diese topische Behandlung wird dabei in die täglichen Narbenmassagen integriert. Eine Lymphdrainage im Gesichtsbereich ergänzt diese Maßnahmen sinnvoll.

Entstehen im Heilungsverlauf auffällige Narben, ist die Anpassung von Kompressionsmasken oder individuellen Silikonhartschalen erforderlich. Einen besonders günstigen Einfluss auf die Narbenreifung hat dabei die Kombinationstherapie mit Kompressionskleidung und Silikoneinlage. Diese Maßnahmen versuchen der Entwicklung einer zervikalen Kontraktur vorzubeugen (Pallua und Low 2003).

Eine Mikrostomie erschwert die Nahrungsaufnahme. Durch Anlegen von Mundspreitzschienen in dieser Phase kann frühzeitig eine Therapie eingeleitet werden.

Hypertrophe Narben und Keloide sind minimal invasiv durch Hochdruckinjektion von Kortison mithilfe eines Dermojetgerätes zu behandeln. Eine Operation von aktiven Narben ohne funktionelle Behinderung ist in dieser Phase obsolet. Eine ausführliche Beratung und Aufklärung über den Sonnenschutz exponierter Stellen und eine notwendige Prävention sind von grundlegender Bedeutung.

2.3 Die Spätphase der Rekonstruktion

2.3.1 Prioritäten

Bei der Planung der rekonstruktiven Maßnahmen sind prinzipiell zunächst die aktiven Funktionen gefolgt von den passiven Funktionen wiederherzustellen, die Rekonstruktionen der Augenlider, des Mundes oder der Halsregion sind also vorrangig durchzuführen. Als sekundär ist die Behandlung der äußeren Nase, der frontalen Areale oder Ohren anzusehen.

Die Analyse der Narbenareale im Gesichtsbereich unterscheidet eine extrinsische von einer intrinsischen Deformität. Dies bedeutet, dass durch Vernarbung des Areals selber eine intrinsische Deformität oder durch Narbenzug angrenzender Regionen eine extrinsische Deformität entsteht. Zusätzlich kann beispielsweise eine intrinsische mentosternale Kontraktur durch Narbenzug extrinsisch ein Ektropium am Auge und eine Mundverziehung hervorrufen (Achauer und VanderKam 2000).

Der zu erwartende Defekt muss ebenfalls präoperativ evaluiert werden, und zwar ob ein reiner Weichteildefekt oder ein zusätzlicher knöcherner Defekt wiederherzustellen ist. Ein allschichtiger Defekt unter Beteiligung der Schleimhäute erfordert eine zusätzliche Planung der Schleimhautrekonstruktion des sogenannten Mucosal Linings.

In der Gesichtsrekonstruktion können durch den Einsatz großer Hauttransplantate oder Lappenplastiken, welche die ästhetischen Einheiten berücksichtigen, gute Ergebnisse erzielt werden. Hierdurch können mosaikartige Muster, die bei multiplen Einzeltransplantaten entstehen, vermieden werden (Remensnyder und Donelan 2002). Lokal angrenzendes Gewebe mit guter Textur- und Farbübereinstimmung ist, wann immer verfügbar, als Spenderzone einzusetzen.

Das Ausmaß der zu rekonstruierenden Fläche wird im Gesicht oft unterschätzt und sollte daher sorgfältig analysiert werden.

Grundsätzlich müssen alle im Folgenden dargestellten Verfahren an das individuelle Erkrankungsbild und an etwaige Nebenerkrankungen des Patienten angepasst werden.

2.3.1.1 Hauttransplantate

Die Indikation für ein Hauttransplantat ist gegeben, wenn ein gut vaskularisiertes Wundbett vorliegt und keine funktionellen Strukturen freiliegen.

Entsprechend der Empfehlung von Gillies (1920) sollte die Wahl der Hautspenderregion aus der unmittelbaren Nachbarschaft des Gesichtes – wann immer möglich kranial der Brustwarzenlinie – erfolgen.

In Abhängigkeit der ursprünglichen Beschaffenheit der Haut in den unterschiedlichen Gesichtsarealen muss die Rekonstruktion durch Vollhaut oder Spalthaut erfolgen. So empfiehlt es sich, die Oberlider durch Spalthaut, die Unterlider oder die Wangen allerdings mit Vollhaut wiederherzustellen (Abb. 2

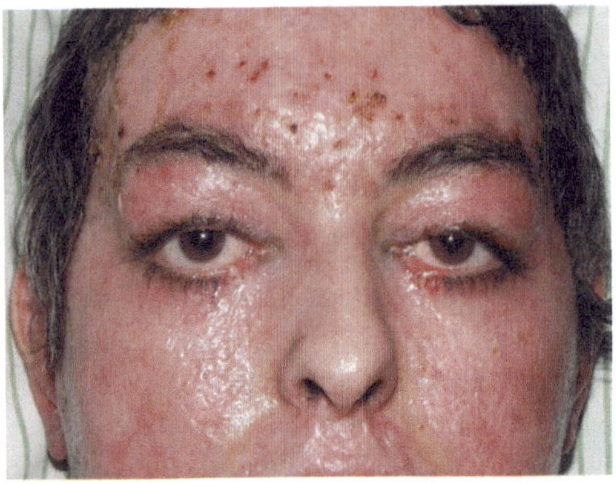

Abb. 2a

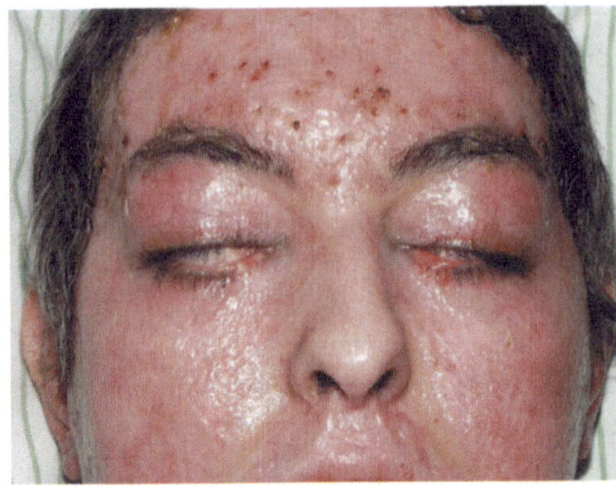

Abb. 2b

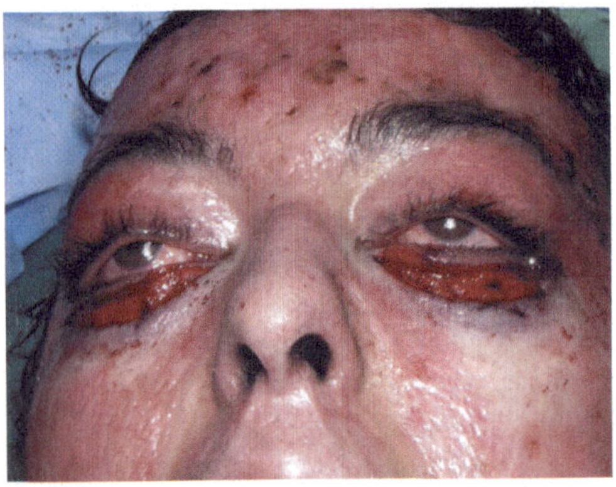

Abb. 2c

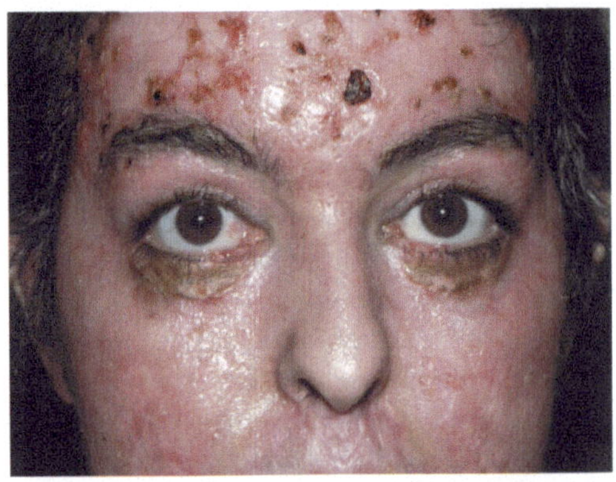

Abb. 2d

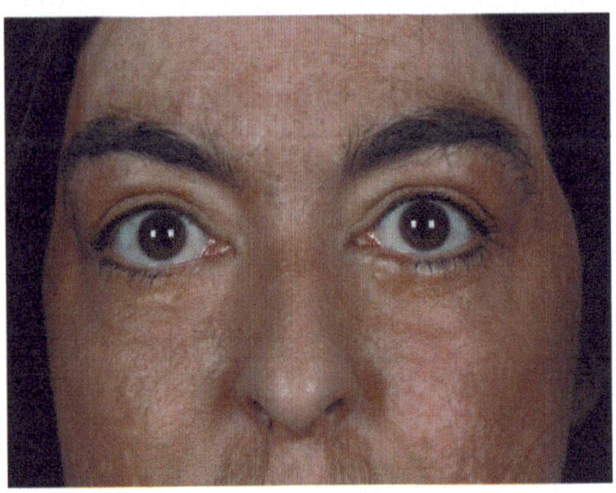

Abb. 2e

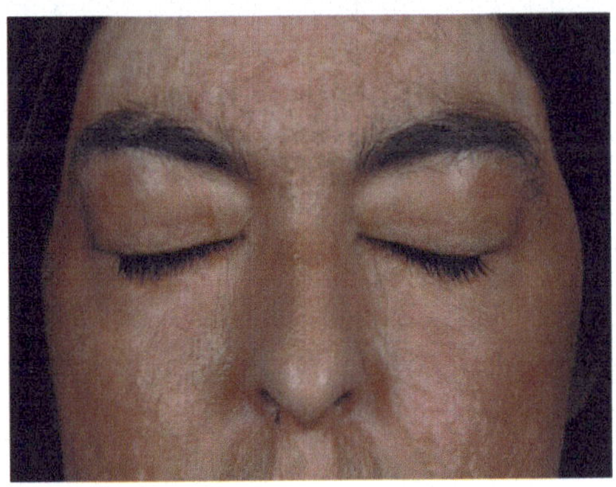

Abb. 2f

Abb. 2 a–f (a, b) Unterlidektropium bds. mit inkomplettem Lidschluß. (c) Intraoperativer Befund nach Narbenresektion und Adhäsiolyse an beiden Unterlidern. (d) Frühe postoperative Darstellung nach Vollhauttransplantation an beiden Unterlidern. (e, f) Ausheilungsergebnis mit guter Kosmesis und Funktion

a–f). Wird Spalthaut verwendet, so sollte diese als »Sheet-Graft« in gestichelter Form appliziert werden. Ein Meshgraft im Gesicht ist kontraindiziert.

2.3.1.2. Lokale und regionale Lappenplastiken

Die Indikation für eine Lappenplastik ist gegeben, wenn die oberflächliche Gesichtsfaszie nicht mehr erhalten ist oder wenn funktionelle Strukturen exponiert sind. In Abhängigkeit der

Gewebszusammensetzung stehen kutane, fasziokutane, myokutane oder osteokutane Lappenplastiken zur Auswahl.

Rekonstruktionen im Gesichtsbereich sollten, wann immer möglich, durch lokale und regionale Lappenplastiken erfolgen. Durch diese Lappenplastiken wird neben der Farb- und Texturübereinstimmung meist auch das Hautniveau ideal wiederhergestellt. Im Gegensatz zu Hauttransplantaten zeigen Lappenplastiken keine Schrumpfungstendenz, wodurch sich die Anzahl der Revisionseingriffe vermindert und so die Lebensqualität des Patienten verbessert.

Präoperativ ist der nach Narbenexzision zu erwartende Defekt genau zu analysieren, um einen ausreichend großen Lappen zu planen. Erfolgt ein Defektverschluss unter Spannung, besteht das Risiko eines Gewebeverlustes mit erneuter Verziehung und Kontrakturneigung (Hallock 1992).

Isolierte Narbenzüge werden mit Z-Plastiken aufgelöst. Die Resektion des Narbenstranges mit Verlagerung der Narbenzugrichtung führt zu einer Verbesserung von Funktion und Ästhetik. Bei breiten Narbenzügen mit eingeschränkter Verfügbarkeit von gesundem Lokalgewebe kommen alternativ W-Plastiken zum Einsatz. Ein Beispiel hierfür sind »hühnerleiterartige« Narben nach Einzelknopfnähten.

Als lokale Lappenplastiken stehen neben der Z-Plastik unterschiedliche Transpositions- und Rotationslappen oder Insellappen zur Auswahl.

Regionale Lappenplastiken stellen eine ideale Indikation zur Rekonstruktion großer Areale des Gesichtes und des Halses dar (Ninkovic et al. 2004, Pallua und von Heimburg 2005). Diese Erkenntnis bringt uns bekannterweise zu den Wurzeln der Plastischen Chirurgie, so nutzten die Inder den Stirnlappen zur Nasenrekonstruktion bereits 600 v. Chr. Die Schulterregion eignet sich als Spenderzone zur Hals- und Gesichtsrekonstruktion. Besonders bewährt hat sich hierbei der supraklavikuläre Insellappen (SIF), mit dem selbst ganze Gesichtshälften wiederhergestellt werden können (Pallua et al. 1997, Pallua und Noah 2000, Pallua und von Heimburg 2005).

Kontraindikationen für regionale Lappenplastiken sind vernarbte Hebestellen oder eine durch Voroperation beeinträchtigte Gefäßversorgung (Rose 1995).

2.3.1.3 Freie Lappenplastiken

Stehen keine lokalen und regionalen Optionen zur Verfügung, so ist bei lappenpflichtigen Defekten ein freier Gewebstransfer indiziert. Trotz fehlender Farb- und Texturübereinstimmung kann mit dünnen fasziokutanen Lappen aus der oberen Körperhälfte ein durchaus befriedigendes Ergebnis erzielt werden. Zur Verfügung stehen beispielsweise der Oberarmlappen, der Radialislappen oder alternativ der Skapula- oder Paraskapularlappen (Angrigiani 1994, Abramson et al. 1996).

Aufgrund der geringen Farbunterschiede zwischen Spender- und Empfängerzone führt bei asiatischen Patienten der freie Leistenlappen in der Gesichtsrekonstruktion zu sehr guten Ergebnissen.

In der letzten Dekade geht der Trend aufgrund der dünnen Gewebetextur mit geringer Hebestellenmorbidität zum Einsatz von Perforatorlappenplastiken, wie z. B. dem ALTP-Lappen (anterior-lateral thigh perforator) oder dem TD-Flap (thoraco-dorsal artery perforator) (Tsai et al. 2006).

2.3.1.4 Expandertherapie

Eine Indikation zur Expandertherapie ist bei ausgedehnten kontrakten Narbenflächen gegeben. Grundvoraussetzung hierfür ist allerdings, dass unmittelbar angrenzende Nachbarzonen unverletzt und narbenfrei sind. Die Präexpansion eines benachbarten Hautareals vergrößert die Fläche an Weichteilgewebe, welches die Charakteristika der Empfängerregion in Farbe, Textur, Gewebestärke und gegebenenfalls Behaarung aufweist.

Eine Sonderform hierbei ist die Präexpansion von definierten Lappenplastiken. So können nicht nur dünne und modellierfähige Lappen vorbereitet, sondern auch die Hebemorbidität deutlich reduziert werden. Das expandierte Weichteilgewebe wird im Anschluss an die Expansionsphase entsprechend den Prinzipien lokoregionaler oder freier Lappenplastiken in das zu rekonstruierende Gesichtsareal transferiert (Pallua und O'Dey 2006) (Abb. 3 a–f).

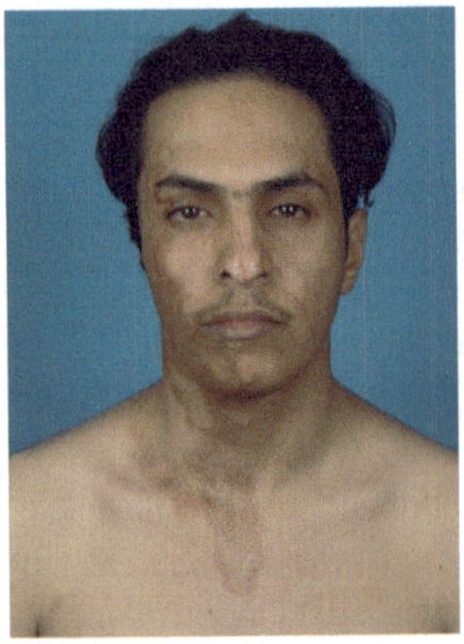

Abb. 3a

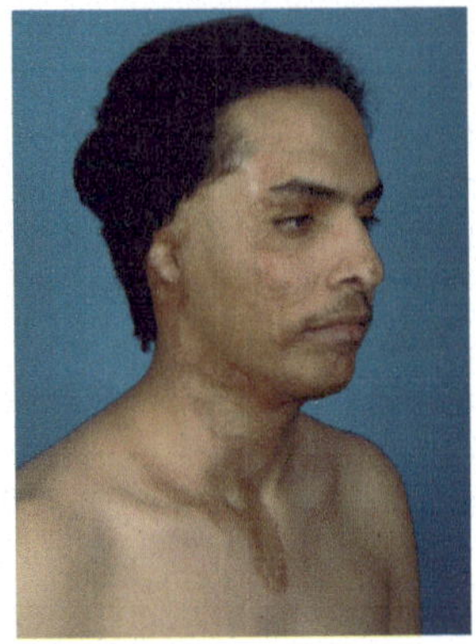

Abb. 3b

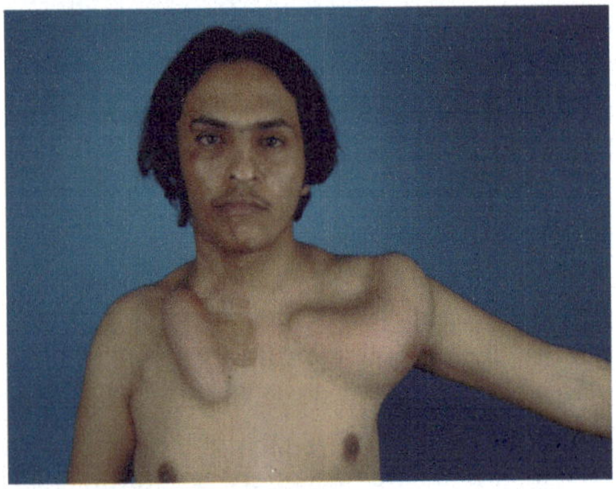

Abb. 3c

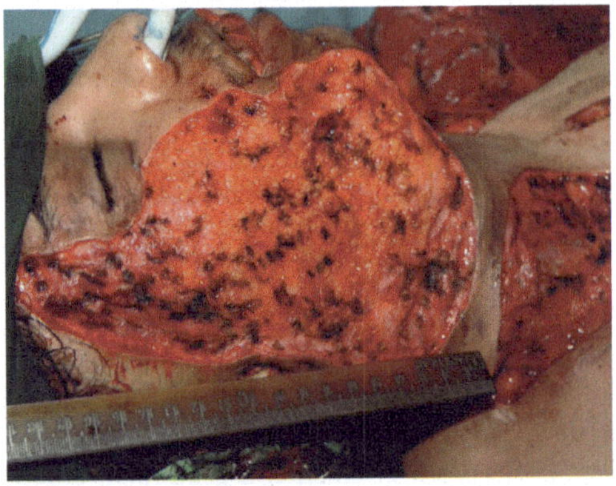

Abb. 3d

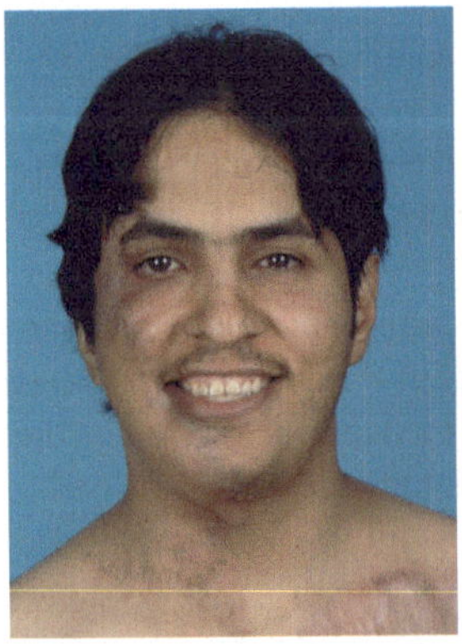

Abb. 3e

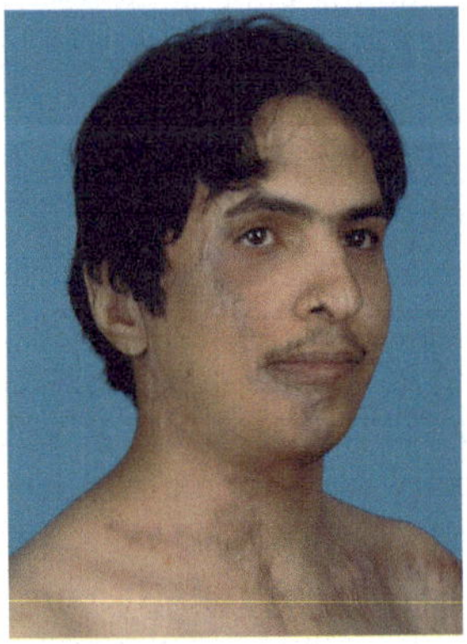

Abb. 3f

Abb. 3 a–f (a, b) Präoperativer Befund einer deformierenden Gesichtsverbrennung mit Teildestruktion des Ohres und lokaler Alopezie. (c) Nach Implantation von Hautexpandern zur SIF-Lappenpräexpansion im ersten Rekonstruktionschritt erfolgt die ambulante Expansion der Hautimplantate. (d) Intraopertiver Befund nach Narbenresektion zur geplanten hemifazialen Gesichtsrekonstruktion (e, f) Ausheilungsergebnis nach hemifazialer Gesichtsrekonstruktion mit einem präexpandierten SIF-Lappen, einem präexpandierten Skalplappen zur Haarlinienrestoration und dem Einsatz einer Ohrepithese mit dem Branemark®-System

Einsatzmöglichkeiten der Expanderbehandlung sind die Rekonstruktion der haartragenden Kopfhaut bei Alopezie, die Wiederherstellung von Nase, Ohren und Wangen sowie der mentosternalen Kontraktur.

Das zweizeitige operative Vorgehen mit teilweise bizarrer Entstellung und körperlicher Beeinträchtigung der Patienten während der 10–12 Wochen dauernden Expansionsphase erfordert eine gute Compliance und Patientenführung (Neale et al. 1993, Hudson 2003).

2.3.1.5 Hautersatzverfahren

Die Indikation zum Einsatz von Dermisersatzverfahren ist als Alternative bei großflächigen Narben im Bereich der Spenderareale im Einzellfall gegeben. Hierfür stehen Integra® (Integra Lifescience Corp.), Matriderm® (Dr. Suwelack Skin & Health Care AG) oder Alloderm® (LifeCell Corp.) zur Verfügung.

Integra® wird nach Exzision von ausgedehnten Narben und Kontrakturen eingesetzt.

Der Vorteil liegt in einer qualitativ besseren Narbenstruktur mit erhöhter Viskoelastizität im Vergleich zur Defektdeckung durch alleinigen Hauttransfer (Burke et al., 1981). Nachteilig sind die hohen Infektraten, das mehrzeitige Vorgehen sowie eine Schrumpfungstendenz der rekonstruierten Narbenareale.

Das Indikationsspektrum von Matriderm® und Alloderm® deckt sich überwiegend mit dem von Integra®. Bis zu einer Stärke von 1 mm können diese Materialien zusammen mit dem Spalthauttransplantat auch einzeitig als Dermisersatz verwendet werden (Kolokythas und Vogt 2006). Die Anheilungsraten werden in Kombination mit dem VAC®-System (Vacuum assisted closure, Fa. KCI) deutlich erhöht.

Die Ergebnisse dieser Dermisersatzmaterialien hängen sehr von einer korrekten Indikationsstellung und peniblen postoperativen Verbandstechnik ab. Diese Materialien können im Einzelfall aufwändigere operative Interventionen ersetzen. Die Kosten dieser Materialien sind jedoch erheblich (ca. € 2.50 bis zu € 10.00 pro cm^2 Material) (Noah et al., 2004).

2.3.1.6 Adjuvante Verfahren

Die Indikation für den Einsatz physikalischer und chemischer Ablationsverfahren besteht bei Vorliegen entstellender Strukturunregelmäßigkeiten und Pigmentveränderungen der Narbenflächen.

Diese Behandlungsverfahren nutzen die Regenerationsfähigkeit der Haut nach partieller Abtragung. Die Regeneration nimmt dabei von verbleibenden Epidermisinseln im Bereich der Hautanhangsgebilde ihren Ausgang.

Als etablierte Verfahren kommen die Laserablation (z. B. CO_2 und Erbium-Yag), eine Dermabrasio oder chemische Abrasion (Chemical Peelings) zum Einsatz (Spilker 2003).

3 Spezielle anatomische Regionen

3.1 Nase

Die Rekonstruktion der Nase nach Verbrennungstrauma erfolgt überwiegend aus ästhetischen Gründen. Da bei einer derartigen Nasendeformität keine funktionellen Gefahren entstehen, ist die Rekonstruktion der Nase den sekundären Rekonstruktionszielen zuzuordnen. Eine Ausnahme hierbei liegt bei funktioneller Atemwegsbehinderung vor, die eine Indikation zur primären sofortigen Therapie darstellt.

Präoperativ muss eine genaue Analyse der betroffenen Strukturen erfolgen. Dabei wird diagnostiziert, ob ausschließlich Weichteile oder auch das knorpelige und knöcherne Nasengerüst betroffen sind. Entsprechend dieser Diagnose wird der Plan zur Wiederherstellung erstellt.

Die ästhetischen Untereinheiten der Nase sollten bei dieser Planung sorgfältig berücksichtigt werden. So kann durch Rekonstruktion der betroffenen Untereinheit als Gesamtes ein besseres ästhetisches Ergebnis erreicht werden als durch eine lokale Defektdeckung (Burget und Menick 1985).

Defekte, die ausschließlich den Weichteilmantel betreffen, können je nach Wundgrund mit Hauttransplantaten oder fakultativ mit einer lokalen bzw. regionalen Lappenplastik rekonstruiert werden. In Abhängigkeit der Defektgröße und Lokalisation kommen verschiedene Arten der Transpositionslappenplastiken, wie der VY-Lappen, Bilobed-Flap, Glabella-Lappen oder der an den angularen Gefäßen gestielte Marchac-Lappen zum Einsatz (Meyer und Kesselring 1981).

Die Rekonstruktion einer größeren Narbenfläche oder der gesamten Nasenhaut erfolgt durch Einsatz des Stirnlappens in einfacher oder präexpandierter Form.

Ist das Stützgerüst der Nase mitbetroffen, können autologe Knorpeltransplantate aus der Rippe, der Koncha oder aus dem Septum verwendet werden. Zur Rekonstruktion der Nasenflügel werden Composite-Grafts, z. B. aus der Koncharegion, eingesetzt. Die Hebemorbidität dieser Transplantate ist im Allgemeinen sehr gering.

Eine Unterstützung des Nasenskelettes kann dabei durch einen L-förmigen Knorpelspan erreicht werden. Dieser wird auf dem Vomer verankert und bietet ausreichend Halt für den Lappen zur Weichteilrekonstruktion (Klinzing und Kunert 2005).

Allschichtige Defekte erfordern neben der Wiederherstellung der äußeren Haut und des Stützgerüstes eine zusätzliche Rekonstruktion der Schleimhaut. Die Wiederherstellung der Mukosa ist deshalb von großer Bedeutung, damit eine narbige Schrumpfung des Nasenkonstruktes verhindert wird. Als Spenderareal für die Nasenschleimhaut ist die orale Mukosa entweder als freies Transplantat oder in Form eines gestielten tunnelierten Schleimhautlappens ideal. Der alternative Einsatz der Haut als Ersatzmukosa ist trotz Adaptation an das feuchte Milieu aufgrund fehlender Schleimdrüsen stets mit Problemen behaftet (Menick 2000).

Idealerweise sollten die Rekonstruktion des Nasengerüstes und die Defektdeckung in gleicher operativer Sitzung erfolgen. Ergänzend werden in weiteren Schritten Lappenstieldurchtrennungen, Lappenausdünnungen und das Einbringen weiterer Knorpeltransplantate durchgeführt.

Einen alternativen Ansatz stellen die prälaminierten und präfabrizierten Nasenlappenplastiken dar. Bei diesem Vorgehen erfolgt zunächst die Implantation des Nasengerüstes zum Beispiel am Unterarm, Fußrücken oder in der Stirnregion. Im Falle von prälaminierten Lappenplastiken wird die Nasenschleimhaut in gleicher Sitzung rekonstruiert. Nach einer Einheilungsperiode von 6 bis 15 Wochen erfolgt der Transfer als gestielte oder mikrochirurgische freie Lappenplastik (Pribaz und Fine 2001).

Bei Patienten mit ungeeigneten Spenderarealen oder erhöhter Komorbidität kann durch die Epithetik eine Lösung erzielt werden.

3.2 Halsregion

Bei thermischen Traumen der Halsregion muss eine operative Intervention bereits in der akuten Phase erfolgen. Nach Durchführung einer Nekrektomie in Abhängigkeit von der Verbrennungstiefe erfolgt die Defektdeckung zumeist durch eine Spalthauttransplantation. Selbst bei adäquater Narbennachsorge entstehen durch Schrumpfungsneigung der nicht elastischen Transplantate Narbenstränge und im Extremfall eine mentosternale Kontraktur.

Halskontrakturen werden nach einer von Remensnyder und Donelan gegebenen Klassifikation je nach der Schwere der funktionellen Deformität in drei Hauptgruppen eingeteilt (Remensnyder und Donelan 2002):

1. Schwere Halskontrakturen (labiosternal, mentosternal)
2. Mittelschwere Halskontrakturen (zervikosternal, multiple Narbenstränge, alleinige Beteiligung der oberen Halsregion)
3. Leichte Halskontrakturen (diskrete gerade Narbenzüge, isolierte zervikale Narben).

Die chirurgische Korrektur einer mentosternalen Kontraktur erfolgt durch Resektion der Narbenstränge oder Narbenplatten und anschließender Weichteildeckung. Während isolierte Narbenstränge nach deren Resektion durch Z-Plastiken aufgelöst werden, erfordern moderate und schwere Halskontrakturen den Einsatz von Hauttransplantaten oder Lappenplastiken. In der Verfahrenswahl zwischen Hauttransplantat oder Lappenplastik ist die Tiefenausdehnung der narbigen Veränderungen entscheidend. Bei erhaltener oberflächlicher Halsfaszie erfolgt die Weichteildeckung durch Hauttransplantate.

Der Einsatz von Spalthaut zur Weichteildeckung nach Auflösung einer zervikalen Kontraktur stellt ein einfaches und schnelles Verfahren dar. Die Nachteile der Spalthaut-Transplantation bestehen in einem ungenügenden ästhetischen Ergebnis bezüglich Textur und Kolorit. Eine Rezidivneigung durch Schrumpfung der Hauttransplantate lässt den Einsatz von Spalthaut in der Halsregion vermehrt in den Hintergrund treten.

Die Verwendung von Vollhaut-Transplantaten kann bei Entnahme kranial der Brustwarzenlinie ein gutes ästhetisches Ergebnis liefern. Die Hebestelle lässt sich zumeist primär verschließen. Die Gefahr des Transplantatverlustes, die eingeschränkte Transplantatgröße und eine Rezidivneigung sind als Nachteile aufzuführen.

Regionale gefäßgestielte fasziokutane Lappenplastiken erlauben einen ästhetisch ansprechenden und funktionellen Defektverschluss mit hochwertiger Haut sowie dem dazugehörigen subkutanen Fettgewebe als Verschiebeschicht. Mit dem präexpandierten supraklavikulären Insellappen (SIF) als ultradünne Lappenplastik können große Defekte der Halsregion sicher und mit einer sehr guten Farb- und Texturübereinstimmung gedeckt werden. Die Anpassung an die hohen funktionellen Ansprüche der mobilen Halsregion wird dabei bestens erfüllt. Der Hebedefekt im Schulterbereich lässt sich stets primär verschließen. Im Falle einer ungünstigen Narbenbildung der Hebestelle kann diese durch die Kleidung problemlos bedeckt werden. Eine sekundäre Korrektur der Hebestelle ist nach Ausreifung der Narben problemlos möglich (Pallua und von Heimburg 2005) (Abb. 4).

Die Defektdeckung durch eine freie Lappenplastik kommt im Halsbereich nur selten zur Anwendung. In den Fällen, wo eine Defektdeckung am Hals durch freien Gewebstransfer indiziert ist, sollten dünne Lappenplastiken verwendet werden. Neben dem Leistenlappen, dem Paraskapular-Lappen oder dem Dorsalispedis-Lappen (Ninkovic et al. 2004) erfüllen Perforator-Lappenplastiken wie der Anterolateral Thigh Perforator Flap (ALTP), der lateral bzw. medial Thigh Perforator Flap oder der Thoracodorsal Artery Perforator-Lappen (TD) die Ansprüche an diese Empfängerregion am besten (Tsai et al., 2006).

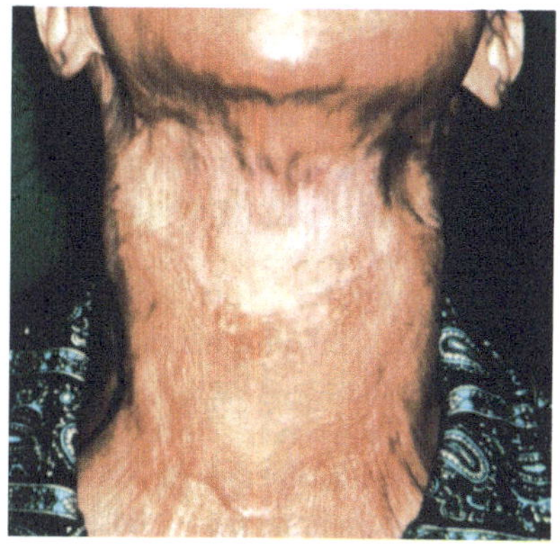

Abb. 4a

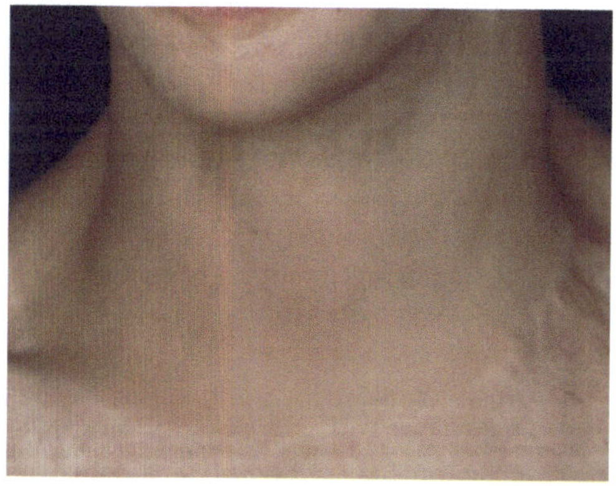

Abb. 4b

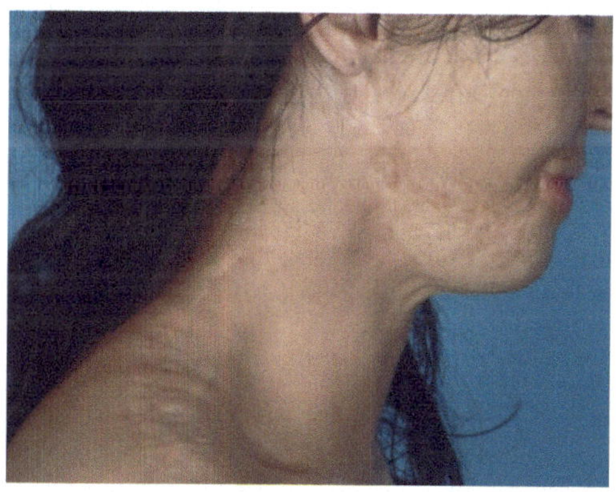

Abb. 4c

Abb. 4 a–c (a) Schwere deformierende mentosternale Kontraktur nach drittgradiger Verbrennung. (b, c) Postoperatives Ergebnis 12 Jahre nach erfolgter Rekonstruktion mittels eines getunnelten supraklavikulären Insellappens

3.3 Ohr

Nach einer Gesichtsverbrennung mit Ohrbeteiligung muss in der Akutphase vom üblichen therapeutischen Vorgehen abgewichen werden. Dabei ist ein radikales Débridement zu unterlassen und sofort eine suffiziente topische Therapie mit knorpelgängigen Substanzen, wie z. B. mit Sulfamylon einzuleiten. Oberste Priorität hat der Erhalt des komplexen Ohrknorpelgerüstes. Durch eine stadienadaptierte Akuttherapie gelingt es in zunehmendem Maße, die Inzidenzraten von Ohrdeformitäten durch z. B. helikale Chondritiden mit konsekutivem Knorpelverlust und Deformitäten gering zu halten.

Eine subtotale oder totale thermische Schädigung des Ohres bedarf eines differenzierten Rekonstruktionsplanes. Vorrang hat dabei die Wiederherstellung des inneren Ohres, z. B. des Gehörgangs, bevor dann mit einer Rekonstruktion der äußeren Ohranteile begonnen wird (Bargmann 2005).

3.3.1 Partielle Ohrdefekte

Teildefekte nach Verbrennungen lassen sich durch lokale rekonstruktive Maßnahmen kosmetisch sehr gut wiederherstellen (Davis 1987).

Liegen vitale Knorpelverhältnisse und ein intaktes Perichondrium vor, erfolgt die Defektdeckung durch eine Vollhauttransplantation einfach und sicher.

Im Helixbereich werden bis zu 15 mm große allschichtige Defekte nach erfolgter Nekrektomie am besten durch eine Keilexzision mit Primärverschluss versorgt. Größere Defekte der Helix lassen sich durch eine lokale Lappenplastik decken. Potentielle Lappenhebestellen finden sich im Bereich der Regio auricularis posterior, des Sulcus auriculocephalicus oder des Mastoids. Hierbei kann zur Unterstüzung des Ohrgerüstes ein Knorpeltransplantat z. B. aus der kontralateralen Koncha notwendig werden.

Defekte bis zu einem Drittel der Helixfläche können mit einer chondrokutanen Advancement-Lappenplastik nach Antia - Buch gedeckt werden (Antia und Buch, 1967). Dabei handelt es sich um eine Vorschublappenplastik, welche über eine ventrale Skapha-Inzision beginnend nach dorsalseitiger Ablösung der retroaurikulären Haut vom Perichondrium der Helix die Hebung eines mobilen Helixrandes im Sinne eines Composite-Lappens ermöglicht. Die Helixwurzel wird dabei im Sinne eines V-Y-Lappens inzidiert und nach kranial rotiert. Kleine bis mittelgroße Defekte lassen sich im mittleren Helixbereich einzeitig mit dieser Lappenplastik sehr gut spannungsfrei verschließen.

Defekte der kranialen Ohrhelix werden im Sinne eines »buried ear« in das retroaurikuläre Gewebe eingenäht. In einem zweiten Schritt wird nach Einheilung der Haut-Gefäßstiel durchtrennt und die Hebestelle mit einem Hauttransplantat versorgt.

Defekte im mittleren Ohrdrittel sind besonders deformierend. Sollte eine Keilexzision und Primärverschluss nicht möglich sein, so ist eine lokale retroaurikuläre Lappenplastik mit Knorpelgraft durchzuführen. Das vorgeformte Knorpeltransplantat wird gemeinsam mit den kranial und kaudal an den Defekt angrenzenden Ohranteilen in eine retroaurikuläre Lappentasche eingebracht. Im zweiten Rekonstruktionsschritt erfolgen das Heben und die Durchtrennung des retroaurikulären Composite-Lappens. Der durchtrennte Lappenstiel wird umgeschlagen und vervollständigt die dorsale Rekonstruktion des Restdefektes.

Die Rekonstruktion der Defekte im kaudalen Ohrdrittel muss u. a. die individuelle Formung und Projektion des weichen Ohrläppchens berücksichtigen. So kann eine halbmondförmige lokale Lappenplastik aus dem infraaurikulären Gewebe zu einem schönen Ergebnis führen. Andere Autoren favorisieren die Implantation eines kleinen Knorpeltransplantats zur Verbesserung der Projektion und des langfristigen Konturerhalts (Brent und Byrd 1983).

3.3.2 Subtotale und totale Ohrverluste

Die Möglichkeiten der totalen chirurgischen Rekonstruktion reichen von einer autologen Rekonstruktion bis zu ossär-integrierbaren Implantatsystemen mit individuellen Epithesen.

Bei der autologen totalen Ohrrekonstruktion wird ein Rippentransplantat zur Formung eines Ohrgerüstes verwendet (Nagata, 2000, Brent und Byrd, 1983). Die Weichteildeckung erfolgt durch einen Temporalis-Faszienlappen oder durch präexpandiertes lokales Gewebe (Firmin, 1996). Eine Alternative hierzu stellt der mikrochirurgische freie Transfer eines präfabrizierten Ohrtransplantates vom Unterarm dar (Pribaz, 2001).

Sind autologe Rekonstruktionen nicht möglich oder durch den Patienten nicht gewünscht, so stellen ossär-integrierte Implantatsysteme nach totalem Ohrverlust eine weitere Möglichkeit der Wiederherstellung dar. Das chirurgische Vorgehen ist ebenfalls mehrzeitig. Nach Applikation von Titanimplantaten, z. B. dem Branemark-System (Nobel-Biocare®), werden nach einer dreimonatigen Heilungsperiode Distanzhülsen auf die ossär integrierten Titanstifte aufgebracht. Das Suprakonstrukt wird als individuelle Ohrepithese abgemessen und angefertigt.

Kombinationsverfahren mit allogenen Implantatenanteilen und autologer Weichteilrekonstruktion sind aufgrund hoher komplizierender Expositionsraten und Gewebeverlusten bei Verbrennungspatienten nicht indiziert (Brent und Byrd, 1983).

Literatur

Abramson DL, Pribaz JJ, Orgill DP (1996) The use of free tissue transfer in burn reconstruction. J Burn Care Rehabil 17: 402–408

Achauer BM (1992) Reconstructing the burned face. Clin Plast Surg 19: 623–636

Achauer BM, VanderKam VM (2000) Burn reconstruction. In: Achauer BM, Eriksson E (eds) Plastic surgery indications operations outcomes. Mosby, St. Louis, MO, pp 425–446

Angrigiani C (1994) Aesthetic microsurgical reconstruction of anterior neck burn deformities. Plast Reconstr Surg 93: 507–518

Antia NH, Buch VI (1967) Chondrocuatneous advancement flap for the marginal defect of the ear. Plast Reconstr Surg 39: 472–477

Bargmann HJG (2005) Ohrdefekte. In: Berger A, Hierner R (eds) Plastische Chirurgie, Band 2: Kopf und Hals. Springer, Berlin Heidelberg New York Tokyo, pp 150–161

Brent B, Byrd HS (1983) Secondary ear reconstruction with cartilage grafts covered by axial, random and free flaps of temporoparietal fascia. Plast Reconstr Surg 72: 141–151

Burget GC, Menick FJ (1985) The subunit principle in nasal reconstruction. Plast Reconstr Surg 76: 239–247

Burke JF, Yannas IV, Quinby WC Jr., Bondoc CC, Jung WK (1981) Successful use of a physiologically accetable artifical skin in the treatment of extensive burn injury. Ann Surg 194: 413–428

Davis J (1987) Aesthetic and reconstructive otoplasty. Springer, Berlin Heidelberg New York Tokyo

Donelan MB (2007) Reconstruction of the head and neck. In: Herndon DN (ed) Total burn care, 3rd edn. Saunders Elsevier, Philadelphia, pp 701–718

Firmin F (1996) Value of tissue expansion in total reconstruction of the external ear. Ann Chir Plast Esthet 41: 495–502

Fricke NB, Omnell L, Dutcher KD, Hollender LG, Engrav LH (1999) Skeletal and dental disturbances after facial burns and pressure garment use: a 4-year follow-up. J Burn Care Rehabil 20: 239–249

Gillies HD (1920) Plastic surgery of the face. Oxford Medical Publishers, London.

Gonzales-Ulloa M (1962) Quantitative principles in cosmetic surgery of the face (profiloplasty). Plast Reconstr Surg 29: 186–198

Hallock GG (1992) The role of local faciocutanous flaps in total burn wound management. Plast Reconstr Surg 90: 629–635

Hudson DA (2003) Maximising the use of tissue expanders. Br J Plast Surg 56: 784–790

Klinzing S, Kunert P (2005) Rekonstruktion der Nase. In: Berger A, Hierner R (eds) Plastische Chirurgie, Band 2: Kopf und Hals. Springer, Berlin Heidelberg New York Tokyo, pp 236–270

Kolokythas P, Vogt PM (2006) Aktuelle Hautersatzmaterialien in der Verbrennungschirurgie. Plastische Chirurgie 3: 108–114

Meyer R, Kesselring UK (1981) Reconstructive surgery of the nose. Clin Plast Surg 8: 3: 435–469

Menick FJ (2000) The nose. In: Achauer BM, Eriksson E (eds) Plastic surgery: indications, operations, outcomes. Mosby, St. Louis, MO, pp 1465–1494

Monafo WM, Bessey PQ (2002) Wound care. In: Herndon DN (ed) Total burn care, 3rd edn. Saunders, London, pp 109–119

Nagata S (2000) Microtia: auricular reconstruction. In: Achauer BM, Eriksson E (eds) Plastic surgery: indications, operations, outcomes. Mosby, St. Louis, MO, pp 1023–1056

Neale HW, Kurtzmann LC, Goh KB, et al (1993) Tissue expanders in the lower face and anterior neck in pediatric burn patients: limitations and pitfalls. Plast Reconstr Surg 91: 624–631

Ninkovic M, Moser-Rumer A, Spanio S, Rainer C, Gurunluoglu R (2004) Anterior neck reconstruction with preexpanded free groin and scapular flaps. Plast Reconstr Surg 113: 61–68

Noah EM, Unglaub F, Ulrich D, Hartmann T, Pallua N (2004) A case of successful delayed reconstruction using a collagen based dermal substitute of a chemical burn injury to the face caused by sulphuric acid. Burns 30: 280–282

Pallua N, Machens HG, Rennekampff O, Becker M, Berger A (1997) The fasciocutanous supraclavicular artery island flap for releasing postburn mentosternal contractures. Plast Reconstr Surg 99: 1878–1886

Pallua N, Warbanow K, Noah EM, Machens HG, Poets C, Bernhard W, Berger A (1998) Intrabronchial surfactant adiministration in cases of inhaltion injury: first results from patients with severe burns and ARDS. Burns: 24: 197–206

Pallua N, Noah M (2000) The tunneled supraclavicular island flap. An optimized technique for head and neck reconstruction. Plast Reconstr Surg 105: 842–851

Pallua N, Low JFA (2003) Thermische, elektrische und chemische Verletzungen. In: Berger A, Hierner R (eds) Plastische Chirurgie, Band 1: Grundlagen, Prinzipien, Techniken. Springer, Berlin Heidelberg New York Tokyo, pp 343–403

Pallua N, von Heimburg D (2005) Pre-expanded ultra-thin supraclavicular flaps for (full-)face reconstruction with reduced donor-site morbidity and without the need for microsurgery. Plast Reconstr Surg 115: 1837–1844

Pallua N, O'Dey DM (2006) Gewebeexpansion – Grundprinzipien und Funktion. In: Krupp S, Rennekampff H-O, Pallua N (eds) Plastische Chirurgie. Ecomed, II-7.1, 1–14

Pribaz JJ, Fine NA (2001) Prefabricated and prelaminated flaps for head and neck reconstruction. Clin Plast Surg 28: 261–272

Remensnyder JP, Donelan MB (2002) Reconstruction of the head and neck. In: Herndon DN (ed) Total burn care, 3rd edn. Saunders, London, pp 656–689

Rose EH (1995) Aesthetic restoration of the severely disfigured face in burn victims: A comprehensive strategy. Plast Reconstr Surg 96: 1573–1585

Spilker G (2003) Laser. In: Berger A, Hierner R (eds) Plastische Chirurgie, Band 1: Grundlagen, Prinzipien, Techniken. Springer, Berlin Heidelberg New York Tokyo, pp 219–225

Tsai FC, Mardini S, Chen DJ, Yang JY, Hsieh MS (2006) The classification and treatment algorithm for postburn cervical contractures reconstructed with free flaps. Burns 32: 626–633

Haut und Hautersatz, Tissue Engineering

8

Raymund E. Horch und Jürgen Kopp

1 Einleitung

Die Haut ist nicht nur das größte Organ des menschlichen Körpers, sondern auch die primäre Immunbarriere. Daher stellt der großflächige Verlust der Haut durch thermische Traumata nicht nur eine lebensbedrohliche Situation für die Betroffenen, sondern durch die Notwendigkeit des Hautersatzes noch immer eine ernsthafte Herausforderung in der Plastischen und Verbrennungschirurgie dar. Die Entwicklung und ständige Verbesserung innovativer Methoden der Hautexpansion sowie des Tissue Engineering lassen heute Verbrannte mit mehr als 80 % verbrannter Körperoberfläche überleben. Zwar hat sich die Applikation gezüchteter Epidermis und zusammengesetzter kultivierter Hautkonstrukte als lebensrettende Maßnahme etabliert - jedoch ist die Indikationsstellung, ab welcher diese Technologie zum Einsatz kommt, immer enger geworden. Das vorliegende Kapitel stellt neben historischen Aspekten sowohl konventionelle Techniken als auch die Einsatz- und Applikationsformen neuester kultivierter (Hautersatz-)Transplantate dar.

2 Geschichte der Hauttransplantation

Die Verpflanzung von Haut ist eine der ältesten rekonstruktiven Maßnahmen der modernen Wiederherstellungschirurgie. Im Tierversuch hatte Baronio zwar bereits die grundsätzliche Möglichkeit der Hauttransplantation gezeigt, aber 1823 berichtete Bünger erstmalig über die Transplantation von humaner Vollhaut [1]. Die ersten, allerdings zum Teil allogenen Vollhauttransplantate, welche als kleine Hautinseln mit dem Skalpell entnommen worden waren, veröffentlichte Reverdin 1869 zur Deckung kleinerer Defekte [2]. Er beobachtete allerdings, dass es häufig zum Verlust der kleinen Inseln aufgrund starker Wundsekretion kam. In den folgenden Jahrzehnten setzte sich dann die Verwendung des Vollhautlappens nach Krause durch. Wegen oftmals mangelhafter Einheilungsraten sowie den nur begrenzt zur Verfügung stehenden Entnahmestellen wurden zur gleichen Zeit auch andere Ansätze verfolgt. 1895 beschrieb von Mangoldt erstmalig die klinische Applikation von abgeschabten Epithelzellen, welche als Vorläufer der heute in der Verbrennungschirurgie verwendeten Keratinozytensuspension gilt [6]. Die vom Unterarm des Patienten mit einem Skalpell gewonnenen Zellen bzw. Zellhaufen wurden von ihm als »Epithelsaat« mit dem natürlich ausgeschwitzten Serum auf die Wunden aufgestrichen [6]. Diese Technik fand später eine Erweiterung durch das Versenken von mechanisch zerkleinerten Hautpartikeln in das Granulationsgewebe [3]. Die Methode ist sehr effektiv und hat noch heute ihren Stellenwert bei der Behandlung chronischer oder Problem-Wunden sowie in der Behandlung perianaler Verbrennungen.

Die Transplantation größerer Hautareale wurde erstmalig 1872 von Ollier [4] erwähnt und in der Folgezeit von Thiersch verbessert. Er entwickelte dazu das später nach ihm benannte »Thierschmesser«, welches die zuverlässig justierbare tangentiale Gewinnung von Spalthaut ermöglichte [5]. Obwohl das Thierschmesser die Abnahme großer Hautbahnen wesentlich vereinfachte, konnte es trotz großer individueller

Erfahrung des Operateurs keine durchgehend gleichmäßige Dicke der gewonnen Haut garantieren. Hinzu kam, dass die dabei entstehenden Randbereiche oft unregelmäßig und somit kosmetisch ungünstig waren. Die Suche nach einer effektiven Lösung dieses Problemes führte 1939 zur Entwicklung des Dermatoms nach Padgett-Hood [7]. Das Gerät stellt heute noch, allerdings zumeist in Form eines elektrisch angetriebenen Dermatoms, den Standard bei der Hautgewinnung dar und ermöglicht eine definierte Durchtrennung der Haut innerhalb des Koriums bei variabler Breite der Transplantate.

3 Indikation zur Hauttransplantation

Bei tief dermalen (IIb) und drittgradigen Verbrennungen hat sich gezeigt, dass ansprechende funktionelle und kosmetische Ergebnisse nicht durch konservative Maßnahmen, sondern nur durch chirurgische Verfahren erzielt werden können. Die möglichst frühzeitige Nekrektomie der Wundflächen mit anschließender Spalthautdeckung gilt hierbei als der Goldstandard in der Verbrennungschirurgie und wird an anderer Stelle in diesem Kompendium behandelt [8, 9]. Je nach Art der chirurgischen Maßnahme, insbesondere der Nekrektomie, richtet sich aber auch der jeweilige Hautersatz. Daher soll kurz auf die Wundvorbereitung vor der Transplantation eingegangen werden.

4 Nekrektomie

Die Entfernung nekrotischer Areale führt beim Patienten zu einer Verbesserung seines Allgemeinzustandes, da bei ausgedehnten tief zweit- und drittgradigen Verbrennungen das nekrotische Zellmaterial ein ständiger Nährboden für bakterielle Infektionen ist [10]. Ferner wird der Eschar als ständige Quelle toxischer Zytokine eliminiert, welche den Gesamtzustand des Patienten wesentlich beeinflussen.

War man bis vor einigen Jahren der Meinung, dass der günstigste Zeitpunkt meist der zweite bis dritte Behandlungstag ist, wenn die interstitiellen Ödeme rückläufig sind und sich der Patient in einem stabilen Zustand befindet, so besteht heute allgemeiner Konsens darüber, dass mit der Frühnekrektomie möglichst unmittelbar nach der Stabilisation begonnen werden kann und innerhalb der folgenden Tage alle tiefgradig verbrannten Areale chirurgisch abgetragen werden sollten, um potenzielle Toxine und bakterielle Nährböden zu eliminieren [11]. Kombiniert wird die Nekrektomie, die entweder tangential oder epifaszial [12] vorgenommen wird, mit einer der gleichen Sitzung anschließenden Spalt- oder Vollhauthautdeckung [8, 13].

5 Hauttransplantationsverfahren

Standardmäßig werden heute die Wundflächen mit autologen Vollhaut- oder gemeshten beziehungsweise ungemeshten Spalthauttransplantaten direkt im Anschluss an eine Nekrektomie gedeckt [8, 13]. Obwohl die tangentiale Nekrektomie häufig mit einem stark blutenden Wundbett verbunden ist, garantiert gerade dieser Umstand einen schnellen und sicheren nutritiven Anschluss der Transplantate an ihren Untergrund, was durch Abtragung der nekrotischen Deckschicht und der Eröffnung des Kapillarbettes ermöglicht wird [14, 15]. Die stabile Adhäsion des Transplantates an den Wundgrund wird durch die Bildung einer stabilen Fibrinbindung zwischen den dermalen Elastinanteilen des Transplantates und des Elastins des Wundbettes erreicht [16]. Diese Bindung verankert das Transplantat an der Wundfläche, während die Kapillareinsprossung beginnt, und überbrückt den Zeitraum bis zur Bildung stabiler Verankerungsstrukturen.

6 Definition von Spalt- und Vollhaut

Hauttransplantate sind nach der Stärke ihres anhängigen dermalen Anteiles entweder in Spalt- oder Vollhauttransplantate einteilbar. Wird die Haut mit komplett erhaltener Dermis abgenommen, so spricht man von einer Vollhaut [17].

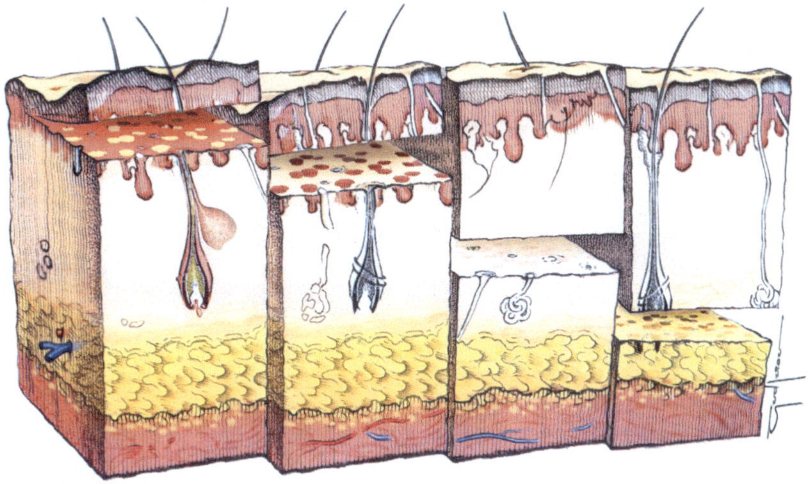

Abb. 1 Von links nach rechts zunehmende Dicke des Hauttransplanttes; Die Dicke des Transplantates reicht von sog. dünnen Spalthaut-Transplantaten (0,2 mm) bis hin zur Vollhaut (rechts) mit Einschluss aller Hautschichten

Eine »typische« Spalthaut ist zwischen 0,20 und 0,45 mm dick (Abb. 1).

Dabei liegt die Schnittebene so, dass bei Abnahme die Scheitelpunkte der kaskadenförmigen Endstrombahn in der Dermis mit angeschnitten und somit ebenfalls transferiert werden. Die in den tieferen dermalen Schichten lokalisierten Hautanhangsgebilde verbleiben am Ort der Abnahme und stellen die Ressourcen zur Verfügung, die zur Reepithelisierung des Entnahmedefektes notwendig sind. Besonders beeindruckend ist die Reepithelialisierung am Kopf: Aufgrund der hohen Anzahl von Haarbälgen kommt es hier besonders schnell zu einer Restituto ad integrum. Eine weitere Besonderheit ist, dass die Kopfhaut nicht nur besonders schnell nach Hautentnahme abheilt, sondern sehr oft – bis zu 6-mal – als Abnahmeareal binnen kürzester Zeit dienen kann [18].

Anders verhält es sich bei Vollhautentnahmestellen. Diese müssen primär verschlossen werden, da dort nach Entnahme keine Anhangsgebilde verbleiben und eine Heilung nur durch Migration der Keratinozyten vom Wundrand her möglich wäre.

7 Standardmethoden

7.1 Autologe Vollhauttransplantate

Diese Form der Transplantation gilt immer noch als der »goldene Standard« [19] und wird zumeist für Stellen verwendet, die nach Nekrektomie nicht stark bluten und die Möglichkeit der Kompression bieten. Besonders bei der Deckung verbrannter Areale an Gesicht, Händen und im Bereich großer Gelenke erweist sich das Vollhauttransplantat als funktional und kosmetisch beste Wahl, da durch die kräftigte dermale Komponente einer exzessiven Narbenbildung vorgebeugt wird. Ferner ist sie die Transplantationsmöglichkeit der Wahl bei Patienten, deren verbrannte Körperberfläche (VKO) nicht so hoch ist, dass man mit den unverbrannten Hautarealen für nachfolgende Deckungen besonders »sparsam« umgehen müsste, sofern dies von der Entnahmestellenmorbidität im Einzelfall vertretbar erscheint.

7.2 Autologe Maschen-Spalthauttransplantate

Beim Maschen-Spalthauttransplantat wird durch eine spezielle Anordnung paralleler Messer auf einer Walze eine definierte maschenartige Perforation in unterschiedlichem Maßstab erzeugt, die zu einer relativen Flächenvermehrung des Transplantates führt. Dabei macht man sich die Migrationstendenz der Keratinozyten in die Zwischenräume der Maschen, die sog. »Mesh«-Schlitze, zu Nutze.

Sie kommen besonders dort zum Tragen, wo große verbrannte Flächen nur noch mit einem Rest an verbliebener gesunder Haut ge-

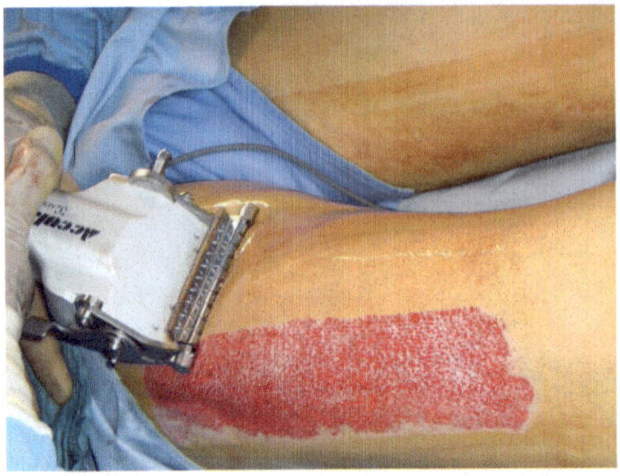
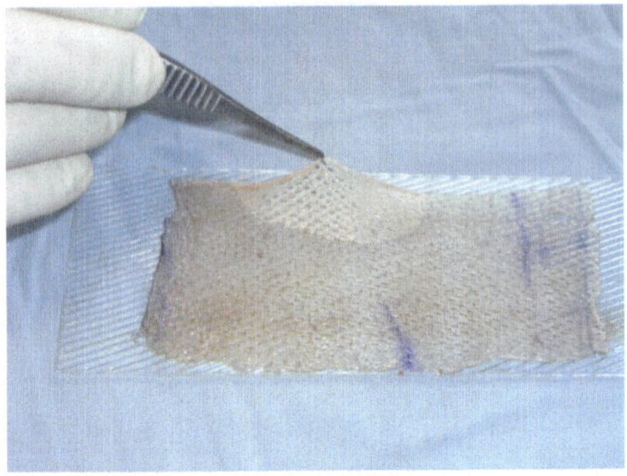
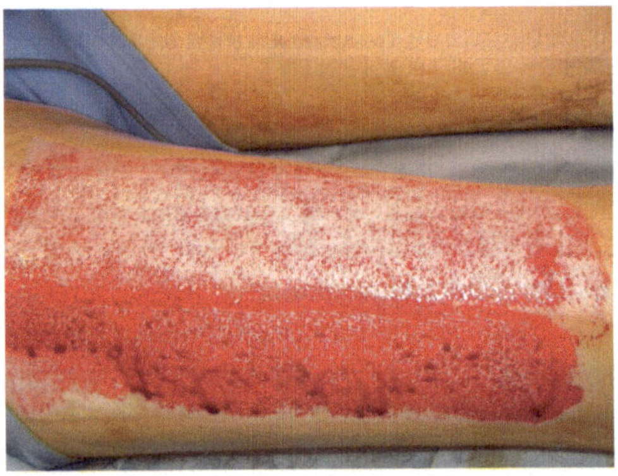
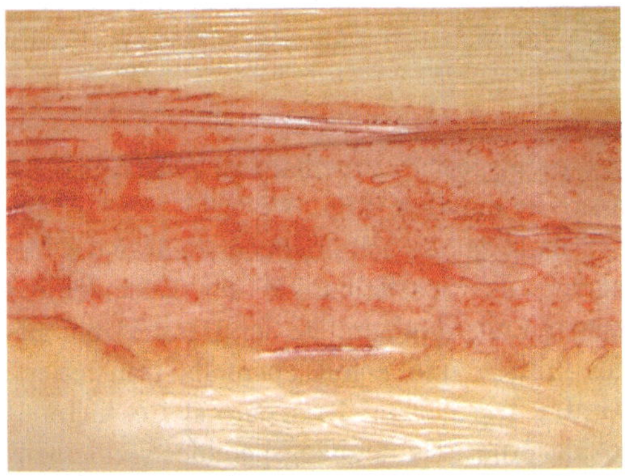
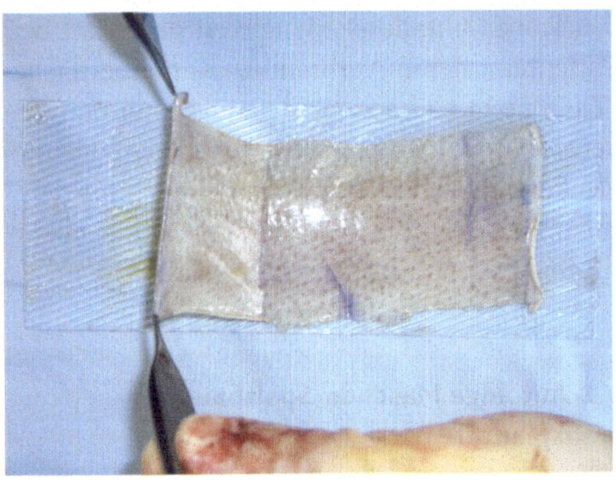
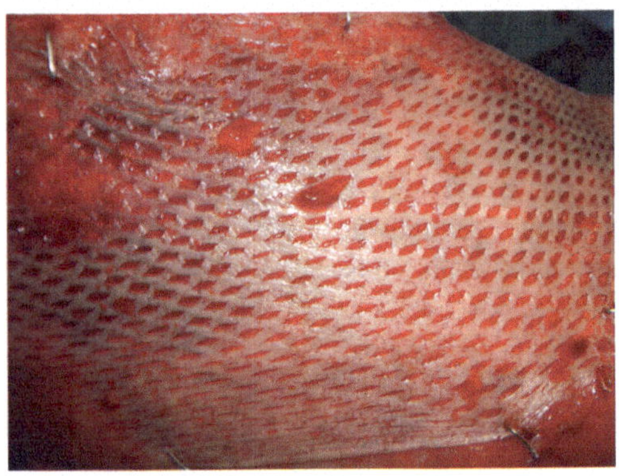
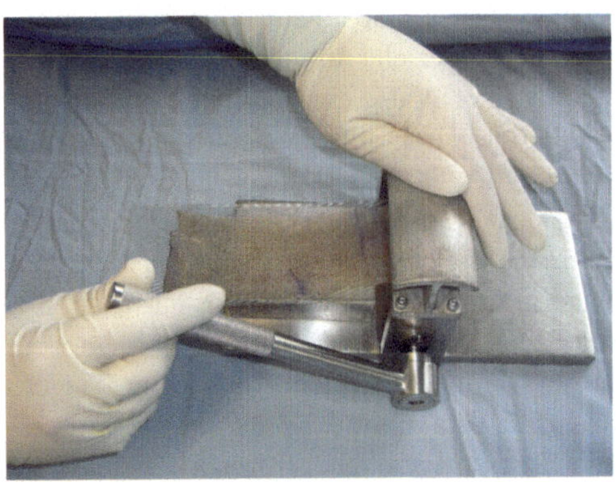

Abb. 2 Entnahme einer »dünnen« Spalthaut (0,2 mm) mit einem Akku-Dermatom
Punktförmige Blutungen der oberflächlichen Dermis nach dünner Spalthautentnahme
Aufbringen der Spalthaut auf den Kunststoffträger mit der Dermis nach oben
Einspannen des Transplantates in Mesh graft Dermatom
Nach Herstellung eines Maschentransplantates mit dem Vergrößerungsfaktor 1,5 zu 1 sichtbare Maschen-Netz-Gitterstruktur
Folienverband einer Spalthautentnahmestelle gewährleistet günstiges Wundmilieu für die Reepithelialisierung
Durch die Maschen im Gittertransplantat kann Wundsekret austreten und eine Diffusionsbarriere unter dem Transplantat wird vermieden

deckt werden können, sodass die Gitterstruktur der Transplantate eine Vergrößerung der Deckungskapazität ermöglicht. Vorzugsweise wählt man ein »Mesh«-Verhältnis von 1:1,5 bis 1:3 [14, 15, 20]. Die Spalten im Transplantat ermöglichen es dem Wundsekret abzulaufen, ferner wird der Gefahr einer Hämatombildung vorgebeugt (Abb. 2).

7.3 Meek-Technik

1958 beschrieb Meek ein Dermatom, mit welchem man die gewonnene Spalthaut in kleine, gleich große quadratische Inseln schneiden kann [21]. Da gleichzeitig die gitterförmigen »Mesh«-Transplantate eingeführt wurden und sich wegen der deutlich einfacheren Handhabung durchsetzten, wurde dieser Methode aber zunächst nur wenig Beachtung geschenkt. Neben chinesischen Erfahrungen, die aber kaum international publiziert wurden, stellten 1993 Kreis et al. die Modifikation dieser Methode in Verbindung mit einer leicht zu handhabenden Transplantationsmethode vor, die es in einem Schritt ermöglichte, die Spalthaut nicht nur zu schneiden, sondern auch nach Auftragen auf einen Kork- und Seideträger in Verhältnissen bis 1:6 zu expandieren und zu transplantieren [22]. Diese etwas einfacher anzuwendende Methode ist wegen der mathematisch günstigen Ausnutzung des Vergrößerungsfaktors mittlerweile in vielen Verbrennungszentren etabliert und wird bei sehr großflächigen Verbrennungen den »Mesh«-Transplantaten vorgezogen.

7.4 »Stamp«-Technik

Bei dieser weitestgehend nur noch in Asien zum Einsatz kommenden Technik wird gewonnene Spalthaut in gleich große Quadrate geschnitten, welche dann in korrekter Orientierung dem Wundgrund aufgelegt werden. Auch hier kann durch Variation der Quadratgröße bzw. des Abstandes unter den Inseln das Expansionsverhältnis bis 1:6 gewählt werden [23, 24]. Mit Einführung der Microskin-Technik, kombiniert mit allogener oder xenogener Haut als Träger, ist die Technik allerdings eher obsolet geworden. Besonders wegen des eher hohen personellen Aufwandes wurde sie nach nur kurzer Einführung in Europa nicht mehr angewandt (Abb. 3).

8 Alternativmethoden

Die beschriebenen chirurgischen Standardmethoden sind abhängig von der Verfügbarkeit einer genügend großen Fläche ungeschädigter Haut als Spenderareal für Transplantate. Um diese Limitierung zu umgehen, konzentrierte sich das Bemühen in den letzten Jahren auf die Suche nach Alternativmethoden, um auch großflächig verbrannten Patienten mit über 70 % VKO eine Überlebenschance zu eröffnen.

9 Allogene und xenogene Transplantate

9.1 Allogene Transplantate

Stehen nicht genügend Spenderareale zur Verfügung, können vorübergehend allogene Transplantate als temporärer Hautersatz eingesetzt werden. Prinzipiell macht man sich beim Einsatz von allogenen Transplantaten die in der Primärphase der Behandlung auftretende vorübergehende Immunsuppression des Patienten zu Nutze, da durch die Schädigung des primär immunkompetenten Organes Haut Abstoßungsreaktionen seitens des Empfängers etwas verzögert, erst ab der 2.–3. Woche nach Deckung, eintreten.

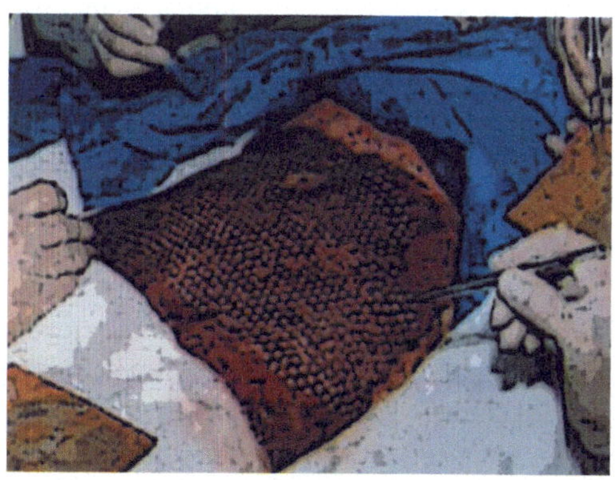

Abb. 3 Schematische Darstellung der Transplantation von quadratischen Hautinseln bei großflächiger Verbrennung

Erste Erfahrungen wurden mit *kryokonservierten Allotransplantaten* gesammelt, die zur Deckung von IIb°-Verbrennungen [25] sowie für Areale verwendet wurden, bei denen autologe Transplantate nicht eingewachsen waren (26). Die Transplantate verlieren durch den Einfrierungs- und Trocknungsvorgang *teilweise* ihre Antigenizität und können so in der Initialphase der Verbrennungsbehandlung eingesetzt werden [27].

Die mit allogenen Kryotransplantaten behandelten Wunden wurden keimfrei, zeigten eine epitheliale Migrationstendenz vom Wundrand her und konnten für die nächste Transplantation mit autologer Haut vorbereitet werden [28]. Eine weitere Verbreitung fanden die kryokonservierten Transplantate bei der Anwendung der so genannten »Sandwich«-Technik [10] (s. u.), bei der weit gemeshte autologe Transplantate mit weniger weit gemeshten Allotransplantaten überdeckt wurden. Die Ergebnisse waren für die erste postoperative Zeit bis zu 3 Wochen sehr zufrieden stellend, zeigten jedoch spätestens von diesem Zeitpunkt an Abstoßungsreaktionen, die nicht nur das allogene, sondern teilweise auch das autologe Transplantat betrafen [26]. Um die Antigenizität der allogenen Haut zu verringern, wurde unter anderem die Konservierung von Spenderhaut in 98 %igem Glyzerin entwickelt [26]. Bei der Aufarbeitung wird das zelluläre Plasma durch Glyzerin ersetzt, die Integrität der Gewebestruktur jedoch nicht verletzt. Glyzerinisierte Allotransplantate haben sich besonders bei Anwendung der »Sandwich«-Technik bewährt (s. u.). Die Ergebnisse sind gut und resultieren in einer hohen Epithelisierungsrate [29, 111].

Konservierte Fremdtransplantate werden zumeist für eine passagere Deckung großer Flächen bei Patienten eingesetzt, bei denen die verfügbare Entnahmefläche nur sehr begrenzt ist. Sie werden zumeist mit Klammern an der zuvor nekrektomierten Wundoberfläche fixiert, nachdem sie zur Gewährleistung des Sekretabflusses zuvor mit einem Skalpell in regelmäßigen Abständen »geschlitzt« worden sind.

Allotransplantate haben in der primären Phase bis zu ihrer Abstoßung den gleichen biologischen Effekt wie autologe Transplantate. Sie heilen zunächst ein. Sie senken das bakterielle Infektionsrisiko und minimieren den Flüssigkeitsverlust durch Sekretion und Evaporation.

Bis heute sind nur wenige Fälle bekannt, in denen es unter gezielter Immunsuppression zu einer kompletten, dauerhaften Einheilung frischer allogener Transplantate in das Wundbett gekommen ist [30, 31]. Meist kommt es innerhalb von 7 bis 14 Tagen zu einer Abstoßung der Transplantate, deren Ursache die antigene Potenz der Epidermis ist. Auch wenn die dermale Komponente scheinbar überlebt, kann die Gegenwart allogener Zellen durch selektive Y-chromosomale Nachweismethoden nicht immer bewiesen werden [32, 33]. Durch UV-Bestrahlung und Einsatz von Glukokortikoiden kann eine Inaktivierung der Langerhans-Zellen in den Transplantaten erreicht und die Abstoßung der Allografts hinauszögert [34] werden. Wird der Patient immunsupprimiert [35–38], so lassen sich dessen Langerhans-Zell-Reaktionen auf exprimierte Klasse-II-Antigene der Spenderkeratinozyten unterdrücken. Effektiv ist hierbei die Verwendung des selektiven T-Zell-Supressors Cyclosporin [30, 39], der die DNA-Synthese der allogenen Keratinozyten hemmt [40], ohne dass ein genereller Nachteil für die Vitalität des Transplantates nachweisbar wäre.

9.2 Xenogene Transplantate

Seit Mitte der 50er Jahre wird vor allem in China Schweinehaut sehr oft zur passageren Deckung großer Wundflächen und hier speziell im Zusammenhang mit der sog. »Intermingled«-Technik angewendet.

Nach Transplantation findet das Xenotransplantat zunächst mittels Diffusion einen nutritiven Anschluss an das basale Wundbett [41]. Die Dermis wird zwar anfänglich revaskularisiert, aber dann meistens rasch im Verlauf aufgelöst und durch Kollagenstrukturen ersetzt [42]. Besonders in Ländern, in denen aus ethischen Gründen keine allogenen Transplantate eingesetzt werden, ist die temporäre Wundabdeckung durch Xenotransplantate noch heute ein wichtiges Verfahren. In Südamerika werden ähnlich gute Ergebnisse bei der Verwendung von Froschhaut oder Schlangenhaut berichtet.

10 Allogen-/Heterogen-autologe Mischtransplantate

10.1 Die »chinesische« Methode – Intermingled-Transplantate

Auch diese Methode macht sich die migrativen Fähigkeiten der epidermalen Zellen zu Nutze. In ein großes Sheet homo- oder heterologer Herkunft werden in bestimmten Abständen Eigenhautinseln gesetzt: Das Expansionsverhältnis der autologen Transplantate ergibt sich aus deren Größe und dem Abstand, mit dem die Eigenhautinseln in die vorgestanzten Löcher in der Fremdhaut eingesetzt werden. Yang und Kollegen geben den Abstand zwischen den 0,25 cm^2 großen autologen Inseln mit 1 cm an, was einem Expansionsverhältnis von 1:4 entspricht [43, 44]. Die Arbeitsgruppe um Bäumer modifizierte die Methode mit einer Inselfläche von 1 cm^2, platzierten diese in Abständen von 3,5 cm, was ein Expansionsverhältnis von 1:20 zur Folge hatte [45]. Die Methode ist überaus effektiv, wird jedoch derzeit wegen des hohen personellen und manuellen Aufwandes zumeist nur in Fernost bei großflächig Verbrannten praktiziert.

10.2 Autolog-allogene Intermingled Transplantate

Diese fanden erstmalig Anwendung Mitte und Ende der 50er Jahre, mit der primären Intention, den Blutverlust beim Abtragen der Allotransplantate möglichst gering zu halten [46].

Begleitend zur Abstoßungsreaktion des Empfängers nach Mischtransplantation wächst das autologe Epithel, ausgehend von den gesetzten autologen Inseln, schnell zwischen Dermis und Epidermis des homologen Transplantates vor, was histomorphologisch als »Sandwich-Phänomen« bezeichnet wird [44]. Die Alloepidermis desquamiert und wird schließlich ganz von der konfluierenden, rasch wachsenden Neoepidermis verdrängt. Die Dermis des Allotransplantates degeneriert und wird unter der intakten Autoepidermis nach wiederholten immunologischen Prozessen abgestoßen und resorbiert [44, 111].

10.3 Autolog-xenologe Intermingled Transplantate

Die Verwendung von Schweine-(Xeno-)Haut in Verbindung mit der Intermingled-Technik zeigt die gleichen Endresultate wie die gemischt autolog-allogene Transplantation. Die Xeno-Transplantate sind nach dem Eingriff vital, da Plasma und Gewebeflüssigkeit, austretend aus dem darunterliegenden Gewebe, eine nutritive Versorgung ermöglichen [41]. 2–4 Tage nach dem Aufbringen lassen sich erste neugebildete Kapillaren in den heterologen Transplantaten finden [47, 48]. Nach 7–10 Tagen wachsen Kapillaren aus dem granulierenden Wundbett ein. Gleichzeitig ist eine leichte Proliferation und Expansion des heterolog-follikulären Epithels festzustellen. Die autologen Transplantate beginnen binnen kürzester Zeit unter den Fremdtransplantaten zu wachsen und die Xeno-Epidermis zu unterminieren. Der Beginn der Abstoßung setzt entweder mit einer Infiltration des Schweinehautkoriums durch Fibroblasten und Entzündungszellen – »externe Abstoßungsreaktion« [42] – oder durch die so genannte »Interne Absorption« [42] ein. Diese beginnt, wenn autologe epitheliale Zellen in das Xeno-Korium einwachsen und konfluieren. Die darüberliegende Schweineepidermis wird desquamiert. Eine große Anzahl an Kapillaren, Fibroblasten und Lymphozyten infiltriert das heterologe Bindegewebe. Gleichzeitig degeneriert das koriale Kollagen und wird teilweise resorbiert.

10.4 »Sandwich«-Technik

Unter dieser Methode versteht man die Verwendung weitmaschig expandierter autologer Spalthaut, die mit einem ebenfalls gemeshten (1:1,5), geschlitzten oder nicht behandelten allogenen Transplantat überdeckt werden. Haben autologe »Gitter«-Transplantate in einem Verhältnis bis zu 1:6 normalerweise wegen der ungünstigen Relation der Lücken zur zelltragenden Gitterhaut nur sehr schlechte Einheilungschancen, so eröffnet diese Methode bei nur sehr beschränkt verfügbaren Entnahmearealen neue Möglichkeiten in der Behandlung schwerst Verbrannter [10, 33, 49, 50]. Nach einer kompletten, ausreichend tiefen Nekrektomie der geschädigten Areale werden diese mit der 1:4 bis 1:6 gemeshten autologen Haut und mit um 90° dazu gedrehten, 1:2 gemeshten Fremdhauttransplantaten überdeckt (Abb. 4 a–e).

10.5 »Microskin«-Transplantate

Abgenommene dünne Spalthaut wird bei dieser Methode mechanisch in zahlreiche Hautpartikel unter 1 mm^2 (microskin grafts) zerkleinert und dann mit einem homo- oder heterologen Transplantat überdeckt und aufgebracht [54–57]. Hierzu werden die Partikel auf Gaze im NaCl-Wasserbad aufgeschwemmt, um eine möglichst gleichmäßige Verteilung zu erreichen. Diese Aufschwemmung (Brei) wird dann großflächig auf die Wunden übertragen und mit allogenen Transplantaten fixiert. Die in China entwickelte Methode wurde durch die kombinierte allogene Übertransplantation perfektioniert und ist dort aktuell anstelle von kultivierten Keratinozytentransplantaten die Stan-

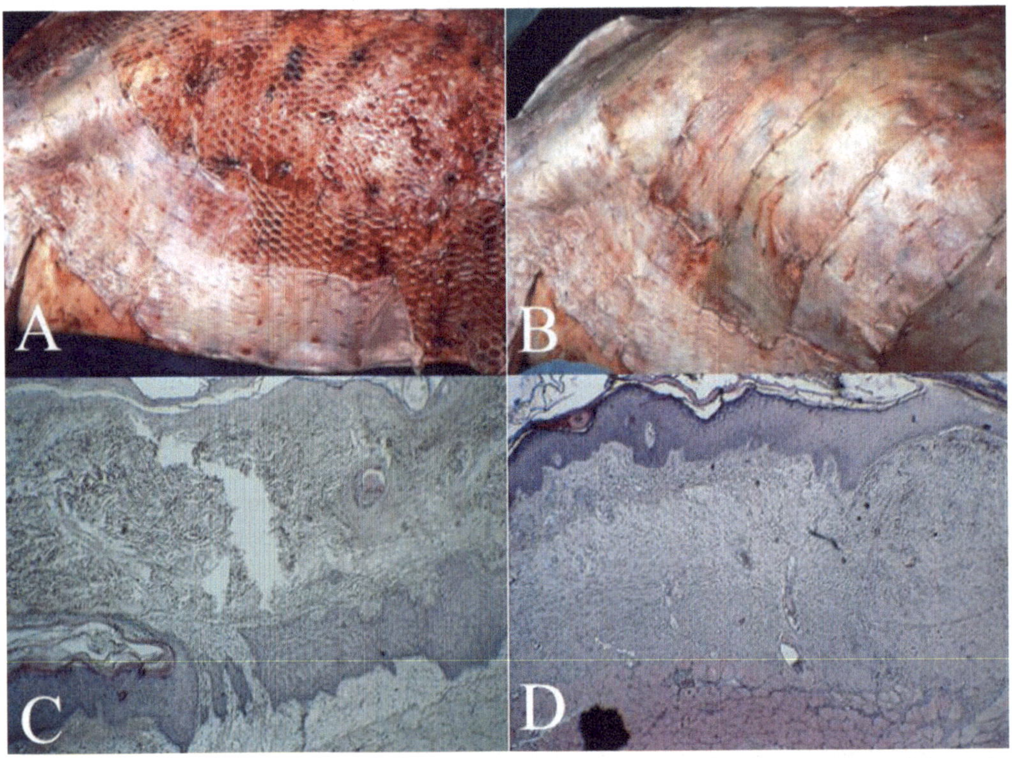

Abb. 4 Durch Übertransplantation von konservierter geschlitzter Fremdhaut können auch größere Expansionsverhältnisse der Mesh-graft-Transplantate (wie 6:1 oder 9:1) unter dem Schutz der biologischen Matrix bei großflächigen Verbrennungen zum Einheilen gebracht werden.
(A) und (B) Übertransplantation von geschlitzter glyzerinkonservierter Fremdhaut über 3:1 und 6:1 Mesh graft
(C) HE Färbung: Histologie der transplantierten autologen Haut unter der konservierten allogenen Haut
(D) Nach Abstoßung der allogenen Transplantate komplette Reepithelialisierung mit autologem Epithel und partieller Integration dermaler Anteile in die Neodermis
(E) Sichtbar dunkler pigmentierte 6:1 und 3:1 expandierte autologe Spalthautareale mit gut erkennbarer Gitterstruktur nach endgültiger Einheilung und Abstossung der Allografts

dardmethode zur Deckung sehr großflächiger Verbrennungen. Sie ist vergleichsweise einfach anzuwenden und ermöglicht eine Expansion von bis zu 1:100. Unverbrannte Areale werden ökonomisch ausgenutzt und die kosmetischen Ergebnisse sind zufrieden stellend [55] (Abb. 5).

10.6 Versenkte Hautpartikel-Transplantation (»Chip graft«-Technik)

Die Technik der versenkten Hautpartikel-«Pfropfung« *(»Buried chip graft«-Technik)* ist besonders im kritischen perianalen und perinealen Bereich von Nutzen, da hier die Effektivität konventioneller, gemeshter Spalthauttransplantate wegen ungünstiger Lokalisation

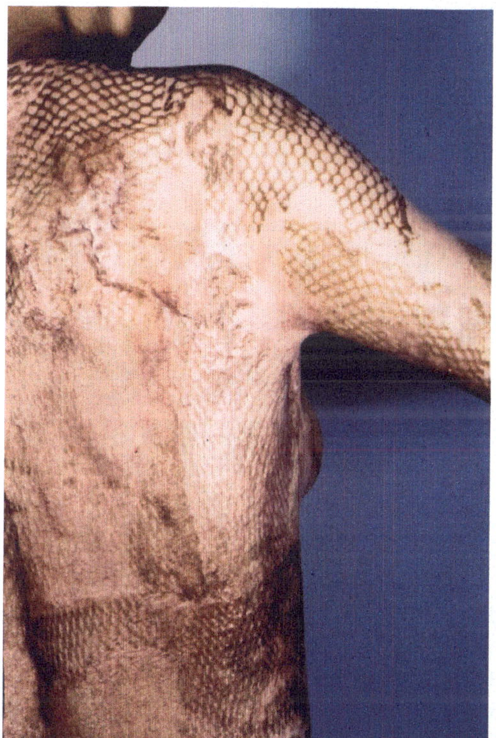

und meist stark kontaminiertem Wundgrund in Frage gestellt werden muß [51–53].

Von einem unverbrannten Areal wird Spalthaut entnommen und mechanisch in möglichst kleine, etwa 1–2 mm² große Stückchen zerkleinert. Diese werden dann in Abständen von ca. 1 cm reihenweise schräg in den Wundgrund in einer Tiefe von 3–4 mm, sowie besonders in problematischen Regionen wie der Perianalgegend mit einem Abstand von 5 bis 6 cm zum Anus so »eingepflanzt«, dass sich dieser gluteale Bezirk über den »Setzlingen« an der Oberfläche im Verlauf von wenigen Wochen wieder schließen kann [3]. Durch die Inokulation der Transplantate werden diese vor Kontamination durch Stuhlgang und mechanischen reinigenden pflegerischen Maßnahmen geschützt. Selbst bei eintretender postoperativer Infektion ist die Gefahr der Transplantatzerstörung oder des völligen Transplantatverlustes nur gering [52, 110].

Nach etwa 5–9 Tagen zeigen sich erste Epithelinseln, an deren Rändern die Epithelisierung dann konzentrisch fortschreitet und zu einer geschlossenen Epidermis führt. Mikroskopisch findet sich dabei ein Epithel, welches in normaler Epidermisschichtung unter starker Papillenbildung glockenförmig aus der Tiefe an die Oberfläche wächst [3].

Verbrennungen an der Hand sind eine weitere, besonders prekäre anatomische Region für die Hautverpflanzung. Hier hat sich neben der sparsamen tangentialen Nekrektomie zur Erhaltung von möglichst viel Gleitgewebe oder prätendinösem Gewebe die temporäre Vorbehandlung mit einem kontinuierlichem Vakuumsystem (VAC) als besonders effektives Mittel etabliert. Durch die Unterdrucktherapie können sowohl eine Ödemreduktion als auch eine vermehrte Perfusion und Granulationsgewebsbildung erzielt werden, sowie gleichzeitig ein optimaler Anpressdruck der Hauttransplantate auf die unregelmäßige Oberfläche erreicht werden. Das sonst gefürchtete Austrocknen der Sehnen und des Gleitgewebes wird verhindert. Dadurch ist die Einheilungsrate sowohl für die Spalthautverpflanzung als auch für die Integration von dermalen Matrizes mit nachfolgender Hauttransplantation erhöht (Abb. 6).

11 Zellkultur und Tissue Engineering

Die im ersten Teil beschriebenen chirurgischen Standardmethoden erreichen in ihrer Effektivität bei großflächig Verbrannten ihre Grenzen, da die verbliebenen unverbrannten Resthautressourcen als Spenderareale je nach Ausmaß auf ein Minimum reduziert sind. Entwicklung und Verbesserung neuer Kultivierungsmethoden sowie die Einführung transplantier- und resorbierbarer Biomaterialien mithilfe des sog. Tissue Engineering ermöglichen einen potenziellen Ausweg aus dem Dilemma. Zielsetzung ist hier die in vitro Generierung von Geweben, welche in der Lage sind, spezifische Gewebeverluste permanent mit vergleichbarer biomechanischer-biochemischer Qualität zu ersetzen.

Speziell die Epidermis war das erste Organ bzw. die biologische Struktur, die erfolgreich in vitro gezüchtet und in vivo transplantiert werden konnte. Diese Erfolge haben es insbesondere während der letzten 30 Jahre ermöglicht, auch Patienten mit Verbrennungen von über 80 % der Körperoberfläche erfolgreich zu behandeln. Mittlerweile sind kultivierte autolo-

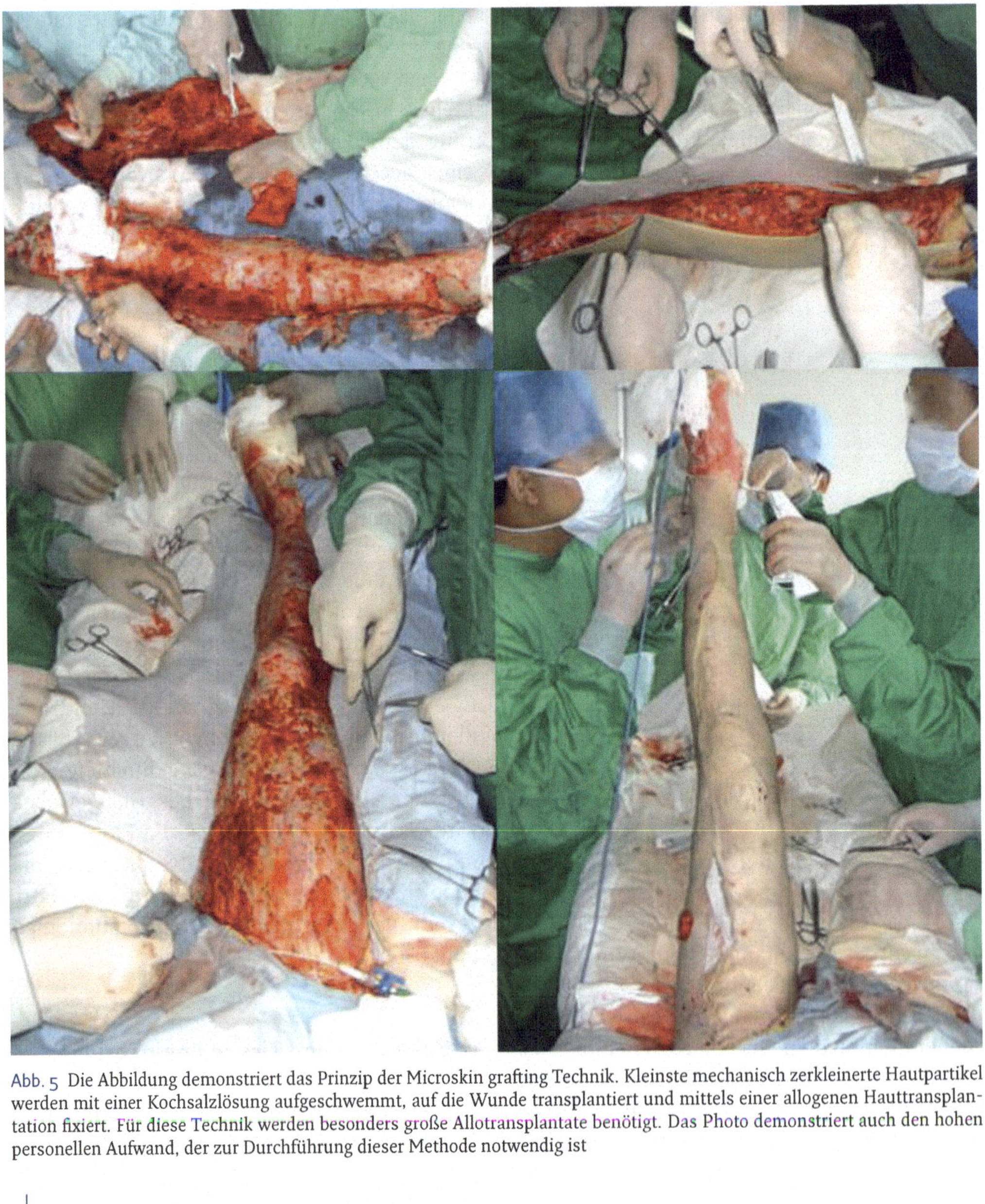

Abb. 5 Die Abbildung demonstriert das Prinzip der Microskin grafting Technik. Kleinste mechanisch zerkleinerte Hautpartikel werden mit einer Kochsalzlösung aufgeschwemmt, auf die Wunde transplantiert und mittels einer allogenen Hauttransplantation fixiert. Für diese Technik werden besonders große Allotransplantate benötigt. Das Photo demonstriert auch den hohen personellen Aufwand, der zur Durchführung dieser Methode notwendig ist

ge und allogene Zelltransplantate kommerziell zu erwerben und haben weltweite Anwendung gefunden (es seien hier nur einige der ersten Anwender genannt: O'Conner et al., 1981 [58]; Hefton et al., 1983 [59]; Gallico et al., 1984 [60]; Madden et al., 1986 [61]; Eldad et al., 1987 [62]; Teepe et al., 1987, 1988 [63]; Auböck et al., 1988 [64, 65].

11.1 Anforderungen

An moderne kultivierte Hauttransplantate werden folgende Forderungen gestellt:

- Verkürzung des Kultivierungszeitraumes und somit beschleunigte Verfügbarkeit
- Ausreichende Verfügbarkeit zur Verringerung der Letalität bei ausgedehnten Verbrennungen
- einfache Handhabung und Verkürzung der Operationszeiten
- Verringerung bzw. Vermeidung der Gefahr bakterieller Infektionen durch frühzeitige Restitutio ad integrum großer Wundflächen

es sollen nur kleinste Mengen autologen Materials zur Generierung großer Mengen von Transplantaten benötigt werden

durch Verwendung von Biomaterialien soll eine bessere Adhäsion der Zellen zum Wundgrund, sowie eine Verbesserung des funktionellen und kosmetischen Ergebnisses erreicht werden

die Methoden sollen den Heilungsverlauf beschleunigen und somit auch die Dauer der Behandlung verkürzen

11.2 Historischer Rückblick

Die Anfänge der Zellkultivierung lassen sich bis in das 19. Jahrhundert zurückverfolgen. Von Anfang an stand vor allem die Haut im Zentrum des Interesses. Schon bald wurde das klinische Potential dieser Versuche erkannt, nämlich zerstörte Haut durch kultivierte zu ersetzen. Es gründete vor allem auf dem Erkennen der Tatsache, dass explantierte Haut, eingebracht in ein Kulturmedium, an ihren peripheren Rändern ein expandierendes Wachstum zeigt.

Grundsätzlich lassen sich zellbiologisch zwei Formen der Zellkultur unterscheiden: explantierte und dissoziierte Kulturen.

11.3 Explantierte Kulturen

1898 unternahm Ljunggren die ersten Versuche, menschliche Haut in einer Kultur aufzubewahren. Er entnahm Patienten kleine Hautstücke, verbrachte diese für einen längeren Zeitraum in ein Aszites-Medium und replantierte sie erfolgreich auf den jeweiligen Spender [66]. Später konnten andere Untersucher zeigen, dass Haut in einem geeigneten Kulturmedium dahingehend »inkubiert« werden kann, dass ein »Auswachsen« von epithelialen und Bindegewebszellen beobachtet wird [67–69]. Die Kulturmedien, die bei diesen ersten Untersuchungen benutzt wurden, bestanden aus einfachen physiologischen Salzlösungen mit oder ohne Zusatz von Glukose, angereichert mit Serum oder Aszites, was für einen Züchtungserfolg als unerlässlich angesehen wurde. Die sehr viel später folgenden Modifikationen der Salzlösung durch Zusatz von Aminosäuren und Peptiden bereiteten den Weg für die Entwicklung standardisierter Medien und die Möglichkeit des Vergleiches von Ergebnissen [70].

Börnstein (1930) und Pinkus (1932) konnten in ihren Untersuchungen nachweisen, dass das epitheliale »Auswachsen« der Explantate zum größten Teil auf einer Migration von Keratinozyten beruht, die ihren Wachstumsursprung im explantierten Hautstück haben [71, 72].

1941 gelang Medawar die enzymatische Trennung von Dermis und Epidermis mit Trypsin. Er bewies in klinischen und mikroskopischen Studien, dass »elastische Fasern der Basal-Membran eine bedeutende Rolle bei der Verankerung der Epidermis zum darunter befindlichen Gewebe« spielen. 1948 brachte Medawar fraktionierte Explantate in eine kontinuierlich geschüttelte Kultur ein. Dabei beobachtete er ein epidermozytäres »Umwachsen« der dermalen Komponente nach einigen Tagen [73]. Das Zellwachstum in diesem Versuchsaufbau war zwar sehr beachtlich, jedoch mit Abschluss der Dermis-»Ummantelung« abgeschlossen und so-

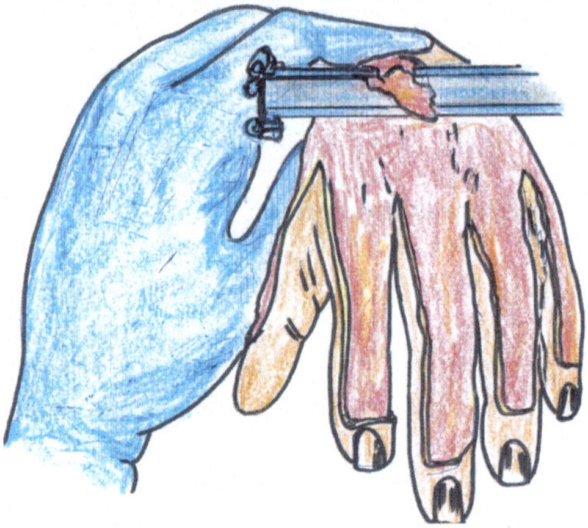

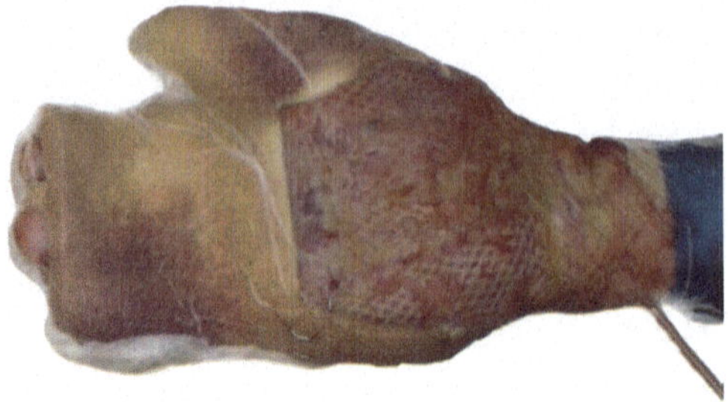

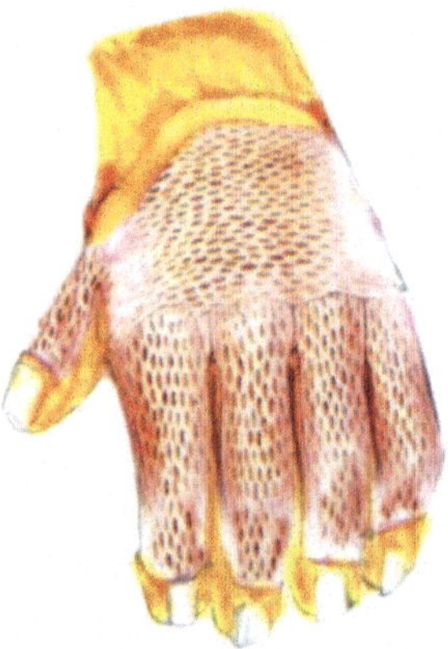

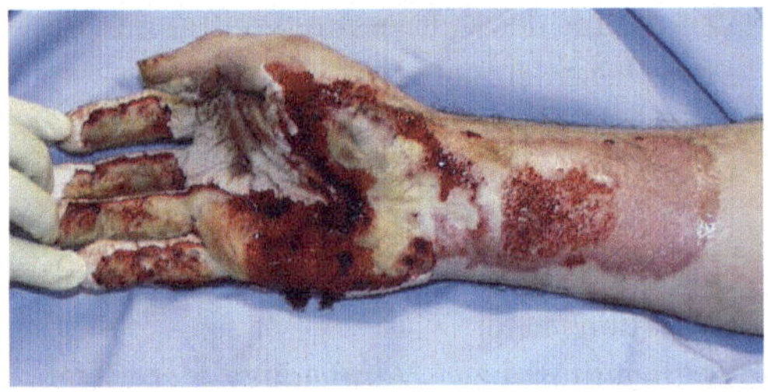

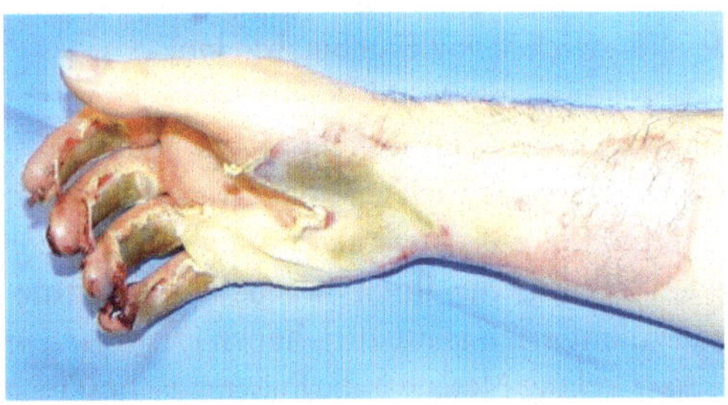

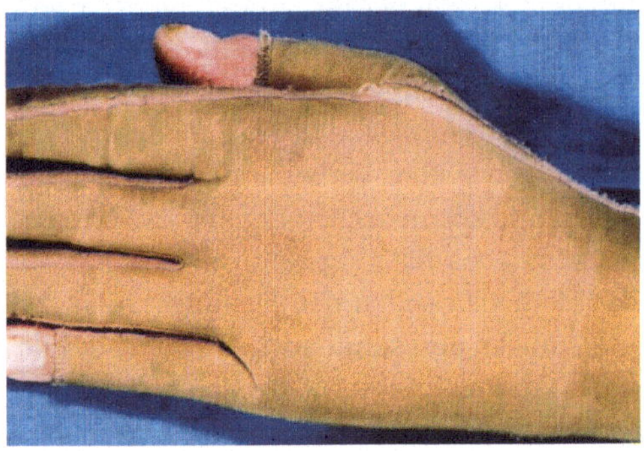

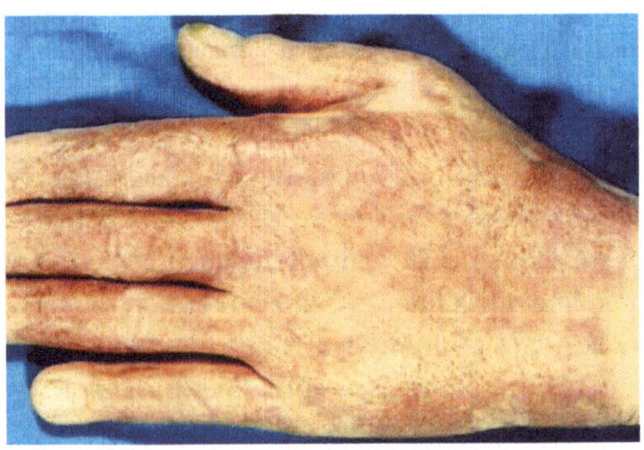

Abb. 6 Schema der tangentialen Nekrektomei an der Hand
An der Hand Transplantation von ungemeshter oder maximal 1,5 zu 1 gemeshter Spalthaut
Tief zweit- und drittgradige Verbrennung an der Hand
Durch konitnuierliche Vakuumtherapie kann bei stufenweiser Hauttransplantation der Wundgrund soweit gebessert werden, dass schließlich möglichst viel Extremitätenerhalt möglich ist
Vorbereitung der tiefen Verbrennungen an der Hand durch sequentielle tangentiale Nekrektomie und Vakuumtherapie zur Ödemreduktion mit sichtbarer Granulationsbildung und Schaffung eines Transplantatlagers
Nach Einheilung der Spalthaut ist besonders an der Hand die Kompressionstherapie mit speziell angefertigten Handschuhen wichtig
Kompressionstherapie zur Optimierung nach Einheilung von Spalthauttransplantaten an der Hand

mit limitiert. Anderen Untersuchern gelang es, auch diesen limitierenden Faktor der Kontaktinhibition unter Modifikation der Zuchtmedien und Einbringung eines Agens auszuschalten – die Unterdrückung der fibroblastischen Überwucherung gelang jedoch nicht. Diese wurde zum limitierenden Faktor der Explantationskultur und machte sie für den beabsichtigten therapeutischen Einsatz unbrauchbar [74].

Unter Zuhilfenahme einer zeitgesteuerten Filmtechnik konnten Lewis und Mitarbeiter 1949 zelldynamische Studien an Kulturen vornehmen. Sie fanden heraus, dass Keratozyten eine peripher lamellenförmige Membran besitzen, die ihnen eine migrative Fortbewegung ermöglicht [75].

In den 60er Jahren wurden die Kulturtechniken so perfektioniert, dass jetzt ein Beobachten des epithelialen »Auswachsens« ohne die Gegenwart einer bindegewebigen Komponente möglich war. Man fand heraus, dass »auswachsende« Neoepidermis in Explantationskulturen eine stratifizierte, der in vivo-Epidermis gleichende Zellformation bildet [76], die jedoch keiner Subkultur unterworfen werden kann. Diese hochdichten epidermalen Zellverbände waren vor allem in der dermatologischen Forschung von Nutzen [77].

Mehrere Untersucher hatten schon frühzeitig den therapeutischen Nutzen gezüchteter Haut für die Verbrennungsmedizin und die Therapie chronischer Wunden erkannt [69, 78, 79]. 1948 konnte Medawar gezüchtete autologe Epidermis auf den Spender replantieren [80]. Moscona gelang es 1961 nach enzymatischer Trennung von Dermis und Epidermis sowie Aufspaltung der interzellulären epidermalen Adhäsionsstrukturen durch Trypsin und nachfolgender Suspension der Zellen, diese erfolgreich auf eine Wundfläche zu transplantieren [81].

Der Verdienst der ersten gut dokumentierten Keratinozyten-Transplantation gebührt Karasek, dem 1968 die Transplantation primär kultivierter autologer Keratinozyten am Kaninchen gelang [82]. Neben einem 100%igen Einwachsen konnte er histologisch die Neuformierung einer voll stratifizierten Epidermis beobachten, die jedoch nach 6 Wochen aus unerklärlichen Gründen unterging. Einige Jahre später nahm der Arbeitskreis um Freeman die Arbeit von Karasek wieder auf, eine transplantierbare Epidermis aus Explantationskulturen zu gewinnen [83]. Ihnen gelang es die Mitoseraten zu steigern und damit eine beachtliche Zunahme der Zellpopulation zu erreichen [84]. Zwar wurde die Arbeit Freemans nicht von anderen Untersuchern aufgegriffen, sie kann aber dennoch als Referenz für die neueren, therapeutisch angewendeten Methoden der Microskin-Technik, kombiniert mit homologer oder heterologer Dermis [54], angesehen werden.

Während Freeman an seiner Methode arbeitete, perfektionierten Rheinwald und Green 1975 ihre Methode zur Züchtung großer Mengen an Keratinozyten, die auf der Grundlage der Unterwerfung in Subkulturen basierte [85, 86]. Diese Methode brachte gleichzeitig ein größeres Potential an therapeutischen Möglichkeiten. Dank neuer Züchtungsmedien waren jetzt Resultate möglich, die man voher nicht für realisierbar gehalten hatte, obwohl die Bemühungen, dissoziierte Kulturen herzustellen, seit der Entdeckung der enzymatischen Zelldissoziation stark zugenommen hatten.

11.4 Dissoziierte Kulturen

1941 gelang Medawar die enzymatische Trennung von Dermis und Epidermis mit Trypsin [87]. 1952 zeigten Billingham und Reynolds, dass trypsinierte Keratinozyten ihre Vitalität beibehalten und zur Zellkultur verwendet werden können [88]. Diese Methode ermöglichte es, Hautzellen zu züchten und sie in Kulturserien zu vermehren; ihr epidermaler Charakter konnte jedoch nicht nachgewiesen werden [89, 90].

1960 demonstrierte Cruickshank, dass epidermale Zellen in Kultur eine mitotische Aktivität besitzen, die sie zur Proliferation befähigen (91). Einen wesentlichen Beitrag zur Verbesserung der dissoziierten Kulturen leistete Prunieras mit der Entwicklung der fibroblastenfreien Kulturen [92]. Unglücklicherweise differenzierten Keratinozyten bei dieser Kulturform sehr rasch, mit einer Tendenz zur Polystratifizierung [93]. Unter solchen Bedingungen war es praktisch unmöglich, die Vermehrung der Zellpopulation durch sukzessive Replikation zu steigern.

Eine bemerkenswerte Verbesserung gelang mit der Kultivierung der trypsin-dissoziierten Epidermis auf einem säureausgefällten Kollagengel [94]. Diese Anordnung steigerte in bemerkenswerter Weise die Anzahl der zur Proliferation fähigen Keratinozyten, die nun auch die Fähigkeit zur Konfluenz besaßen und 2–3 Subkulturen unterworfen werden konnten. Die Ergebnisse waren immer noch sehr bescheiden, zeigten aber, dass die Gegenwart einer dermalen Komponente unabdingbar für die Züchtung großer Mengen Keratinozyten ist. Die Notwendigkeit eines so genannten »feeder layers« aus Bindegewebselementen war somit erkannt, wobei die Verwendung embryonaler 3T3-Fibroblasten die besten Kulturergebnisse erbrachte: Die Gegenwart letal bestrahlter 3T3-Zellen sicherte ein gutes Keratinozytenwachstum und inhibierte gleichzeitig das Wachstum von normalen Fibroblasten, welche die enzymatische dermo-epidermale Trennung und anschließende Aufarbeitung der Gewebebiopsien überstanden hatten.

Die Arbeit Greens bereitete der therapeutischen Anwendung gezüchteter Epidermis den Weg in die Praxis – der entscheidende Impuls jedoch war die Entdeckung des Epidermal Growth Factor (EGF) [95]. Durch EGF wurde es möglich, die Proliferation epidermaler Zellen, unabhängig von hormonellen Einflüssen, zu stimulieren [96], was in einem raschen, effektiv-expansiven Wachstum epidermaler, kultivierter Zellverbände und deren Replantation auf Verbrennungspatienten resultierte [60, 97, 98].

Seit den Versuchen Greens sind weitere Untersuchungen zur Verbesserung der Kulturtechnik unter Einsatz neuer Wachstumsfaktoren und Modifikation der nutritiven Medien erfolgt. Man fand heraus, dass niedrige Kalziumkonzentrationen [99, 100] und das Vorhandensein von Spurenelementen [101, 102] im Kulturmedium von eminenter Wichtigkeit sind. Andere Untersucher modifizierten die Methode durch den zusätzlichen Einsatz von Hormonen wie Hydrokortison, Transferrin und Insulin [103]. Alle Untersuchungen mündeten in der Zusammenstellung perfekt abgestimmter Medien [103, 104], die es ermöglichten, Keratinozyten ohne einen »Feeder Layer« zu züchten. Die Keratinozyten wuchsen monolayerartig sowie relativ undifferenziert und konnten Subkulturen unterworfen werden. Dennoch behielten sie die Fähigkeiten zur Differenzierung und konnten jederzeit ein Mehrfachlayer bilden, sobald sie in normales Kulturmedium, angereichert mit fetalem Kälberserum, verbracht wurden.

12 Kultivierter Hautersatz

Obwohl es eine große Anzahl an kommerziell erhältlichen kultivierten Hautkonstrukten gibt (Tabelle 1), haben sich in der Verbrennungsmedizin vornehmlich nur drei Techniken durchgesetzt, welche den zu Beginn definierten Ansprüchen an eine generierte in vitro Haut ansatzweise nahe kommen. Die meisten erhältlichen Konstrukte zielen auf den Markt der chronischen Wunden ab, und können aufgrund ihrer komplexen und aufwändigen Produktion und den daraus resultierenden hohen Kosten nicht in der Behandlung schwerst Verbrannter, wo der Zeitfaktor eine erhebliche Rolle spielt, zum Einsatz kommen.

12.1 Kultivierte autologe Epidermis (CEA – Cultured Epidermal Autografts)

Die Transplantation eines kultivierten epidermalen Häutchens aus autologen Keratinozyten war der erste erfolgreiche klinische Einsatz einer gezüchteten Organkomponente mit lebensrettendem Effekt. Seither sind weltweit mehrere tausend schwerst Verbrannte mit CEAs transplantiert und gerettet worden. Dennoch wird ihr Einsatz immer noch kritisch aufgrund vieler Nachteile der Methode diskutiert. So wurden die Kosten für 1% erfolgreich mit kultivierter Epidermis behandelter verbrannter Körperoberfläche 1995 mit 13.000,- US-$ veranschlagt, bei gleichzeitig unsicherer Einheilung, was in wiederholten Transplantationen resultieren kann [105, 106]. Als einer der Hauptgründe für diese

Transplantatverluste muss die extreme Anfälligkeit der CEAs für wundständige Keime angesehen werden. Hier kommt es vor allem während der ersten Tage nach Transplantation zu Verlusten der während dieser Phase extrem anfälligen Konstrukte und hier besonders im Bereich der noch im Entstehen begriffenen dermo-epidermalen Junktionalzone. Gerade unter diesem Aspekt sind Spalthauttransplantate wesentlich widerstandsfähiger und zeigen bessere Einheilungsraten. Metaanalysen der publizierten »Take«-Raten zeigen, dass nur etwa 50 % der transplantierten CEAs einheilen und somit Folgeoperationen notwendig werden [107].

Applizierte kultivierte Epidermistransplantate bestehen in der Regel aus 3 bis 5 Zell-Lagen und sind daher sehr umständlich nicht nur während der Transplantation, sondern auch während der ersten Zeit nach der Auflage auf den vorbereiteten Wundgrund in der Pflege zu handhaben.

Bis heute besteht das Problem, das die Transplantate eine nur unvollständige Anhaftung an das Wundbett zeigen und häufig zu Blasenbildung unter Scheerkräften neigen. Einer der Erklärungsversuche für dieses Phänomen fokussiert auf der Annahme einer unvollständigen Ausbildung der basallaminären Verankerungsfibrillen während der Kultivierung und deren zusätzlicher Schädigung durch die enzymatische Ablösung aus den Kultivierungsflaschen vor Transplantation [108].

Ein weiteres Problem besteht im Fehlen der dermalen Komponente bei tief drittgradigen Verbrennungen, was in einer unzureichenden Rekonstitution der junktionalen Anheftungsstrukturen und damit zu vermehrter Blasenbildung führt. Um diesem Problem zu begegnen, wurde in den vergangenen Jahren die Entwicklung dermaler Analoge unterschiedlichster Zusammensetzung (Tabelle 2) vorangetrieben und bereits klinisch mit Erfolg eingesetzt.

Ein weiterer Ansatz im Rahmen der Frühnekrektomie ist die temporäre Deckung exzidierter drittgradiger Areale mit allo- oder xenogener Haut. Diese heilt zunächst aufgrund der initialen Immunsuppression ein und kann somit den Zeitraum bis zur Verfügbarkeit der CEAs als biologische Barriere überbrücken. Nach Abtragen der immunkompetenten Alloepidermis kann die im Wundgrund verbliebene Allodermis dann mit den kultivierten epidermalen Transplantaten gedeckt werden und stellt somit die dringend benötigte dermale Anheftungsstruktur zur Verfügung. Bis jetzt veröffentliche Studien belegen, dass durch Anwendung dieser

Tabelle 1

Material	Produktname	Hersteller
Kollagengel + kult. allog. HuK + allog. HuFi	ApligrafTM (earlier name: GraftskinTM)	Organogenesis, Canton, MA, USA
Kult. autol HuK	EpicellTM	Genzyme Biosurgery, Cambridge, MA, USA
PGA/PLA + ECMP DARF	Transcyte TM	Advanced Tissue LaJolla, CA, USA
Kollagen GAGSilikonfolie	IntegraTM	Integra LifeScience, Plainsborough, NJ, USA
Azelluläre Dermis	AlloDerm TM	Lifecell Corporation, Branchberg, NJ, USA
HAM + kult. HuK	Laserskin TM	Fidia Advanced Biopolymers, Padua, Italien
PGA/PLA + allog. HuFi	Dermagraft TM	Advanced Tissue Sciences, LaJolla, CA, USA
Kollagen + allog HuFi + allog HuK	OrcelTM	Ortec International, Inc., New York, NY, USA
Fibrinkleber + kult. autol HuK	Bioseed TM	Früher: BioTissue Technologies, Freiburg, Deutschland (derzeit nicht mehr erhältlich)
PEO/PBT + autol. HuFi + kult autol HuK	Polyactive TM	HC Implants, USA
HAM + HuFi	Hyalograft 3DTM	Fidia Advanced Biopolymers, Padua, Italien
Silikon + Nylonnetz + Kollagen	BiobraneTM	Dow HickhamlBertek Pharmac., Sugar Land, Tx, USA

Technik deutlich verbesserte »Take«-Raten und qualitative verbesserte biomechanische Ergebnisse erzielt werden können [50, 109–113].

12.2 Zell-Suspensionen

Wie bereits einleitend erwähnt, konnte von Mangold 1895 erstmalig erfolgreich in autologem Wundserum suspendierte, abgeschabte Kerationzyten transplantieren [6]. Dennoch konnte sich diese Technik auch nach Einführung und Optimierung der Zellamplifikation mittels Kultivierung nicht durchsetzen, da es an einer geeigneten Trägersubstanz mangelte.

Hunyadi et al. waren die ersten, die trypsinierte, nicht kultivierte Keratinozyten in Fibrinkleber suspendierten und damit erfolgreich chronische Wunden behandeln konnten [114]. Als Teil der Gerinnungskaskade spielt Fibrin eine entscheidende Rolle, u. a. auch in der Wundheilung. Ebenso wurde die erfolgreiche Fixierung von Spalthauttransplantaten sowie deren besseres Einheilen durch Applikation von Fib-

Tabelle 2

I	**Autologe kultivierte humane Keratinozyten**
1	**Autologe epidermale »Sheet«-Transplantate (»sheet grafts« = Goldstandard)**
2	**In-vitro kultivierte und konstruierte dermo-epidermale autologe Transplantate**
2.1	Keratinozyten auf Kollagengel + Fibroblasten
2.2	Keratinozyten »Sheets« + Kollagen-Glykosaminoglykan-Membran +Fibroblasten
2.3	Keratinozyten »Sheets« auf Fibringel-Layer
2.4	Keratinozyten »Sheets« auf azellulärer Schweinedermis
2.5	Keratinozyten »Sheets« auf azellulärer humaner Dermis
2.6	Keratinozyten auf bovinen oder equinen Kollagenmatrizes
2.7	Keratinozyten »Sheets« auf mikroperforierten Hyaluronsäuremembranen
2.8	Keratinozyten »Sheets« auf Kollagen + Chondroitin-6-Sulfat mit Silikonmembrane-Abdeckung (»living skin equivalent«)
3	**Kombination allogener Dermis (in vivo) mit epidermalen «Sheets«**
4	**Nicht-konfluente Keratinozytensuspensionen**
	- als Spray suspendiert in Salz-Lösungen
	- als Spray oder Clots suspendiert in einer Fibrinmatrix
4.1	Exklusiv
4.2	In klinischer Kombination mit frischer oder konservierter allogener Haut
4.4	Als nicht konfluente Keratinozyten-Monolayer inkubiert auf equinen oder bovinen Kollagenmatrizes oder auf Hyaluronsäuremembranen
4.6	In Kombination mit Kollagen-beschichtetem Nylon auf Silikonträger
4.7	Nicht kultivierte dissoziierte Keratinozyten
4.8	Kultivierte/unkultivierte Haarfolikelzellen (isoliert aus gezupften Haarfolikeln)
5	**Dreidimensionale Zell-»Cluster«-Kulturen (Sphärozyten)**
5.1	Kultiviert auf Mikrosphären-Trägersystemen (experimentell: Dextran, Kollagen, Hyaluronsäure)
5.2	Mit Zellen inkubierte Mikrosphären + allogene Transplantate/Biomaterialien
II	**Allogene Keratinozyten**
	Allogene Keratinozyten
6.1	Keratinozyten – »Sheets« – (zur temporären Wunddeckung)
6.2	Allogene Keratinozytensuspensionen (experimentell)
6.3	Syngene-allogene Keratinozyten
	In-vitro konstruierte, zusammengesetzte dermo-epidermale Transplantate (»Composites«/Analoga)
6.4	Keratinozyten und Fibroblasten (Kollagenmatrizes)

rinkleber demonstriert [6, 10, 59, 110, 115]. Experimente anderer Untersucher konnten zeigen, dass Fibrin weder zu einer klonalen Konversion noch zu einem Verlust epidermaler Stammzellen führt. Ferner hat die Substanz keinen Effekt auf die klonogenen Eigenschaften sowie Wachstums- und Proliferationsraten. Nach Transplantation auf exzidierte drittgradige Verbrennungen heilen in Fibrinkleber suspendierte Keratinozyten mit hohem »Take« ein. Diese Ergebnisse sind reproduzierbar und bei gleichzeitiger Übertransplantation mit gemeshter allogener Haut biomechanisch stabil. Verglichen mit CEAs ist die Methode billiger, einfacher zu handhaben und schneller verfügbar. Das als biologischer Verband dienende Fremdhauttransplantat verhindert nicht nur ein Abschwimmen der Zellen nach einsetzender Lyse des Fibrinklottes, sondern verhindert auch gleichzeitig deren Austrocknung. Die allogene Haut zeigt initial Anzeichen einer Revaskularisation und beginnt nach 12 bis 14 Tagen die Epidermis im Sinne einer Immunreaktion abzustoßen.

Der Einsatz allogener Keratinozyten-Suspensionen zielt vor allem auf die Ausnutzung der parakrin-sezernierenden Aktivität der Zellen. In oberflächlich zweitgradig verbrannten Arealen kann so die Reepithelisierung aus den verbliebenen Hautanhangsgebilden stimuliert und die Zeit bis zur Abheilung verkürzt werden. Gleiches gilt für Spalthautentnahmeareale, wo diese Einsatzmöglichkeit der allogenen Zellen eine schnellere Wiederverfügbarkeit der Spenderareale sicherstellen soll.

12.3 Membran-Zell-Transplantate

Der Einsatz von bioverträglichen Materialien als Träger für kultivierte Zellen zur Deckung von Brandwunden hat sich im klinischen Einsatz nicht durchgesetzt. Obwohl mehrere Membranen experimentell sowohl in vitro als auch in vivo gute Ergebnisse gezeigt haben, bleibt eine klinische Weiterentwicklung derzeit fraglich [49, 50, 89]. Der Vorteil dieser Methode ist vor allem in einer verbesserten mechanischen Handhabung sowohl während der Herstellung als auch bei der Applikation zu sehen.

12.4 Kultivierte Zellen auf alloplastischen oder gemischt synthetisch-biologischen Trägern

Die Kombination kultivierter autologer Keratinozyten mit verschiedenen alloplastischen Materialien als dermale Regenerationsmatrizes ist von verschiedenen Gruppen untersucht worden.

1989 stellten Yannas und Burke ein Hautäquivalent durch Zentrifugation primär trypsinierter Keratinozyten und Fibroblasten in eine Kollagen-Glykosaminoglykan-Matrix (C-GAG) her, welche nach Transplantation auf Meerschweinchen komplett einheilte. Obwohl vielversprechend, konnte sich dieser Ansatz aufgrund verschiedener Regularien sowie der schwierigen Herstellung nicht durchsetzen.
Eine Alternative dazu stellt die Verwendung einer bilaminären Membran mit dermaler Komponente sowie einer sie bedeckenden Silikonmembran als temporärer epidermaler Ersatz dar (Integra®). Aufgrund ihrer Porosität erlaubt die dermale Komponente sowohl das Einwachsen von Wundgrund-ständigen Fibroblasten als auch eine Rekapillarisierung durch einsproßende Gefäße aus der zu deckenden Wunde. Unter diesen Vorgängen kommt es zu einem Umbau der Ersatzmatrix durch die eingewanderten Fibroblasten [99, 104] mit konsekutiver Rekonstitution eines vitalen dermalen Compound in vivo, welcher nach Entfernung der temporären Kunstepidermis entweder mit dünner Spalthaut oder CEAs [76] gedeckt werden kann. Neuere Studien zeigen, dass das Intervall, welches zur Einheilung der dermalen Komponente benötigt wird, durch Einsatz der Vakuumversiegelung (VAC®) deutlich beschleunigt und in Bezug auf die Take-Rate entscheidend verbessert werden kann.

Ein weiterer Ansatz ist die Transplantation präkonfluenter nicht Kontakt-inhibierter Keratinozytenmonolayer inkubiert auf Polymermembranen oder Polyurethan (Membran-Zell-Konstrukte). Diese sind nach nur kurzem Kulturintervall verfügbar und rekonstituieren, nach Deckung der exzidierten Verbrennungswunde, die Neoepidermis in vivo (Abb. 7, 8).

13 Zusammenfassung

Festzuhalten bleibt, dass die kultivierten Hautersatzprodukte derzeit einen Hoffnungsschimmer für die zukünftige Behandlung insbesondere ausgedehnter Verbrennungen darstellen, heute bereits lebensrettend wirken können, jedoch noch so verbessert werden müssen, dass sie in Zukunft die Qualität von Spalthaut- oder sogar Vollhauttransplantaten erreichen können. Bis dieses Ziel erreicht ist, werden gemischte ein- oder mehrzeitige Vefahren, wie sie derzeit mittels temporärer Fremdhauttransplantation und gleichzeitiger oder zweizeitiger Transplantation von autologen expandierten oder zellkultivierten Transplantaten bereits mit gutem klinischen Erfolg eingesetzt werden, für die Akutbehandlung schwer brandverletzter Menschen weiterentwickelt werden und zum Einsatz kommen. Die Erkenntnisse aus der Zellkulturforschung und dem Tissue Engineering helfen dabei bereits heute, die konventionellen Techniken zu unterstützen und weiter zu verbessern.

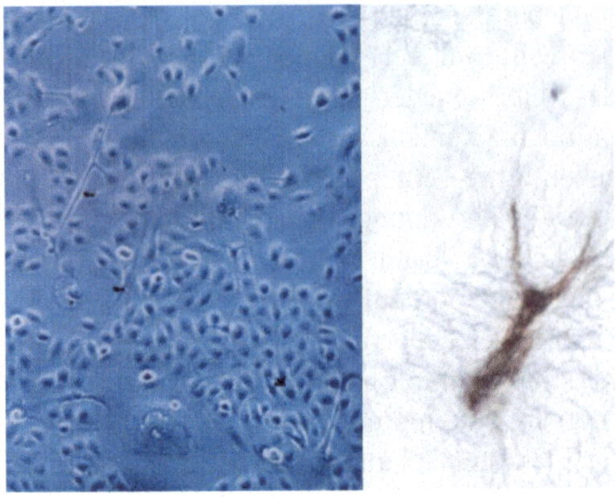

Abb. 8 Links subkonfluente Kerationzytenkultur (k) mit einzelnen Fibroblasten (f) und rechts Darstellung eines Melanozyten in Zellkultur

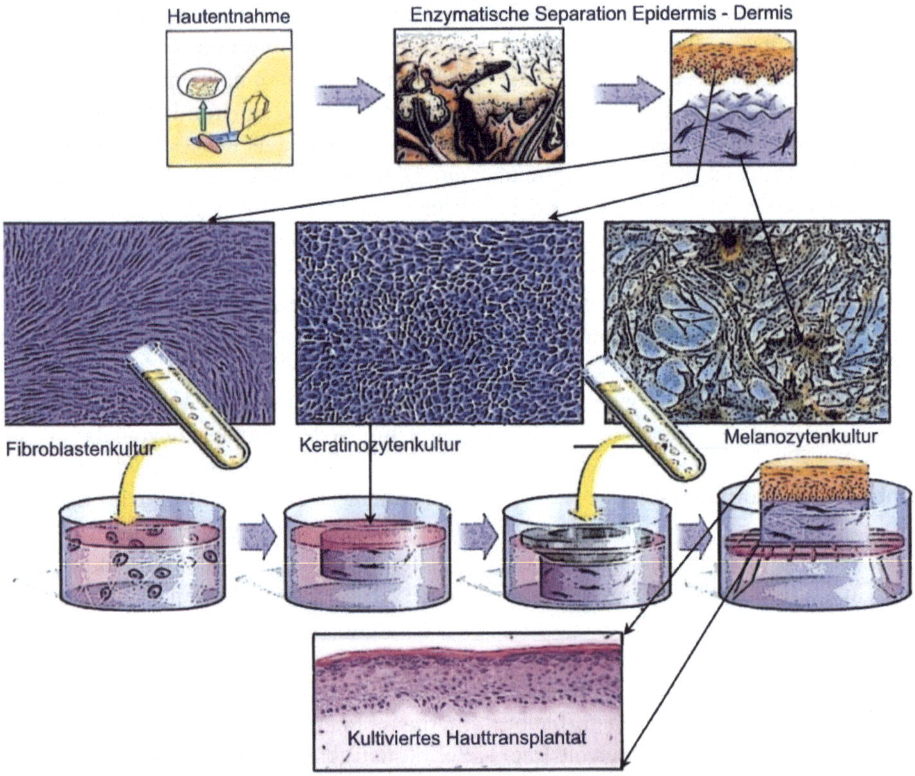

Abb. 7 Schema der Herstellung von Tissue Engineering Hautersatz durch Zellkulturen von Fibroblasten, Keratinozyten und Melanozyten in gemischten Kulturen, die dann als Hautersatz transplantiert werden können. Die im Labor in Anlehnung an die natürliche Hautstruktur ersonnenen Verfahren mit vorheriger Züchtung und Zusammenführung der verschiedenen Komponenten zu einem hautähnlichen Ersatzprodukt haben sich bisher aber im klinischen Einsatz wegen vielfältiger technischer Probleme noch nicht permanent durchgesetzt

Literatur

[1] Bünger C (1823) Gelungener Versuch einer Nasenbildung aus einem völlig getrennten Hautstück aus dem Beine. J Chir Augenheilkd 4: 569–573

[2] Reverdin JL (1969) Greffe epidermique. Bulletin de la Societe Imperiale de Chirurgie de Paris 10: 511–514

3] Braun W (1920) Zur Technik der Hautpfropfung. Zentralbl Chir 47: 1355–1361

[4] Ollier L (1872) Sur le greffes cutanees ou autoplatiques. Bull Acad Med 1: 243–256

[5] Thiersch C (1874) Ueber die feineren anatomischen Veränderungen bei Aufheilung von Haut auf Granulationen. Langenbecks Arch Klin Chir 17: 318–324

[6] Mangoldt F (1895) Die Epithelsaat zum Verschluß einer großen Wundfläche. Med Wochenschr 21: 798–803

[7] Mir Y, Mir L (1950) The gauze technique in skin grafting; a quick method in applying dermatome grafts. Plast Reconstr Surg 5: 91–96

[8] Janzekovic Z (1970) A new concept in the early excision and immediate grafting of burns. J Trauma 10: 1103–1108

[9] Fisher JC (1984) Skin – the ultimate solution for the burn wound. N Engl J Med 311: 466–467

[10] Alexander JW, MacMillan BG, Law E, Kittur DS (1981) Treatment of severe burns with widely meshed skin autograft and meshed skin allograft overlay. J Trauma. 21: 433–438

[11] Pallua N, Machens HG, Becker M, Berger A (1996) [Surgical prevention of post-traumatic infection by immediate necrectomy of burn wounds]. Langenbecks Arch Chir Suppl Kongressbd 113: 1144–1148

[12] Gabarro P (1943) A new method of grafting. BMJ 1: 723

[13] Mac Millan B, Altemeier W (1962) Massive excision of the extensive burn. Research in burns. Am Inst Biol Siences 9: 331

[14] Tanner JC, Jr., Vandeput J, Olley JF (1964) The mesh skin graft. Plast Reconstr Surg 34: 287–292

[15] Tanner JC, Jr., Shea PC, Jr., Bradley WH, Vandeput JJ (1969) Large-mesh skin grafts. Plast Reconstr Surg 44: 504–506

[16] Burleson R, Eiseman B (1972) Nature of the bond between partial-thickness skin and wound granulations. Surgery 72: 315–322

[17] Adams DC, Ramsey ML (2005) Grafts in dermatologic surgery: review and update on full- and split-thickness skin grafts, free cartilage grafts, and composite grafts. Dermatol Surg 31(8 Pt 2): 1055–1067

[18] Brou J, Vu T, McCauley RL, Herndon DN, Desai MH, Rutan RL, et al (1990) The scalp as a donor site: revisited. J Trauma 30: 579–581

[19] Corps BV (1969) The effect of graft thickness, donor site and graft bed on graft shrinkage in the hooded rat. Br J Plast Surg 22: 125–133

[20] Smahel J, Ganzoni N (1972) The take of mesh graft in experiment. Acta Chir Plast 14: 90–100

[21] Meek CP (1958) Successful microdermagrafting using the Meek-Wall microdermatome. Am J Surg 96: 557–558

[22] Kreis RW, Mackie DP, Vloemans AW, Hermans RP, Hoekstra MJ (1993) Widely expanded postage stamp skin grafts using a modified Meek technique in combination with an allograft overlay. Burns 19: 142–145

[23] Vandeput J, Tanner JC, Jr., Carlisle JD (1966) The ultra postage stamp skin graft. Plast Reconstr Surg 38: 252–254

[24] Chang LY, Yang JY (1998) Clinical experience of postage stamp autograft with porcine skin onlay dressing in extensive burns. Burns 24: 264–269

[25] Bondoc CC, Burke JF (1971) Clinical experience with viable frozen human skin and a frozen skin bank. Ann Surg 174: 371–382

[26] Kreis RW, Hoekstra MJ, Mackie DP, Vloemans AF, Hermans RP (1992) Historical appraisal of the use of skin allografts in the treatment of extensive full skin thickness burns at the Red Cross Hospital Burns Centre, Beverwijk, The Netherlands. Burns 18 [Suppl 2]: S19–S22

[27] Abbott WM, Hembree JS (1970) Absence of antigenicity in freeze-dried skin allografts. Cryobiology 6: 416–418

[28] Hermans RP (1983) The use of human allografts in the treatment of scalds in children. Panminerva Med 25: 155–156

[29] Kreis RW, Vloemans AF, Hoekstra MJ, Mackie DP, Hermans RP (1989) The use of non-viable glycerol-preserved cadaver skin combined with widely expanded autografts in the treatment of extensive third-degree burns. J Trauma 29: 51–54

[30] Achauer BM, Hewitt CW, Black KS, Martinez SE, Waxman KS, Ott RA, et al (1986) Long-term skin allograft survival after short-term cyclosporin treatment in a patient with massive burns. Lancet 1(8471): 14–15

[31] Takiuchi I, Higuchi D, Sei Y, Nakajima T (1982) Histological identification of prolonged survival of a skin allograft on an extensively burned patient. Burns Incl Therm Inj 8: 164–167

[32] Hafemann B, Frese C, Kistler D, Hettich R (1989) Intermingled skin grafts with in vitro cultured keratinocytes – experiments with rats. Burns 15: 233–238

[33] Phillips A, Clarke J (1991) The use of intermingled autograft and parental allograft skin in the treatment of major burns in children. Br J Plast Surg 44: 608

[34] Alsbjörn B, Sýrensen B (1985) Grafting with epidermal Langerhans cell depressed cadaver split skin. Burns 11: 259

[35] Burke JF, May JW, Jr., Albright N, Quinby WC, Russell PS (1974) Temporary skin transplantation and immunosuppression for extensive burns. N Engl J Med 290: 269–271

[36] Burke JF, Quinby WC, Bondoc CC, Cosimi AB, Russell PS, Szyfelbein SK (1975) Immunosuppression and temporary skin transplantation in the treatment of massive third degree burns. Ann Surg 182: 183–197

[37] Hewitt CW, Black KS, Stenger JA, Go C, Achauer BM, Martin DC (1988) Comparison of kidney, composite tissue, and skin allograft survival in rats prolonged by donor blood and concomitant limited cyclosporine. Transplant Proc 20 [Suppl 3]: 1110–1113

[38] Hewitt CW, Black KS, Harman JC, Beko KR, 2nd, Lee HS, Patel AP, et al (1990) Partial tolerance in rat renal allograft recipients following multiple blood transfusions and concomitant cyclosporine. Transplantation 49: 194–198

[39] Frame JD, Sanders R, Goodacre TE, Morgan BD (1989) The fate of meshed allograft skin in burned patients using cyclosporin immunosuppression. Br J Plast Surg 42: 27–34

[40] Kanitakis J, Ramirez-Bosca A, Haftek M, Thivolet J (1990) Histological and ultrastructural effects of cyclosporin A on normal human skin xenografted on to nude mice. Virchows Arch A Pathol Anat Histopathol 416: 505–511

[41] Bromberg BE, Song IC, Mohn MP (195) The use of pig skin as a temporary biological dressing. Plast Reconstr Surg 36: 80–90

[42] Ding YL, Pu SS, Wu DZ, Ma C, Pan ZL, Lu X, et al (1983) Clinical and histological observations on the application of intermingled auto- and porcine-skin heterografts in third degree burns. Burns Incl Therm Inj 9: 381–386
[43] Min J, Yang GF (1981) [Clinical and histological observations on intermingled pig skin and auto-skin transplantation in burns (authors' transl)]. Zhonghua Wai Ke Za Zhi 19: 43–45
[44] Yang ZJ (1981) Treatment of extensive third degree burns. A Chinese concept. Rev Med Chir Soc Med Nat Iasi 85: 69–74
[45] Baumer F, Henrich HA, Bonfig R, Kossen DJ, Romen W (1986) [Surgical treatment of 3d degree burns with mixed homologous/autologous and heterologous/autologous full-thickness skin grafts. Comparison of results with native and frozen homologous and heterologous tissues in animal experiments]. Zentralbl Chir 111: 426–430
[46] Jackson D (1954) A clinical study of the use of skin homografts for burns. Br J Plast Surg 7: 26–43
[47] Converse JM, Rapaport FT (1956) The vascularization of skin autografts and homografts; an experimental study in man. Ann Surg 143: 306–315
[48] Toranto IR, Sayler KE, Myers MB (1974) Vascularization of porcine skin heterografts. Plast Reconstr Surg 54: 195–200
[49] Herndon DN, Rutan RL (1992) Comparison of cultured epidermal autograft and massive excision with serial autografting plus homograft overlay. J Burn Care Rehabil 13: 154–157
[50] Horch R, Stark GB, Kopp J, Spilker G (1994) Cologne Burn Centre experiences with glycerol-preserved allogeneic skin: Part I: Clinical experiences and histological findings (overgraft and sandwich technique). Burns 20 [Suppl 1]: S23–S26
[51] Sawada Y (1985) Survival of an extensively burned child following use of fragments of autograft skin overlain with meshed allograft skin. Burns Incl Therm Inj 11: 429–433
[52] Sawada Y (1989) Buried chip skin grafting for treatment of perianal burns. Burns Incl Therm Inj 15: 36–38
[53] Ming-Liang Z, Chang-Yeh W, Zhi-De C (1986) Microskin grafting II. Clinical report. Burns 12: 544
[54] Zhang ML, Chang ZD, Han X, Zhu M (1986) Microskin grafting. I. Animal experiments. Burns Incl Therm Inj 12: 540–543
[55] Zhang ML, Wang CY, Chang ZD, Cao DX, Han X (1986) Microskin grafting. II. Clinical report. Burns Incl Therm Inj 12: 544–548
[56] Lin SD, Lai CS, Chou CK, Tsai CW (1992) Microskin grafting of rabbit skin wounds with Biobrane overlay. Burns 18: 390–434
[57] Lin SD, Lai CS, Chou CK, Tsai CW, Wu KF, Chang CW (1992) Microskin autograft with pigskin xenograft overlay: a preliminary report of studies on patients. Burns 18: 321–325
[58] O'Conner N, Mulliken J, Banks-Schlegel S, Kehinde O, Green H (1981) Grafting of burns with cultured epithelium prepared from autologous epidermal cells. Lancet 1: 75–78
[59] Hefton JM, Madden MR, Finkelstein JL, Shires GT (1983) Grafting of burn patients with allografts of cultured epidermal cells. Lancet 2(8347): 428–430
[60] Gallico GG, 3rd, O'Connor NE, Compton CC, Kehinde O, Green H (1984) Permanent coverage of large burn wounds with autologous cultured human epithelium. N Engl J Med 311: 448–451
[61] Madden MR, Finkelstein JL, Staiano-Coico L, Goodwin CW, Shires GT, Nolan EE, et al (1986) Grafting of cultured allogeneic epidermis on second- and third-degree burn wounds on 26 patients. J Trauma 26: 955–962
[62] Eldad A, Burt A, Clarke JA, Gusterson B (1987) Cultured epithelium as a skin substitute. Burns Incl Therm Inj 13: 173–180
[63] Teepe RG, Kreis RW, Hoekstra MJ, Ponec M (1987) [Permanent wound cover using cultured autologous epidermis transplants: a new treatment method for patients with severe burns]. Ned Tijdschr Geneeskd 131: 946–951
[64] Aubock J (1988) [Skin replacement with cultured keratinocytes]. Z Hautkr 63: 565–567
[65] Aubock J, Irschick E, Romani N, Kompatscher P, Hopfl R, Herold M, et al (1988) Rejection, after a slightly prolonged survival time, of Langerhans cell-free allogeneic cultured epidermis used for wound coverage in humans. Transplantation 45: 730–737
[66] Ljunggren C (1898) Von der Fähigkeit des Hautepithels ausserhalb des Organismus sein Leben zu behalten, mit Berücksichtigung der Transplantation. Dtsch Z Chir 47: 608–615
[67] Carrel A, Burrows M (1919) Cultivation of adult tissues and organs outside of the body. JAMA 55: 1379–1381
[68] Hadda S (1912) Aus der chirurg. Abteilung des israelitischen Krankenhauses zu Breslau: Die Kultur lebender Körperzellen. Berl Klin Wschr 49: 11
[69] Kreibich K (1914) Aus der deutschen dermatologischen Klinik in Prag: Kultur erwachsener Haut auf festem Nährboden. Arch Dermatol Syph 120: 168–176
[70] Waymouth C (1965) Construction and use of synthetic media. In: Willmer E (ed) Cells and tissues in culture. London, Academic, p 99
[71] Börnstein K (1930) Über Gewebezüchtung menschlicher Haut. Klin Wschr 9: 1119
[72] Pinkus H (1932) Über Gewebekulturen menschlicher Epidermis. Arch Dermatol Syph 165: 53–85
[73] Medawar P (1948) The cultivation of adult mammalian skin epithelium in vitro. Q J Microsc Sci 89: 187
[74] Parshley MS, Simms HS (1950) Cultivation of adult skin epithelial cells (chicken and human) in vitro. Am J Anat 86: 163–189
[75] Lewis S, Pomerat C, Ezell D (1949) Human epidermal cell observed in tissue culture phase-contrast microscope. Anat Rec 104: 487
[76] Flaxman B, Harper R (1975) Primary cell culture for biochemical studies of human keratinocytes. Br J Dermatol 92: 305
[77] Flaxman BA, Harper RA (1975) Primary cell culture for biochemical studies of human keratinocytes. A method for production of very large numbers of cells without the necessity of subculturing techniques. Br J Dermatol 92: 305–309
[78] Blocker TG, Jr., Pomerat CM, Lewis SR (1950) Research opportunities with the use of cultures of living skin. Plast Reconstr Surg 5: 283–288
[79] Bassett CA, Evans VJ, Earle WR (1956) Characteristics and potentials of long term cultures of human skin. Plast Reconstr Surg 17: 421–429
[80] Medawar P (1948) Tests by tissue culture methods on the nature and immunity to transplanted skin. Q J Microsc Sci 89: 239
[81] Moscona A (1961) Rotation-mediated histogenetic aggregation of dissociated cells. A quantifiable approach to cell interactions in vitro. Exp Cell Res 22: 455–475

[82] Karasek MA (1968) Growth and differentiation of transplanted epithelial cell cultures. J Invest Dermatol 51: 247–252
[83] Igel HJ, Freeman AE, Boeckman CR, Kleinfeld KL (1974) A new method for covering large surface area wounds with autografts. II. Surgical application of tissue culture expanded rabbit-skin autografts. Arch Surg 108: 724–729
[84] Freeman AE, Igel HJ, Herrman BJ, Kleinfeld KL (1976) Growth and characterization of human skin epithelial cell cultures. In Vitro 12: 352–362
[85] Rheinwald JG, Green H(1975) Serial cultivation of strains of human epidermal keratinocytes: the formation of keratinizing colonies from single cells. Cell 6: 331–343
[86] Rheinwald JG, Green H (1975) Formation of a keratinizing epithelium in culture by a cloned cell line derived from a teratoma. Cell 6: 317–330
[87] Medawar P (1941) Sheets of pure epidermal epithelium from human skin. Nature 148: 783
[88] Billingham RE, Reynolds J (1952) Transplantation studies on sheets of pure epidermal epithelium and on epidermal cell suspensions. Br J Plast Surg 5: 25–36
[89] Perry VP, Evans VJ, Earle WR, Hyatt GW, Bedell WC (1956) Long-term tissue culture of human skin. Am J Hyg 63: 52–58
[90] Wheeler CE, Canby CM, Cawley EP (1957) Long-term tissue culture of epithelial-like cells from human skin. J Invest Dermatol 29: 383–391; discussion 91–92
[91] Cruickshank CN, Cooper JR, Hooper C (1960) The cultivation of cells from adult epidermis. J Invest Dermatol 34: 339–342
[92] Prunieras M, Mathivon MF, Leung TK, Gazzolo L (1965) [Euploid Culture of Adult Epidermal Cells in Monocellular Layers.]. Ann Inst Pasteur (Paris). 108: 149–165
[93] Constable H, Cooper JR, Cruickshank CN, Mann PR (1974) Keratinization in dispersed cell cultures of adult guinea-pig ear skin. Br J Dermatol 91: 39–48
[94] Karasek MA, Charlton ME (1971) Growth of postembryonic skin epithelial cells on collagen gels. J Invest Dermatol 56: 205–210
[95] Cohen S (1962) Isolation of a mouse submaxillary gland protein accelerating incisor eruption and eyelid opening in the new-born animal. J Biol Chem 237: 1555–1562
[96] Cohen S (1965) The stimulation of epidermal proliferation by a specific protein (EGF). Dev Biol 12: 394–407
[97] Green H, Kehinde O, Thomas J (1979) Growth of cultured human epidermal cells into multiple epithelia suitable for grafting. Proc Natl Acad Sci USA 76: 5665–5668
[98] Cuono C, Langdon R, McGuire J (1986) Use of cultured epidermal autografts and dermal allografts as skin replacement after burn injury. Lancet 1(8490): 1123–1124
[99] Hennings H, Michael D, Cheng C, Steinert P, Holbrook K, Yuspa SH (1980) Calcium regulation of growth and differentiation of mouse epidermal cells in culture. Cell 19: 245–254
[100] Yuspa SH, Koehler B, Kulesz-Martin M, Hennings H (1981) Clonal growth of mouse epidermal cells in medium with reduced calcium concentration. J Invest Dermatol 76: 144–146
[101] Barnes D, Sato G (1980) Methods for growth of cultured cells in serum-free medium. Anal Biochem 102: 255–270
[102] Shipley GD, Ham RG (1981) Improved medium and culture conditions for clonal growth with minimal serum protein and for enhanced serum-free survival of Swiss 3T3 cells. In Vitro 17: 656–670
[103] Tsao MC, Walthall BJ, Ham RG (1982) Clonal growth of normal human epidermal keratinocytes in a defined medium. J Cell Physiol 110: 219–229
[104] Wille JJ, Jr., Pittelkow MR, Shipley GD, Scott RE (1984) Integrated control of growth and differentiation of normal human prokeratinocytes cultured in serum-free medium: clonal analyses, growth kinetics, and cell cycle studies. J Cell Physiol 121: 31–44
[105] Kopp J, Jeschke MG, Bach AD, Kneser U, Horch RE (2004) Applied tissue engineering in the closure of severe burns and chronic wounds using cultured human autologous keratinocytes in a natural fibrin matrix. Cell Tissue Bank 5: 89–96
[106] Yasushi F, Koichi U, Yuka O, Kentaro K, Hiromichi M, Yoshimitsu K (2004) Treatment with autologous cultured dermal substitutes (CDS) for burn scar contracture in children. Wound Repair Regen 12: A11
[107] Freising C, Horch R (2001) Clinical results of cultivated keratinocyzes to treat burn injuries – a metaanalysis. In: Achauer B (ed) Cultured human keratinocytes and tissue engineered skin substitutes. Thieme, Stuttgart, pp 220–226
[108] Woodley DT, Peterson HD, Herzog SR, Stricklin GP, Burgeson RE, Briggaman RA, et al (1988) Burn wounds resurfaced by cultured epidermal autografts show abnormal reconstitution of anchoring fibrils. Jama 259: 2566–2571
[109] Horch RE, Stark G, Spilker G (1994) Treatment of perianal burns with submerged skin particles. Zentralbl Chir 119: 722–725
[110] Horch RE, Corbei O, Formanek-Corbei B, Brand-Saberi B, Vanscheidt W, Stark G (1998) Reconstitution of basement membrane after »sandwich-technique« skin grafting for severe burns demonstrated by immunohistochemistry. J Burn Care Rehabil 19: 189–202
[111] Horch RE, Jeschke MG, Spilker G, Herndon DN, Kopp J (2005) Treatment of second degree facial burns with allografts – preliminary results. Burns 31: 597–602
[112] Munster AM, Smith-Meek M, Shalom A (2001) Acellular allograft dermal matrix: immediate or delayed epidermal coverage? Burns 27: 150–153
[113] Ronfard V, Rives JM, Neveux Y, Carsin H, Barrandon Y (2000) Long-term regeneration of human epidermis on third degree burns transplanted with autologous cultured epithelium grown on a fibrin matrix. Transplantation 70: 1588–1598
[114] Hunyadi J, Farkas B, Bertenyi C, Olah J, Dobozy A (1987) Keratinocyte grafting: covering of skin defects by separated autologous keratinocytes in a fibrin net. J Invest Dermatol 89: 119–120
[115] Altmeppen J, Hansen E, Bonnlander GL, Horch RE, Jeschke MG (2004) Composition and characteristics of an autologous thrombocyte gel. J Surg Res 117: 202–207

Infektionen bei Brandverletzten

Gerd G. Gauglitz, David N. Herndon, Lars-Peter Kamolz, Marc G. Jeschke

1 Einleitung

Infektionen zählen zu den häufigsten Todesursachen bei Brandverletzten. Bei Patienten mit Verbrennungen im Ausmaß von mehr als 40 % der Körperoberfläche (Total Body Surface – TBSA) ist die Todesursache in 75 % der Fälle eine Infektion [1]. Durch viele Faktoren beeinflusst gestalten sich die Diagnose und die Behandlung von Infektionen bei Brandverletzten besonders schwierig. Brandverletzungen stellen die extremste Form von traumatischen Verletzungen dar und sind daher Ursache für gravierende Veränderungen in den Abwehrmechanismen und der Immunfunktion der Opfer. Durch diese Veränderungen ist der Brandverletzte besonders anfällig für Infektionen.

Die Wahrscheinlichkeit einer Infektion hängt von einer Reihe von Faktoren ab, wie z. B. Alter des Patienten, Immunstatus, Umfang und Schwere der Verletzung. Zusätzlich spielen aber auch mikrobielle Faktoren, wie z. B. Art und Anzahl der Organismen eine wichtige Rolle. Die Klassifizierung von Infektionen bei Brandverletzten kann aufgrund der verursachenden Organismen, der Tiefe des Eindringens und der Gewebsreaktion erfolgen. Das diagnostische und therapeutische Vorgehen basiert auf einem umfassenden Verständnis der Pathophysiologie der Brandverletzung und der Pathogenese der verschiedenen Arten von Infektionen bei Brandverletzten.

2 Klinische Behandlungsstrategien

Viele der charakteristischen klinischen Anzeichen von Infektionen erweisen sich an einem Brandverletzten-Zentrum häufig als nicht unbedingt verlässlich, da die typischen Symptome auch ohne eine tatsächlich zugrunde liegende Infektion auftreten können. Fortschritte bei der Intensivbehandlung haben dazu beigetragen, die Mortalität nach Brandverletzungen deutlich zu senken. ***Infektionen treten bei Schwerbrandverletzten jedoch immer noch häufig auf und sind die Ursache für hohe Morbidität und Mortalität.***

Bei der Behandlung und dem Vermeiden von Infektionen bei Brandverletzten bildet das aggressive frühe chirurgische Débridement von abgestorbenem und infiziertem Gewebe noch immer den Grundstein einer erfolgreichen Behandlung. Leider werden die Brandwunden der Patienten sehr rasch von Keimen besiedelt und die Infektionsherde müssen schnell identifiziert und mittels einer geeigneten Therapie behandelt werden. Die Wahl der Therapie hängt auch im entscheidenden Maß von dem Ausmaß ab. Entscheidend ist hier v. a. die Feststellung, ob es sich lediglich um eine Kolonisation oder um eine Infektion handelt. Weitere potentielle Herde einer invasiven Infektion können neben der Wunde die Atemwege, die Lungen, der Magen-Darm-Trakt, die Harnwege und die Zentralvenenkatheter sein. Wenn sich eine Infektion erst einmal im Blutkreislauf ausgebreitet hat, ist sie oft nur mehr sehr schwer einzudämmen. Eine traditionelle Vorgehensweise würde einen anfänglich hochdosierten Einsatz von Antibiotika bei den ersten Anzeichen einer Infektion bedeuten. Brandverletzungen stellen da eine besondere Situation dar, die eine aggressivere Behandlung notwendig machen kann. Neue Stämme multiresistenter Organismen sind eine allgegenwärtige Gefahr auf Verbrennungsstationen und eine Monotherapie mittels konventionellen antimikrobiellen Wirkstoffen kann bei einigen Infektionen nicht ausreichend sein.

Zeitlich bedingte Veränderungen der vorherrschenden Flora in der Verbrennungswunde von grampositiv zu gramnegativ zeigen einen typischen Verlauf. Die Behandlung mit zwei oder mehr Wirkstoffen wird bei der Behandlung dieser invasiven Infektionen immer notwendiger. Selektion und Verbreitung von Resistenzmechanismen erhöhen die Wahrscheinlichkeit einer Kolonisierung der Verbrennungswunde durch resistente Arten, wie z. B. *Pseudomonas aeruginosa*. ***Durch eine frühzeitige Exzision der Wunde und entsprechende Lokaltherapie konnte das Auftreten von invasiven Infektionen drastisch reduziert werden. Bei einzelnen Patienten – üblicherweise jenen mit großflächigen Verbrennungen, bei denen ein Wundverschluss schwierig ist – können daher dennoch eine Vielzahl von Infektionen auftreten. Daher muss die gesamte Verbrennungswunde regelmäßig (bei Bedarf auch täglich) vom behandelnden Chirurgen beurteilt werden.*** Jegliche Veränderung im Aussehen der Wunde, mit oder ohne entsprechende klinische Veränderung, sollte mittels Biopsie und Abstrich überprüft werden. Quantitative Kulturen können vorherrschende Organismen identifizieren, sind jedoch bei einer Diagnose von invasiver Infektion der Brandwunde nicht anwendbar. Die einzige verlässliche Methode, eine Wundkolonisierung von einer invasiven Infektion zu unterscheiden, ist eine histologische Untersuchung der Biopsieprobe, bei der man die Phasen des invasiven Prozesses identifizieren kann. Die Identifizierung der histologischen Veränderungen, die charakteristisch für bakterielle, fungale und virale Infektionen sind, ermöglicht die Auswahl einer geeigneten Therapie. ***Die Diagnose einer invasiven Infektion erfordert eine Änderung sowohl der lokalen als auch der systemischen Therapie und im gegebenen Fall sofortiges chirurgisches Entfernen des infizierten Gewebes.*** Selbst nach der Heilung oder Transplantation von großflächigen Brandverletzungen kann es zum Auftreten von oberflächlichen Infekten kommen, die sehr häufig durch *Staphylococcus aureus* hervorgerufen werden. Dies erfordert ein chirurgisches Débridement und entsprechende Lokaltherapie.

Die heutigen Techniken der Versorgung von Brandverletzungen haben zu einer signifikanten Reduzierung des Auftretens von invasiven Infektionen bei Brandverletzungen geführt. Die Organismen, durch die Infektionen hervorgerufen werden, konnten verändert werden, die Zeit zwischen der Verletzung und dem Beginn einer Infektion konnte verlängert werden, die Mortalität, die auf Infektionen zurückzuführen ist, sowie das Auftreten von Infektionen bei Brandverletzten konnten reduziert werden und die Überlebenschancen der Patienten konnten gesteigert werden.

3 Die Pathophysiologie der Brandverletzung

Thermische Verletzungen sind von einer allgemeinen Immunsuppression gekennzeichnet. Die Abwehrmechanismen des Brandverletzten sind beeinträchtigt und die humorale und zelluläre Immunabwehr ist vermindert. Außerdem kommt es durch die Verbrennung zu einer Zerstörung der mechanischen Barriere der Haut. Die Größe bzw. Schwere der Verletzung hängt dabei sowohl von der Temperatur und der Einwirkzeit ab, als auch von Durchblutung und Dicke der betroffenen Haut [2].

Eine Verbrennungswunde wird in drei Zonen eingeteilt: Die Nekrosezone befindet sich im Zentrum, umringt von der Stasezone, daran grent wiederum die Hyperämiezone an, die verstärkte Durchblutung gekennzeichnet ist [3].

Wenn eine normale Hautflora vorliegt, tritt eine invasive Infektion aufgrund einer intakten epithelialen Barriere selten auf. Die Haut hat bakteriostatische Eigenschaften, die den Grad der Kolonisierung normalerweise einschränken. Die lokale Mikroumgebung unterstützt das Wachstum von pathogenen Mikroorganismen nicht. Das ändert sich im Falle einer schweren Brandverletzung jedoch schlagartig. ***Aufgrund der warmen und feuchten Beschaffenheit der Verbrennungswunde können sich Bakterien äußerst gut vermehren. Antimikrobielle Therapie und lokale Wundbehandlung müssen als temporäre Maßnahmen zur Infektionsabwehr betrachtet werden, bis der primäre Defekt behoben wurde und die Haut wieder intakt ist.***

Zusätzlich zu diesen Veränderungen der Abwehrmechanismen entstehen nach einem schweren Verbrennungstrauma besondere Schäden in der humoralen und zellulären Immunabwehr, wie z. B. eingeschränkte Funktionen der natürlichen Killerzellen. Die allgemeine Immunsuppression ist weiters gekennzeichnet durch Veränderungen in der Funktion der B- und T-Zellen.

4 Diagnose und Behandlung von bestimmten Infektionen

4.1 Infektion von Brandwunden

Die Diagnose und die Behandlung von Infektionen basieren auf der frühen Identifizierung einer infizierten Wunde. Die häufigsten lokalen Anzeichen für eine Infektion der Brandwunde sind eine fokale, multifokale oder allgemein dunkelbraune, schwärzliche oder violette Färbung der Wunde [4]. Ein weiteres verlässliches Anzeichen in der Akutphase ist die Änderung einer zweitgradigen Wunde hin zu einer drittgradigen Nekrose oder in der späteren Phase die Entwicklung einer Nekrose an einer Stelle des exzidierten Wundgrundes, deren Gewebe bis dahin gut durchblutet war. Andere Anzeichen für eine Infektion der Verbrennungswunde sind unter anderem Verfärbung der Subkutis, die Präsenz des grünen Pigments Pyoyanin im Unterhautfettgewebe, Ödeme oder violette Färbung von unverbrannter Haut (oder beides) am Wundrand. Lokale Anzeichen, die für eine Infektion der Brandwunde durch Pilze charakteristisch sind, umfassen unter anderem unerwartet rasche Ablösung des Schorfes, wahrscheinlich aufgrund von Fettverflüssigung, und rasche zentrifugale Verbreitung von subkutanen Ödemen mit zentraler ischämischer Nekrose [5]. Vesikuläre Läsionen bei geheilten oder heilenden zweitgradigen Verbrennungen und die Präsenz von verkrusteten, gezackten Wundrändern von zweitgradigen Wunden im Gesicht, besonders jene im nasolabialen Bereich, sind charakteristisch für Infektionen, die durch den Herpes Simplex Virus Typ 1 (HSV-1) hervorgerufen werden [6]. W***enn einmal der klinische Verdacht einer Infektion besteht, ist es unbedingt angezeigt, Kulturen anzulegen.*** Oberflächenkulturen sind für eine Identifizierung der Organismen auf der Wunde und den vorherrschenden Bestandteilen der Wundflora nutzbringend. Selbst quantitative Kulturen sind jedoch nicht in der Lage, eine Kolonisierung der Brandwunde von einer Infektion derselben zu unterscheiden. ***In der täglichen Routine ist die quantitative Bakterienanzahl ein guter Indikator für die Absenz oder Präsenz einer Infektion.*** Bei Wundkulturen, auf denen Organismen mit einer quantitativen Anzahl von mehr als $1x10^5$ Organismen/Gewebegramm wachsen, nimmt man an, dass dies ein Anzeichen eines hohen Risikos für eine Invasion ist [7]. Daher ist, aufgrund der limitierten Möglichkeiten von Kulturen, eine histologische Biopsie das verlässlichste und rascheste Verfahren eine invasive Infektion der Verbrennungswunde zu diagnostizieren. Das charakteristische histologische Anzeichen für eine Infektion der Brandwunde ist die Präsenz von Mikroorganismen in unverbranntem Gewebe. Andere histologische Ergebnisse, die auf eine Infektion der Brandwunde hinweisen, sind die Präsenz von Blutungen in unverbranntem Gewebe, von Thrombosen in kleinen Gefäßen, von ischämischer Nekrose in unverbranntem Gewebe, deutliche entzündliche Veränderungen in unverbranntem Gewebe, dichte Bakterienbesiedelung in der Subkutis (ein Areal von mikrobieller Vermehrung vor der Invasion).

Kann die Kontamination von Wunden niedrig gehalten werden, so führt dies im Allgemeinen zu einer Reduzierung der Häufigkeit und Dauer von septischen Vorfällen, die durch die Wunde hervorgerufen wurden. Dies wird durch eine tägliche Reinigung der Wunde mit entsprechenden Lösungen oder Salben erzielt. Die Reinigung erfolgt entweder durch

Abschwemmen oder durch Eintauchen der Wunde in Reinigungslösungen. In einigen Verbrennungsstationen werden die Patienten in eine Wanne getaucht, um Fragmente und Exsudate, die sich zwischen den Verbandswechseln angesammelt haben, zu entfernen. ***Die gesamte Verbrennungswunde, jene Stellen mit intaktem Schorf und jene Stellen, die exzisiert wurden, und sogar die Stellen, die transplantiert wurden, müssen regelmäßig (im Bedarfsfall einmal täglich) untersucht werden.***

Obwohl Infektionen der Spalthautentnahmestellen selten sind, treten sie häufig bei Patienten mit großflächigen Verbrennungen auf. Daher sollten bei diesen Patienten auch die Spalthautentnahmestellen regelmäßig untersucht werden. Die Untersuchung der Wunde kann am besten zu der Zeit, in der die Wunde täglich gereinigt oder der Verband gewechselt wird, durchgeführt werden, um eine mögliche Infektion im frühestmöglichen Stadium identifizieren zu können, wenn sie noch durch pharmakologische Intervention kontrolliert werden und die Mortalität so reduziert werden kann. ***Obwohl topische antimikrobielle Wirkstoffe bei der Reduktion der Infektionshäufigkeit eine wichtige Rolle spielen, müssen sich Chirurgen bewusst sein, dass eine antimikrobielle Therapie kein Ersatz für aggressives Débridement von großflächig infiziertem und abgestorbenem Gewebe ist.***

Wenn eine Infektion der Verbrennungswunde diagnostiziert wird, wird eine spezielle systemische Antibiotika-Therapie aufgrund der aktuellen Ergebnisse des mikrobiologischen Antibiogramms des einzelnen Patienten durchgeführt. Auch die lokale Wundbehandlung muss dementsprechend angepasst werden.

4.1.1 Oberflächliche Infekte

Bei einer Brandverletzung kann ein bakterieller Infekt durch eine Vielzahl von Organismen verursacht werden. Die häufigsten Verursacher sind dabei β-hämolytische Streptokokken [8]. Unbehandelt breiten sich die entstehenden Läsionen mit unterschiedlicher Geschwindigkeit aus. Es besteht die Möglichkeit einer gesteigerten serösen Exsudation vom Wundgrund aus. Wenn auch ein Hauttransplantat von einer β-hämolytischen Streptokokken-Infektion betroffen ist, kann das Transplantat buchstäblich über Nacht zerstört werden. Dieser Infekt, der sich rasch ausbreitet, sollte v. a. auch topisch behandelt werden. Wenn bestimmte Kulturen und Empfindlichkeitsresultate nicht zur Verfügung stehen, ist die Anwendung eines Breitband-β-Laktamantibiotikums angezeigt [8]. Bei einem entsprechenden Infekt im Bereich der Entnahmestelle sollten die Verbände an der Entnahmestelle entfernt werden und die Wunde, bis sie unter Kontrolle ist, topisch behandelt werden. Sind die Entnahmestellen zu diesem Zeitpunkt aber noch nicht verheilt, können die offenen Stellen einer Transplantation bedürfen. Bei zweitgradigen Defekten ist z. B. auch das Aufbringen eines biologischen Verbandes (Spenderhaut) angezeigt.

4.1.2 Impetigo

Eine andere Form von Infektion der Brandwunde, die nach dem Verschluss der Wunde oder nach dem Transplantieren auftreten kann, ist die Impetigo. Dafür charakteristisch sind multifokale, kleine, oberflächliche Abszesse. Die Folgen dieser Infektion können eine großflächige Zerstörung von ehemals fixierten Hauttransplantaten oder Ulzeration von spontan abgeheilten zweitgradigen Wunden und geheilten Spalthauttransplantat-Entnahmestellen sein. Impetigo ruft kaum systemische Reaktionen hervor, obwohl es zu Fieber und Leukozytose kommen kann. Die Diagnose wird aufgrund des Epithelverluses gestellt und wird von Kulturen bestätigt, die häufig von *Staphylococus aureus* besiedelt werden. Die Behandlung erfolgt durch Öffnung aller Abszesse, einer höchst sorgfältigen Reinigung der infizierten Stellen mit einem chemischen Desinfektionsmittel zweimal täglich, sowie ebenfalls zweimal täglichem Auftragen einer topischen antibakteriellen Salbe, wie z. B. Muopirocin. Eine starke systemische Reaktion kann hingegen bedeuten, dass der Erreger *Staphylococcus* das toxische Schocksyndrom Toxin 1 (TSST-1) produziert. Dies kann durch eine Toxinuntersuchung bestätigt werden und sollte mittels einer intravenösen Gabe von Vancomyzin behandelt werden.

4.1.3 Katheterassoziierte Infektionen

Komplikationen aufgrund von Infektionen bei intravenösen und intraarteriellen Kathetern sind ein gravierendes Problem, unabhängig von ständiger Einhaltung einer aseptischen Insertionstechnik und adäquater Versorgung der Einstichstelle [9]. Verbrennungspatienten scheinen bei einem Prozentsatz von 8–57 % besonders anfällig für infektiöse Komplikationen aufgrund eines Katheters zu sein [10, 11]. »Zentralvenensepsis« rührt von lange Zeit belassenen Zentralvenenkathetern her. ***Eine sorgfältige sterile Technik ist beim Setzen des Katheters von extremer Wichtigkeit, um das Eindringen von potentiellen Keimen zu vermeiden. Die Verwendung von beschichteten Kathetern und die häufige Änderung der Kathetereintrittsstellen konnten zu einer Häufigkeitsreduktion katheterassoziierter Infektionen beitragen*** [12, 13]. Alle Stellen sollten sorgfältig vorbereitet werden und der Arzt sollte vor dem Kathetersetzen entsprechende Kleidung und sterile Handschuhe anlegen. Eine Kathetersepsis kann primär katheterassoziiert sein, wenn der ursprüngliche Infektionsherd der Katheter ist. Sie kann aber auch sekundär sein, wenn die Katheterspitze bakteriell besiedelt ist und sie somit zu einem Nidus für eine dauerhafte Eintrittsstelle der Mikroorganismen ins Blut wird. ***Das Auftreten von Rötung oder einer Entzündung rund um die Einführungsstelle eines ZVKs sollte die Aufmerksamkeit des behandelnden Personals erregen. Es ist jedoch wichtig, darauf hinzuweisen, dass eine Infektion der Katheterspitze auch dann vorliegen kann, wenn die Umgebung der Einführungsstelle unauffällig erscheint.***

Eine wichtige Tatsache, die es zu bedenken gilt, ist, dass Katheter gefäßlose Fremdkörper und daher für mikrobielle Besiedlung anfällig sind. Darüber wie oft ein Katheter gewechselt werden muss, um Infektionen zu vermeiden, herrscht Uneinigkeit. Der Autor bevorzugt einen Wechsel der Zentralvenenkatheter alle 3–5 Tage. ***Wenn der Verdacht auf eine Infektion aufgrund des Katheters besteht, sollte dieser sofort entfernt und die Katheterspitze zur Analyse eingeschickt werden.*** Eine kurze Zeit lang kann eine systemische antimikrobielle Therapie angewendet werden, jedoch sollte sich der Zustand des Patienten schnell bessern, wenn die Infektionsquelle erst einmal entfernt ist.

4.1.4 Harnwegsinfekte

Harnwegsinfekte sind hauptsächlich auf lange andauernde und oft unnötige Kathetersetzungen zurückzuführen. Routineüberprüfungen des Urins von lange Zeit liegenden Kathetern sollten regelmäßig zwei- bis dreimal in der Woche durchgeführt werden. Eine echte Pyelonephritis kommt bei Verbrennungspatienten äußerst selten vor. Eine Infektion der unteren Harnwege kann jedoch dennoch als Folge eines länger liegenden Harnkatheters auftreten. Verdacht auf eine Harnwegsinfektion besteht dann, wenn aus Urinproben mehr als $1x10^5$ Organismen kultiviert werden. Weiße Blutkörperchen und Zellfragmente können ebenfalls durch einen Urinstatus festgestellt werden, was auf eine aktive Infektion hindeutet. Die häufigsten Organismen sind dabei gramnegative Pathogene, wie z. B. *Escherichia coli*. Die geeignete Behandlung besteht aus einer 7–10 Tage andauernden Anwendung mikrobieller Wirkstoffe. Die Präsenz von Kandidose ist oft bedeutungslos, könnte jedoch, besonders wenn Myzele nachgewiesen werden, auf eine aktive Infektion oder Septikämie hindeuten. Eine Infektion durch Candida-Pilze kann mit niedrigen Dosen Amphoterizin B oder Fluconazol gut behandelt werden. Besteht der Verdacht auf Verschlimmerung der Infektion, ist eine aggressivere Behandlung mit über längere Zeit angewendeten systemischen antimikrobiellen Wirkstoffen angezeigt.

4.1.5 Tracheobronchitis

Inhalationstraumata entstehen durch das Einatmen von Verbrennungsrückständen und treten häufig zusammen mit Brandverletzungen auf. Sie stören die mukoziliären Transportmechanismen und machen die Patienten anfällig für Infekte. Außerdem führt eine direkte Verletzung der Zellen im Atmungsepithel zur Bildung von großflächigen fibrinösen Partikeln, die aus entzündlichen Exsudaten und Zellschorf bestehen. Ein erhöhter Blutfluss in den Bronchien führt zu einer höheren Inzidenz an Atemwegsödemen. Da sich nekrotische Ablagerungen ansammeln sowie die Bildung von Atemwegsödemen gesteigert ist, sind die Patienten anfälliger für postobstruktive Atelektasen und Pneumonien. Man darf nicht außer Acht lassen, dass eine Infektion der oberen Atemwege rasch in eine Infektion der unteren Atemwege mit hoher Mortalität übergehen kann. Es hat sich gezeigt, dass eine Pneumonie die Mortalität bei Brandverletzten um 40 % erhöht. ***Außerdem führt die Kombination von Inhalationstrauma und Pneumonie zu einem 60%igem Anstieg der Todesfälle.*** Bei Inhalationstraumata ist das Risiko für eine nosokomiale Pneumonie doppelt so hoch wie bei isolierten Brandverletzungen. Besonders Kinder und ältere Menschen sind aufgrund ihrer Konstitution besonders anfällig für Pneumonien.

4.1.6 Pneumonie

Die Diagnose einer Pneumonie bei schwer Brandverletzten ist außerordentlich problematisch. Während der Akutphase der Verletzung zeigen die Patienten eine hypermetabolische Reaktion. Ein erhöhter Katecholaminspiegel führt seinerseits zu einer hyperdynamischen Zirkulation. Daher sind viele der üblichen Anzeichen und Symptome für eine Pneumonie bei schwer Brandverletzten nicht verlässlich. Fieber, Leukozytose, Tachykardie und Tachypnoe können auch bei nicht vorhandener Pneumonie präsent sein. Eine Sputum-Untersuchung ist nur selten hilfreich, da die Proben oft durch oropharyngeale Flora kontaminiert sind. ***Bei der Entscheidung für eine Sputum-Untersuchung sollten bei der Untersuchung eine Reihe von Kriterien berücksichtigt werden, wie z.B. Farbe, Menge, Konsistenz und Geruch der Probe.*** Eitrig-schleimiges Sputum kommt bei einer bakteriellen Pneumonie oder Bronchitis sehr häufig vor. Knappes oder wässriges Sputum deutet oft auf eine virale oder andere atypische Pneumonie hin. Rostfarbenes Sputum zeigt, dass auch die Lungenbläschen betroffen sind und deutet am häufigsten auf eine Pneumokokken-Pneumonie hin. Dunkelrotes, schleimiges Sputum ist ein Anzeichen für eine Friedländer-Pneumonie, die von Klebsiella pneumoniae, die von einer Schleimkapsel umgeben ist, hervorgerufen wird. Ein faulig riechendes Sputum zeigt gemischte anaerobe Infektionen an, die am häufigsten mit Aspirationspneumonie in Verbindung stehen [14]. ***Invasivere Probenentnahme-Techniken, wie z.B. bronchoalveoläre Lavage, werden immer häufiger angewendet.*** Diese Technik erwies sich jedoch auch nicht als ideal bei der Diagnose einer Pneumonie. ***Radiographische Ergebnisse können hilfreich sein***, wenn durch sie eine Verdichtung der Lungenlappen festgestellt wird. Leider gibt es bei gleichzeitigem Inhalationstrauma und Veränderungen in der Lungengefäßpermeabilität oft nur unspezifische und unklare radiographische Veränderungen.

Eine beatmungsassoziierte Pneumonie (Ventilator-Associated Pneumonia VAP) liegt dann vor, wenn künstlich beatmete Patienten, bei denen zur Zeit der Intubation kein Verdacht auf Präsenz oder Entwicklung einer Pneumonie vorlag, mehr als 48 Stunden nach Intubation eine Pneumonie entwickeln (»late onset VAP«). Ein häufiger Grund für eine VAP, die innerhalb von 48 Stunden nach Intubation auftritt, ist Aspiration. Diese kann im Allgemeinen besser behandelt werden als eine »late onset VAP«, die häufiger von antibiotikaresistenten Bakterien ausgelöst wird. Da sich gezeigt hat, dass die bronchoalveoläre Lavage für eine Tracheobronchitis besser geeignet ist als radiographische Hinweise auf eine echte Pneumonie, ist sie die beste verfügbare Technik. Daher ist nach einer positiven Lavage im geeigneten klinischen Kontext eine aggressive Behandlung erforderlich. Diese nosokomialen Pneumonien sind häufig gramnegative Infektionen und es ist eine systemische antimikrobielle Therapie mit mehreren Wirkstoffen notwendig, bis die Infektion klinisch überwunden ist. Bei schweren Infektionen werden üblicherweise Amikacin und Piperacillin oder Ceftazidim empfohlen; ***Antibiotika sollten jedoch auf der Basis von Empfindlichkeitsmustern in jedem Krankenhaus extra ausgewählt und mit dem Chemotherapeuten abgesprochen werden.***

4.1.7 Sepsis bei Brandverletzten

Sepsis ist eine der häufigsten Ursachen für Morbidität und Mortalität bei schwer kranken Patienten [15]. Schwerbrandverletzte sind besonders anfällig für eine Vielzahl an infektiösen Komplikationen [16]. Eine Sepsis kann von einer Keimbesiedelung des Blutkreislaufs von der Brandwunde aus, den Atemwegen, des Magen-Darm-Trakts, der Harnwege und eines Zentralvenenkatheters herrühren. Im Großteil der Fälle geht die Sepsis von der Brandwunde oder der Lunge aus. Dadurch, dass das Immunsystem der Patienten geschwächt ist, kommt es zu einer Vielzahl an Schädigungen der humoralen und zellulären Abwehrmechanismen sowohl des unspezifischen als auch des spezifischen Abwehrsystems, was wiederum maßgeblich zu einer erhöhten Infektionsanfälligkeit beiträgt. ***Die Unterscheidung von Bakterämie und Septikämie ist dabei sehr wesentlich. Bei einer Bakterämie befinden sich Bakterien im Blutkreislauf. Sie kann vorübergehend nach der chirugischen Behandlung der Brandverletzung auftreten. Diese vorübergehende Bakterämie klingt wieder ab und führt zu keiner signifikanten Morbidität. Eine Septikämie führt jedoch zu einer Vielzahl an Reaktionen dem Gewebe gegenüber Bakterien oder deren Produkten und Toxinen. Eine Sepsis ist traditionellerweise in grampositiv und gramnegativ eingeteilt. Die bei Weitem häufigste Art bei schwer Brandverletzten ist die gramnegative Sepsis.***

Es gibt bei den meisten Patienten hervorragende Kriterien zur Diagnose von Infektionen oder Sepsis, die Standarddiagnosen für eine Infektion oder Sepsis können jedoch nicht auf Brandverletzte angewendet werden [17]. ***Brandverletzte verlieren ihre primäre Barriere gegen das Eindringen von Mikroorganismen, daher sind sie dauerhaft ihrer Umwelt ausgesetzt.*** Als Reaktion auf diesen Umstand werden Entzündungsmediatoren freigesetzt, die das metabolische Profil der Patienten vor Behandlungsbeginn verändern. Bei Patienten mit großflächigen Verbrennungen pendelt sich die Temperatur bei ca. 38,5 °C ein und Tachykardie und Tachypnoe sind monatelang präsent. Da die dauerhafte Exponierung zu wesentlichen Veränderungen der Anzahl an weißen Blutkörperchen führt, deutet eine Leukozytose nicht eindeutig auf eine Sepsis hin.

Bei der Definition einer Sepsis bei Brandverletzten müssen die Veränderungen im Zustand der Patienten differenziert betrachtet werden. Entweder als Folge einer Infektion aufgrund von eingedrungenen Mikroorganismen nach der Brandverletzung selbst oder ähnlichen Verletzungen (wie Inhalationstrauma). Einige dieser Veränderungen basieren auf der Tatsache, dass sich Patienten mit großflächigen Verbrennungen in einem hypermetabolischen Zustand befinden, der jenen von anderen Patientengruppen bei Weitem übersteigt. Aktuelle Definitionen von Sepsis und Infektion beinhalten zahlreiche Kriterien (Fieber, Tachykardie, Tachypnoe, Leukozytose), die für Patienten mit großflächigen Verbrennungen nahezu immer charakteristisch sind. Daher sind diese Kriterien bei Brandverletzungen weniger hilfreich. Wird ein Patient, bei dem eine adäquate Volumenersatztherapie durchgeführt wurde, hämodynamisch instabil, so ist dies ein Anzeichen für die Möglichkeit entweder aktiver Blutungen oder eines septischen Geschehens. Die fünf Hauptanzeichen für eine Sepsis sind Hyperventilation, Thrombozytopänie, Hyperglykämie, Benommenheit und Hypothermie. Leukozytose und Fieber können ebenfalls wichtige Indikatoren sein, in diesem Zusammenhang muss ihr Auftreten aber mit Vorsicht interpretiert werden.

Aufgrund des Übereinkommens bei der American Burn Association Consensus Conference to Define Sepsis and Infection in Burns gelten für eine Sepsis folgende Kriterien [17]:

Eine Sepsisquelle kann dokumentiert werden bei:

1) Brandwundenbiopsie mit > 10^5 Organismen/g Gewebe und/oder histologischen Hinweisen auf eine Invasion in vitalem Gewebe; 2) positiver Blutkultur; 3) Harnwegsinfekt mit > 10^5 Organismen/ml Urin; 4) Lungeninfektion. Zusätzlich zur Identifizierung der Sepsisquelle sollten mindestens fünf oder mehr der folgenden Kriterien vorliegen: Tachypnoe (> 40 Atmungen/min bei Erwachsenen), paralytischer Darmverschluss, Hyper- oder Hy-

pothermie (Temperatur < 36,5°C > 38,5°C), Veränderung der Bewusstseinslage, Thrombozytopänie (< 50000 Blättchen/mm³), Leukopänie oder Zytose (< 3,5 > 15,0 Zellen/mm³), Azidose oder Hyperglykämie.

Die lokalen Hinweise auf eine invasive Wundinfektion sind schwarz- oder braunverfärbte Stellen der Wunde, rasche Schorfablösung, tiefer werdende Wunden, Verbreitung von Erythemen um die Wunde, punktförmige hämorrhagische subkutane Läsionen und violett oder schwarz verfärbte Verletzungen auf unverbranntem Gewebe (Ecthyma gangrenosum). ***Zeigt ein Patient Anzeichen und Symptome einer Sepsis, so muss, während man auf die endgültige Bestätigung und den entsprechenden Keimnachweis wartet, eine sofortige Behandlung mit Antibiotika erfolgen.*** Wenn ein Patient schon mit Antibiotika behandelt wird, so ist eine Vergrößerung der Dosis möglich, um auch höchstgradig resistente Bakterien abzutöten. Eine Verzögerung der Behandlung von 3–4 Tagen bei einem Patienten mit schweren Verbrennungen führt zu einer ungewöhnlich hohen Morbidität. Eine spezifische Behandlung mit Antibiotika sollte angewendet werden, wenn der vorherrschende Organismus identifiziert wurde. ***Zusätzlich zur Behandlung mit Antibiotika sollte die Sepsisquelle rasch und wirkungsvoll unter Kontrolle gebracht werden.***

Eine enge glykämische Kontrolle zeigt sich bei der Reduzierung der Infektionsfälle auf Intensivstationen vielversprechend. In einer aktuellen Studie mit brandverletzten Kindern konnte diese Feststellung ebenfalls gemacht werden. Die glykämische Kontrolle wird nun weiterhin empfohlen und weitere Forschungen auf diesem Gebiet sind im Gange [18].

5 Die Mikrobiologie der Brandwundeninfektion

5.1 Auswahl, Entnahme und Transport von Proben

Gerade bei Brandverletzten sind Richtlinien zur Kultivierung und Kontrolle aufgrund ihrer großen Infektionsanfälligkeit besonders streng einzuhalten. Bei der Aufnahme sollten routinemäßig Wundkulturen entnommen werden und bis zur Schließung der Wunde mindestens einmal wöchentlich durchgeführt werden.

Viele Verbrennungszentren empfehlen jedoch eine zwei- bis dreimal wöchentliche Entnahme von Wundkulturen, besonders bei Patienten mit großflächigen Verbrennungen. Die bei der Aufnahme entnommenen Kulturen sind besonders bei Patienten wichtig, die aus anderen Einrichtungen verlegt wurden, weil sie mit mehreren resistenten Organismen kolonisiert sein können und somit eine nichtvorhersehbare Ressource für Kreuzübertragungen auf andere Patienten sein könnten. Bei Kindern ist eine Entnahme von Kulturen aus dem Hals auch angezeigt, da ca. 5% dieser Patienten mit β-hämolytischen Streptokokken (*S. pyogenes*) der Gruppe A kolonisiert sind, was schwerwiegende Folgen haben kann, wenn sie in die Verbrennungswunde gelangen. Von höchster Wichtigkeit für eine effektive Diagnose aufgrund mikrobiologischer Untersuchungen sind die richtige Auswahl, Entnahme und der richtige Transport der Proben. Entnommene Kulturen sollten frei von Kreuzkontaminierungen durch Hautflora sein und von einer repräsentativen Stelle der Wunde kommen. Proben sollten entnommen und in einem sterilen Transportbehälter mit einem geeigneten Medium für den Transport ins Labor aufbewahrt werden. Um optimale Ergebnisse zu erzielen, sollten die Proben sofort nach Ankunft im Labor untersucht werden.

Kulturen von Brandwunden können mittels eines semiquantitativen Abstriches oder mit quantitativen Kulturen gewonnen werden. Semiquantitative Abstriche sind bei der Identifizierung von Organismen in der Brandwunde und der vorherrschenden Bestandteile der Wundflora hilfreich, sowie bei der Identifizierung der ungefähren Anzahl und der antimikrobiellen Resistenz. Quantitative Kulturen sind jedoch auch nicht in der Lage, eine Brandwundenkolonisierung von einer Infektion zu unterscheiden. ***Im Allgemeinen ist eine niedrige Bakterienanzahl ein guter Hinweis darauf, dass eine Infektion der Brandwunde nicht***

vorliegt. Zahlreiche Studien haben jedoch gezeigt, dass diese Technik nicht präzise ist, da bei der Hälfte der Patienten mit einer quantitativen Anzahl von mehr als 1×10^5 Organismen/ Gewebegramm eine invasive Infektion von histologischen Befunden nicht bestätigt werden konnte [19]. Außerdem sind quantitative Kulturen kostenintensiver als Abstrichkulturen und es ist daher nur selten angezeigt, sie routinemäßig anzuwenden.

5.2 Die Verarbeitung von Proben

Eine mikroskopische Untersuchung der Proben ist eine rasche, kostengünstige diagnostische Methode, die hilft, Mikroorganismen zu identifizieren und Zellen zu zählen. Da Zellmaterial und Organismen normalerweise transparent sind, können sie am besten mittels Farbstoffen oder biologischen Farbstoffen sichtbar gemacht werden. Die effektivste, kostengünstigste und verbreitetste Maßnahme ist die Gramfärbung, die seit dem späten 19. Jahrhundert angewendet wird, und Bakterien in zwei Hauptgruppen einteilt. Grampositive Organismen behalten ihre primäre hell-violette Färbung und erscheinen tiefblau bis lila. Gramnegative Organismen können entfärbt werden, verlieren dabei ihre anfängliche Farbe, nehmen die Kontrastfarbe Safranin an und erscheinen rosa bis rot. Fast alle Bakterien, viele Pilze und einige Parasiten weisen dieses Farbspektrum auf. Die Gramfärbung hilft bei der Identifizierung von besonderen mikrobiellen Charakteristika der Zellen, wie beispielsweise Form (z. B. Kokken oder Bazillen/stabförmig).

5.3 Quellen der Organismen

Die Quellen der Organismen stammen aus der patienteneigenen endogenen (normalen) Flora, von exogenen Quellen in der Umwelt und von Krankenhauspersonal [20, 21]. Exogene Organismen aus dem Krankenhaus sind meist resistenter gegenüber antimikrobiellen Wirkstoffen als endogene Organismen. Organismen, die bei den Patienten eine Infektion hervorrufen können, sind grampositive, gramnegative, virale und Hefe- bzw. Pilzorganismen. Die Ausbreitung der Organismen bei den einzelnen Patienten verändert sich mit der Zeit. Solche Veränderungen können mit einer geeigneten Behandlung der Brandwunde und des Patienten verbessert werden.

Eine typische Brandwunde ist anfangs hauptsächlich mit grampositiven Organismen kolonisiert, die ziemlich rasch, im Allgemeinen innerhalb einer Woche nach der Brandverletzung, von antibiotikaempfindlichen gramnegativen Organismen ersetzt werden. Diese Wundflora kann aufgrund der Behandlung mit Breitbandantibiotika durch hefe-, pilz- oder antibiotikaresistente Bakterien ersetzt werden.

6 Grampositive Organismen

Besonders wichtige grampositive Organismen sind das Methicillin-resistente Staphylococcus aureus (MRSA), Enterokokken, β-hämolytische Streptokokken der Gruppe A und koagulasenegative Staphylokokken.

Staphylokokken

Staphylococcus aureus ist der am häufigsten isolierte Keim von infizierten Brandwunden und einer der Hauptursachen für Morbidität und Mortalität nach einem Verbrennungstrauma [20, 21].

Einige dieser Toxine, die von den pathogenen Stämmen der Staphylokokken produziert werden, können bei anfälligen Patienten Risikofaktoren für ein toxisches Schocksyndrom darstellen [20]. Das toxische Schocksyndrom (TSS) wurde 1978 zum ersten Mal beschrieben. Für diesen Zustand charakteristisch sind plötzlich auftretendes Fieber, Erbrechen, Diarrhöe, Schock und ein diffuser fleckiger, rötlicher Hautausschlag, gefolgt von einer Abschuppung der Haut an Händen und Füßen, wie auch Hyperämie in verschiedenen Schleimhäuten. Die Rolle von TSS bei Brandverletzten konnte bisher jedoch noch nicht vollständig geklärt werden. Ein weiteres Mitglied des Staphylokokken-Stammes, *Staphylococcus epidermidis*, ist Teil der menschlichen Haut und der Schleimhäute und spielt daher bei Brandverletzungen häufig eine Rolle. Unter dem Mikroskop ähnelt *S. epidermidis S. aureus*. Er ist ebenso pathogen wie *S. aureus* und ist das Hauptpathogen für Erkrankungen wie z. B. subakute bakterielle Endokarditis oder einer Infektion nach Prothesenimplantationen.

Streptokokken

Streptokokken weisen im Blut eine Vielzahl von hämolytischer Aktivität auf; so sind z. B. β-hämolytische Streptokokken der Gruppe A selbst in niedriger Konzentration sehr potent und können zu Wundinfektion, Fehlschlagen des ersten Wundschlusses und zum Verlust von Hauttransplantaten führen.

Enterokokken

Seit 1984 wurden innerhalb der Enterokokken-Gruppe 12 Arten klassifiziert [22]. Aufgrund ihrer Resistenz gegenüber Cephalosporinen der dritten Generation sind Enterokokken heute die häufigsten Pathogene, die für eine Infektion der Brandwunde verantwortlich sind.

7 Gramnegative Organismen

Zur Familie der gramnegativen Organismen gehört eine bestimmte Gruppe von ursächlichen Pathogenen, die im Allgemeinen bei Infektionen von Verbrennungswunden eine große Rolle spielen.

Pseudomonas aeruginosa wurde 1960 entdeckt, ist das zweithäufigste Pathogen in dieser Gruppe und steht häufig in Verbindung mit Infektionen von Verbrennungswunden [21]. Diese Organismen stellen in Krankenhäusern ein Problem dar, weil sie in wässriger Umgebung überleben können. Infektionen, die durch diesen Erreger ausgelöst werden, reichen von oberflächlichen Infektionen der Haut bis zu einer schweren Sepsis. *Pseudomonas aeruginosa* ist die Hauptursache von nosokomialen Infektionen der Atemwege. Bei Patienten, die auf der Intensivstation künstlich beatmet werden, ist die Wahrscheinlichkeit, an einer nosokomialen Pneumonie durch *Pseudomonas aeruginosa* zu erkranken um ein 20-faches erhöht. Wundinfektionen durch *Pseudomonas aeruginosa* sind bei Brandverletzten besonders schwerwiegend. Obwohl solche Infektionen bei Brandverletzten seltener geworden sind, wird eine hohe Sepsisrate nach diesen Infektionen immer noch stark mit einer höheren Mortalität bei schwer Brandverletzten in Verbindung gebracht [22].

Acinetobacter sp. ist Teil der residenten Flora der Atemwege, der Haut sowie des Magen-Darm- und Urogenitaltrakts. Diese Pathogene sind häufige Ursachen von nosokomialen Infektionen, die z. B. die oberen und unteren Atemwege, Harnwege, Operations- und Verbrennungswunden betreffen. Bei geschwächten Patienten traten auch manchmal Fälle von Pneumonien oder Septikämien auf. Viele der Patienten, die Infektionen aufgrund dieses Mikroorganismus entwickeln, hatten zahlreiche intensivmedizinische Maßnahmen hinter sich, wie z. B. Intubation, Beatmung, ZVK, usw.

Die häufigste und größte Gruppe von Mikroorganismen, die in und um eine Verbrennungswunde zu finden sind, sind *Enterobacteriacae*. Innerhalb dieser Familie wurden bisher 12 Unterarten identifiziert, unter anderem *Klebsiellen* [8, 11, 23]. Das vielleicht bekannteste ursächliche Pathogen, *Eschericia coli*, ist für eine Reihe von möglichen Infektionen verantwortlich.

Die *Klebsiella-Enterobacter*-Gruppe (K-E) besteht aus gramnegativen Organismen, die entweder frei- oder nicht freibeweglich sind. 51 % von Patienten im Krankenhaus infizierten sich entweder mit *K. pneumoniae*, *Enterobacter aerogenes* oder *Enterobacter cloacae*. *K. pneumoniae* und *Enterobacter aerogenes* werden heute als häufig vorkommende Pathogene betrachtet, die nosokomiale Infektionen hervorrufen [22].

Proteus mirabilis und *Proteus vulgaris* sind beide in sehr hoher Konzentration im Stuhl von Patienten zu finden, die oral mit Antibiotika behandelt werden. Beide Pathogene führen im Allgemeinen zu Infektionen der Operations-

bzw. Brandwunden, intraabdominalen Infektionen, sowie Bakterämie und Harnwegsinfekten.

8 Anaerobe Organismen

Bacteroides spp. und *Fusobacterium spp.* sind jene Organismen aus dieser Gruppe, die am häufigsten vorkommen und eine gefährliche Rolle bei Operations- und Brandwunden spielen können. Die größte Anzahl von ihnen befindet sich in der Mundhöhle (Verhältnis 5:1 zu den Aeroben und fakultativen Anaeroben). In den Harnwegen und im GI-Trakt ist das Verhältnis dynamischer (bei einem Verhältnis von 1000:1). [22–24] Werden die aktuellen Statistiken von anaeroben Infektionen in Verbindung mit Lokalität jedoch genauer betrachtet, so kann festgestellt werden, dass nur 2–5 % der operativen Wundinfektionen, die im Mundraum auftreten, nicht von der anaeroben Flora ausgelöst werden [25, 26]. Die Infektionen, die im GI-Trakt und in den Harnwegen auftreten, sind nur für ca. 10–15 % der Wundinfektionen verantwortlich [27, 28]. Zu dieser Art von Wundinfektion tragen vergangene Operationen, maligne Neoplasien, Arteriosklerose, Diabetes mellitus, vorherige Antibiotika-Therapie, Alkoholismus, unsauberes Débridement und Steroid- sowie Immunsuppressivtherapie bei [26, 27]. Das Auftreten von anaeroben Infektionen bei Verbrennungswunden konnte durch die heute übliche frühzeitige Exzision und frühzeitiges Transplantieren drastisch gesenkt werden.

Anaerobe Infektionen bei Verbrennungspatienten treten im Allgemeinen bei schlecht durchbluteten Muskeln, wie sie bei Stromverletzungen vorkommen, Frostbeulen oder Flammenverbrennungen der Haut mit begleitenden Quetschwunden auf.

9 Pilze

Pilzinfektionen kamen bis zum Aufkommen der topischen antimikrobiellen Wirkstoffe bei Brandverletzten nicht besonders häufig vor. Das Auftreten von Pilzinfekten hat sich jedoch seit dem Aufkommen von topischen antimikrobiellen Wirkstoffen zur Kontrolle der Bakterienkolonisierung verdoppelt [29].

Candida sp. sind die häufigsten nicht-bakteriellen Besiedler einer Brandwunde, obwohl echte Pilze, wie z. B. *Aspergillus*, ebenfalls nicht selten vorkommen und ein viel größeres invasives Potenzial haben als Hefepilze [25, 26].

Eine frühzeitige Diagnose einer Pilzinfektion gestaltet sich schwierig, da die klinischen Symptome sehr häufig jenen einer schwachen Bakterieninfektion ähneln. Im Gegensatz zur bakteriellen Sepsis können venöse Blutkulturen den Erregerorganismus nicht immer identifizieren. ***Arterielle Blutkulturen und eine Untersuchung der Retina nach typischen Läsionen können nutzbringend sein.***

Im Gegensatz zu Candida-Infektionen treten echte Pilzinfektionen in der ersten Zeit des Krankenhausaufenthaltes bei Patienten auf, die durch besondere Umstände anfällig dafür sind [30]. Am häufigsten waren Verbrennungspatienten, die eine Pilzinfektion aufweisen, Sporen ausgesetzt. Andere Einflüsse als Quelle für eine nosokomiale Pilzinfektion sind beispielsweise Verbandsmaterial, das der Luft ausgesetzt war, Heizungs- und Klimaanlagenrohre sowie Bodenabläufe [25]. Einmal kolonisiert, breiten sich breite, nicht verästelte Zellfäden in das subkutane Gewebe aus und lösen so eine entzündliche Reaktion aus. Durch dieses Phänomen kann eine Pilzinfektion der Wunde diagnostiziert werden. Gefäßinvasion findet häufig statt und wird oft von Thrombosen oder avaskulärer Nekrose, klinisch feststellbar durch rasch fortschreitende dunkle Verfärbungen der Wundränder oder scharf gezeichnete Läsionen, begleitet. Eine systemische Ausbreitung der Infektion beginnt bei Eintritt ins Gefäßsystem.

10 Infektionskontrolle

Die Mikroorganismen, die anfänglich die Brandwunde besiedeln, sind eine Mischung aus endogener Flora und Kontaminanten aus der Luft, die durch den Kontakt mit der Umwelt und dem Krankenhauspersonal zustande kommen. Verbrennungspatienten sind immunsuppremiert und sollten vor Kontaminanten aus dem Umfeld geschützt werden. ***Die wirkungsvollste Maßnahme, den Brandverletzten vor exogenen Bakterien zu schützen, ist strengstes Einhalten der Hygienevorschriften***. Wenn direkter Kontakt mit Körperflüssigkeiten und Wundexsudaten unvermeidlich ist, dann sollten Mundschutz sowie wasserfeste Handschuhe bzw. Kleidung getragen werden. So können sowohl der Patient als auch das Pflegepersonal vor einer unbeabsichtigten Kontamination geschützt werden. ***Jegliches Verbandsmaterial sollte patientenspezifisch sein***, Blutdruckmessgeräte, Überwachungsausrüstung, Beistelltische und Betten sollten mindestens einmal pro Tag mit antibakteriellen Lösungen gereinigt werden. Bei vielen Gegenständen, wie z. B. ***Blutdruckmanschetten, Stethoskopen, Bettpfannen***, wenn sie auf Stellen ohne trockene, okklusive Verbände verwendet werden, könnte eine hochgradige Desinfizierung als semi-kritische Gegenstände notwendig werden, oder sie ***sollten auf den Gebrauch eines einzigen Patienten beschränkt werden***.

Pflanzen und Blumen sollten auf Stationen mit Brandverletzten verboten sein, da sie Träger von gramnegativen Organismen, wie z. B. den Pseudomonas-Arten, anderen enterischen gramnegativen Organismen oder Pilzen, sind. Viele dieser Organismen sind resistent gegenüber multiplen Antibiotika, die als Reservoir zur Kolonisierung der Brandwunde dienen können [31]. Bei Kindern mit Brandverletzungen sollten auch einige Beschränkungen eingehalten werden, wie z. B. das Vorhandensein von nicht-waschbarem Spielzeug, beispielsweise Stofftiere oder anderes Stoffspielzeug. Diese können mit einer großen Anzahl von Bakterien besiedelt sein und sind schwierig zu desinfizieren. Spielzeug sollte glatt und waschbar sein, nicht für mehrere Patienten bestimmt sein und – nach dem Gebrauch oder bevor es einem anderen Kind gegeben wird – gründlichst desinfiziert werden. Papiermaterial, wie z. B. Bilder- und Malbücher, sollten immer nur für einen einzigen Patienten bestimmt sein und entsorgt werden, wenn sie großflächig kontaminiert sind oder das Kind entlassen wird.

Die Endreinigung, die nach der Entlassung des Verbrennungspatienten stattfindet, sollte die Wände, die Decke, Sesselleisten und Böden umfassen. Matratzen sollten mit Vinyl oder anderen undurchlässigen Oberflächen überzogen werden, auf denen Kultivierung und Reinigung ohne Verunreinigungen möglich sind und sie sollten ferner häufig auf Risse in der Oberfläche hin untersucht werden. Auf unserer Station verwenden wir Hepa Luftfilter mit einer Wirksamkeit von 99,99 % bei Partikeln mit einer Größe von 0.3 Mikron. Sie werden regelmäßig gewechselt und, wenn es von der Infektionskontrolle klinisch angezeigt ist, kultiviert.

Die meisten Stationen legen schwer Brandverletzte auf individuelle abgeschlossene Isolationszimmer mit positivem Druck. Es gibt jedoch sogar auf diesen Stationen gemeinsam genutzte Räumlichkeiten, am häufigsten sind dies die Bade- und Duscheinrichtungen. Diese Räumlichkeiten sollten nach der Benutzung durch einen Patienten gründlich mit einem wirkungsvollen Bakterizid gereinigt werden, das direkt jene Bakterien vernichtet, die auf einer bestimmten Station häufig vorkommen.

11 Pharmakologische Überlegungen bei der Behandlung von Infektionen bei Verbrennungswunden

Die Hauptaufgabe eines Antibiotikums ist es, dem Körper eines Brandverletzten bei der Vernichtung von Infektionswirkstoffen zu helfen. Bei der Versorgung eines Brandverletzten muss eine systemische Behandlung mit Antibiotika gut überlegt sein, um das Auftreten von resistenten Organismen zu vermeiden. Eine Verbrennung ist, bis die Wunde geschlossen ist, immer mit Organismen besiedelt. Die Gabe systemischer Antibiotika wird diese Kolonisierung nicht verhindern, jedoch eher dazu führen, dass sich resistente Organismen bilden. Die Behandlung einer Infektion stützt sich oft auf empirisches Wissen über die häufigsten mikrobiellen Infektionen, die bei Verbrennungsopfern auftreten und über die antimikrobiellen Wirkstoffe, die bei deren Behandlung am wirkungsvollsten sind. ***Wenn bei einer bestimmten Infektion eine antimikrobielle Therapie angezeigt ist, sollte sie immer aufgrund***

von Wundkulturen erfolgen, die den infizierenden Organismus, die Kolonienzahl und die Empfindlichkeit des Organismus gegenüber speziellen Antibiotika zweifelsfrei identifizieren [31–35]. Pathologische Studien von Wundbiopsien geben uns Aufschluss darüber, wie invasiv sich der infizierende Organismus im Körper verhält. Eine pharmakotherapeutische Therapie mit Antibiotika sollte den bekannten Parametern bei Infektionen von Verbrennungswunden folgen, um die Wirkprinzipien und die Pharmakokinese jedes antibiotischen Wirkstoffes zu verstärken und seine Nebenwirkungen und systemische Toxizität zu vermindern. Wenn eine antibakterielle Behandlung notwendig ist, sollte man sich auch dessen bewusst sein, dass es zu einer Superinfektion durch resistente Organismen, Hefepilze oder Pilze kommen kann. Systemische Antibiotika sind zur Behandlung von festgestellten Infektionen, wie z. B. Pneumonie, Bakterämie, Wundinfektionen und Harnwegsinfekten, vorgesehen. Eine empirische antimikrobielle Therapie zur Behandlung von Fieber ist entschieden abzulehnen, da Verbrennungspatienten aufgrund der systemischen entzündlichen Reaktion auf die Brandverletzung häufig an Fieber leiden. Eine prophylaktische antimikrobielle Therapie ist nur unmittelbar perioperativ bei Exzision und Transplantation der Verbrennungswunde zu empfehlen, um einen Anstieg des Risikos einer vorübergehenden Bakterämie gering zu halten. Die Behandlung sollte unmittelbar vor dem Eingriff beginnen und innerhalb von 24 Stunden wieder beendet werden.

12 Zusammenfassung

Die derzeitigen Techniken bei der Behandlung von Verbrennungspatienten und Verbrennungswunden haben nicht nur das Auftreten von invasiven Infektionen bei Brandverletzten reduziert, sondern auch das Auftreten jeglicher Infektionen bei Brandverletzten. Trotzdem bleiben Infektionen an anderen Stellen als der Brandwunde, vornehmlich der Lunge, die häufigste Todesursache bei Verbrennungspatienten [35]. Die Anwendung einer wirksamen antimikrobiellen Therapie, frühzeitige Wundexzision, die Verfügbarkeit von wirksamen biologischen Verbänden, das oben beschriebene Wundbeobachtungs- und Überwachungsprogramm und die allgemeinen Verbesserungen bei der Versorgung von schwer kranken Patienten im Laufe der letzten 40 Jahre haben alle zu einer Reduktion der Morbidität und zu einem besseren Überleben der Verbrennungspatienten beigetragen, auch bei jenen, die an einer Infektion erkranken.

Literatur

[1] Murray CK (2007) Infections in burns. [Suppl 6]: S73

[2] Singer AJ, Brebbia J, Soroff HH (2007) Management of local burn wounds in the ED. Am J Emerg Med 25: 666–671

[3] Jackson DM (1953) The diagnosis of the depth of burning. Br J Surg 40: 588–596

[4] Pruitt BA, Jr., Lindberg RB, McManus WF, Mason AD, Jr. (1983) Current approach to prevention and treatment of Pseudomonas aeruginosa infections in burned patients. Rev Infect Dis [Suppl 5]: S889–897

[5] Pruitt BA, Jr. (1984) The diagnosis and treatment of infection in the burn patient. Burns Incl Therm Inj 11: 79–91

[6] Foley FD, Greenawald KA, Nash G, Pruitt BA, Jr. (1970) Herpesvirus infection in burned patients. N Engl J Med 19: 652–666

[7] McManus AT, Kim SH, McManus WF, Mason AD, Jr., Pruitt BA, Jr. (1987) Comparison of quantitative microbiology and histopathology in divided burn-wound biopsy specimens. Arch Surg 122: 74–76

[8] Pruitt BA, Jr., McManus AT, Kim SH, Goodwin CW (1998) Burn wound infections: current status. World J Surg 22: 135–145

[9] Hamory BH (1989) Nosocomial sepsis related to intravascular access. Crit Care Nurs Q 11: 58–65

[10] Samsoondar W, Freeman JB, Coultish I, Oxley C (1985) Colonization of intravascular catheters in the intensive care unit. Am J Surg 149: 730–732

[11] Maki DG, Jarrett F, Sarafin HW (1977) A semiquantitative culture method for identification of catheter-related infection in the burn patient. J Surg Res 22: 513–520

[12] Franceschi D, Gerding RL, Phillips G, Fratianne RB (1989) Risk factors associated with intravascular catheter infections in burned patients: a prospective, randomized study. J Trauma 29: 811–816

[13] Smallman L, Burdon DW, Alexander-Williams J (1980) The effect of skin preparation and care on the incidence of superficial thrombophlebitis. Br J Surg 67: 861–862

[14] Ramzy PI, Herndon DN, Wolf SE, Irtun O, Barret JP, Ramirez RJ et al (1998) Comparison of wound culture and bronchial lavage in the severely burned child: implications for antimicrobial therapy. Arch Surg 133: 1275–1280

[15] Calandra T, Cohen J (2005) The international sepsis forum consensus conference on definitions of infection in the intensive care unit. Crit Care Med 33: 1538–1548

[16] Pruitt BA, Jr. (1990) Infection and the burn patient. Br J Surg 77: 1081–1082

[17] Greenhalgh DG, Saffle JR, Holmes JHt, Gamelli RL, Palmieri TL, Horton JW et al (2007) American Burn Association Consensus Conference to Define Sepsis and Infection in Burns. J Burn Care Res (October) [in press]

[18] Pham TN, Warren AJ, Phan HH, Molitor F, Greenhalgh DG, Palmieri TL (2005) Impact of tight glycemic control in severely burned children. J Trauma 59: 1148–1154

[19] Sjoberg T, Mzezewa S, Jonsson K, Robertson V, Salemark L (2003) Comparison of surface swab cultures and quantitative tissue biopsy cultures to predict sepsis in burn patients: a prospective study. J Burn Care Rehabil 24: 365–370

[20] Edwards-Jones V, Greenwood JE (2003) What's new in burn microbiology? James Laing Memorial Prize Essay 2000. Burns 29: 15–24

[21] Mayhall CG (2003) The epidemiology of burn wound infections: then and now. Clin Infect Dis 37: 543–550

[22] Murray PR, Baron, EJ, Jorgensen, JH, et al (2003) Manual of clinical microbiology, 8th edn. ASM, Washington, DC

[23] Robson MC (1979) Bacterial control in the burn wound. Clin Plast Surg 6: 515–522

[24] Baron S (1996) Medical microbiology, 4th edn. University of Texas Medical Branch, Galveston, TX

[25] Becker WK, Cioffi WG, Jr., McManus AT, Kim SH, McManus WF, Mason AD et al (1991) Fungal burn wound infection. A 10-year experience. Arch Surg 126: 44–48

[26] Woods GL, Guitierrez Y (1993) Diagnostic pathology of infectious diseases, Lea & Febiger, Philadelphia, PA

[27] Mandell GL, Bennett JE, Dolin R (2004) Principles and practice of infectious diseases, 6th edn. Churchill Livingstone, New York, NY

[28] Koneman EW, Allen SD, Janda WM, Schrekenberger C, Winn WC (1997) Color atlas and textbook of diagnostic microbiology, 5th edn. Lippincott-Raven, Philadelphia, PA

[29] Sheridan RL (2005) Sepsis in pediatric burn patients. Pediatr Crit Care Med 6 [Suppl 3]: S112–119

[30] Spebar MJ, Pruitt BA, Jr. (1981) Candidiasis in the burned patient. J Trauma 21: 237–239

[31] Kates SG, McGinley KJ, Larson EL, Leyden JJ (1991) Indigenous multiresistant bacteria from flowers in hospital and nonhospital environments. Am J Infect Control 19: 156–161

[32] McEvoy GK (2003) American Hospital Formulary Service. In: Bethesda MD (ed) American Society of Health-System Pharmacists

[33] Rybak MJ (2006) The pharmacokinetic and pharmacodynamic properties of vancomycin. Clin Infect Dis 42 [Suppl 1]: S35–39

[34] Lacy CF, Armstrong LL, Goldman MP, Lance LL (2003) Drug information handbook, 11 edn. Lexi-Comp, Hudson, OH

[35] Pruitt BA, Jr., McManus AT (1992) The changing epidemiology of infection in burn patients. World J Surg 16: 57–67

Verbrennungstiefe und Ausmaß

10

Herbert Haller

1 Einleitung

Die exakte Beurteilung von Verbrennungsausmaß und Tiefe ist eine der wesentlichsten Grundlagen für den wissenschaftlichen Umgang und die erfolgreiche Behandlung von thermischen und chemischen Verletzungen. Was auf den ersten Blick einfach aussieht ist in einem hohen Ausmaß individuellen Einflussgrößen ausgesetzt und bedarf bei näherer Betrachtung der Objektivierung.

2 Verbrennungstiefe

Brandverletzungen entstehen durch Hitzeeinwirkung, wobei sowohl die Temperatur als auch die Dauer der Exposition für die Tiefe der Brandverletzung maßgeblich sind. Das Ausmaß der Schädigung wird zudem von der Wärmeleitfähigkeit des Gewebes, der Hautdurchblutung sowie vorhandenen Isolationsschichten (Haar, Hornauflagerungen etc.) [1] beeinflusst. Diese Eigenschaften ändern sich in Abhängigkeit von individuellen Gegebenheiten und auch vom Lebensalter. [2] Tiefe Verbrennungen entstehen entweder durch eine entsprechend starke Noxe, durch fehlende Schmerzempfindung (z. B. Polyneuropathie, tiefe Bewusstlosigkeit) oder durch Immobilisierung des Betroffenen, die ihn an der Flucht aus der exponierten Zone behindert. Kühlung und Kühleffekte können die Auswirkungen eines thermischen Traumas verringern. Die Ausbildung der definitiven Verbrennungstiefe wird als dynamischer Prozess betrachtet, der in der Regel nach 48 Stunden abgeschlossen ist, [3] aber auch nach Tagen nicht abgeschlossen sein muss. Eine Erstversorgung durch tangentiale Exzision kann wahrscheinlich das Tieferschreiten der Nekrose reduzieren. [4]

Für Erwachsene gilt, dass Temperaturen bis zu 44° C in der Zellkultur keine Schäden verursachen (bei einer untersuchten Einwirkzeit von bis zu 6 Stunden).[1] Zwischen 44 und 51 Grad verdoppelt sich der Zellschaden mit jedem Grad Steigerung. Für partielle Hautschäden gilt, dass unter 45° C Hauttemperatur eine Temperatureinwirkung im Bereich von Stunden erforderlich ist, zwischen 45 und 51 Grad im Bereich von Minuten, zwischen 51 und 70 Grad im Bereich von Sekunden und darüber im Bereich von Sekundenbruchteilen. [5]

Der Zusammenhang zwischen Temperatureinwirkung, subjektiven Beschwerden, Auftreten einer partiellen und einer drittgradigen Verbrennung wird von Davies dargestellt. [6] Nach Evans (zit. bei Davies) verursachen 8,4–13,4 Joule/cm² eine Rötung, 13,4–16,0 J/cm² eine partielle Hautverbrennung und 16,4–19,7 J/cm² eine tiefe Verbrennung der gesamten Hautdicke. Die subjektiven Beschwerden können durch bestehende Vorerkrankungen beeinflusst werden. Polyneuropathien auf verschiedenster Grundlage führen dazu, dass die Hitzeeinwirkung durch den Patienten erst verspätet wahrgenommen wird.

3 Kühleffekte und Kühlung

Durch die Hitzeeinwirkung kommt es zu einer Überhitzung der Gewebe. Dem wirken lokale Kühleffekte wie Blutzirkulation, Ödemflüssigkeit und Verdunstungskälte entgegen. Blasen, die aufspringen, können durch Verdunstungskälte die Oberfläche um ca. 5° C abkühlen (eigene Beobachtung).

In der klinischen Praxis kann eine Kühlung durch Unterbrechung der thermischen Einwirkung, das heißt Reduktion auf Temperaturen unter 44° C, die weitere Entstehung von Nekrosen nicht immer verringern. [7, 8] Dass eine Kühlung der Haut auf Werte unter 44° C einen positiven Effekt bringt, ist derzeit wissenschaftlich nicht bewiesen. Blomgren et al. konnte zwar eine temporäre Reduktion des Ödems nachweisen, die jedoch mit einer nachfolgend verstärkten Ödembildung verbunden war, nicht aber eine Reduktion des untergehenden Gewebes. [9] Jandera et al. konnte jedoch eine Stabilisierung der Mastzellen [10] und Reduktion des untergehenden Gewebes durch Kühlung finden. [11] In anderen Arbeiten wurde eine Reduktion von Kinin [12] und eine Stabilisierung von Thromboxan B2 festgestellt. [13]

Die zur Kühlung verwendete Wassertemperatur zeigte im Bereich von 8° C bis 30° C experimentell keinen Unterschied in Hinblick auf Art und Ausdehnung der Nekrose. [9] Demling et al. stellte fest, dass eine Wasseranwendung wirkungslos bleibt, wenn sie später als 2 Minuten nach dem thermischen Trauma einsetzt. [14] Den Daten von Reine et al. zufolge ist eine Kühlung nur innerhalb der ersten 30 Minuten nach dem Unfall sinnvoll. [15] Eine prolongierte Kühlung mit einem zu kaltem Agens wie Eis führt hingegen zu vermehrten Schäden. [16]

4 Einteilung der Verbrennungstiefe

Hier existieren verschiedene Nomenklaturen und Grundlagen der Einschätzung.

Im deutschsprachigen Bereich erfolgt die Einschätzung der Verbrennungsverletzung durch die Differenzierung von drei Verbrennungsgraden: [17]

Erstgradige Verbrennung: Es kommt zur Rötung, es erfolgt eine oberflächliche Epithelschädigung ohne Zelltod.

Die **zweitgradige Verbrennung** wird in ***zweitgradig oberflächlich und zweitgradig tief*** eingeteilt. Bei der ***oberflächlichen Verbrennung (zweitgradig a)*** kommt es zur Blasenbildung, der Untergrund ist homogen rot und stark schmerzhaft. Es kommt dabei zu einer Schädigung der Epidermis und oberflächlicher Anteile der Dermis mit Sequestrierung derselben. Ist die Schmerzhaftigkeit des Wundgrundes herabgesetzt, muss mit einer Tiefe, die über 2a hinausgeht, gerechnet werden.

Bei der ***tief zweitgradigen Verbrennung (zweitgradig b)*** besteht Blasenbildung, ein heller Untergrund, gegenüber 2a reduzierte Schmerzhaftigkeit, da es zu einem teilweisen Untergang der Schmerzkörper kommt. Eine nicht wegdrückbare rote Netzzeichnung kann durch Thrombosierung der intradermalen Gefäße entstehen. Die Dermis wird hier stark geschädigt, Haarfollikel und Drüsenanhangsgebilde bleiben erhalten.

Bei der **drittgradigen Verbrennung** bestehen Epidermisfetzen, das Gewebe imponiert nach der Reinigung weiß oder dunkel, der Wundgrund ist nicht schmerzhaft, Tiefensensibilität ist aber bei intakten, tiefer gelegenen Strukturen erhalten. Pathophysiologisch kommt es dabei zur vollständigen Zerstörung von Epidermis und Dermis.

Historisch wurde noch eine **viertgradige Verbrennung** unterschieden. Diese stellt eine Verkohlung oder eine Lyse bei chemischer Schädigung dar. Es kommt zu einer Zerstörung weiterer Schichten wie Unterhautfettgewebe, eventuell Muskeln, Sehnen, Knochen und Gelenken. [17]

Im englischsprachigen Bereich wird unterschieden zwischen ***oberflächlicher Verbrennung und tiefer Verbrennung***.

Als oberflächlich wird 1 und 2a (Superficial Partial Thickness Burn) bezeichnet, als tief 2b (Deep Partial Thickness Burn), und tiefer (Full Thickness Burn).

4.1 Einteilung auf der Grundlage der Heilungsdauer

Eine weitere Einteilung der Verbrennungstiefe kann auf Basis der Abheilungsdauer getroffen werden. Eine Abheilung innerhalb von 7 Tagen wird der oberflächlichen oder erstgradigen Verbrennung zugeordnet, eine Abheilung innerhalb von 14 Tagen der zweitgradig oberflächlichen oder Partial Superficial Thickness-Verbrennung, eine Abheilung innerhalb von drei Monaten der partiellen tiefen (2b), eine nach dieser Zeit lediglich granulierende der Full Thickness Burn zugeordnet. [1]

4.2 Verbrennungstiefe ist ein dynamischer Prozess

Die klinische Beobachtung der Progression der Verbrennungstiefe hat wichtige Auswirkungen auf das therapeutische Regime und damit auch auf die Prognose nach Verbrennungsverletzungen. [3] Im Wesentlichen kann ein Tieferschreiten in allen zeitlichen Abschnitten der Verbrennungsbehandlung erfolgen. [18] Pathophysiologische Bedingungen wie Vasokonstriktion, [19] Vasodilatation, [20] Hypoperfusion bedingt durch Hypovolämie, Abfall des Herzzeitvolumens aber auch durch Ödeme [21] und Thrombosen [22] können zu einem tiefer werden der Nekrose beitragen, ebenso wie Infektion, [23] Austrocknung [24] und zirkuläre Nekrosen, [25] genauso wie lokaler Druck Nekrosen hervorrufen aber auch vertiefen kann. Wiederholte Ischämie- und Reperfusionsphasen können ebenfalls als Ursache für ein spätes Tieferschreiten angesehen werden. [26]

In verschiedenen Publikationen werden weiters Hypoxie, [27] Schock, [28] Sepsis, [28] herabgesetztes IL-12 [29] und erhöhte TH-2 Zellen [30] ebenso als Ursache angegeben wie metabolische Störungen, herabgesetzte Glukoseaufnahme und herabgesetzte Laktatfreisetzung. [31–33]

Als generell disponierend für das Tieferschreiten von Brandverletzung werden hohes Alter, pathologische Gefäßveränderungen, Diabetes mellitus und Immunsuppression angegeben. [18]

5 Nicht-klinische Methoden der Beurteilung der Verbrennungstiefe

5.1 Histologische Beurteilung der Verbrennungstiefe

Die histologische Beurteilung der Verbrennungstiefe geht im Wesentlichen auf das Drei-Zonen-Modell von Jackson zurück. [34] Eine Zone der Nekrose wird umgeben von einer Zone der kapillären Stase, diese wieder von einer Zone der Hyperämie.

Die histologische Beurteilung der Verbrennungstiefe wird meist als der Goldstandard angesehen, leidet allerdings darunter, dass die Denaturierung von Eiweiß, die für die Färbung erforderlich ist, die Erfassung von nekrotischem, also denaturiertem Eiweiß als Parameter für die Verbrennungstiefe verunmöglicht. Mithilfe der Hämatoxilin-Eosin-Färbung kann die Offenheit von Gefäßen erfasst werden, mithilfe der Hinshaw-Pearse-Färbung das denaturierte Kollagen. Das Auftreten von thrombosierten Gefäßen als Parameter für den Gewebsuntergang ist ein sehr sensitiver Faktor, erlaubt aber nur eine zeitlich begrenzte Aussage und ist vielen Fehlermöglichkeiten unterworfen. [35] Dies geht so weit, dass Devgan zum Schluss kommt, dass, ungeachtet der histologischen Methode, die Interpretation der Biopsiebefunde subjektiv ist! [36]

Die endgültige Verbrennungstiefe in der Initialphase wird nach 48 Stunden erreicht. [3]

5.2 Thermographie

Beruht auf der negativen Korrelation zwischen Oberflächentemperatur und Verbrennungstiefe. [37] Die Methode wird durch den Beginn der Wundgranulation verfälscht, sodass die besten Ergebnisse innerhalb der ersten drei Tage erzielt werden. [36] Zwei grundsätzlich verschiedene Methoden kommen zur Anwendung. Bei der statischen Thermographie wird die Infrarotabstrahlung als Temperatur gemessen, [38] bei der aktiven dynamischen erfolgt die Temperaturmessung nach Anregung durch einen thermischen Stimulus. Die quantitative Bestimmung erfolgt durch die thermische Zeitkonstante, das ist die Temperaturveränderung pro Zeiteinheit nach Anregung durch thermische Einwirkung. Das thermische Verhalten von Gewebe ist abhängig von seinem Anteil an Verbrennungsnekrose. Im Tierversuch ließ sich eine Genauigkeit, Sensitivität und Spezifität von 100 % beim Erkennen von Wunden, die innerhalb von 3 Wochen abheilten, erreichen. [39] Allerdings sind sehr gleichmäßige Umgebungsbedingungen erforderlich, um die Methode anzuwenden.

5.3 Ultraschall

Als pathophysiologische Grundlage darf gelten, dass Keratinozyten bei 47 Grad zerstört werden, Kollagene erst bei 65° C. [40] Moserova zeigte auf, dass beim Schwein mittels Ultraschall Unterschiede zwischen normaler und verbrühter Haut dargestellt werden können. [41] Cantrell und andere wiesen den Unterschied zwischen normalem und denaturiertem Kollagen mittels Ultraschall nach. [42] Bauer und Brink konnten Korrelationen zwischen im Ultraschall gemessener Tiefe und Gewebsnekrose aufzeigen. [43, 44] Nach Heimbach besteht die Gefahr die Verbrennungstiefe zu unterschätzen. [40] Leider zeigte in der klinischen Anwendung die Verwendung von Ultraschall für den Verbrennungschirurgen bislang keine Vorteile. [45]

5.4 Vitalfärbungen

Beruhen auf der Tatsache, dass sich durchblutetes Gewebe färbt, Nekrosen jedoch nicht. Durch Leape wurde Methylenblau erstmals neben anderen Substanzen getestet. [46] Die intravenöse Gabe von Methylenblau färbt den gesamten durchbluteten Körper. [47] Das Methylenblau wird innerhalb einer Woche von Grün zu einer farblosen Substanz abgebaut. Innerhalb der ersten Tage können so chirurgische Maßnahmen gesetzt werden.

Für die Anwendung von Methylenblau mittels Salbenapplikation auf den Körper gilt das Gegenteil. [48] Das Methylenblau wird in allen durchbluteten Arealen abgebaut, nicht jedoch in den Nekrosen. Heimbach konnte bei seinen klinischen Versuchen allerdings nicht die erforderliche scharfe Demarkation finden. [48] Beide Verfahren sind durch die Möglichkeit von Allergien belastet.

Neben Methylenblau wurden auch andere Substanzen wie Tetrazykline und Disulfinblau getestet.

5.5 Fluoreszenz-Fluorometrie

Die Methode beruht auf der Auslösung von Fluoreszenzphänomenen nach intravenöser Gabe von fluoreszierenden Substanzen. Fluoreszenz tritt in partiell tiefen Verbrennungsarealen innerhalb von 10 Minuten auf, in tiefen Arealen nicht. [50] Daher ist ein festgelegter zeitlicher Ablauf der Messungen erforderlich, um die Verbrennungstiefe zu erheben. Die Stärke der Methode liegt in der Unterscheidung von partiellen und komplett tiefen Verbrennungen.

5.6 Indozyanin-Videoangiographie

Ist eine Sonderform der Fluoreszenzfluorometrie. Nach Gabe von Indozyaningrün kann mittels Videoangiographie die dynamische Perfusionsveränderung in Geweben festgehalten werden. Sowohl die Aufnahme von Indozyaningrün im Gewebe als auch der Abbau der Substanz geben Informationen über die gestörte Mikrozirkulation. Die Methode besitzt eine große Sensitivität und ist für den klinischen Einsatz geeignet. [51] Salben und Cremes können allerdings zur Verfälschung von Ergebnissen führen. [52] Die Indozyaninclearance kann auch als Maßstab für die Leberfunktion auf der Basis der Perfusion herangezogen werden. [53]

5.7 Laser-Doppler-Flowmetrie

Laser-Doppler-Flowmetrie (LDF) und Laser-Doppler-Perfusionsmonitoring (LDPM) sind Verfahren, die auf der Veränderung der Wellenlänge von Laserlicht bei Auftreffen auf bewegte Erythrozyten beruhen. Wenn eine Sonde direkt auf die Haut aufgebracht wird, geschieht die Messung in 1 mm Tiefe. Die Genauigkeit beträgt 90–97 %.

Laser Doppler Imaging (LDI) und Laser Doppler Perfusion Imaging (LDPI) stellen non-Kontakt-Verfahren dar. Nach einem Scan werden Fremdfarbenbilder erstellt, die die Gewebeperfusion angeben. Das System kann laut Literatur mit einer 99%igen Genauigkeit den Unterschied zwischen Wunden mit Abheilung innerhalb dreier Wochen von solchen, die nicht innerhalb dieser Zeit abheilen, darstellen [54]. Die Aussagekraft dieser Methode kann noch durch Wiederholungen der Scans, Hitzeprovokation oder die Kombination mit anderen Verfahren verbessert werden. Einschränkungen bestehen durch die Oberflächenkrümmungen, die limitierte Scanfläche sowie die für den Scan erforderliche Zeit. Lichteinflüsse, Oberflächenbehandlungen und Infektionen können die erzielten Ergebnisse verfälschen. [55]

5.8 Polarisationsabhängige optische Kohärenztomographie

Dieses nichtinvasive Verfahren beruht auf der Tatsache, dass die Verbrennungstiefe mit Veränderungen der Doppelbrechung der Haut korreliert. [56] Tierversuche wurden mit ermutigenden Ergebnissen durchgeführt, [56–58] und die klinische Anwendung steht bevor.

5.9 Reflexionsoptisches multispektralanalytisches bildgebendes Verfahren

Beruht auf der relativen Durchgängigkeit der Haut für Infrarotstrahlen, wobei Sauerstoff-reduziertes Hämoglobin weniger Licht reflektiert als sauerstoffreiches Gewebe. Diese Methode wurde bereits 1973 eingeführt. [59] Der daraufhin entwickelte Burn Depth Indicator wies in klinischen Versuchen eine Genauigkeit von 79 % bei Wunden auf, bei denen auch Chirurgen die Wundcharakteristik nicht einschätzen konnten. Die höchste Genauigkeit ließ sich am Tag 3 nach Trauma erzielen. Weiterentwicklungen des Verfahrens basieren auf der Spektralanalyse von vier charakteristischen Wellenlängen zur Unterscheidung der Verbrennungstiefe. Ein Falschfarbenbild wird aus den Daten errechnet, das die Verbrennungstiefe angibt. Die Kombination eines Normalbildes mit dem Falschfarbenbild sowie die einfache und schnelle Handhabung des Systems vermitteln eine hohe Praktikabilität des Verfahrens. Die Kombination mit der Software BurnCase [60] kann durch die direkte Übertragbarkeit der Falschfarbenbilder auf ein nach Größe, Gewicht, Geschlecht und Typ abgestimmtes Modell erstmals eine objektive Gesamtdarstellung einer Verbrennungsverletzung ermöglichen.

6 Die Beurteilung des Verbrennungsausmaßes

6.1 Grundlage der Beurteilung des Verbrennungsausmaßes

Das Verbrennungsausmaß wird als Anteil der verbrannten Körperoberfläche in % der Gesamtkörperoberfläche angegeben. Erstgradige Verbrennungen werden dabei nicht berücksichtigt!

6.1.1 Varianz der Beurteilung

Die Einschätzung des Verbrennungsausmaßes ist problematisch. So unterschied sich in einer Studie die Erstbeurteilung in der Notfallabteilung von der definitiven in 24 von 134 Patienten um mehr als 100% wobei das Verbrennungsausmaß überschätzt wurde. [61]

6.1.2 Einfluss der Ausbildung

Es bestand kein wesentlicher Unterschied in der Einschätzung des Verbrennungsausmaßes zwischen Ärzten und Schwestern

6.1.3 Handflächenregel

Regel: Handfläche des Patienten ist etwa 1 % der Körperoberfläche:

Kritik: Die Anwendung der Handflächenregel führt zu einer Überschätzung des tatsächlichen Verbrennungsausmaßes von 10 bis 20 %.

Beim Erwachsenen beträgt das Ausmaß einer Hohlhand 0.78 +/- 0.08 % der Körperoberfläche. [62] Betrachtet man die Unterschiede geschlechtsspezifisch, ergibt eine Handfläche bei Männern 0,8 % und bei Frauen 0,7 % der Körperoberfläche, die isolierte Palma beträgt 0,5 % bei Männern und 0,4 % bei Frauen. [63] Bei Kindern beträgt die Hohlhand 0,92 % und die Palma 0,52 %. [64]

6.1.4 Neunerregel nach Wallace

[65]: Arme je 9 %, Beine je 18 %, Rumpf, Rücken je 18 %, Kopf 7 %, Hals 2 %, Hände und Füße, Genitale je 1 % der Körperoberfläche;

Kritik: Die Neunerregel weist beim 10 bis 80 kg schweren Menschen gute Ergebnisse auf. Sie führt oft zu einer Überschätzung des tatsächlichen Verbrennungsausmaßes [66], vor allem bei Patienten mit einem erhöhten Body Mass Index. [67]. Über 80 kg trifft eher eine 5er Regel zu, unter 10 kg eher eine 8er Regel [68].

6.1.5 Lund Browder Chart: [69]

Die Lund Browder Chart weist verschiedenen Altersgruppen verschiedene Körperproportionen zu und ist somit genauer als die »Rule of Nines«.

Kritik: Einige Autoren weisen eine Überschätzung des Verbrennungsausmaßes im Rahmen der Beurteilung nach Lund und Browder nach. [70] Bei Alm wurde in 90 % der Fälle eine Überschätzung des Verbrennungsausmaßes im

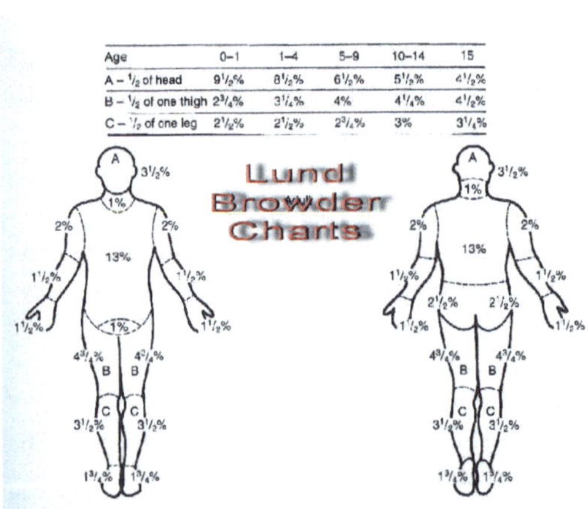

Age	0–1	1–4	5–9	10–14	15
A – 1/2 of head	9 1/2 %	8 1/2 %	6 1/2 %	5 1/2 %	4 1/2 %
B – 1/2 of one thigh	2 3/4 %	3 1/4 %	4 %	4 1/4 %	4 1/2 %
C – 1/2 of one leg	2 1/2 %	2 1/2 %	2 3/4 %	3 %	3 1/4 %

Lund Browder Chart

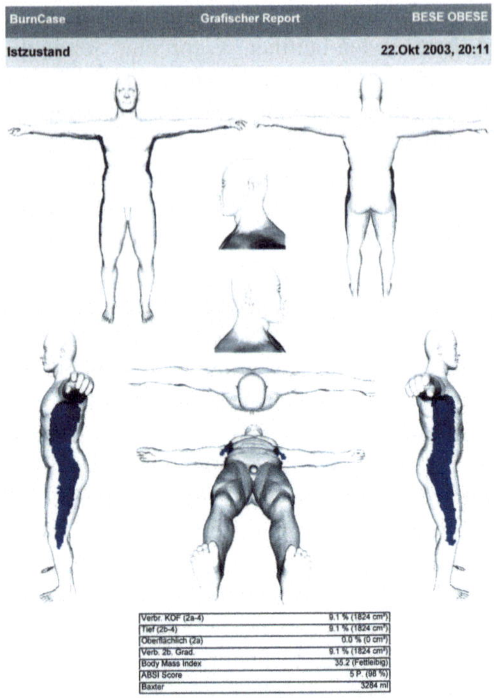

Verbr. KOF (2a-4)	9.1 % (1824 cm²)
Tief (2b-4)	9.1 % (1824 cm²)
Oberflächlich (2a)	0.0 % (0 cm²)
Verb. 2b. Grad	9.1 % (1824 cm²)
Body Mass Index	35.2 (Fettleibig)
ABSI Score	5 P. (98 %)
Baxter	3284 ml

Computerassistierte Oberflächenberechnung

durchschnittlichen Ausmaß von 17,8 % gefunden. [71] Die durchschnittliche Überschätzung bei Nichter betrug 12,4 %. [70] Aber auch diese Beurteilung leidet in der Genauigkeit durch das Zugrundelegen eines einzigen Körperbautyps. Verschiedene Formen des Fettansatzes sowie verschiedene Gewichtsklassen können nicht berücksichtigt werden.

6.1.6 Zusatzblatt für Brandverletzte

Das Zusatzblatt wird von Berufsgenossenschaften als Meldegrundlage für Brandverletzungen verlangt. Es stellt eine modifizierte Lund Browder Chart dar. Wenn das Ausmaß nach diesem Zusatzblatt erhoben wurde, ist es auch Grundlage für die Berechnung der Oberfläche von Körperteilen im Gutachten.

6.1.7 3D-Computer assistierte Berechnung

Sage II, Burn Vision 3D [72], BurnCase 3D [60, 73,], sind zurzeit im Einsatz stehende Systeme. Sage II ist ein zweidimensionales System, die beiden anderen sind dreidimensional.

Kritik: Lediglich die Dreidimensionalität des Modells kann die umfassende Dokumentation der Verbrennungsverletzung und ihre Auswertbarkeit sicherstellen. Vor allem die lateralen Körperabschnitte können in den gängigen Diagrammen oft nur inkomplett erfasst werden.

Das System BurnVision leidet unter der zu geringen Auflösung. Größe und Gewicht sowie Typ des Körperbaus sowie eine Auflösung von 1 cm^2 sind lediglich in dem System BurnCase3D, [73] einem Forschungsprojekt der RISC Software GmbH, verwirklicht.

Allerdings stellen auch diese Systeme lediglich Annäherungen an die Realität dar, solange die Körperform nicht mit einem 3D-Scanner erfasst wurde. Dies erscheint aber derzeit im klinischen Einsatz nicht praktikabel.

7 Zusammenfassung

Verschiedene Methoden zur Objektivierung der Brandverletzung stehen für den klinischen Einsatz bereit. Praktikabilität und der Druck der Versicherer werden entscheiden, ob und wann die Objektivierung der Verbrennungsverletzung zum allgemeinen Standard wird. Im Sinne des Patienten und der Wissenschaftlichkeit der Verbrennungsbehandlung scheint das dringend geboten.

Literatur

[1] Artursou G (1996) Mechanism of injury. In: Settle JAD (ed) Principles and practice of burns management. Churchill Livingstone, New York, pp 61–82

[2] Webne S, Kaplan BJ, Shaw M (1989) Pediatric burn prevention: an evaluation of the efficacy of a strategy to reduce tap water temperature in a population at risk for scalds. J Dev Behav Pediatr 10: 187–191

[3] Papp A, Kiraly K, Harma M, Lahtinen T, Uusaro A, Alhava E (2004) The progression of burn depth in experimental burns: a histological and methodological study. Burns 30: 684-690

[4] Lu S, Xiang J, Jin S et al (2002) [Histological observation of the effects of tangential excision within twenty-four postburn hours on the progressive injury of the progression of deep partial thickness burn wound]. Zhonghua Shao Shang Za Zhi 18: 235–237

[5] Moritz AR, Henriques FC (1947) Studies of thermal injuries II.The relative importance of time and surface temperature in the causation of cutaneous burns. Am J Pathol 23: 695–720

[6] Davies JWL (1997) Interactions of heat with tissues. In: Cooper GJ (ed) Scientific foundations of trauma. Butterworth-Heinemann, Oxford, pp 389–409

[7] Diller KR, Hayes LJ, Baxter CR (1983) A mathematical model for the thermal efficacy of cooling therapy for burns. J Burn Care Rehabil 4: 81–89

[8] Moserova J, Houskova E (1986) [The effect of immediate cooling of burns on the extent of subsequent changes]. Rozhl Chir 65: 785–790

[9] Blomgren I, Eriksson E, Bagge U (1985) The effect of different cooling temperatures and immersion fluids on post-burn oedema and survival of the partially scalded hairy mouse ear. Burns Incl Therm Inj 11: 161–165

[10] Boykin JV, Eriksson J, Sholley MM, Pittmann RN (1981) Cold water treatment of scald injury and inhibition of histamin mediated burn edema. J Surg Res 31: 111–123

[11] Jandera V, Hudson DA, de Wet PM, Innes PM, Rode H (2000) Cooling the burn wound: evaluation of different modalites. Burns 26: 265–270

[12] Heggers JP, Robson M, London MD (1982) Cooling and the prostoglandin effect in thermal injury. J Burn Care Rehabil 3: 350–357

[13] Blomgren I, Eriksson E, Bagge U (1985) The effect of different cooling temperatures and immersion fluids on post-burn oedema and survival of the partially scalded hairy mouse ear. Burns Incl Therm Inj 11: 161–165

[14] Demling RH, Mazess RB, Wolberg W (1979) The effect of immediate and delayed cold immersion on burn edema formation and resorption. J Trauma 19: 56–60

[15] Raine TJ, Heggers JP, Robson MC, London MD, Johns L (1981) Cooling the burn wound to maintain microcirculation. J Trauma 21: 394–397

[16] Sawada Y, Urushidate S, Yotsuyanagi T, Ishita K (1997) Is prolonged and excessive cooling of a scalded wound effective? Burns 23: 55–58

[17] Steen M (2002) Leitlinien Verbrennungsbehandlung der Deutschen Gesellschaft für Verbrennungsmedizin. 1-2-2002. Ref Type: Internet Communication

[18] Singh V, Devgan L, Bhat S, Milner SM (2007) The pathogenesis of burn wound conversion. Ann Plast Surg 59: 109–115

[19] Robson MC, Del Beccaro EJ, Heggers JP (1979) The effect of prostaglandins on the dermal microcirculation after burning, and the inhibition of the effect by specific pharmacological agents. Plast Reconstr Surg 63: 781–787

[20] Rawlingson A (2003) Nitric oxide, inflammation and acute burn injury. Burns 29: 631–640

[21] Kao CC, Garner WL (2000) Acute burns. Plast Reconstr Surg 105: 2482–2492

[22] Nwariaku FE, Sikes PJ, Lightfoot E, Mileski WJ, Baxter C (1996) Effect of a bradykinin antagonist on the local inflammatory response following thermal injury. Burns 22: 324–327

[23] Sawhney CP, Sharma RK, Rao KR, Kaushish R (1989) Long-term experience with 1 per cent topical silver sulphadiazine cream in the management of burn wounds. Burns 15: 403–406

[24] Miller PR, Kuo KN, Lubicky JP (1995) Clubfoot deformity in Down's syndrome. Orthopedics 18: 449–452

[25] Matouskova E, Broz L, Pokorna E, Koenigova R (2002) Prevention of burn wound conversion by allogenig ceratinocytes cultured on allegenic xenodermis. Cell Tissue Banking 3: 29–35

[26] Jaskille AD, Jeng JC, Sokolich JC, Lunsford P, Jordan MH (2007) Repetitive ischemia-reperfusion injury: a plausible mechanism for documented clinical burn-depth progression after thermal injury. J Burn Care Res 28: 13–20

[27] Kim DE, Phillips TM, Jeng JC et al (2001) Microvascular assessment of burn depth conversion during varying resuscitation conditions. J Burn Care Rehabil 22: 406–416

[28] Carvajal HF (1994) Fluid resuscitation of pediatric burn victims: a critical appraisal. Pediatr Nephrol 8:357–366

[29] O'Sullivan ST, O'Connor TP (1997) Immunosuppression following thermal injury: the pathogenesis of immunodysfunction. Br J Plast Surg 50: 615–623

[30] Bjornson AB, Altemeier WA, Bjornson HS (1976) Reduction in C3 conversion in patients with severe thermal injury. J Trauma 16: 905–911

[31] Nelson KM, Turinsky J (1981) Local effect of burn on skeletal muscle insulin responsiveness. J Surg Res 31: 288–297

[32] Shangraw RE, Turinsky J (1979) Local effect of burn injury on glucose and amino acid metabolism by skeletal muscle. JPEN J Parenter Enteral Nutr 3: 323–327

[33] Turinsky J, Shangraw R (1979) Biphasic alterations in glucose metabolism by soleus muscle from the burned limb. Adv Shock Res 2: 23–30

[34] Jackson DM (1953) The diagosis of the depth of burning. Br J Surg 40: 588–596

[35] Watts AM, Tyler MP, Perry ME, Roberts AH, McGrouther DA (2001) Burn depth and its histological measurement. Burns 27: 154–160

[36] Devgan L, Bhat S, Aylward S, Spence RJ (2006) Modalities for the assessment of burn wound depth. J Burns Wounds 5: 1–9

[37] Lawson RN, Gaston JP (1964) Temperature measurements of localized pathological processes. Ann N Y Acad Sci 121: 90–98

[38] Renkielska A, Nowakowski A, Kaczmarek M et al (2005) Static thermography revisited – an adjunct method for determining the depth of the burn injury. Burns 31: 768–775

[39] Renkielska A, Nowakowski A, Kaczmarek M, Ruminski J (2006) Burn depths evaluation based on active dynamic IR thermal imaging – a preliminary study. Burns 32: 867–875

[40] Heimbach D, Engrav L, Grube B, Marvin J (1992) Burn depth: a review. World J Surg 16: 10–15

[41] Moserova J, Hlava P, Malinsky J (1982) Scope for ultrasound diagnosis of the depth of thermal damage. Preliminary report. Acta Chir Plast 24: 235–242

[42] Cantrell JH, Jr. (1984) Can ultrasound assist an experienced surgeon in estimating burn depth? J Trauma 24: S64–S70

[43] Brink JA, Sheets PW, Dines KA, Etchison MR, Hanke CW, Sadove AM (1986) Quantitative assessment of burn injury in porcine skin with high-frequency ultrasonic imaging. Invest Radiol 21: 645–651

[44] Bauer JA, Sauer T (1989) Cutaneous 10 MHz ultrasound B scan allows the quantitative assessment of burn depth. Burns Incl Therm Inj 15: 49–51

[45] Wachtel TL, Leopold GR, Frank HA, Frank DH (1986) B-mode ultrasonic echo determination of depth of thermal injury. Burns Incl Therm Inj 12: 432–437

[46] Leape LL, Randolph JG (1965) The early surgical treatment of burns. II. Clinical application of intravenous vital dye (patent blue V) in the differentiation of partial and full-thickness burns. Surgery 57: 886–893

[47] Zawacki BE, Walker HL (1970) An evaluation of patent blue V, bromphenol blue, and tetracycline for the diagnosis of burn depth. Plast Reconstr Surg 45: 459–465

[48] Li TZ (1985) [Experiences on application of a silver sulphadiazine-methylene blue cream for tangential excision and escharotomy of burn wounds]. Zhonghua Zheng Xing Shao Shang Wai Ke Za Zhi 1: 55–56, 49

[49] Heimbach D, Mann R, Engrav L (2002) Evaluation of burn wound management decisions. In: Herndon DN (ed) Total burn care, 3rd edn. Saunders, Philadelphia, pp 101–108

[50] Gatti JE, LaRossa D, Silverman DG, Hartford CE (1983) Evaluation of the burn wound with perfusion fluorometry. J Trauma 23:202–206

[51] Kamolz LP, Andel H, Haslik W et al (2003) Indocyanine green video angiographies help to identify burns requiring operation. Burns 29: 785–791

[52] Haslik W, Kamolz LP, Andel H, Winter W, Meissl G, Frey M (2004) The influence of dressings and ointments on the qualitative and quantitative evaluation of burn wounds by ICG video-angiography: an experimental setup. Burns 30: 232–235

[53] Tokunaga Y, Ozaki N, Wakashiro S et al (1988) Effects of perfusion pressure during flushing on the viability of the procured liver using noninvasive fluorometry. Transplantation 45: 1031–1035

[54] Jeng JC, Bridgeman A, Shivnan L et al (2003) Laser Doppler imaging determines need for excision and grafting in advance of clinical judgment: a prospective blinded trial. Burns 29: 665–670

[55] Anselmo VJ, Zawacki BE (1977) Multispectral photographic analysis. A new quantitative tool to assist in the early diagnosis of thermal burn depth. Ann Biomed Eng 5: 179–193

[56] de Boer JF, Milner TE, van Gemert MJC (1977) Two-dimensional birefringence imaging in biological tissue by polarisation – sensitive optical coherence tomografy. Opt Len 22: 934–936

[57] Jiao S, Yu W, Stoica G, Wang LV (2003) Contrast mechanisms in polarization-sensitive Mueller-matrix optical coherence tomography and application in burn imaging. Appl Opt 42: 5191–5197

[58] Park BH, Saxer C, Srinivas SM, Nelson JS, de Boer JF (2001) In vivo burn depth determination by high-speed fiber-based polarization sensitive optical coherence tomography. J Biomed Opt 6: 474–479

[59] Eisenbeiss W, Marotz J, Schrade JP (1999) Reflection-optical multispectral imaging method for objective determination of burn depth. Burns 25: 697–704

[60] Dirnberger J, Giretzlehner M, Ruhmer M, Haller H, Rodemund C (2003) Modelling human burn injuries in a three-dimensional virtual environment. Stud Health Technol Inform 94: 52–58

[61] Hammond JS, Ward CG (1987) Transfers from emergency room to burn center: errors in burn size estimate. J Trauma 27: 1161–1165

[62] Amirsheybani HR, Crecelius GM, Timothy NH, Pfeiffer M, Saggers GC, Manders EK (2001) The natural history of the growth of the hand: I. Hand area as a percentage of body surface area. Plast Reconstr Surg 107: 726–733

[63] Rossiter ND, Chapman P, Haywood IA (1996) How big is a hand? Burns 22: 230–231

[64] Nagel TR, Schunk JE (1997) Using the hand to estimate the surface area of a burn in children. Pediatr Emerg Care 13: 254–255

[65] Knaysi GA, Crikelair GF, Cosman B (1968) The role of nines: its history and accuracy. Plast Reconstr Surg 41: 560–563

[66] Wachtel TL, Berry CC, Wachtel EE, Frank HA (2000) The inter-rater reliability of estimating the size of burns from various burn area chart drawings. Burns 26: 156–170

[67] Berry MG, Evison D, Roberts AH (2001) The influence of body mass index on burn surface area estimated from the area of the hand. Burns 27: 591–594

[68] Livingston EH, Lee S (2000) Percentage of burned body surface area determination in obese and nonobese patients. J Surg Res 91: 106–110

[69] Lund CC, Browder CN (1944) The estimate of the areas of burn. Surg Gyn Obstet 79: 352–358

[70] Nichter LS, Bryant CA, Edlich RF (1985) Efficacy of burned surface area estimates calculated from charts - the need for a computer-based model. J Trauma 25: 477–481

[71] Alm J (2003) A retrospective study of TBSA-B calculating; V manual estimated burnchart versus computerized burncharts. Final programme and abstracts. 10th Congress European Burns Association Bergen, Norway Sept. 10–13, 2003. Bergen, Norway. EBA, p 158

[72] Neuwalder JM, Sampson C, Breuing KH, Orgill DP (2002) A review of computer-aided body surface area determination: SAGE II and EPRI's 3D Burn Vision. J Burn Care Rehabil 23: 55–59

[73] Haller H (2007) Data collection in burn injuries- rationale for BurnCase 3D. Osteo Trauma Care 15: 34–41

Intensivmedizinische Behandlung Brandverletzter / Respiratorisches Management

Harald L. Andel, Astrid Chiari

1 Einleitung

Die intensivmedizinische Behandlung Brandverletzter setzt eine sehr hohe Spezialisierung sowohl von chirurgischer als auch von intensivmedizinischer Seite voraus. Aus diesem Grund werden in den Guidelines der European Burns Association (EBA) unter anderem die Behandlung von mindestens 75 Brandverletzten pro Jahr und Zentrum gefordert. Im Folgenden sollen die Besonderheiten in der Behandlung Brandverletzter zusammengefasst werden, wobei jede einzelne Besonderheit für sich wahrscheinlich keinen großen Unterschied für den Behandlungserfolg ausmacht, aber in Summe, wie kleine Mosaiksteine, den Unterschied zwischen einer auf die Behandlung Brandverletzter spezialisierten und einer allgemeinen Intensivstation ausmacht und somit das Outcome mit beeinflusst. Da einigen Maßnahmen ein eigenes Kapitel gewidmet ist, werden diese nur summatorisch erwähnt, auf andere, wie insbesondere das respiratorische Management, wird genauer eingegangen.

2 Schmerzbehandlung

Eine der allgemein bekannten Komplikationen von Brandverletzungen ist das so genannte »Nachbrennen« - das heißt das »Tiefer werden« von initial oberflächlichen Brandverletzungen (s. Kapitel 2: Pathophysiologie). Dieses Nachschädigen hat sicher viele Ursachen.

Stress und Schmerz (s. Kapitel 14: Sedoanalgesie) führen zu einer Ausschüttung von Vasokonstriktoren, die eine Gefäßverengung primär in der Haut und somit eine Reduktion der Hautdurchblutung zur Folge hat. Daher kann bereits eine adäquate Schmerzbehandlung in der Initialphase nach der Brandverletzung zu einer deutlichen Beeinflussung des Behandlungserfolges und der Liegedauer führen. Beispielsweise würde ein Patient mit einer 40 % 2.-gradigen Brandverletzung konservativ behandelt werden. Kommt es aber hingegen zu einer Nachschädigung, die zu einer 3.-gradigen Verletzung führt, wäre eine chirurgische Sanierung und somit eine großflächige Spalthautentnahme notwendig. Diese Hautentnahme führt initial zu einer deutlichen Vergrößerung der Wundfläche, zu einer Steigerung der Morbidität und somit zu einer Verlängerung der Krankenhausaufenthaltsdauer, oder auch eventuell zu einer Steigerung der Mortalität.

3 Temperaturmanagement

Ähnlich wie bei der schmerzbedingten Vasokonstriktion führt auch ein Absinken der Körpertemperatur zu einer Gefäßverengung - vornehmlich in der Haut. Während bei Brandverletzungen unter 20 % der Körperoberfläche eine Kühlung (z. B.: 20 min mit Wasser bei 20°C) sinnvoll ist, da sie einerseits nicht nur den Schmerz lindert, sondern auch die lokale Ödembildung reduziert, führt eine großflächige Kühlung bei Brandverletzten praktisch immer zum Absinken der Körperkerntemperatur. Um dieses Absinken der Körpertemperatur zu verhindern, sollte bereits der Transport, die Erstversorgung im Krankenhaus, alle Operationen aber auch Verbandwechsel unter angepassten Umgebungstemperaturen stattfinden. Hierbei sind je nach Ausmaß der Brandverletzung Raumtemperaturen bis zu 45 °C notwendig. Dadurch lässt sich ein radikales Absinken der Körpertemperatur, das nicht nur zu einer Vasokonstriktion, sondern auch zu einer Wundheilungsstörung führt, verhindern.

4 Flüssigkeitsmanagement

Gerade in den ersten Stunden nach der Brandverletzung ist ein geeignetes Volumenmanagement von entscheidender Bedeutung für den weiteren Krankheitsverlauf. Einerseits kann eine Hypovolämie zu einem vermehrten Nachschädigen, andererseits aber auch zu der Entwicklung eines Systemic-Inflammatory-Response-Syndroms (SIRS) führen. Hintergrund für die Schwierigkeiten bei der Volumentherapie ist das Auftreten eines temporären, meist etwa 24 Stunden dauernden Capillary-Leak-Syndroms (s. Kapitel 2: Pathophysiologie), bei dem intravasale Flüssigkeit ins Interstitium strömt. Dadurch kommt es einerseits zur intravasalen Hypovolämie und andererseits zum gleichzeitigen Auftreten eines Gewebeödemes. Nun ist ein Mittelweg einzuschlagen zwischen einer hypovolämiebedingten peripheren Vasokonstriktion und einer ödembedingten Verlängerung der Diffusionsstrecke, wobei beides eine Verschlechterung der Gewebsdurchblutung an der Grenze zur Nekrosezone zur Folge hat. Als Hilfsmittel gibt es die Formel nach Parkland (3–4 ml/kg x % verbrannter Körperoberfläche). Diese Formel kann aber den Flüssigkeitsbedarf sowohl über-, als auch unterschätzen. Es kommt daher im Einzelfall auf die Erfahrung des behandelnden Intensivmediziners an, den richtigen Mittelweg zwischen Hypovolämie und exzessivem Ödem zu finden. In der Vergangenheit hat sich hierbei auch gezeigt, dass eine Führung des Patienten rein nach Optimierung der hämodynamischen Situation den Volumenbedarf überschätzt.

5 Ernährung

Eine frühzeitige enterale Ernährung über eine Duodenalsonde führt bei nahezu allen Patienten zur Möglichkeit einer 100 % enteralen Ernährung. Diese hat sich gegenüber der parenteralen Ernährung in Bezug auf eine Verminderung der Katobolie, die wiederum die Wundheilung negativ beeinflusst, als überlegen erwiesen. Fraglich ist jedoch die richtige Menge an Nahrungszufuhr. Obwohl hierzu einige Formeln existieren, ist keine für Brandverletzte über 40 % verbrannter Körperoberfläche validiert. Hier liegt es wieder an der Erfahrung des Intensivmediziners, ein Zuviel aber auch ein Zuwenig zu vermeiden (siehe Kapitel 12).

6 Hyperbare Oxygenierung

Wenn es bislang auch noch keine Klasse-I-Studien gibt, die eine Wirksamkeit dieser Behandlungsform belegen, gibt es doch eine Reihe von Untersuchungen, die eine solche nahe legen. Ergebnisse im eigenen Bereich sind viel versprechend im Hinblick auf eine Verbesserung der Wundheilung und eine Reduktion der Nachschädigung bei schwer Brandverletzten.

7 Respiratorisches Management: Indikation zu Intubation

Die Indikation zur Intubation und maschinellen Beatmung ist bei Brandverletzten möglichst zurückhaltend zu stellen. Während Patienten mit manifestem Inhalationstrauma oder hitzebedingter Läsion der oberen Atemwege möglichst frühzeitig intubiert werden müssen, hat sich ein konservatives Vorgehen bei allen anderen, auch schwer Brandverletzten, bewährt. Es konnte nämlich gezeigt werden, dass Brandverletzte, wenn sie nicht kontrolliert beatmet werden, ein besseres Outcome haben. Die Indikation zur Intubation ist hierbei sicher individuell zu stellen, wobei ohne Vorliegen eines Inhalationstraumas eine grundsätzliche Intubation erst ab etwa 60 % VKOF erfolgen sollte.

Im Folgenden sollen Grundlagen der Beatmung vor allem in Hinblick auf das Vorliegen eines Inhalationstraumas vermittelt werden.

Eine maschinelle Beatmung wird, im Unterschied zur Spontanatmung, durch das Anlegen eines Überdrucks an den Luftwegen erreicht (Überdruckbeatmung). Dadurch entsteht ein Druckgefälle (Druckgradient) in Richtung der Alveolen. Durch den Überdruck steigt am Ende der Inspiration der intrathorakale Druck an. Es kommt zu einer konsekutiven Verminderung des venösen Rückstroms zum Herzen. Die Atemmittellage kann durch einen positiven endexspiratorischen Druck (PEEP) angehoben werden. Dadurch wird die funktionelle Residualkapazität erhöht oder bei verminderter Compliance infolge von Atelektasen wieder normalisiert. Die Exspiration ist sowohl unter Spontanatmung als auch bei der maschinellen Beatmung ein passiver Vorgang, hervorgerufen durch die elastischen Retraktionskräfte von Lunge und Thorax. Bei der maschinellen Beatmung besteht also im Gegensatz zur Spontanatmung eine intrathorakale Druckerhöhung während des gesamten Atemzyklus, d. h., es entstehen unphysiologische Druckverhältnisse! (Abb. 1)

Jede Beatmungsstrategie muss individuell auf den Patienten abgestimmt werden. Sie ist wichtiger als der Respirator, mit dem sie umgesetzt wird. Bei Brandverletzten ohne Inhalationstrauma ergibt sich die Indikation zur Intubation und mechanischen Beatmung erst bei Ausbildung eines so massiven (pulmonalen) kappilären Leaks, dass dadurch die Oxygenierung eingeschränkt wird bzw. die Atemarbeit massiv zunimmt. Die Notwendigkeit einer adäquaten Analgesie alleine stellt aber noch keine Indikation zur Intubation dar, da diese bei entsprechender Erfahrung auch ohne Intubation durchgeführt werden kann.

Je nach dem Ausmaß der tatsächlichen Atemarbeit muss diese komplett (Full Ventilatory Support) oder nur teilweise (Partial Ventilatory Support) durch den Respirator übernommen werden. Der Respirator ersetzt somit entweder komplett die Atemmuskulatur oder er hat die Funktion eines zusätzlichen Atemmuskels.

Unter einem Atemzyklus (= Ventilationszyklus) versteht man die Zeitdauer von Beginn der Inspiration bis zum Abschluss der Exspiration. Die Dauer eines Atemzyklus (T) setzt sich aus der Inspirationszeit (Insp.), der Exspirationszeit (Exsp.), sowie der Umschaltung von Inspiration auf Exspiration bzw. umgekehrt zusammen (Abb. 1). Es gilt:

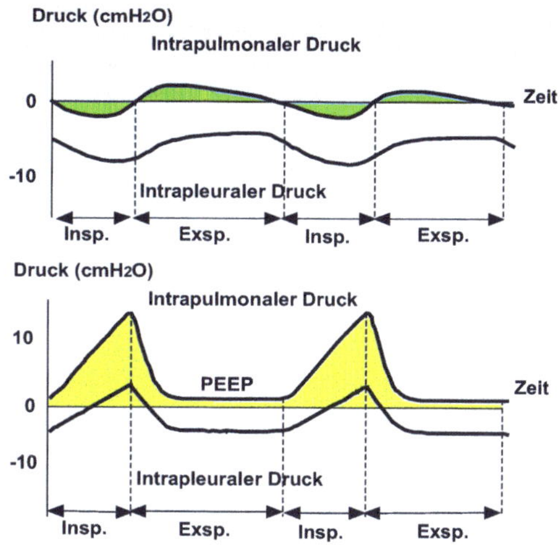

Abb. 1 Darstellung der Atemwegs- und intrapleuralen Drucke während Spontan- (obere Darstellung) und Überdruckbeatmung (untere Darstellung). Die Anhebung des intrapleuralen Druckes hat spürbare Auswirkungen auf die Hämodynamik, insbesonders bei grenzwertig nierdigen Füllungsdrücken

$$T = \text{Insp.} + \text{Exsp.}$$

Ziele der Beatmungstherapie sind somit die:

- Sicherstellung des pulmonalen Gasaustausches durch partielle oder komplette Übernahme der Atemarbeit;
- Sicherung der Atemwege bei unzureichenden Schutzreflexen (Schutz vor Aspiration) oder Obstruktion der oberen Atemwege;
- »Lungenprotektive« Beatmung (= Vermeidung einer beatmungsinduzierten Lungenschädigung durch organschonende Beatmung), d. h. Beatmung mit möglichst niedrigem Inspirationsdruck und ausreichend hohem PEEP;
- Beatmung mit der kleinstmöglichen Druckamplitude;
- Beatmung mit möglichst niedriger FiO_2 (Zielwert < 60 % zur Vermeidung einer zusätzlichen Lungenschädigung durch die pulmonale Sauerstofftoxizität);

Parameter	Normalbereich	Indikation zur maschinellen Atemhilfe
Oxygenierung PaO_2 (mmHg)	75–100 (RL*)	< 50 (RL*); < 60 (O_2-Maske)
Ventilation $PaCO_2$ (mmHg)	35–45	> 55 (Ausnahme: COPD)
Atemfrequenz (1/min)	12–20	> 35
Atemfrequenz/ Atemzugvol.	< 50	> 80–100
Vitalkapazität (ml/kgKG)	65–75	< 15

*RL = Raumluft.

- Beatmung mit möglichst geringen hämodynamischen Nebenwirkungen (Optimierung des Volumenstatus).

8 Pulmonale Clearence

Gerade bei Vorliegen eines Inhalationstraumas bzw bei Inhalation von Ruß kommt der Selbstreinigung der Lunge eine wesentliche Bedeutung zu. Physiologisch erfolgt diese Funktion durch die Schleimhaut des Bronchialsystems mit ihren Flimmer- und Drüsenepithelzellen. Täglich werden vom Bronchialepithel eines gesunden Menschen etwa 10 ml Bronchialsekret (Schleim) produziert. Bei Vorliegen eines manifesten Inhalationstraumas, sei es nun rein thermisch oder chemisch-toxisch, ist diese Cearance allerdings herabgesetzt. Der gebildete Schleim (Mukus) besteht überwiegend aus Wasser (95 %) und Eiweiß (2 %). Der Eiweißanteil ist für die Viskosität des Schleims verantwortlich. Unter Sputum versteht man ein Bronchialsekretgemisch aus dem unteren und oberen Respirationstrakt. Die ziliendeckende Schleimschicht ist zweischichtig aufgebaut und besteht aus einer die Kinozilien umgebenden flüssigen Solschicht (= periziliäre, dünnflüssige Schleimschicht) und einer oberflächlichen Gelschicht (= zähflüssige, klebrige Schleimschicht), in der Fremdpartikel und Mikroorganismen »kleben« bleiben (Adhäsivität). Die flüssige Solschicht ist notwendig für die freie Beweglichkeit der Zilien. Der Flimmerschlag ist mundwärts gerichtet und sorgt für den Abtransport von produziertem, nicht resorbiertem Schleim, Fremdkörpern und Mikroorganismen (Rolltreppeneffekt). Die Gelschicht ist der Solschicht inselförmig aufgelagert. Der Feuchtigkeitsgehalt bzw. die Höhe der Mukusschicht sind entscheidend für die Transportkapazität der mukoziliären Clearance (= visko-mechanische Kopplung). Durch unzureichende Befeuchtung und Erwärmung der Atemgase stellt das Flimmerepithel seine Transportfunktion innerhalb kurzer Zeit ein. In gleicher Weise wirken toxische Gase, wie sie bei der Verbrennung entstehen. Auch verschiedene, in der Behandlung schwer Brandverletzter verwendete Medikamente (z. B. Thiopental, β-Blocker, Atropin) führen zu einer Abnahme der mukoziliären Clearance. ***Gerade die Abnahme der mukoziliären Clearance ist aber eine der wichtigsten Risikofaktoren für die Entwicklung einer Pneumonie.*** Dies gilt insbesondere für Patienten mit Inhalationstrauma, bei denen die zugrunde gegangenen Zellen und das vorhandene Eiweißexsudat einen idealen Nährboden für Bakterien darstellen. Mikroorganismen (z. B. Pseudomonas aeruginosa, Haemophilus influenzae, Streptococcus pneumoniae) wirken über einen zusätzlichen ziliostatischen Faktor hemmend auf die mukoziliäre Clearance. Aber auch hohe inspiratorische Sauerstoffkonzentrationen (FiO_2 > 60 %) sowie die Freisetzung proinflammatorischer Mediatoren (z. B. Granulozytenelastase) führen zu einer Funktionsbeeinträchtigung der mukoziliären Clearance. Stimulierend auf den mukoziliären Transport wirken hingegen betaadrenerge Substanzen (β-Sympathomimetika), erhöhter Sympathikotonus, Theophyllin sowie Kortison. Unterstützt wird der mukoziliäre Transport durch den Hustenmechanismus (= tussive Clearance), bei dem es nach Drucksteigerung unter Glottisschluss und nachfolgender plötzlicher Glottisöffnung am Druckmaximum zu enormen lokalen Stromstärken in den großen Atemwegen kommt und dadurch das Herausschleudern von Schleimmassen ermöglicht wird. Beim Husten werden Atemwegsspitzendrücke bis zu 200 mbar erzeugt – deshalb stellt die Wegnahme des spontanen Aushustens durch Sedierung, Intubation und Beatmung einen wichtigen Faktor in der Entwicklung einer Pneumonie bei Brandverletzten dar.

Fast genauso wichtig ist eine ausreichende Klimatisierung des Atemgases. Diese wird normalerweise durch die oberen Atemwege gewährleistet. Fällt diese weg, so steigt der Wasser- und Wärmeverlust (Verdunstungsenergie) der Schleimhaut aus den unteren Atemwegen auf etwa um das Dreifache an, da durch die Intubation und maschinelle Beatmung der Nasen-Rachen-Raum umgangen wird und somit als Befeuchter und Wärmeaustauscher ausfällt. Die mukoziliäre Clearance ist bei einer Wasserdampfsättigung unter 70 % erheblich eingeschränkt. Die Ziliartätigkeit hört ganz auf, wenn das in der Trachea ankommende Atemgasgemisch eine relative Luftfeuchtigkeit von 50 % unterschreitet.

Strömt längere Zeit trockene und kalte Luft in die Atemwege, treten folgende Komplikationen auf:

- Austrocknung der Mukosa;
- Verlust der Ziliartätigkeit;
- Verminderung der Mukokinese;
- Sekretretention und Sekreteindickung (Dyskrinie);
- Beeinträchtigung der Surfactantaktivität;
- Ausbildung von Obturationsatelektasen mit konsekutiver Verschlechterung des Gasaustausches;
- Schleimhautulzerationen;
- Bronchospasmus;
- Hypothermie;
- Infektion.

Diese Komplikationen können bereits nach nur einstündiger Beatmung (!) mit trockenen Atemgasen auftreten, v. a. bei Patienten mit vorbestehenden chronisch obstruktiven Lungenerkrankungen.

Anfeuchtung und Erwärmung des Atemgases (= Atemgaskonditionierung) sind daher unabdingbare Voraussetzungen für alle maschinellen Atemhilfen.

Die optimale Funktion der mukoziliären Clearance liegt unter physiologischen Bedingungen vor, d. h. bei einem absoluten Feuchtigkeitsgehalt von 44 mg/l entsprechend 100 % relativer Feuchtigkeit bei 37°C (Abb. 2).

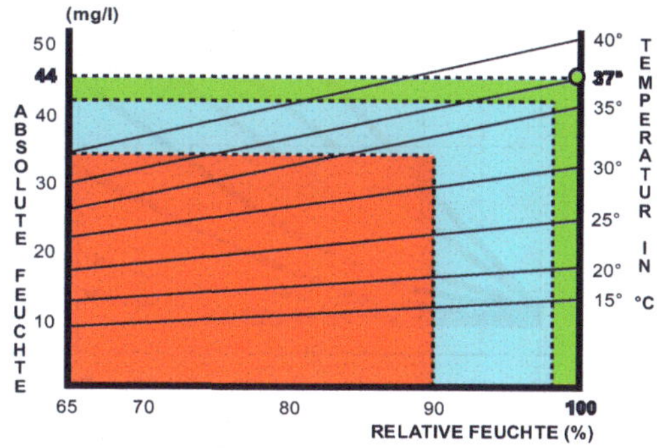

Abb. 2 Zusammenhang zwischen Temperatur, absoluter und relativer Atemgasfeuchte. Ein nicht adäquat klimatisiertes Atemgas ist aufgrund der Verschlechterung der Lungenclearence ein wichtiger Risikofaktor für die Entwicklung von Pneumonien - speziell bei Patienten mit Inhalationstrauma

Die gestörte mukoziliäre Clearance mit der konsekutiven Verlegung und dem Verschluss der kleinen Atemwege führt in den nachgeschalteten Alveolen zum Einschluss von Atemgas (Air-trapping) mit Ausbildung von Obstruktions- bzw. Resorptionsatelektasen. Die Herabsetzung des basalen Zwerchfelltonus durch Anästhetika und Muskelrelaxanzien begünstigt weiter die Kompression der dorsobasalen Lungenkompartimente. Die konsekutive Erniedrigung des transpulmonalen Druckgradienten hat die Ausbildung von Atelektasen zur Folge. Durch computertomographische Untersuchungen konnte das Auftreten von dorsobasalen Kompressionsatelektasen bereits in dem kurzen Zeitraum vor und nach Narkoseeinleitung morphologisch nachgewiesen werden. Die Verdichtungen des Lungenparenchyms korrelieren dabei gut mit der Höhe des intrapulmonalen Rechts-Links-Shunts, der wiederum direkt zum Auftreten einer Hypoxämie führt (Abb. 3).

Um dieser Bildung von Atelektasen entgegenzuwirken, wird ein positiver Endexpiratorischer Druck (PEEP) verwendet. Dieser kann entweder von »Außen = extrinsischer PEEP« oder von »Innen = intrinsischer PEEP« erfolgen.

Bei jedem beatmeten Patienten sollte auch bei gesunder Lunge zur Aufrechterhaltung der funktionellen Residualkapazität ein PEEP von 5–10 mbar am Respirator eingestellt werden.

Verbesserung der Oxygenierung (PaO_2) durch

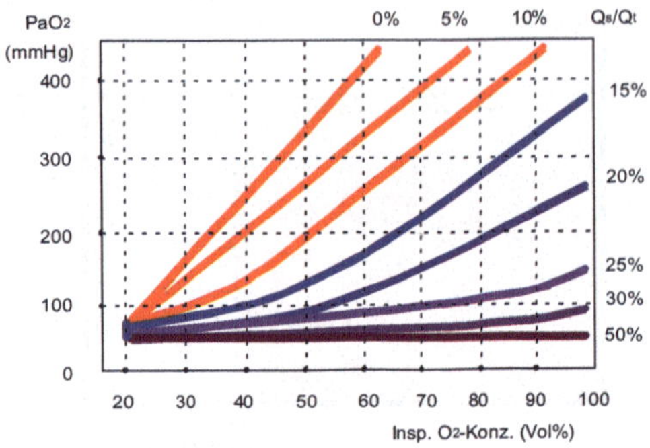

Abb. 3 **Zusammenhang zwischen Shuntvolumen (%) und** maximal erreichbaren arteriellen Sauerstoffpartialdruck. Aus dieser Abbildung wird ersichtlich, dass bereits geringe Änderungen der Shuntfraktion massive Auswirkungen auf den arteriellen Sauerstoffpartialdruck haben können

- Vermeidung des endexspiratorischen Alveolarkollaps (»Airway closure«);
- Offenhalten kollapsgefährdeter Lungenkompartimente (»Avoidance of derecruitment«);
- Vergrößerung der funktionellen Residualkapazität (FRC);
- Vergrößerung der Gasaustauschfläche;
- Abnahme des intrapulmonalen Rechts-Links-Shunts;
- Verbesserung des Ventilations-/Perfusionsverhältnisses.

Beim akuten Lungenversagen (ARDS) besteht die Wirkung von PEEP im Offenhalten von Alveolen. In computertomographischen Untersuchungen konnte gezeigt werden, dass bei der feuchten und schweren ARDS-Lunge ein von ventral nach dorsal zunehmender PEEP notwendig ist, um die Alveolen gegen die darüberliegenden Lungenstrukturen offenzuhalten. Dieser notwendige Gegendruck liegt für die basalen Lungenabschnitte bei ≥ 12–15 mbar. Für das Öffnen (= alveoläres Rekruitment) von Atelektasen benötigt man entsprechend hohe Inspirationsdrücke.

»Inspirationsdruck öffnet die Lungen – PEEP hält die Lungen offen«

»Open up the lungs – keep the lungs open«

In der intensivmedizinischen Praxis kommem PEEP-Werte bis zu 20 mbar zur Anwendung. Das PEEP-Niveau sollte nur dann reduziert werden, wenn bei einer FiO_2 < 60 % ein adäquater pulmonaler Gasaustausch vorliegt.

Während der extrinsische PEEP augenscheinlich ist und im Verständnis meist keinerlei Schwierigkeiten bereitet, bedarf die Entstehungsweise und Bedeutung des intrinsischen PEEP's einer näheren Erläuterung:

Der intrinsische PEEP ist ein okkulter positiver endexspiratorischer Druck, der in langsamen Lungenkompartimenten auftritt. Eine IRV-Beatmung (Inversed Ratio Ventilation) ohne Generierung eines intrinsischen PEEP (kein Restflow im Flow-Zeit-Diagramm nachweisbar) ist nur bedingt wirksam. Die klinischen Auswirkungen einer IRV-Beatmung auf die Oxygenierung sind zeitabhängig (»time depending effect«) und können daher erst nach Stunden zum Tragen kommen.

Die Generierung eines intrinsischen PEEP kann erfolgen durch:

- Schrittweise Änderung des I:E-Verhältnisses von 1:2 bis auf maximal 4:1;
- Erhöhung der Atemfrequenz bei vorgegebenen I:E-Verhältnis (v. a. bei Frequenzen > 20/min);
- Schrittweise Änderung des I:E-Verhältnisses und Erhöhung der Atemfrequenz (bei »steifen« Lungen hohe Atemfrequenz notwendig - kleine Zeitkonstante!). Durch die Abnahme der Ausatemzeit kommt es zu einer Generierung eines regional unterschiedlich hohen intrinsischen PEEP (= »Auto-PEEP« oder »Dynamischer PEEP«) in den langsameren Lungenkompartimenten, da nicht das ganze Atemhubvolumen bis zum Ende der Exspirationszeit abgeatmet werden kann (Respirator ist zeitgesteuert!). Da ein intrinsischer PEEP unter IRV-Beatmung primär nur in langsamen Lungenkompartimenten generiert wird, wird er auch als »selektiver PEEP« bezeichnet.
- Es besteht ein endexspiratorischer Restflow, der sich am Flow-Zeit-Diagramm als endexspiratorischer Flowabbruch darstellt. Durch den intrinsischen PEEP wird während der Exspiration ein endexspiratorischer Alveolarkollaps vermieden. Der qualitative Nachweis eines endexspiratorischen Restflows am Flow-Zeit-Diagramm erlaubt keine quantitative Aussage über die Höhe des intrinsischen PEEP!

- Folgen:
  - Zunahme der funktionellen Residualkapazität durch Offenhalten von kollapsgefährdeten Alveolen mit konsekutiver Abnahme des intrapulmonalen Rechts-Links-Shunts;
  - Verbesserung des Ventilations-/Perfusionsverhältnisses;
  - Verbesserung der Oxygenierung.

9 Klassifizierung der Beatmungsformen

Bei der Klassifizierung der Beatmungsformen kann man zwei Standpunkte einnehmen: einmal die Beurteilung vom Standpunkt des Patienten und zweitens vom Standpunkt des Beatmungsgerätes. Betrachtet man die Beatmung vom Standpunkt des Patienten, stellen sich folgende Fragen:

- Inwieweit ist der Patient in der Lage, sich am Ablauf des Atmungs- bzw. Beatmungsprozesses zu beteiligen? Ist er insbesondere in der Lage, die Inspiration auszulösen (Triggerung)?
- Kann er die erforderliche Atemarbeit leisten?
- Ist es notwendig, dass der Patient auf einem hohen endexspiratorischen Druckniveau (PEEP) atmet oder beatmet wird?

Die Antworten auf diese drei Fragen führen dann zur Wahl einer entsprechenden Atemhilfe. Das entscheidende Kriterium ist die Atemarbeit. Der Anteil der Atemarbeit, die der Patient aufbringen muss, variiert zwischen den Extremen 0 % (= kontrollierte oder mandatorische Beatmung) und 100 % (Spontanatmung). Übernimmt der Patient einen Teil der Atemarbeit, spricht man von augmentierter oder assistierter Atemhilfe.

An augmentierenden Atemhilfen steht eine Reihe von Verfahren zur Verfügung:

- (O_2-Insufflation);
- Kontinuierlicher positiver Atemwegsdruck (CPAP);
- Biphasischer positiver Atemwegsdruck (BIPAP/APRV/Percussive Ventilation);
- Druckunterstützte Spontanatmung (PSV/ASB);
- Druckunterstützte, volumenkonstante Spontanatmung (VS);
- Druckunterstützte proportionale Spontanatmung (PPS/PAV);
- Intermittierende maschinelle Beatmung (SIMV);
- Mandatorische Minutenvolumen-Ventilation (MMV).

Vorteile augmentierender Atemhilfen in der Intensivbeatmung:

- Verbesserte Sekretmobilisation (Aushusten - Inhalationstrauma!);
- Erhaltene Zwerchfellmotilität:
  - Physiologische Verteilung des inspiratorischen Atemgases;
  - Bessere Belüftung der dorso-basalen Lungenkompartimente;
  - Atelektasenprophylaxe durch Belüftung und Rekrutierung der dorsobasalen Alveolarkompartimenten;
  - Verbesserung des Ventilations-/Perfusionsverhältnisses (BIPAP/APRV);
  - Geringere Atrophie der Atemmuskulatur (besonders bei Langzeit intensivpflichtigen Brandverletzten);
- Geringerer Bedarf an Analgosedierung;
- Geringere hämodynamische Nebenwirkungen;
- Schnellere Entwöhnung vom Respirator.

In Analogie zur Beatmung des Intensivpatienten hat die Erhaltung der Spontanatmung auch für den brandverletzten Patienten während der meist häufigen operativen Eingriffe zahlreiche Vorteile.

In der intensivmedizinischen Praxis hat sich die schrittweise Steigerung der Atemhilfen (»Step-by-Step Approach«) bewährt:

- Atemtherapie - Physiotherapie;
- Stufenplan - Step-by-Step Approach:
  - Step 1: Atemhilfe ohne mechanische Ventilationshilfe (CPAP);
  - Step 2: Atemhilfe mit mechanischer Ventilationshilfe (z. B. PSV/ASB, BIPAP);
  - Step 2a: Maschinelle Beatmung mit PEEP (z. B. PSV/ASB, BIPAP, PCV);
  - Step 2b: Maschinelle Beatmung mit PEEP und Veränderung des I:E-Verhältnisses (z. B. IR-BIPAP, PCV-IRV);

- Additive Methoden:
  - Lagerungstherapie (kinetische Therapie);
  - Inhalationstherapie (Prostaglandine, Stickstoffmonoxid);
  - Hochfrequenzbeatmung - perkussive Ventilation;
  - Extrakorporale Gasaustauschverfahren (bei Brandverletzten nur im Ausnahmefall eines schweren Inhalationstraumas ohne großflächige Brandverletzung);
  - Hämofiltration.

In rezenten klinischen Studien konnte an Patienten mit akutem Lungenversagen (ARDS) gezeigt werden, dass die Erhaltung der Spontanatmung unter der Beatmungsform BIPAP/APRV selbst bei einer nach atemmechanischen Kriterien optimierten maschinellen Beatmung - das heißt die Beatmungsdrücke befinden sich zwischen dem unteren Inflektionspunkt (Lower Inflection Point - LIP) und oberen Inflektionspunkt (Upper Inflection Point - UIP) der Druck-Volumen-Kurve - zu einer weiteren Verbesserung des Gasaustausches und der Hämodynamik führte (Abb. 4).

Bei Patienten mit Inhalationstrauma hat sich der Einsatz des VDR4- Beatmungsgerätes einer konventionellen Beatmung als überlegen gezeigt. Gründe hierfür dürften eine verbesserte Sekretmobilisation sein, sowie die Möglichkeit, die Spontanatmung länger zu erhalten. Da

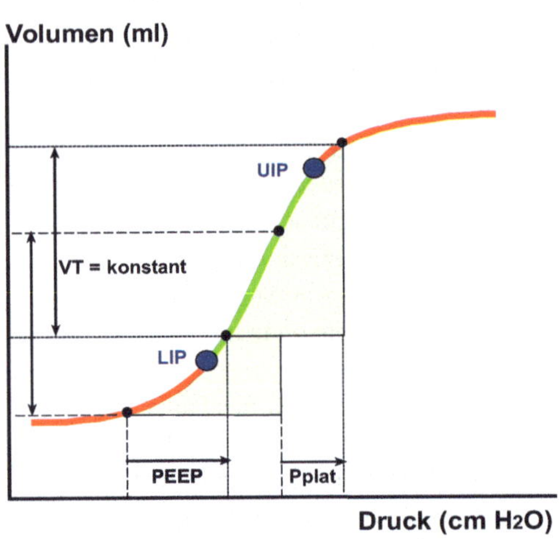

Abb. 4 Darstellung der Druck-Volumen-Beziehung in Abhängigkeit von der Atemlage in Bezug auf die Inflektionspunkte. Das beste Verhältnis zwischen notwendigem Druck und resultierendem Volumen befindet sich im linearen Teil der Kurve (zwischen den beiden Inflektionspunkten)

Brandverletzte, wenn sie beatmungspflichtig werden, meist länger beatmet werden müssen, ist bei diesen Patienten häufig die Indikation zu einer frühzeitigen Tracheotomie zu stellen.

Die Ziele der Beatmungsstrategie bei Patienten mit Inhalationstrauma bzw ARDS sind:

- Aufrechterhaltung eines suffizienten Gasaustausches durch Öffnen von Atelektasen (»Open up the lung«);
- Offenhalten von Alveolen (»Keep the lung open«);
- Kleinstmögliche Beatmungsdruckamplitude (»Babylung Concept«);
- Frühzeitige Spontanatmung durch augmentierende Beatmungsverfahren (»BIPAP/APRV«);
- Minimierung beatmungsinduzierter Lungenparenchymschäden (»Minimal Shear Forces«);
- Möglichst flüssigkeitsrestriktives Volumenmanagement (»Keep the lung dry, but avoid hypovolemia«).

Der Begriff der lungenprotektiven Beatmung wird für eine Beatmungsstrategie verwendet, bei der die Beatmungsparameter so eingestellt werden, dass der mechanischen Stress der Lunge so gering wie möglich gehalten wird, indem die Beatmungsdrücke und -volumina limitiert werden, auch wenn hierdurch die physiologischen Normwerte der Blutgase nicht erreicht werden (Abb. 5).

Eine lungenprotektive Beatmung ist durch folgende Beatmungseinstellungen charakterisiert:

- Druckkontrollierte Beatmung;
- Niedriges Atemhubvolumen;
- Niedriger Inspirationsdruck;
- Hoher PEEP;
- Kleine Beatmungsdruckamplitude;
- Inverse-Ratio-Ventilation (fakultativ);
- Permissive Hyperkapnie (fakultativ).

Eine Hyperkapnie mit $PaCO_2$-Werten < 100 mm Hg kann, da sie selbst nicht vital bedrohlich ist, toleriert werden (»Permissive Hyperkapnie«). Hierbei ist jedoch darauf zu achten, dass der pH-Wert nicht unter 7,2 absinkt. Man spricht auch von »kontrollierter Hypoventilation« bzw. »hyperkapnischer Ventilation«.

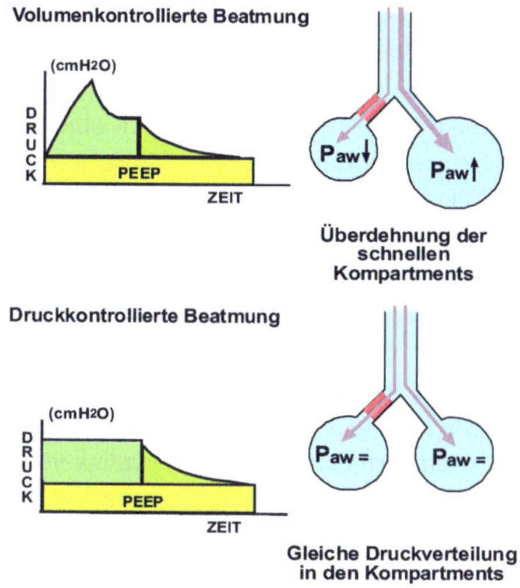

Abb. 5 Durch Anwendung einer druckkontrollierten Beatmung kann das Überdehnen schnellerer Lungenkompartments hintangehalten werden, es kommt zu einer homogeneren Gasverteilung und gleichmäßigeren Dehnung der Lunge – dadurch werden auch sonst auftretende Scherkräfte, die zu Mikrotraumen an den elastischen Lungenfasern führen, minimiert

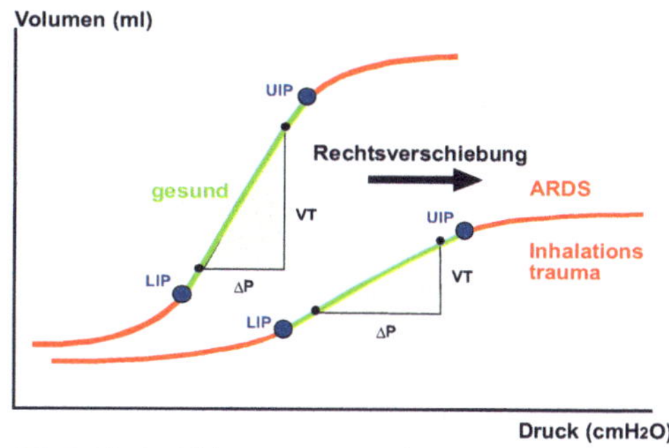

Abb. 6 Mit Ausbildung eines ARDS kommt es zu einer deutlichen Verschlechterung der Druck-Volumen-Beziehung – um vergleichbare Volumina verschieben zu können, ist ein wesentlich höherer Druckunterschied notwendig (Babylung) –, gleichzeitig steigt dadurch die Atemarbeit bei spontan atmenden Patienten massiv an

Da bei einem schweren ARDS die normal ventilierten Lungenareale nur noch 20–30 % der physiologischen Gasaustauschfläche ausmachen, hat der ARDS-Patient bildlich gesprochen nur noch die Gasaustauschfläche eines Kleinkindes. Aus diesem Grund wird für die ARDS-geschädigte Lunge auch der Begriff Babylunge (»Babylung«) verwendet: ARDS-Lungen sind kleine Lungen (»ARDS-lungs are small lungs«) (Abb. 6).

Das Ausmaß eines Inhalationstraumas lässt sich vor allem zu Beginn der Behandlung nur sehr grob bestimmen, da die Bronchoskopie oft subjektiv unterschiedlich bewertet wird und toxische Schädigungen der Lunge sich mit dieser Untersuchung nicht feststellen lassen. Die funktionellen Auswirkungen einer toxischen Lungenschädigung manifestieren sich sehr häufig erst zwischen dem 3.–5. posttraumatischen Tag. Zur Quantifizierung eignet sich der in der Behandlung des ARDS verwendete Murray-Score.

»Lung Injury Score« nach Murray: Scorewert

1. Röntgenbefund der Lunge
   - keine alveolären Verschattungen 0
   - alveoläre Verschattungen in 1 Quadranten 1
   - alveoläre Verschattungen in 2 Quadranten 2
   - alveoläre Verschattungen in 3 Quadranten 3
   - alveoläre Verschattungen in allen Quadranten 4
2. Oxygenierungsindex
   - $PaO_2/FiO_2 \geq 300$ mmHg 0
   - PaO_2/FiO_2 225–299 mmHg 1
   - PaO_2/FiO_2 175–224 mmHg 2
   - PaO_2/FiO_2 100–174 mmHg 3
   - $PaO_2/FiO_2 < 100$ mmHg 4
3. PEEP
   - PEEP ≤ 5 mbar 0
   - PEEP 6–8 mbar 1
   - PEEP 9–11 mbar 2
   - PEEP 12–14 mbar 3
   - PEEP ≥ 15 mbar 4
4. Compliance
   - effektive Compliance > 80 ml/mbar 0
   - effektive Compliance 60–79 ml/mbar 1
   - effektive Compliance 40–59 ml/mbar 2
   - effektive Compliance 20–39 ml/mbar 3
   - effektive Compliance ≤ 19 ml/mbar 4

Der definitive Scorewert ist die Summe der Gruppenwerte dividiert durch die Anzahl der berücksichtigten Gruppen. Entsprechend dem Murray-Score spricht man von einem schweren ARDS ab einem Score von > 2,5.

Ebenso wie in der Behandlung von Patienten mit ARDS hat sich bei Patienten mit Inhalationstrauma die Bauchlagerung bewährt. Hierbei ist aber auf die Lokalsituation der Brandverletzungen Rücksicht zu nehmen und die Beatmungsstrategie ist mit dem chirurgischen Vorgehen zu akkordieren. Der Rekrutierungseffekt der Bauchlagerung ist eng mit dem zugrunde liegenden Beatmungskonzept verknüpft. Da in Bauchlage aufgrund des höheren transpulmonalen Drucks niedrigere PEEP-Werte als in Rückenlage notwendig sind, um rekrutierte Alveolen offen zu halten, könnte als eine mögliche Ursache für nicht-persistierende O_2-Responder angeführt werden, dass die eingestellten PEEP-Werte für die Rückenlage zu niedrig sind, um die rekrutierten Alveolarkompartimente offen zu halten – zumal in den meisten Bauchlagenstudien nur relativ niedrige mittlere PEEP-Werte zwischen 7 und 11 mbar zur Anwendung kamen.

Die Bauchlagerung ist bei Patienten in der Frühphase des ARDS, die einen hohen intrapulmonalen Shunt infolge dorsobasaler Atelektasen aufweisen, effektiver als in späteren Phasen des Krankheitsverlaufes. Der therapeutische Effekt ist vor allem auf die Rekrutierung dieser dorsobasalen Atelektasen zurückzuführen. Dies erklärt auch, warum die Bauchlagerung bei Patienten mit Lungenfibrosen keine zielführende Therapie darstellt.

In der Literatur gibt es keine allgemein gültigen Empfehlungen über die tägliche Dauer der Bauchlagerung. Die klinische Erfahrung zeigt, dass wenige Stunden nach dem Lagewechsel die anfängliche Verbesserung des Gasaustausches zum Stillstand kommt. Auch über eine erneute Verschlechterung des Gasaustausches während der Bauchlagerung wurde berichtet, die auf eine zunehmende Kompression ventraler Lungenanteile mit konsekutiver Atelektasen- und intrapulmonaler Shuntbildung zurückzuführen ist. Demgegenüber wurde allerdings in mehreren Studien beobachtet, dass die positiven Effekte der Bauchlagerung erst verzögert, d. h. über einen Zeitraum von bis zu 20 Stunden, eintreten können. Vor dem Hintergrund dieser Datenlage kann empfohlen werden, dass die »optimalen« Zeitintervalle der Lagerungstherapie individuell ermittelt werden müssen, einerseits nach klinischen Kriterien (Verbesserung der Oxygenierung), andererseits anhand bildgebender Verfahren wie der Computertomographie des Thorax (Abnahme von dorsobasalen Atelektasen), und nicht nach einem starren Schema durchgeführt werden sollen. Auch eine Liegedauer pro Bauchlagenzyklus bis zu 24 Stunden kann bei manchen ARDS-Patienten indiziert sein. Ist der Patient ein »O_2-Responder«, sollte die Lagerungstherapie zumindest über einige Tage durchgeführt werden, um einen »Rebound« (= erneute anhaltende Verschlechterung des pulmonalen Gasaustausches) zu vermeiden. Die Notwendigkeit zu einer lang dauernden Bauchlagerung kann sich beim brandverletzten Patienten auch aufgrund einer Nekrosektomie mit Spalthautdeckung am Rücken ergeben. Hierbei ist im Einzelfall abzuwägen, ob der respiratorischen oder der Lokalsituation des Patienten eine entscheidendere Bedeutung zukommt.

Gerade aufgrund der Limitierung der Lagerungstherapie bei Brandverletzten Patienten kommt alternativen Beatmungsmethoden wie der »kombinierten Hochfrequenzbeatmung« und der »Percussive Ventilation« ein besonderer Stellenwert zu.

Vorteile der kombinierten Hochfrequenzbeatmung (im Vergleich zur konventionellen Beatmung):

- Verbesserung der Oxygenierung durch Beatmung mit höherem Beatmungsmitteldruck bei minimaler Druckamplitude – »Ruhigstellung« der Lunge;
- Rekruitment atelektatischer Lungenkompartimente mit konsekutiver Minimierung des intrapulmonalen Rechts-Links-Shunts;
- Minimierung des atemzyklischen Rekruitment/Derekruitment kollaptischer Alveolarkompartimente (Atelektatrauma);
- Minimierung intraalveolärer Scherkräfte (Scherkräfte-Trauma);
- Geringeres Volu-/Barotrauma-Risiko (Vermeidung hoher Druckamplituden);
- Sekretolyse durch innere Perkussion (Thixotropie-Effekt).

Als Sonderform einer kombinierten Hochfrequenzbeatmung kann die als »Percussive Diffusive Convective Ventilation« bezeichnte Hoch-

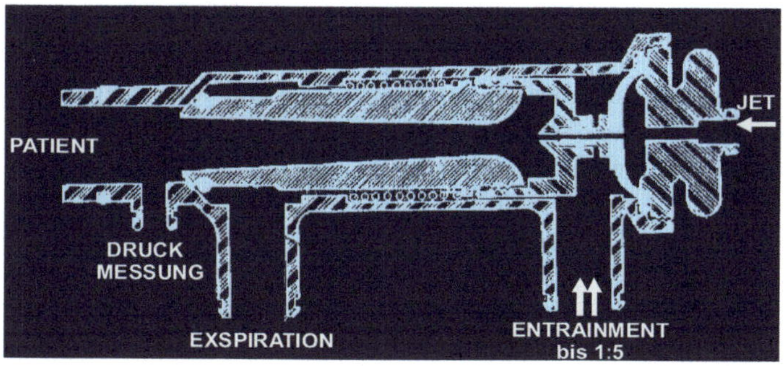

Abb. 7 Der Unterschied zwischen dem VDR4® und einem Jetbeatmungsgerät besteht darin, dass der Jetstrahl im Phasitron eine oszillierende Luftsäule generiert. Dadurch wird die Problematik der adäquaten Gasklimatisierung gelöst. Zudem wird eine ventilfreie Spontanatmung ermöglicht

frequenzbeatmung mit dem Beatmungsgerät VDR4® definiert werden. Dieser pneumatisch betriebene Respirator erlaubt eine druckkontrollierte Beatmung auf zwei unterschiedlichen Druckniveaus (BIPAP-Prinzip), welche von einer hochfrequenten Oszillation überlagert werden. Durch das pulsierende obere Druckplateau wird eine suffiziente CO_2-Elimination gewährleistet.

Funktionsprinzip: Bei diesem Respirator wird in einem frei wählbaren Zeitraster zwischen zwei einstellbaren Druckniveaus, deren Höhe unabhängig voneinander wählbar ist, umgeschaltet. Wie bei der konventionellen BIPAP-Beatmung ermöglicht auch der VDR4® eine freie Durchatemmöglichkeit am Respirator (= simultane Spontanatmung), sodass der Patient zu jedem Zeitpunkt des Atemzyklus, d. h. sowohl auf dem unteren als auch auf dem oberen Druckniveau spontan atmen kann (= Spontanatmung auf zwei CPAP-Niveaus). Im Gegensatz zum konventionellen BIPAP-System, welches aus technischer Sicht ein Demand-Flow-System darstellt, handelt es sich bei dieser Form der BIPAP-Beatmung um ein ventilfreies Continuous-Flow-System. Bei diesem Beatmungsverfahren treffen zwei Gasströme aufeinander: einerseits der

- kontinuierliche anterograde CPAP-Gasstrom (= Continuous-Flow-CPAP),

andererseits der

- Jetstrahl, der im Phasitron zu einer oszillierenden Gassäule umgewandelt wird.

Übersteigt der spontane Inspirationsflow des Patienten den am Respirator eingestellten kontinuierlichen CPAP-Gasflow, wird über die Venturidüse zusätzlich Gasvolumen (bis zu 300 l/min) angesaugt und dieses Gasvolumen wird über den Exspirationsschenkel (retrograd) in Richtung Patientenlunge verabreicht (Abb. 7).

Im Gegensatz zur konventionellen Beatmung bietet der VDR4® den Vorteil, eine druckkontrollierte Beatmung mit freier Durchatemmöglichkeit am Respirator mit einer effizienten Sekretmobilisation (Thixotropieeffekt) zu kombinieren.

Da die Übernahme der Atemarbeit durch den Patienten in der klinischen Praxis sehr häufig ein limitierender Faktor ist, sind Maßnahmen zur Reduzierung der Atemarbeit von wesentlicher Bedeutung. Hierbei ist unter anderem die Wahl der richtigen Tubusgröße von erheblicher Bedeutung. Während CPAP-Atmung führen Tuben mit einem Durchmesser von 7,0–9,0 mm Innendurchmesser zu einer zusätzlichen Atemarbeit von 250–350 mJ/l. Dies entspricht fast einer Verdopplung der Atemarbeit unter ruhiger Spontanatmung.

Zur Kompensation der systembedingten Atemarbeit ist unter ruhiger Spontanatmung eine inspiratorische Druckunterstützung von 7–10 mbar notwendig. Hierbei handelt es sich um einen rein rechnerischen Wert, der eine zusätzliche Atemarbeit durch Sekretablagerungen im Tubus, wie sie gerade bei Patienten mit Inhalationstrauma häufig auftreten, noch nicht berücksichtigt. Zudem ist bei diesen Patienten eine regelmäßige Bronchoskopie mit einem möglichst großlumigen Bronchoskop für die Bronchialtoilette wichtig, sodass möglichst großlumigen Tuben/Kanülen der Vorzug gegeben werden sollte.

Neben der Steigerung der Atemarbeit durch den Endotracheltubus steigt die CO_2-Produktion (VCO_2) um 13 % pro 1 °C Temperaturanstieg. Dadurch entsteht die Notwendigkeit zur

Erhöhung des Atemminutenvolumens und damit der Atemarbeit.

Auch eine, für den Brandverletzten wesentliche, hohe Kalorienzufuhr führt zu einem Anstieg der VCO_2 mit konsekutiv notwendiger Erhöhung des Atemminutenvolumens. Eine Erhöhung der Atemarbeit ist die Folge. Daher sollte die Kalorienzufuhr auf 30 kcal/kg KG/Tag beschränkt sein. Die Zusammensetzung der Ernährung sollte bis zu 50 % Lipidanteil zur Deckung des kalorischen Bedarfs beinhalten, da der Lipidmetabolismus zu einer geringeren VCO_2 als der Kohlenhydratstoffwechsel führt. Hierbei ist aber individuell auf die Situation des einzelnen Patienten einzugehen, da sich gerade bei Brandverletzten gezeigt hat, dass eine hohe Fettzufuhr negative Auswirkungen auf den Krankheitsverlauf haben kann (s. Kapitel 12, Ernährung). Auf der anderen Seite sollte die Kalorienzufuhr, vor allem das Aminosäureangebot, für die Erhaltung bzw. den Aufbau der Atemmuskelmasse, aber auch die Wundheilung ausreichend hoch sein, da es sonst durch Katabolie und Atrophie zur Abnahme der Leistungsfähigkeit der Atemmuskulatur kommt (Richtwert: 1–1,5 g/kg/Tag).

Als Trendparameter zur Erfassung der Eiweißhomöostase (Anabolie-Katabolie) empfiehlt sich die tägliche Berechnung der Stickstoffbilanz, um Stickstoffverluste frühzeitig zu erkennen.

Für erfolgreiches Weaning ist die Mobilisation des Patienten von großer Bedeutung. Im intensivmedizinischen Praxisalltag hat sich folgendes stufenweises Mobilisationsprogramm bewährt (»Step-by-Step Approach«). Frühzeitig soll der Patient zur Entlastung der dorsobasalen Lungenareale Oberkörper hoch gelagert werden, als nächster Mobilisationsschritt erfolgt das »Querbett sitzen« (= Sitzen an der Bettkante). Verfügt der Patient bereits wieder über eine ausreichende Rumpfkontrolle, wird er tagsüber für eine bis mehrere Stunden in den Lehnstuhl gesetzt. Mobilisation mit Endotrachealtubus bzw. Trachealkanüle stellt somit eine wichtige Voraussetzung für erfolgreiches Weaning dar.

Während der Mobilisation muss eine adäquate Schmerztherapie gewährleistet sein. In der klinischen Praxis hat sich die Kombination von zentralen und peripheren Analgetika bewährt. Auch nach der Extubation dienen physikalische Maßnahmen zur Sekretmobilisation der Stabilisierung der Lungenfunktion.

Um die erforderliche Atemarbeit ohne maschinelle Atemhilfe zu bewältigen, sind ein adäquater Atemantrieb und die Leistungsfähigkeit der Atemmuskulatur Voraussetzung. Bei einer drohenden respiratorischen Insuffizienz ist der Atemantrieb kompensatorisch erhöht, sodass in Folge die Atemmuskulatur durch den permanent erhöhten Atemantrieb (»Atemdrive«) ermüdet und somit zum Versagen der Atempumpe führt.

In diesem Zusammenhang kommt der Analgosedierung des Patienten ein ganz wesentlicher Stellenwert zu. Auf der einen Seite soll sie während der Weaning- Phase so weit zurückgenommen werden, dass der Patient suffizient spontan atmet, ansprechbar und kooperativ ist, auf der anderen Seite so hoch sein, dass der Patient den Endotrachealtubus toleriert, sich nicht gegen die Beatmung wehrt (»fighten«) und schmerzfrei ist. Eine Möglichkeit, das Ausmaß der Sedierung zu quantifizieren, ist der Ramsey-Score. Der Ramsay-Score ermöglicht durch die Benutzung einer einheitlichen Terminologie zur Beschreibung der Sedierungstiefe die Erstellung eines »Sedierungsprotokolls«, sodass der anzustrebenden Sedierungsgrad exakt vorgegeben werden kann. Dieser Sedierungs-Score ist kein Stufenschema, sondern durch fließende Übergänge der Sedierungsqualitäten gekennzeichnet.

- Stadium 1 (R 1): Patient wach, agitiert unruhig, ängstlich;
- Stadium 2 (R 2): Patient auf akustischen Stimulus weckbar, ruhig, kooperativ, orientiert, Beatmungstoleranz;
- Stadium 3 (R 3): Patient schläft, lebhafte Reaktion auf manuellen Stimulus;
- Stadium 4 (R 4): Patient schläft, träge Reaktion auf manuellen Stimulus oder lautes Geräusch;
- Stadium 5 (R 5): Patient schläft, Reaktion nur auf starke Schmerzreize;
- Stadium 6 (R 6): Patient schläft, keinerlei Reaktion auslösbar.

Anhand des Scores kann in Abhängigkeit vom Schweregrad des Krankheitsbildes tagsüber ein Sedierungsgrad von 2–3 angestrebt werden, d. h., der Patient sollte ansprechbar sein und den Endotrachealtubus und das Beatmungsregime tolerieren. Nachts soll ein Sedierungsgrad von 3–4 angestrebt werden, um auch auf der Intensivstation einen Schlaf-Wach-Rhyhtmus zu ermöglichen. Auch in Bauchlage oder im Schwenkbett (RotoRest-Bett®) soll der Patient einen Sedierungsgrad von 4 aufweisen.

10 Zusammenfassung

Wie bereits eingangs erwähnt ist es nicht eine Maßnahme alleine, die zu einem verbesserten Überleben Brandverletzter führt. Ganz wichtig erscheint in diesem Zusammenhang die Bedeutung der chirurgischen Wundversorgung und der nachfolgenden Wundpflege. Selbst die beste intensivmedizinische Versorgung kann ohne eine diesbezüglich optimale Betreuung nichts ausrichten. Daher ist die Intensivmedizin hier nur als adjuvante Maßnahme zu verstehen, die es ermöglichen soll, den Patienten so lange am Leben zu erhalten, bis die Wundheilung abgeschlossen ist. In diesem Sinne ist das Verständnis des Intensivmediziners für den Heilungsverlauf und die Wundsituation von vordringlicher Bedeutung, genauso wie eine gute Zusammenarbeit mit den chirurgischen Partnern. Nur auf diesem Weg lassen sich optimale Verhältnisse für das Überleben schwer Brandverletzter Patienten erzielen.

Weiterführende Literatur

Amato MBP, Barbas CSV, Medeiros DM, et al (1998) Effect of a protective ventilation strategy on mortality in the acute respiratory distress syndrome. N Engl J Med 338: 347–354

Benzer H, Bergmann H, Mutz N (1988) Die künstliche Beatmung auf Intensivstationen. In. Beiträge zur Anaesthesiologie und Intensivmedizin, Bd 25. Maudrich, Wien

Cancio LC, Galvez E, Jr., Turner CE, Kypreos NG, Parker A, Holcomb JB (2006) Base deficit and alveolar-arterial gradient during resuscitation contribute independently but modestly to the prediction of mortality after burn injury. J Burn Care Res 27: 289–296; discussion 96–97

Cianci P, Williams C, Lueders H, et al (1990) Adjunctive hyperbaric oxygen in the treatment of thermal burns. An economic analysis. J Burn Care Rehabil 11: 140–143

Cioffi WG, Jr., Rue LW, 3rd, Graves TA, McManus WF, Mason AD, Jr., Pruitt BA, Jr. (1991) Prophylactic use of high-frequency percussive ventilation in patients with inhalation injury. Ann Surg 213: 575–580; discussion 80–82

Cioffi WG, Graves TA, McManus WF, Pruitt BA, Jr. (1989) High-frequency percussive ventilation in patients with inhalation injury. J Trauma 29: 350–354

Cortiella J, Mlcak R, Herndon D (1999) High frequency percussive ventilation in pediatric patients with inhalation injury. J Burn Care Rehabil 20: 232–235

Fitzpatrick JC, Cioffi WG, Jr. (1997) Ventilatory support following burns and smoke-inhalation injury. Respir Care Clin North Am 3: 21–49

Fodor L, Ramon Y, Meilik B, Carmi N, Shoshani O, Ullmann Y (2006) Effect of hyperbaric oxygen on survival of composite grafts in rats. Scand J Plast Reconstr Surg Hand Surg 40: 257–260

Kilian J, Benzer H, Ahnefeld FW (1991) Grundzüge der Beatmung. Klinische Anästhesiologie und Intensivtherapie, Bd 39. Springer, Wien New York

Köhler D, Vastag E (1991) Bronchiale Clearance. Pneumologie 45: 314–332

Konrad F (1996) Die mukoziliäre Klärfunktion und ihre medikamentöse Beeinflussung. Anästhesiol Intensivmed Notfallmed Schmerzther 31: 404–408

Lachmann B (1992) Open up the lung and keep the lung open. Intensive Care Med 18: 319–321

Lentz CW, Peterson HD (1997) Smoke inhalation is a multilevel insult to the pulmonary system. Curr Opin Pulm Med 3: 221–226

Marik P, Krikorian J (1997) Pressure-controlled ventilation in ARDS: a practical approach. Chest 112: 1102–1106

Ogura H, Sumi Y, Matsushima A, et al (2005) [Smoke inhalation injury: diagnosis and respiratory management]. Nippon Geka Gakkai Zasshi 106: 740–744

Matthys H (1988) Clearancemechanismen der Bronchialschleimhaut. Atemw-Lungenkrkh 6: 280–284

Mlcak R, Cortiella J, Desai M, Herndon D (1997) Lung compliance, airway resistance, and work of breathing in children after inhalation injury. J Burn Care Rehabil 18: 531–534

Niezgoda JA, Cianci P, Folden BW, Ortega RL, Slade JB, Storrow AB (1997) The effect of hyperbaric oxygen therapy on a burn wound model in human volunteeers. Plast Reconstr Surg 99: 1620–1625

Oczenski W, Andel H, Werba A (2006) Atem – Atemhilfen, 7. Aufl. Thieme, Stuttgart

Paulsen SM, Killyon GW, Barillo DJ (2002) High-frequency percussive ventilation as a salvage modality in adult respiratory distress syndrome: a preliminary study. Am Surg 68: 852–856; discussion 6

Putensen Ch, Mutz NJ, Putensen-Himmer G, Zinserling J (1999) Spontaneous breathing during ventilatory support improves ventilation-perfusion distributions in patients with adult respiratory distress syndrome. Am J Respir Crit Care Med 159: 1241–1248

Ranieri VM, Tortorella C, Grasso S (1998) Pressure – volume relationship in the injured lung. In: Marini JJ, Evans TW (eds) Update in intensive care and emergency medicine, Vol 30. Acute lung injury. pp 215–235

Reper P, Van Bos R, Van Loey K, Van Laeke P, Vanderkelen A (2003) High frequency percussive ventilation in burn patients: hemodynamics and gas exchange. Burns 29: 603–608

Reper P, Wibaux O, Van Laeke P, Vandeenen D, Duinslaeger L, Vanderkelen A (2002) High frequency percussive ventilation and conventional ventilation after smoke inhalation: a randomised study. Burns 28: 503–508

Reper P, Dankaert R, van Hille F, van Laeke P, Duinslaeger L, Vanderkelen A (1998) The usefulness of combined high-frequency percussive ventilation during acute respiratory failure after smoke inhalation. Burns 24: 34–38

Rodeberg DA, Maschinot NE, Housinger TA, Warden GD (1992) Decreased pulmonary barotrauma with the use of volumetric diffusive respiration in pediatric patients with burns: the 1992 Moyer Award. J Burn Care Rehabil 13: 506–511

Shapiro B (1985) PEEP therapy in acute lung injury. ASA Refresher Course. 12-16.10. Am Soc Anesth 173: 1–6

Shimazu T, Ogura H, Sugimoto H (1998) [Clinical and pathophysiologic problems associated with smoke inhalation injury]. Nippon Geka Gakkai Zasshi 99: 46–51

Wang D, Zwischenberger JB, Savage C, et al (2006) High-frequency percussive ventilation with systemic heparin improves short-term survival in a LD100 sheep model of acute respiratory distress syndrome. J Burn Care Res 27: 463–471

Ernährungstherapie bei Brandverletzten

12

Ahmed Al-Mousawi, Ludwik K. Branski, Harald L. Andel, Marc G. Jeschke, David N. Herndon

1 Einleitung

Schwere Brandverletzungen führen zu einer katabolen Stoffwechselsituation, die mit einem massiven Muskelabbau und Proteinverlust einhergeht. Ursächlich für die Veränderung der Stoffwechsellage ist eine ausgeprägte hypermetabolische Reaktion, die zu einem erhöhten Energieverbrauch von bis zu 100 % über dem Normalwert führt. Vor Einführung einer routinemäßig durchgeführten enteralen oder parenteralen Ernährung verloren schwer brandverletzte Patienten innerhalb weniger Wochen 15–20 % ihrer fettfreien Körpermasse (Lean Body Mass). Dies trug wesentlich zur hohen Sterblichkeitsrate bei. [1,2] Während der Intensivbehandlung resultieren eine suboptimale Ernährung in Bezug auf Kalorien- und Proteinbedarf in einer verlangsamten Wundheilung, einer beschleunigten Katabolie, in Organfehlfunktionen und einer verzögerten Genesung sowie erhöhten Morbidität und Mortalität.

Die Ernährungstherapie sollte so bald wie möglich nach der Verletzung beginnen und auf die Beurteilung und Einschätzung des Nährstoffbedarfs des Patienten abgestimmt sein. Das Ziel dabei sollte sein, dem extrem gesteigerten Nährstoffbedarf gerecht zu werden und Mangelerscheinungen sowie den katabolen Zustand, der unweigerlich auftritt, auszugleichen, gleichzeitig aber ein Überangebot an Ernährung zu vermeiden.

Im Laufe der letzten Jahrzehnte wurden auf dem Gebiet der Ernährungstherapie intensive Forschungen durchgeführt. Einige Fragen werden jedoch immer noch recht kontroversiell diskutiert, wie z. B. die optimale Zusammensetzung, das Timing, die Überwachung sowie die Arten der Nahrungszufuhr. Dieses Kapitel widmet sich den aktuellen Empfehlungen und Interessensbereichen einer geeigneten Ernährungstherapie für Brandverletzte.

2 Hypermetabolismus und Auswirkungen auf die Ernährung

Schwere Verletzungen oder ein kritischer Gesundheitszustand wie z. B. bei Brandverletzungen setzen eine Folge von metabolischen und physiologischen Mechanismen in Gang, durch die versucht wird, die Homöostase wieder herzustellen. Diese Stressreaktion nach Brandverletzungen kann zu einem Hypermetabolismus führen, was wiederum zu einem schwerwiegenden katabolen Zustand führt. Die Mechanismen, die zu diesen Reaktionen beitragen, sind noch immer nicht vollständig geklärt und bleiben Inhalt intensiver Forschung. Bekannte Eigenschaften dieser Reaktionen sind anhaltende Erhöhung der Katecholamine, Glukokortikoide und Glukogen im Blutkreislauf in Verbindung mit Glukoneogenese, Glykogenolyse und Muskelkatabolie. Andere Eigenschaften sind Insulinresistenz und Beeinträchtigung der Lipolyse. Diesen Faktoren muss bei der Erarbeitung einer Ernährungsstrategie für Brandverletzte Rechnung getragen werden.

3 Bewertung und Überwachung des Ernährungszustandes

Für die Verbesserung der Heilungschance nach Brandverletzungen ist der Einsatz einer zielorientierten Ernährung wesentlich. Wenn aufgrund des Zustandes des Patienten eine adäquate orale Ernährung innerhalb der nächsten 5 Tage unwahrscheinlich ist, sollte eine Ernährung so bald wie möglich nach der Verletzung begonnen werden. ***Die erste Wahl hierbei ist die enterale Ernährung (EN),*** die innerhalb der ersten zwei Tage nach Aufnahme beginnen sollte. Hierbei ist es wichtig, dass relevante Faktoren wie z.B. bestehende Krankheiten, Unterernährung, Malabsorption, Zahnerkrankungen, Drogenabhängigkeit und Alkoholismus abgeklärt werden, da diese den Ernährungszustand des Patienten beeinflussen können. Nach einer Brandverletzung ist der Nährstoffbedarf des Patienten grundsätzlich extrem gesteigert. Das Ziel sollte es daher sein, diesen Bedarf zu decken, gleichzeitig aber eine Überernährung zu vermeiden.

Die Überwachung der Ernährungstherapie ist schwierig, weil viele der verwendeten Routinemarker durch verschiedene Einflüsse nicht einfach zu interpretieren sind. Nach einem schweren Verbrennungstrauma sind die Serum-Protein-Marker wie Albumin, Pre-Albumin und Transferrin für eine längere Zeit stark erniedrigt. Bei all diesen Parametern sollte bei der Überwachung auf die Entwicklung längerfristiger Trends geachtet werden, da diese brauchbarer sind als einzelne Werte.

3.1 Körpergewicht

Aufgrund von Volumenersatz und Flüssigkeitsverlagerungen werden nach schweren Verbrennungen drastische Veränderungen des Körpergewichts beobachtet. Das Körpergewicht sollte daher nach einer Brandverletzung genauestens beobachtet werden, da längerfristige Trends sowohl für die Flüssigkeitsbilanzierung als auch die Überwachung des Ernährungszustandes zielführend sind. Der Verlust an Lean Body Mass wird häufig von einer Gewichtszunahme durch Flüssigkeitsansammlungen nach der Brandverletzung sowie durch die Volumenersatztherapie verschleiert. Eine Überernährung mit Kalorien und Proteinen wirkt einem Abbau der Muskelproteine jedoch nicht entgegen, da es zwar zu einer Gewichtszunahme, allerdings durch Aufbau von Körperfett, kommt. [3] Übergewichtige und fettleibige Patienten sind aufgrund der metabolischen Reaktionen nach der Verletzung häufig nicht in der Lage, ihre Fettspeicher zu utilisieren. Da bei diesen Patienten eine geringe Muskelmasse (im Verhältnis zum Körpergewicht) vorliegt, kommen sie nicht, wie häufig angenommen, mit geringeren Kalorienmengen aus.

3.2 Stickstoffbilanz

Zur Abschätzung einer adäquaten Proteinzufuhr kann die Stickstoffbilanz berechnet werden. ***Eine ausgewogene Stickstoffbilanz besteht, wenn der Stickstoff aus der Proteinzufuhr gleich der täglichen Stickstoffausscheidung ist. Eine negative Stickstoffbilanz tritt auf, wenn die Stickstoffausscheidung die tägliche Zufuhr übersteigt. Dies ist ein geeigneter Indikator für die Beurteilung des Muskelabbaus. Eine positive Stickstoffbilanz hingegen steht in Zusammenhang mit Muskelaufbau.***

Die Stickstoffbilanz kann durch eine Gleichung berechnet werden, welche die Stickstoffausscheidung durch den Urin aus der Stickstoffaufnahme innerhalb von 24 Stunden folgendermaßen ableitet:

Stickstoffbilanz = N2A - [1.25 X (UHS + C)] (g/dl)	
N2A	= Stickstoffaufnahme innerhalb 24 Stunden
UHS	= Urin-Harnstoff-Stickstoff
C	= 2 bei Kindern im Alter von 0–4 Jahren
	3 bei Kindern im Alter von 4–10 Jahren
	4 bei älteren Kindern und Erwachsenen

Diese Formel verwendet den Urin-Harnstoff-Stickstoff (UHS), um den Gesamtwert des Harnstickstoffs abzuschätzen und nimmt UHS als 80 % des Gesamtstickstoffverlustes an. Diese Formel unterschätzt bei Brandverletzten aller-

Tabelle 1 Formeln zur Berechnung des Kalorienbedarfs bei Erwachsenen Verbrennungspatienten

Formel	Alter/Geschlecht	Gleichung
Harris-Benedict	Männer	BMR (kcal/ Tag) = 66,5 + (13,75 × kg) + (5,03 × cm) - (6,76 × A)
	Frauen	BMR (kcal/Tag) = 655 + (9,56 × kg) + (1,85 × cm) - (4,68 × A)
Kommentar: Zur Berechnung des Kalorienbedarfs multipliziere man den BMR durch einen Stressfaktor von 1,2–2,0 (1,2–1,5 reicht bei den meisten Verbrennungen aus).		
Curreri	Alter 16–59	Kalorien (kcal/Tag) = (25 × kg) + (40 × % VKOF)
	Alter über 60	Kalorien (kcal/Tag) = (20 × kg) + (65 × %VKOF)
Kommentar: Speziell bei Verbrennungen kann man den Energiebedarf stark überschätzen, maximal 50% VKOF.		

cm = Größe in cm, kg = Gewicht in kg, A = Alter in Jahren, BMR = Grundumsatz, % VKOF = Prozent der verbrannten Körperoberfläche

dings den tatsächlichen Verlust, da es praktisch immer auch zu nennenswerten Stickstoffverlusten über die Wunde kommt, und der UHS daher weniger als 80 % ausmachen kann. Zudem ist der UHS, wie oben gezeigt, vom Alter abhängig. Durch den Verlust proteinreicher Wundexsudate, aber auch erhöhter Stickstoffverluste über den Darm werden, nach dieser Formel, bei Brandverletzten die Stickstoffverluste um 20–60 % unterschätzt. Daher wurde vorgeschlagen, dass der direkt gemessene Gesamtharnsstickstoff die berechneten Schätzungen mittels UHS ersetzen sollte. [4] Bei akut brandverletzten Patienten, bei denen der Muskelabbau durch Inaktivität und fehlende Rehabilitationsübungen fortschreitet, kommt es häufig trotz einer angemessenen oder sogar übermäßigen Proteinzufuhr zu einer negativen Stickstoffbilanz.

3.3 Formeln zur Einschätzung des Energiebedarfs

Eine ungefähre Abschätzung des Kalorienbedarfes kann mittels mehrerer Gleichungen durchgeführt werden, die in den Tabellen 1 und 2 dargestellt sind. Aufgrund dieser Formeln ist jedoch nur eine Schätzung möglich, da der tatsächliche Energiebedarf für jeden Patienten unterschiedlich hoch ist. Der Bedarf hängt, neben dem Ausmaß der Brandverletzung, auch stark vom Allgemeinzustand sowie von der körper-

Tabelle 2 Formeln für die Berechnung des Kalorienbedarfs von Kindern mit Brandverletzungen

Formel	Geschlecht/Alter (Jahre)	Gleichung (Täglicher Bedarf in kcal)
WHO	Männlich 0–3 3–10 10–18 Weiblich 0–3 3–10 10–18	(60,9 × kg) – 54 (22,7 × kg) + 495 (17,5 × kg) + 651 (61,0 × kg) – 51 (22,5 × kg) + 499 (12,2 × kg) + 746
RDA	0–6 Monate 6 Monate – 1 Jahr 1–3 4–10 11–14	108 × kg 98 × kg 102 × kg 90 × kg 55 × kg
Curreri junior	< 1 1–3 4–15	RDA + (15 × %VKOF) RDA + (25 × %VKOF) RDA + (40 × %VKOF)
Galveston Säuglinge	0–1	2100 kcal/m2 KOF + 1000 kcal/m2 VKOF
Galveston Kinder	1–11	1800 kcal/m2 KOF+ 1300 kcal/m2 VKOF
Galveston Jugendliche	12+	1500 kcal/m2 KOF+ 1500 kcal/m2 VKOF

WHO = Weltgesundheitsorganisation, RDA = RecommendedDietaryAllowance (USA), KOF = Körperoberfläche, % VKOF = Prozent der verbrannten Körperoberfläche, VKOF = Verbrannte Körperoberfläche

lichen Aktivität des Patienten ab. Durch Maßnahmen, wie z. B. einem Anheben der Umgebungstemperatur auf die Indifferenztemperatur, Einsatz einer maschinellen Beatmung sowie pharmakologischer Regulierung der hypermetabolischen Reaktion, kann der Energieverbrauch der Patienten reduziert werden, wobei aber gerade die maschinelle Beatmung zu einem raschen Abbau der Atemmuskulatur führt. Diese Formeln können den Energiebedarf gerade bei schwer Brandverletzten oder während der Genesungsphase sowohl unter- als auch überschätzen. Formeln, die für brandverletzte Kinder angepasst wurden, beziehen das Alter und das Gewicht oder die Körperoberfläche mit ein, wobei die Schätzungen jedoch auch hier stark voneinander abweichen.

3.4 Direkte und indirekte Kalorimetrie

Eine genauere Beurteilung des metabolischen Zustandes eines Brandverletzten kann mittels Kalorimetrie durchgeführt werden. Diese wird am Krankenbett durchgeführt und berechnet durch Messung der Sauerstoffaufnahme (VO_2) und der Kohlendioxidabgabe (VCO_2) den Ruheenergieumsatz (REE = Resting Energy Expenditure). Gemessen werden die Gaskonzentrationen in der Einatem- und Ausatemluft sowie das Atemminutenvolumen. Die Messung kann sowohl bei extubierten Patienten über eine dicht sitzende Gesichtsmaske, als auch bei intubierten Patienten im Inspirationsschenkel und Exspirationsschenkel des Beatmungsgerätes erfolgen. Der tatsächliche Kalorienbedarf von Brandverletzten liegt um 10–20 % über dem REE. [5]

Durch Berechnung des Atmungsquotienten (VCO2/VO2) kann diese From der Kalorimetrie auch zur Überwachung der Ernährungstherapie eingesetzt werden. Der Atmungsquotient steigt bei Überernährung über die Normalwerte von 0,75–0,90. Bei kritisch kranken Patienten hat sich Überernährung als schädlich erwiesen, da aufgrund einer erhöhten Lipogenese, die eine Umwandlung von Kohlenhydraten zu Fett zur Folge hat, es zu einer Steigerung vom VCO2 kommt. [6,7] Die Wertigkeit dieser Messung wird aber dadurch eingeschränkt, dass die VCO2 auch von der Zusammensetzung der Ernährung abhängig ist. Der Anstieg des VCO2 kann auch zu Schwierigkeiten bei der Entwöhnung vom Respirator führen. [8]

Bei Patienten, für die ein erweitertes hämodynamisches Monitoring mittels pulmonalarteriellem Katheter notwendig ist, besteht die Möglichkeit, den Kalorienbedarf über das Herzzeitvolumen, den arteriellen und gemischtvenösen Sauerstoff- bzw CO_2-Gehalt des Blutes zu berechnen.

3.5 Dual-Röntgen-Absorptiometrie

Die Dual-Röntgen-Absorptiometrie (DXA) ist eine effiziente Methode zur Beobachtung von langfristigen Ergebnissen der Ernährung nach schweren Brandverletzungen. Sie steht vermehrt auch außerhalb der Forschung für den klinischen Einsatz zur Verfügung. Durch Messung der unterschiedlichen Intensität der Röntgenstrahlen, die durch verschiedene Gewebe dringen, kann man die Lean Body Mass, die Fettmasse und den Mineralgehalt im Knochen berechnen. Dadurch kann man die Knochendichte und die darüber liegende Masse an Weichteilgewebe bestimmen. [9]

4 Nährstoffbedarf

4.1 Proteinbedarf

Durch die Stoffwechselveränderungen nach einer schweren Brandverletzung wird die Proteolyse um bis zu 50 % erhöht. Dies führt zu einem Verlust an Lean Body Mass [10]. Um eine Proteinsynthese zu ermöglichen und den katabolen Abbau an Skelettmuskeln, der sich trotz adäquater Kalorienzufuhr nicht gänzlich verhindern lässt, als Energiequelle auszugleichen, muss für eine ausreichende Eiweißzufuhr gesorgt werden. Richtlinien empfehlen eine Erhöhung der Eiweißzufuhr um mindestens 50 % auf 1,5–2,0 g/kg × Tag für Erwachsene und auf bis zu 3,0 g/kg × Tag für Kinder, um die gesteigerte Proteolyse auszugleichen. [11,12]

Die erhöhte Zufuhr unterstützt die Reduktion der negativen Stickstoffbilanz, verhindert die Katabolie jedoch nicht gänzlich. [13] Eine über die Empfehlung hinausgehende Verabreichung von Eiweiß konnte den Proteinabbau nicht stoppen bzw. die Synthese nicht verstärken, führte jedoch zu Überernährung und den damit verbundenen Komplikationen. Bei Kindern führte eine Ernährung mit einem Proteingehalt in von 23 % zu einer verbesserten Immunfunktion, weniger häufig auftretenden Bakteriämien und besserem Überleben. [14]

Glutamin gilt als wichtigste Quelle der Energieversorgung für Enterozyten. Es wird angenommen, dass es durch Aufrechterhaltung der Integrität der Darmschleimhaut die Translokation von Bakterien verhindern kann. [15–17] Die Serum- und Muskelglutaminspiegel sind nach Brandverletzungen drastisch erhöht. Eine Supplementierung wird empfohlen, da Glutamin bei dieser Erkrankung zu einer »bedingt essentiellen Aminosäure« wird [10, 18]. Weiters konnte gezeigt werden, dass mit Glutamin angereicherte Ernährungsformeln die Infektionsanfälligkeit von Verbrennungspatienten und die Mortalität reduzierten. [19–23]

Eine Argininsupplementierung scheint die Wundheilung und die Immunfunktion zu verbessern. Studienergebnisse, die eine Argininsupplementierung gemeinsam mit anderen Stoffen im Rahmen einer »Immuno-Nutrition« verwendeten, kamen jedoch zu unterschiedlichen Ergebnissen. Der Grund dafür könnte in der Anwendung von unterschiedlichen Dosierungen liegen [21, 24–28]. Wirkungen von Arginin auf das Immunsystem sind Stimulierung der T-Zellen, Verstärkung der Funktion der NK-Zellen sowie die Stimulierung der Stickoxidsynthese. Eine überschießende Stickoxidsynthese muss sich nicht notwendigerweise positiv auswirken, sie kann auch zu einer Zunahme von Entzündungen führen. [29]

4.2 Fettbedarf

Fett liefert konzentrierte Energie. Die Lipolyse ist nach schweren Brandverletzungen aber gestört. Daher ist Ernährungszufuhr von Fett, die an sich das Ausmaß der CO_2-Produktion reduziert, nur beschränkt möglich. Kalorien werden bei schwer Brandverletzten eher aus Kohlenhydraten oder Proteinen gewonnen. Hohe Konzentrationen von langkettigen Triglyzeriden werden von Intensivpatienten nicht gut vertragen, sind jedoch eine hochkalorische Nahrungsquelle. Hohe Anteile von mittellangen Triglyzeridketten können zu einer Ketose führen, werden jedoch leichter aufgenommen und schneller utilisiert.

Verbrennungspatienten sollten in ihrer Diät daher nicht mehr als 30 % Fett oder 1 g Fett/kg/Tag erhalten. Einige Studien mit Verbrennungspatienten zeigen, dass fettarme Diäten (15 % oder weniger) [30] und eine Fettgabe einmal pro Woche bei TPN die Ergebnisse verbesserten. Dies kann jedoch eine Hyperglykämie auslösen. [21, 31] Ernährungstherapien auf der Verbrennungsstation für Kinder am Shriners Hospital Galveston, Texas, empfehlen eine Fettzufuhr von 10 % oder weniger.

Die Lipidart ist ebenfalls von Bedeutung. Mögliche positive Auswirkungen von Omega-3-Fettsäuren aus Fischöl, verglichen mit den häufiger vorkommenden Omega-6-Fettsäuren aus Pflanzen, sind eine verbesserte Immunreaktion und ein verbessertes Outcome [32]. Die positiven Wirkungen könnten aufgrund einer reduzierten Häufigkeit von Hyperglykämien [33] sowie einer verringerten Produktion von pro-entzündlichen Zytokinen, wie z. B. Prostaglandin E2 und Leukotrienen begründet sein. Diese pro-entzündlichen Zytokine stammen aus dem Arachidonsäurestoffwechsel, in dem die Omega-6-Fettsäuren ebenfalls umgewandelt werden. [34]

4.3 Kohlenhydratbedarf

Zu den Ernährungskohlenhydraten gehören einfache Mono- und Disaccharide, längerkettige Oligosaccharide (3–10 Glukoseeinheiten) und Polysaccharide (mehr als 10 Glukoseeinheiten). Bei der Ernährung von Brandverletzten sollten Kohlenhydrate die größte Anzahl an Kalorien liefern, da ausreichend Glukose wichtig für die Wundheilung ist. Einfache Kohlen-

Tabelle 3 Die wichtigsten Vitamine und Mineralien bei der Behandlung von schwer Brandverletzten

Mikronährstoff	Funktion	Allgemeine Mangelerscheinungen	Einfluss bei Verbrennungen und Intensivbehandlung
Vitamin A	Antioxidant; fördert die Kollagensynthese und die Kollagenvernetzung; reguliert die Glykoproteinsynthese	Xerophthalmie (Nachtblindheit, trockene Bindehaut, Bitot-Flecken) Erkrankungen der Atemwege (Pneumonie, bronchopulmonale Dysplasie) Dystrophie der Darmmukosa	Beschleunigt Wundheilung und Epithelregeneration. Mangel kann zu verminderter Aktivität von Helfer-T-Zellen oder zu erschwerter Schleimekretion führen.
Vitamin B1 (Thiamin)	Fördert die Kollagenvernetzung	Beriberi, Anorexie, Müdigkeit, periphere Neuropathie, Karidomegalie, Hyperlaktatämie	Wundheilung
Vitamin B5 (Pantothensäure)	Bestandteil von Koenzymen, die an der Utilisation von Nährstoffen beteiligt sind	Müdigkeit, Schlafstörungen, Übelkeit, Magenkrämpfe, Erbrechen, Diarrhöe, Muskelkrämpfe, Depression, Hyoglykämie	Mangel führt zu verlangsamter Wundheilung bzw. schlechtem Einheilen des Transplantats
Vitamin C	Antioxidant – schützt das Gewebe vor Zerstörung durch freie Radikale; Kollagenvernetzung und Hydroxylierung von Lysin and Prolin während der Kollagenbildung; Unterstützung des Immunsystems und der antibakteriellen Funktionen der weißen Blutkörperchen.	Müdigkeit, Anorexie, Muskelschmerzen, Skorbut (Anämie, Blutungen, beschädigtes Kollagen der Knochen, Knorpel bzw. Zähne, Degeneration des Muskelbindegewebes, Gingivitis, Kapillarschwäche, rheumatische Beinschmerzen)	Sehr wichtig bei der Wundheilung. Ermöglicht die Gewebsregeneration. Mangel behindert die Wundheilung sowie die Bildung von Kollagen in Knochen, Zähnen und Bindegewebe.
Vitamin D	Reguliert die Synthese von einigen Strukturproteinen wie z. B. Typ 1 Kollagen.	Demineralisierung der Knochen	Mangel verursacht eine Demineralisierung der Knochen und Osteopänie, ein ernstzunehmendes Problem bei brandverletzten Kindern.
Vitamin E	Anitioxidative Wirkstoffe schützen die Zellmembran.	Erhöhte Thrombosebereitschaft, Instabilität der Erythrozyten, hämolytische Anämie, neurologische Abnormalitäten, gesenkter Serum-Kreatinin-Spiegel, exzessive Kreatinurie.	Anhaltende Steatorrhöe und neuronale Degeneration.
Vitamin K	Wichtig für Blutgerinnung, Voraussetzung für die Wundheilung	Blutungen	Mangel führt zu generellen Blutungen bzw. kleinflächigen Blutungen der Haut.
Calcium	Auf- und Umbau von Kollagen hängen von Calcium-abhängigen Kollagenasen ab	Osteoporose	Wichtig bei der Reduzierung von Osteopathie und der Funktionder Kollagenasen. Mangel führt zu Hypotonie und Herz-Kreislauf-Versagen, Dysrhythmien, Blutgerinnungsstörungen (CAVE: Massivtransfusionen führen über die zitratbedingte Bindung von Kalzium zu Kalziummangel)
Kupfer	Fördert die Kollagenvernetzung und die Elastin-Synthese; freier Radikalfänger	Skelettdeminaralisierung, gestörte Glukosetoleranz, Anämie, Neutropänie, Leukopänie, Veränderung der Haar- bzw. Hautpigmentierung	Bei brandverletzten Kindern werden häufig Kupfer und Zinkverluste durch Wundexsudate beobachtet
Eisen	Kofaktor beim Sauerstofftransport	Anämie, Cheilose, Glossitis, Haarausfall, brüchige Fingernägel, Koilonychie, Blässe, Gewebshypoxie, Belastungsdyspnoe, Herzvergrößerung	Mangel bei Verbrennungs-patienten kann durch Anämie und Blutverlust auftreten. Ein Missverhältnis führt zu verminderter Infektionsresistenz (Substitution ist jedoch aufgrund der Förderung des Bakteriumwachstums umstritten).
Magnesium	Kofaktor bei der Protein- und Kollagensynthese	Übelkeit, Muskelschwäche, Reizbarkeit, Herzrhythmusstörungen	Mangel kann zu Herzrhythmusstörungen, vermehrter Empfindlichkeit des Nervensystems und Tetanie führen.

Mikronährstoff	Funktion	Allgemeine Mangelerscheinungen	Einfluss bei Verbrennungen und Intensivbehandlung
Selen	Schützt die Membranlipide vor oxidativem Schaden durch Reduzierung der intrazellulären Hydroperoxiden; kann bei kritischem Zustand der Patienten die Sterblichkeit verringern	Wachstumsstörungen, Muskelschmerzen bzw. Muskelschwäche, Myopathie, Kardiomyopathie	Wichtig für die zellvermittelte Immunfunktion, Mangel kann zu einem veränderten Schilddrüsenhormon-Stoffwechsel und zu erhöhten Plasmaglutathion-Spiegeln führen.
Zink	Wichtiger Kofaktor für eine Reihe von Enzymsystemen bei der Proteinsynthese, Zellenreproduktion, Immunfunktion, Kollagenbildung und -vernetzung	Haarausfall, Dermatitis, Wachstumsstörungen, verspätete Geschlechtsreife, Hodenatrophie, verminderter Appetit, eingeschränkter Geruchs- und Geschmackssinn, Depression, Diarrhöe	Mangel kann zu verminderter Wundheilung und möglicher Knochenbildung führen. Verluste durch Wundexsudate (s. o.)

Adaptiert von Norbury WB, Situ E, Herndon DN (2007) Nutritional support in the critically ill. In: Cameron JL (ed) Current surgical therapy. Mosby, St. Louis

hydrate erfordern für die Resorption keine Enzyme der Bauchspeicheldrüse, haben jedoch eine höhere Osmolalität, die Unverträglichkeit der Nahrung zur Folge haben kann. Oligo- und Polysaccharide benötigen für die Verdauung ebenfalls keine Bauchspeicheldrüsenenzyme, können jedoch, vor allem in hohen Konzentrationen bei enteraler Nahrungszufuhr, ebenfalls eine Unverträglichkeit hervorrufen.

Bei der Intensivbehandlung hat sich eine engmaschig kontrollierte Einstellung der Blutzuckerwerte unter 120 mg/dl mittels intensiver Insulinprotokolle als wichtiger Faktor für die Verbesserung der Ergebnisse sowie bei der Reduktion von Komplikationen herausgestellt. [35]

Die starke Stressreaktion und der hohe Energiebedarf von Verbrennungspatienten, die normalerweise durch Kohlenhydratquellen gedeckt werden, lösen eine Tendenz zu Hyperglykämie aus. Durch den Einsatz von Fett als Kalorienlieferant kann das Auftreten von Hyperglykämien verringert werden. In einigen Fällen kann jedoch eine Änderung der Nährstoffzusammensetzung oder sogar eine Reduktion der Kalorienzufuhr notwendig werden.

4.4 Vitamin- und Spurenelementbedarf

Für eine optimale Ernährung nach Brandverletzungen werden verschiedene Vitamine, Mineralien und andere Spurenelemente benötigt. Die Versorgung und der Stoffwechsel der Spurenelemente wird durch die Brandverletzung ebenfalls verändert. [36–38]

Die Ergänzung der Nahrungszufuhr mit einem Standard-Multivitaminpräparat und einem Mineralpräparat sollte für die Abdeckung des empfohlenen Tagesbedarfes sorgen. Studien empfehlen bedeutend größere Substitutionsmengen von Spurenelementen für Brandverletzte, obwohl es nicht sicher ist, ob dies einen zusätzlichen positiven Effekt hat [39].

Die Wirkungsweisen und die Funktionen einiger Spurenelemente in Verbindung mit Brandverletzungen werden in Tabelle 3 dargestellt.

5 Arten der Ernährungstherapie

5.1 Enterale Ernährung

Für die enterale Ernährung (EN) über eine Sonde kommen folgende Arten in Frage: nasogastrisch, nasojejunal sowie perkutan (operativ oder interventionell). Es zeigte sich, dass EN bereits während der ersten Stunden nach der Brandverletzung sicher begonnen werden kann und dass dies das kalorische Defizit reduziert und das Stickstoffbilanz verbessert. [40–42] Die trophischen Wirkungen von EN auf den Darm sind Unterstützung und Stimulierung der Darmschleimhaut durch Nährstoffe wie Glutamin, Erhaltung der Blutzufuhr und die Förderung der Darmfunktion und Peristaltik. Die Er-

Tabelle 4 Arten der Nahrungszufuhr bei enteraler Ernährung

Zufuhr	Eignung	Poitionierungs-methode / Kontrolle	Vorteile	Nachteile
Nasogastral	Kurzfristig; funktionsfähiger Gastrointestinaltrakt	Blind, Auskultation, Röntgen, Durchleuchtung, Endoskopie	Leicht einzuführen/zu ersetzen Kann Rückstände im Magen anzeigen Bolus-Ernährung	Verstopfungs-, Dislokations-, und Aspirationsgefahr, Komplikationen durch Fehllagen, Sinusitis, Nasenbluten, Nasennekrose
Nasoenteral/ Nasojejunal	Kurzfristig; funktionsfähiger Gastrointestinaltrakt aber schwache Magenentleerung, Reflux- bzw. Aspirationsgefahr Nur anwenden, wenn Volumenersatz durchgeführt und Patient hämodynamisch stabil ist.	Blind (niedrige Erfolgsrate), Durchleuchtung, Endoskopie	Verminderte Aspirationsgefahr. Einige Sonden ermöglichen während der Ernährung eine Dekompression des Magens.	Verstopfungs-, Dislokations-, und Aspirationsgefahr, Komplikationen durch Fehllagen, Sinusitis, Nasenbluten, Nasennekrose, Reflux in den Magen, erfordert kontinuierliche Zufuhr; kann (ohne zusätzlichen Magenschenkel) keine Rückstände im Magen anzeigen.
Gastrostomie	Langfristig; gute Magenentleerung; zu vermeiden bei deutlichem Reflux oder Apirationsgefahr	Operativ Perkutan Endoskopisch Radiologisch	Bolus-Ernährung Breite Schläuche neigen weniger häufig zu Verstopfung	Blutungen, Perforierungen, Aspiration, bei Entfernung mögliche Peritonitis, Wundinfektion, Granulation
Jejunostomie	Langfristig; funktionsfähiger Gastrointestinaltrakt aber schwache Magenentleerung, Reflux- bzw. Aspirationsgefahr Gastroparese oder Magenfunktionsstörung	Operativ Perkutan Endoskopisch Radiologisch	Verminderte Aspirationsgefahr	Blutungen, Infektionen, Perforierung, Migration, Aspiration, Dislokation mit Leak in die Bauchhöhle, Okklusion, Pneumatose, Darmischämie/-infarkt, Ileus; schwierig zu tauschen, kann keine Rückstände im Magen anzeigen; erfordert ständige Infusionen

haltung der Integrität der Darmschleimhaut als Barriere gegen Bakterienverlagerung kann die Häufigkeit von septischen Episoden reduzieren. [43, 44]

Die nasogastrale Ernährung stellt die kostengünstigste Ernährungsform dar und kann ohne viel Aufwand durchgeführt werden. Das Residualvolumen im Magen sollte monitiert werden, da während der ersten Tage nach einer schweren Verbrennung eine Gastroparese auftreten kann. Das Kopfende des Bettes sollte erhöht werden und, solange das Residualvolumen 50 ml pro Stunde nicht übersteigt, ist nicht mit einer erhöhten Inzidenz von Reflux

Tabelle 5 Vorschläge zur Kontrolle bei enteraler Ernährung

Parameter	Akutpatient	Stabiler Patient
Elektrolyten	Täglich	x1-2/Woche
Vollständiges Blutbild	Täglich	x1-2/Woche
Glukose	x3/Tag - öfter bei instabiler Stoffwechselsituation	x3/Tag - Seltener bei stabiler Stoffwechselsituation
Kreatinine / Harnstoff	Täglich	Einmal oder zweimal pro Woche
Stickstoffbilanz	Täglich	x2-3 / Woche
Input / Output	Täglich	x2-3 / Woche
Körpergewicht	Täglich	x2-3 / Woche
Urinausscheidung	Stündlich	Alle 4 Stunden
Stuhl	bei Umlagerung	Täglich

und Aspiration zu rechnen. Bei einem einzelnen erhöhten Wert sollte das Residualvolumen nach einer Stunde noch einmal überprüft werden. Die Ernährung muss jedoch nicht automatisch gestoppt werden.

Bei einer Ernährung über den Dünndarm sollte die Sonde durch das Duodenum hindurchgeführt werden, idealerweise über das Treitz'sche Band hinaus zum proximalen Jejunum, da dies das Risiko einer Aspiration verringert. In der Akutbehandlung nach Brandverletzungen kann die nasojejunale Ernährung empfehlenswert sein, da sie vor einer Operation nicht gestoppt werden muss, um eine Aspiration zu vermeiden. [45] Sie erfordert jedoch eine kontinuierliche gleichmäßige Nahrungszufuhr und die Residualvolumina können zur Überprüfung der Fortschritte nicht herangezogen werden. Eine Überwachung etwaiger Refluxmengen in den Magen erscheint jedoch sinnvoll, weil in diesen Fällen zunächst eine Reduktion der Nahrungszufuhr um die Hälfte, bei anhaltendem Reflux ein Stop erfolgen sollte. Die nasojejunale Ernährung sollte erst begonnen werden, wenn beim Patienten eine vollständige Volumenersatztherapie durchgeführt wurde und er hämodynamisch stabil ist. Ein Refeeding-Syndrom kann bei Brandverletzten nach längerem Fasten und parenteraler Ernährung auftreten. Die Veränderung der Substratzufuhr in der Ernährung kann eine plötzliche Erhöhung der Insulinwerte und eine Verlagerung und Störung von intrazellulären Elektrolyten zur Folge haben. Störungen des Elektrolyt-Haushaltes bzw. der Elektrolytverteilung können zu Herzversagen und Dysrhythmien, Atemstillstand, neurologischen Störungen und Nieren- und Leberstörungen führen. Jede Umstellung der Ernährungstherapie, insbesondere nach längerem Fasten, hat daher im Rahmen eines langsamen Kostaufbaus zu erfolgen, um plötzliche Stoffwechselveränderungen zu vermeiden.

Wenn abzusehen ist, dass Patienten eine Nasensonde länger als 2 bis 3 Wochen benötigen, sollte eine perkutane Ernährung in Betracht gezogen werden. Wenn vorhersehbar ist, dass der Patient in den nächsten Tagen nicht angemessen oral ernährt werden kann, ist die enterale Ernährung die erste Wahl der Ernährungstherapie. Sie sollte sobald wie möglich, jedenfalls aber während der ersten beiden Tage nach Trauma, üblicherweise durch eine nasogastrische oder nasojejunale Ernährungssonde beginnen.

Gegenanzeigen für eine enterale Ernährung sind anhaltender Darmverschluss oder Gastroparese, schwere akute Pankreatitis, Darmobstruktion, akute Pseudoobstruktion, ischämische Enterokolitis sowie andere Ursachen für Malabsorption.

Komplikationen bei der nasogastrischen bzw. enteralen Ernährung sind Übelkeit und Erbrechen, üblicherweise aufgrund verzögerter Magenentleerung, Epistaxis, Sinusitis, Nasennekrose, Aspiration, die zu Pneumonie führt, Sondenfehllagen bzw. -dislokation und ernährungsassoziierte Diarrhö. Dünne Sonden können angenehmer sein, verstopfen jedoch auch leichter. Die Untersuchung von Magensäureaspiraten und das Überprüfen des pH-Wertes können dazu verwendet werden, um die Position der Sonde zu bestätigen. Viele Stationen bevorzugen jedoch eine radiologische Überprüfung. Die Sonden können auch mithilfe von Endoskopie oder Durchleuchtung gesetzt werden. Die Möglichkeiten, die für eine enterale Ernährung in Betracht kommen, sind im Detail in Tabelle 4 dargestellt. Richtlinien zum Monitoring und mögliche metabolische Komplikationen einer enteralen Ernährung sind in den Tabellen 5 und 6 zusammengefasst.

5.2 Parenterale Ernährung

Eine totale parenterale Ernährung (TPN) besteht aus einer intravenösen Infusion von Nährstoffen und Spurenelementen unter Umgehung des natürlichen Verdauungsweges. Für die Zufuhr dieser immer hyperosmolaren Lösung wird ein Zentralvenenkatheter benötigt. Da eine EN nicht nur billiger ist, sondern auch zu weniger Komplikationen und besseren Ergebnissen führt, sank die Beliebtheit einer TPN. Diese sollte daher nur mehr bei Patienten angewendet werden, bei denen Kontraindikationen zu einer EN bestehen. Wenn die TPN angewendet wird, sollten trotzdem, sofern möglich, klei-

Tabelle 6 Mögliche metabolische Komplikationen bei enteraler Ernährung

Problem	Ursache	Behandlung
Hyponatriämie	Überwässerung	Erwägung einer Einschränkung der Flüssigkeitszufuhr; Änderung der Infusionslösung (niedrige Na-Zufuhr ist zu vermeiden)
Hypernatriämie	Dehydrierung Unzureichende Flüssigkeitszufuhr	Erhöhte Zufuhr von freiem Wasser
Dehydrierung	Diarrhö Unzureichende Flüssigkeitszufuhr	Bestimmung der Ursache Erhöhte Flüssigkeitszufuhr
Hyperglykämie	Kohlehydratzufuhr verringern bei Insulinresistenz	Evaluierung und Anpassung der Ernährung Insulinbehandlung
Hypokalämie / Hypomagnesiämie / Hypophosphatämie	Diarrhöe Refeeding Syndrom	Korrektur der Elektrolyt-Anormalitäten Bestimmung der Ursache, Reduzierung der Rate bei Refeeding Syndrom und Überwachung des Patienten
Hyperkalämie	Übermäßige K Zufuhr Nierenversagen	Änderung der Ernährungszusammensetzung Reduzierung der K Zufuhr Insulinbehandlung, Behandlung mit Resonium A®, Nierenersatztherapie

ne Dosen einer EN verabreicht werden, um die Integrität und Motilität des Darmes zu fördern. Die Patienten sollten hämodynamisch stabil sein, um das Flüssigkeitsvolumen und die Nährstoffe der hyperosmolaren Lösung vertragen zu können. Bei Patienten mit kardialer Insuffizienz, Nieren- oder Leberschwäche ist bei der Anwendung von TPN Vorsicht geboten.

Komplikationen der TPN können durch das Setzen des zentralvenösen Katheters bzw. durch Infektionen entstehen. Sie inkludieren Pneumothorax, Hämatome, Bakteriämie, Endokarditis, Schäden an Gefäßen und anderen Strukturen, Luftembolien und Thrombosen. Im Gegensatz zu EN wird TPN mit einer erhöhten Translokation von Bakterien aus dem Darm in Zusammenhang gebracht [46]. Eine Ergänzung der EN mittels TPN führte bei Brandverletzten zu einer signifikanten Erhöhung der Mortalität [47, 48]. Außerdem ist die TPN kostenintensiver und erfordern im Vergleich zu EN mehr Monitoring. Details der metabolischen Komplikationen im Zusammenhang mit TPN wie auch empfohlene Zusammensetzungen sind in Tabelle 7 dargestellt.

6 Zusammenfassung

Um die Ergebnisse nach schweren Brandverletzungen zu verbessern, ist die Ernährungstherapie von großer Wichtigkeit. Eine sorgfältige Beurteilung und lückenlose Überwachung des Ernährungsstatus der Patienten hilft bei einer

Tabelle 7 Mögliche metabolische Komplikationen von parenteraler Ernährung

Problem	Ursache	Behandlung
Hypoglykämie	Plötzliches Ende einer konzentrierten Dextrose-Infusion	Peripher IV mit 5–10% Dextrose für 24 Std.
Hyperglykämie	Hochkonzentrierte Dextrose-Infusion	Insulin-Infusion
Elektrolyte and Mineral - Anormalitäten	Unzureichende Überwachung	Modifizierung der nachfolgenden Infusionen
Erhöhter BUN	Hyperosmolare Dehydrierung	Verabreichung von freiem Wasser als 5% Dextrose über eine peripherer Vene
Metabolic bone disease	Niedriges Serum Calcitriol	Temporärer oder permanenter Stopp der TPN
Erhöhungen der Transaminasen, Bilirubin und alkalischen Phosphatase.	Häufig nach Aufnahme; üblicherweise temporär	Wenn anhaltend, üblicherweise durch hohe Zufuhr von Aminosäuren, Reduzierung der Proteinzufuhr
Temporäre Hyperlipidämie	Häufig bei Nieren- bzw. Leberversagen	Temporärer oder permanenter Stopp von Lipidinfusionen

Adaptiert von Norbury W B, Situ E, Herndon, D N (2007) Nutritional support in the critically ill. In: (Cameron, IL, ed) Current surgical therapy, pp 1234–1245. Mosby, St. Louis.

zielorientierten Therapie, ist aber auch wichtig für die Planung chirurgischer Eingriffe. Der Energie- und Proteinbedarf ist bei Brandverletzten stark erhöht. Dem sollte durch Berechnung des individuellen Bedarfs und einer maßgeschneiderten Zufuhr begegnet werden, um sich an die veränderten Bedürfnisse anpassen zu können. Durch frühen und aggressiven Einsatz von enteraler Ernährungstherapie konnten die Ergebnisse verbessert werden. Diese sollte bei Patienten, bei denen keine Kontraindikationen vorliegen, das Mittel der Wahl darstellen. Da die Entwicklung auf diesem Gebiet rasch fortschreitet, ist eine multidisziplinäre Planung und Ausarbeitung detaillierter Protokolle besonders wichtig, die regelmäßig an den letzten Stand der Wissenschaft angepasst werden sollten.

Literatur

[1] Newsome T, Mason A, Pruitt B (1973) Weight loss following thermal injury. Ann Surg 178: 215–217

[2] Wilmore DW (1974) Nutrition and metabolism following thermal injury. Clin Plast Surg 1: 603–619

[3] Hart DW, et al (2002) Energy expenditure and caloric balance after burn: increased feeding leads to fat rather than lean mass accretion. Ann Surg 235: 152–161

[4] Konstantinides FN et al (1992) Inaccuracy of nitrogen balance determinations in thermal injury with calculated total urinary nitrogen. J Burn Care Rehabil 13: 254–260

[5] Swinamer DL, Phang PT, Jones RL, Grace M, King EG (1987) Twenty-four hour energy expenditure in critically ill patients. Crit Care Med 15: 637–643

[6] Ireton-Jones C, Turner W (1987) The use of respiratory quotient to determine the efficacy of nutrition support regimens. J Am Diet Assoc 87: 1880–1883

[7] Shaw-Delanty S et al (1990) Resting energy expenditure in injured, septic, and malnourished adult patients on intravenous diets. Clin Nutrit 9: 305–312

[8] Hester D, Lawson K (1989) Suggested guidelines for use by dietitians in the interpretation of indirect calorimetry data. J Am Diet Assoc 89: 100–101

[9] Laskey MA (1996) Dual-energy X-ray absorptiometry and body composition. Nutrition 12: 45–51

[10] Soeters PB, van de Poll MC, van Gemert WG, Dejong CH (2004) Amino acid adequacy in pathophysiological states. J Nutr 134: 1575S–1582S

[11] Peck M (2001) Practice guidelines for burn care: nutritional support. J Burn Care Rehabil 22: 59S–66S

[12] Waymack J, Herndon D (1992) Nutritional support of the burned patient. World J Surg 16: 80–86

[13] Wolfe R, Goodenough R, Burke J, Wolfe M (1983) Response of proteins and urea kinetics in burn patients to different levels of protein intake. Ann Surg 197: 163–171

[14] Alexander J et al (1980) Beneficial effects of aggressive protein feeding inseverely burned children. Ann Surg 192: 505–517

[15] Souba W (1991) Glutamine: a key substrate for the splanchnic bed. Ann Rev Nutr 11: 285–289

[16] De-Souza DA, Greene LJ (2005) Intestinal permeability and systemic infections in critically ill patients: effect of glutamine. Crit Care Med 33: 1125–1135

[17] Wischmeyer PE (2005) Can glutamine turn off the motor that drives systemic inflammation? Crit Care Med 33: 1175–1178

[18] Gore D, Jahoor F (1994) Glutamine kinetics in burn patients. Arch Surg 129: 1318–1323

[19] Garrel D (2004) The effect of supplemental enteral glutamine on plasma levels, gut function, and outcome in severe burns. JPEN J Parenter Enteral Nutr 28: 123; author reply 123

[20] Garrel D et al (2003) Decreased mortality and infectious morbidity in adult burn patients given enteral glutamine supplements: a prospective, controlled, randomized clinical trial. Crit Care Med 31: 2444–2449

[21] Heyland DK, Dhaliwal R, Drover JW, Gramlich L, Dodek P (2003) Canadian clinical practice guidelines for nutrition support in mechanically ventilated, critically ill adult patients. JPEN J Parenter Enteral Nutr 27: 355–373

[22] Wischmeyer PE et al (2001) Glutamine administration reduces Gram-negative bacteremia in severely burned patients: a prospective, randomized, double-blind trial versus isonitrogenous control. Crit Care Med 29: 2075–2080

[23] Zhou YP et al (2003) The effect of supplemental enteral glutamine on plasma levels, gut function, and outcome in severe burns: a randomized, double-blind, controlled clinical trial. JPEN J Parenter Enteral Nutr 27: 241–245

[24] Gottschlich MM et al (1990) Differential effects of three enteral dietary regimens on selected outcome variables in burn patients. JPEN J Parenter Enteral Nutr 14: 225–236

[25] Heyland DK, Samis A (2003) Does immunonutrition in patients with sepsis do more harm than good? Intensive Care Med 29: 669–671

[26] Heys SD, Walker LG, Smith I, Eremin O (1999) Enteral nutritional supplementation with key nutrients in patients with critical illness and cancer: a meta-analysis of randomized controlled clinical trials. Ann Surg 229: 467–477

[27] Saffle J, Wiebke G, Jennings K, Morris S, Barton R (1997) Randomized trial of immune-enhancing enteral nutrition in burn patients. J Trauma 42: 793–802

[28] Barbul A, Larzarrow S, Efron O (1990) Arginine enhances wound healing and lymphocyte immune response in humans. Surgery 108: 331–335

[29] Luiking YC, Poeze M, Ramsay G, Deutz NE (2005) The role of arginine in infection and sepsis. JPEN J Parenter Enteral Nutr 29: S70–74

[30] Garrel D, Razi M, Lariviere R (1995) Improved clinical status and length of care with low-fat nutrition support in burn patients. JPEN J Parenter Enteral Nutr 19: 482–491

[31] Battistella FD et al (1997) A prospective, randomized trial of intravenous fat emulsion administration in trauma victims requiring total parenteral nutrition. J Trauma 43: 52–58; discussion 58–60

[32] Alexander J, Saito H, Trocki O, Ogle C (1986) The importance of lipid type in the diet after burn injury. Ann Surg 204: 1–8

[33] Huschak G et al (2005) Olive oil based nutrition in multiple trauma patients: a pilot study. Intensive Care Med 31: 1202–1208

[34] Norbury WB, Situ E, Herndon DN (2007) Nutritional support in the critically ill. In: Cameron JL (ed) Current surgical therapy. Mosby, St. Louis, MO, pp 1234–1245

[35] van den Berghe G, et al (2001) Intensive insulin therapy in the critically ill patients. N Engl J Med 345: 1359–1367

[36] Gamliel Z, DeBiasse M, Demling R (1996) Essential microminerals and their response to burn injury. J Burn Care Rehabil 17: 264–272

[37] Gottschlich MM, Mayes T, Khoury J, Warden GD (2004) Hypovitaminosis D in acutely injured pediatric burn patients. J Am Diet Assoc 104: 931–941, quiz 1031

[38] Selmanpakoglu A, Sayal A, Isimer A (1994) Trace element (Al, Se, Zn, Cu) levels in serum, urine, and tissues of burn patients. Burns 20: 99–103

[39] Berger MM (2006) Antioxidant micronutrients in major trauma and burns: evidence and practice. Nutr Clin Pract 21: 438–449

[40] Gottschlich M, et al (2002) The 2002 Clinical Research Award: an evaluation of the safety of early vs delayed enteral support and effects on clinical nutritional, and endocrine outcomes after severe burns. J Burn Care Rehabil 23: 401–415

[41] Trocki O, Michelini JA, Robbins ST, Eichelberger MR (1995) Evaluation of early enteral feeding in children less than 3 years old with smaller burns (8–25 per cent TBSA). Burns 21: 17–23

[42] Moore E, Jones T (1988) Benefits of immediate jejunostomy feeding after major abdominal trauma – a prospective, randomized study. J Trauma 26: 874–881

[43] Magnotti L, Deitch E (2005) Burns, bacterial translocation, gut barrier function, and failure. J Burn Care Rehabil 26: 383–391

[44] Saito H, et al (1987) The effect of route of nutrient administration on the nutritional state, catabolic hormone secretion and gut mucosal integrity after burn injury. J Parenter Enteral Nutrit 11: 1–7

[45] Jenkins M, et al (1994) Enteral feeding during operative procedures. J Burn Care Rehabil 15: 199–205

[46] Alverdy J, Aoys E, Moss G (1988) Total parenteral nutrition promotes bacterial translocation from the gut. Surgery 104: 185–190

[47] Herndon D et al (1987) Failure of TPN supplementation to improve liver function, immunity, and mortality in thermally injured patients. J Trauma 27: 195–204

[48] Herndon DN, et al (1989) Increased mortality with intravenous supplemental feeding in severely burned patients. J Burn Care Rehabil 10: 309–313

Zusätzliche Literatur

Curreri PW, Richmond D, Marvin J, Baxter CR (1974) Dietary requirements of patients with major burns. J Am Diet Assoc 65: 415–417

Day T, et al Nutritional requirements of the burned child: the Curreri junior formula. Proc Am Burn Assoc 18: 86

Food and Nutrition Board (eds) (2002) Dietary reference intakes. Institute of Medicine, National Academy Press

Harris JA, Benedict VS (1919) Biometric studies of basal metabolism in man. Carnegie Institute of Washington, Washington, DC

Hildreth MA, Herndon DN, Desai MH, Broemeling LD (1993) Caloric requirements of patients with burns under one year of age. J Burn Care Rehabil 14: 108–112

Hildreth M, Herndon D, Desai M, Broemling L (1990) Current treatment reduced calories required to maintain weight in pediatric patients with burns. J Burn Care Rehabil 11: 405–409

Hildreth M, et al (1989) Caloric needs of adolescent patients with burns. J Burn Care Rehabil 10: 523–526

Kleinman RE (2003) Pediatric nutrition handbook. American Academy of Pediatrics, Elk Grove Village, IL

Voruganti VS et al (2005) Impaired zinc and copper status in children with burn injuries: need to reassess nutritional requirements. Burns 31: 711–716

Stromverletzungen

David B. Lumenta, Lars-Peter Kamolz, Manfred Frey

1 Einleitung

Verletzungen durch elektrischen Strom haben eine Sonderstellung in der Verbrennungstherapie, da sie eine Vielzahl von Schäden verursachen können.

2 Grundlagen

Elektrizität (elektrischer Strom) ist die gerichtete Bewegung von Ladungsträgern, wobei die Stromstärke in Ampere (A) gemessen wird. Die elektrische Spannung ist eine physikalische Größe, die angibt, wie viel Arbeit bzw. Energie nötig ist, um ein Objekt mit einer bestimmten elektrischen Ladung entlang eines elektrischen Feldes zu bewegen. Spannung ist also das spezifische Arbeitsvermögen der Ladung und wird in Volt (V) gemessen. Jegliche Kraft, die diesem Fluss der Elektronen entgegenwirkt, wird als Widerstand bezeichnet und in Ohm (Ω) gemessen.

Eine Stromverletzung entsteht, wenn eine Person mit einem Stromkreis direkt in Berührung kommt oder sich diesem »unverhältnismäßig« nähert.

Grundsätzlich kann man Hoch- von Niederspannung unterscheiden, wobei der industriell erzeugte Strom durch den Einsatz von Transformatoren graduell zu »Niedrigvoltstrom« reduziert wird.

220 V	Haushaltsstrom
380 V	Hausverteilerkasten, Industrie
500–5.000 V	Ober-/Unterleitungen (S-Bahn, U-Bahn)
15.000 V	Oberleitungen (Bahn)
380.000 V	Überlandleitungen

Der Strom für haushaltsübliche Geräte hat eine Spannung von 120 Volt (USA, Kanada) bzw. 220 Volt (Europa, Australien, Asien). Die unterschiedlichen Stromstärkenwirkungen auf den menschlichen Organismus sind in der folgenden Tabelle zusammengefasst:

1 mA	Kitzelndes Gefühl, fast nicht bemerkbar
16 mA	Stromstärke, die ein Mensch berühren,
16–20 mA	aber noch loslassen kann
20–50 mA	Tetanische Muskelkrämpfe, »Festhalten
50–100 mA	der Stromquelle«
>2 A	Lähmung der Atemmuskulatur, Apnoe
>8 A	Schwellenwert zum Kammerflimmern
	Asystolie
	Thermoelektrische Schäden

Modifiziert nach Koumbourlis (Koumbourlis, 2002)

Es werden grundsätzlich zwei Stromarten voneinander unterschieden:

- Wechselstrom (engl.: *AC, Alternating Current*): Die Elektronen kreisen innerhalb eines Stromkreises hin- und her
- Gleichstrom (engl.: *DC, Direct Current*): Die Elektronen fließen nur in eine Richtung (elektrische Kauter, Defibrillatoren, Schrittmacher)

Der Blitz ist im Prinzip gerichteter Gleichstrom, der entsteht, sobald die elektrische Spannungsdifferenz zwischen Gewitterwolke und Erde den Widerstand der umgebenden Luft übersteigt.

Er erreicht seine Maximalintensität innerhalb von 2 Mikrosekunden und dauert nicht länger als 1–2 Millisekunden an. Die Spannung übersteigt 1 Million Volt und es können Stromstärken von über 200.000 Ampere und Temperaturen von über 25.000° Celsius erreicht werden. Allerdings kommt es aufgrund der kurzen Einwirkdauer nicht zu einem Schmelzen der berührten Objekte.

In der folgenden Tabelle sind die wesentlichen Unterschiede der Stromarten gegenübergestellt, welche sich mittlerweile etabliert haben, aber primär aufgrund willkürlicher Festlegungen entstanden sind:

	Blitzschlag	Hochspannung	Niederspannung
Spannung (V)	> 30.000.000	> 1.000	< 1.000 (< 240/120)
Stromstärke (A)	> 200.000	< 1.000	< 240
Dauer	momentan	kurz	verlängert
Stromart	Gleichstrom (DC)	Gleich- (DC)/Wechselstrom (AC)	meistens: Wechselstrom (AC)
Ursache des Herzstillstandes (Ursache)	Asystolie	Kammerflimmern	Kammerflimmern
Atemlähmung (Ursache)	direkte Schädigung des ZNS	indirekte Verletzungsform oder tetanische Kontraktionen der Atemmuskulatur	tetanische Kontraktionen der Atemmuskulatur
Muskelerregungsform	einmalig	DC: einmalig AC: tetanisch	tetanisch
Verbrennungen der Haut	selten, eher oberflächlich	häufig, tiefgradig	meist oberflächlich
Rhabdomyolyse	selten und unwahrscheinlich	sehr häufig	häufig
Stumpfes Trauma bzw. Aufprallverletzung (Ursache)	Schockwelle, Explosionsfolge	Muskelkontraktionen, Sturz	selten: (Sturz)
Letalität	sehr hoch	mittelgradig	niedrig

Das Ausmaß der Schädigung hängt zusammengefasst von folgenden Faktoren ab (Garcia-Sanchez, 1999):

- ***Stromstärke (Ampere)***
- ***Kontaktfläche (Hautdicke, Hautfeuchtigkeit!)***
- ***Einwirkdauer des Stroms***
- ***Stromart (Wechselstrom, Gleichstrom)***
- ***Stromweg durch den Körper***

Es können direkte von indirekten Stromschäden unterschieden werden. Direkte Schäden entstehen durch Strom und dessen direkter Interaktion mit verschiedenen Körpergeweben bzw. dessen Umwandlung von elektrischer zu thermischer Energie. Indirekte Schäden können z. B. auch als Folgen des primären Stromschadens auftreten (Nierenversagen).

Die Hauptdeterminante für den Stromschaden im Körper ist die Stromstärke (A). Nach dem Ohm'schen Gesetz gilt:

$$\textit{Stromstärke} = \frac{\textit{Spannung}}{\textit{Widerstand}}$$

Der durch den Strom verursachte Schaden ist somit proportional zur Spannung und umgekehrt proportional zum Widerstand. Der Widerstand variiert deutlich zwischen einzelnen Körpergeweben (Abb. 1). Den geringsten Widerstand weisen Nervengewebe, Blutgefäße, Schleimhäute und Muskulatur auf (Koshima, 1991), einen hohen Widerstand hingegen der Knochen. Die menschliche Haut, der äußere und wichtigste Schutzmantel, ist mittelgradig widerstandsfähig, (zwischen 40.000 bis 100.000 Ohm, abhängig von der Hautdicke), wobei der Hautwiderstand durch Feuchtigkeit (Schwitzen, Baden) auf unter 1.000 Ohm herabgesetzt werden kann.

Wechselstrom verursacht einen größeren Schaden als Gleichstrom, dies gilt allerdings nur im Niederspannungsbereich: Gleichstrom schockt das Stromopfer und »wirft« es von der Quelle, Wechselstrom hingegen »hält« den Be-

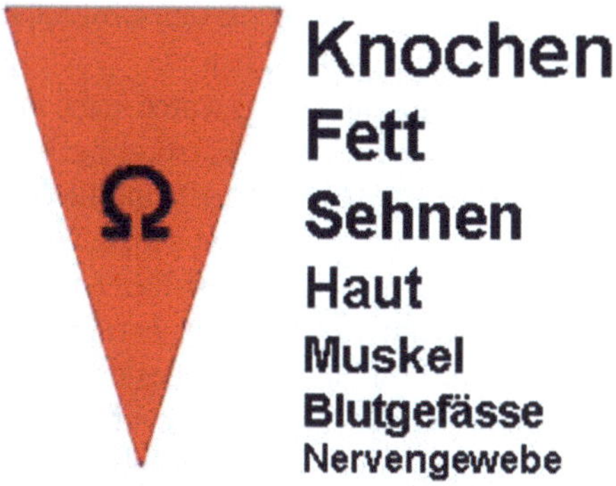

Abb. 1 Das Widerstandspotential einzelner Körpergewebe gegenüber elektrischem Strom

troffenen fest, da bei Kontakt die typischen tetanischen Muskelfibrillationen ausgelöst werden können, welche die Berührungsdauer eines Stromopfers unwillkürlich verlängern. In Bereichen über 1000 Volt hat dieser Unterschied allerdings keine wesentlichen Konsequenzen mehr.

Der Weg des Stromes durch bzw. zum Körper entscheidet über die Anzahl der betroffenen Organe (Abb. 2). »Niedrigvoltstrom« erreicht den Körper an einem Eintrittspunkt, der Kontaktstelle des Opfers mit der Quelle, und verlässt diesen über einen Austrittspunkt. Bei Hochvoltstrom können im Wesentlichen zwei verschiedene Formen unterschieden werden:

1) Direkter Stromkontakt (tiefe schwere Verbrennungsverletzungen an Kontaktpunkt mit Hochvoltquelle)
2) Lichtbogenverletzung (synonym: Flammenbogen, englisch: *arc*;): Überspringen des Stromes auf eine Person bzw. thermische Verbrennung durch die Hitze des Lichtbogens (der Lichtbogen bei Hochvoltstrom kann Temperaturen von bis zu 10.000° Celsius entwickeln; es gibt dann keine typischen Ein- bzw. Austrittsstellen, da der Strom nicht durch den Körper fließt; diese Verletzungsform ist mit normalen thermischen Verbrennungen vergleichbar)

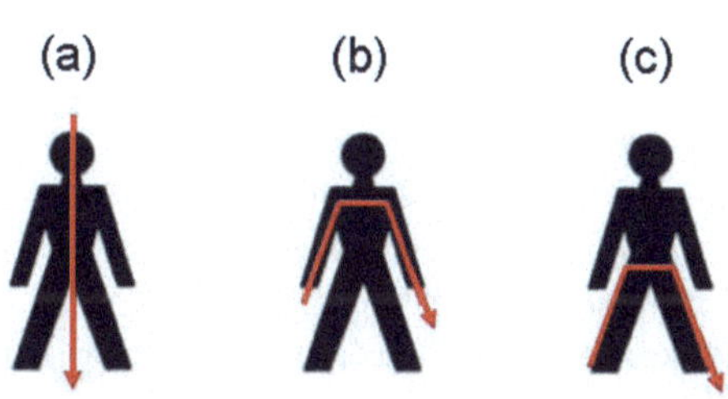

Abb. 2 Der vertikale Weg des Stroms durch den Körper (a) ist sicherlich der gefährlichste, da alle lebensnotwendigen Organe erfasst werden (Zentrales Nervensystem mit Gehirn und Wirbelsäule, Herz, Lungen, bei Schwangeren: Uterus und Fötus). Ein horizontaler Stromweg (b) von einer Handfläche zu der anderen umgeht zwar das Gehirn, kann aber dennoch letal ausgehen (Herz, Lunge, Wirbelsäule). Von chirurgischer Seite kann ein Stromweg durch die unteren Körperpartien extrem mutilierend wirken, wird aber in aller Regel überlebt

3 Exkurs: Blitzunfälle

In der Literatur sind vier verschiedene Formen der Blitzschlagverletzung dokumentiert (Koumbourlis, 2002):

1) direkter Blitzschlag (engl.: *direct strike*; »durch das Opfer hindurch«)
2) Seitenschlag (engl.: *side flash*; Übertragung des Blitzschlags von dem getroffenen Opfer auf eine danebenstehende Person
3) Blitzabschlag (engl.: *stride potential*; der Blitz schlägt am Boden ein, wird von dem Opfer an einem Fuß aufgenommen und durch die untere Körperhälfte schließlich über den anderen Fuß aus dem Körper ausgeleitet)
4) Überschlag (engl.: *flash-over-phenomenon*; der Strom fließt außerhalb des Körpers, allerdings kommt es durch Verdampfung von oberflächlich gelegener Flüssigkeit zu einem Verpuffungseffekt)

Blitzschläge sind, statistisch gesehen, relativ unwahrscheinlich, außerdem kann durch bestimmte Verhaltensweisen das Risiko einer Verletzung gering gehalten werden. Immerhin ist es wahrscheinlicher vom Blitz getroffen zu werden, als 6 Richtige aus 49 Zahlen zu tippen: Blitze können aus heiterem Himmel (bis zu 15 km entfernt) einschlagen. Während eines Sturmes sollten vereinzelte hoch stehende Gebilde (Antennen, Masten, Bäume) ebenso gemieden werden wie weite Flächen (Sportplätze, Felder). Man sollte vermeiden, schlecht geerdete Leitungen über Telefon- oder Antennenanschlüsse zu verwenden, da diese dem Blitz einen Weg ebnen können (Thomas, 2001; Celikoz, 1997). Am besten hält man sich im Gebäudeinneren oder innerhalb von Automobilen auf, die im Sinne eines Faraday-Käfigs funk-

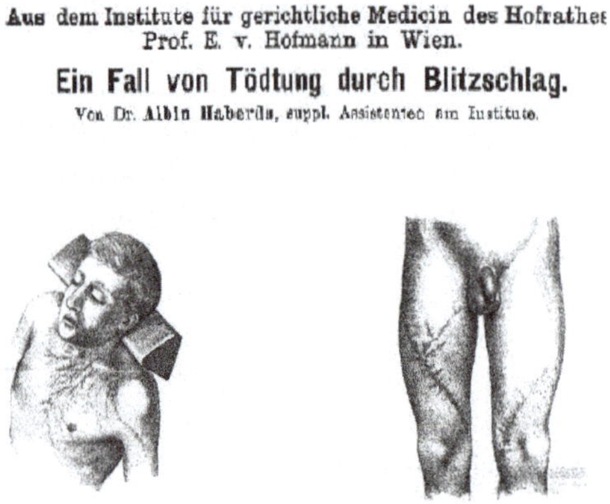

Aus dem Institute für gerichtliche Medicin des Hofrathes
Prof. E. v. Hofmann in Wien.

Ein Fall von Tödtung durch Blitzschlag.

Von Dr. Albin Haberda, suppl. Assistenten am Institute.

Abb. 3. Auszug aus: Wiener Klinische Wochenschrift 1891, Zeichnungen von A. Haberda mit den später nach Lichtenberg benannten Figuren als Resultat der Hochstromeinwirkung durch Blitzschlag an den betroffenen Körperstellen (Thorax, Oberschenkel)

tionieren (Stuetz, 2007). Ein Faraday-Käfig ist eine allseitig geschlossene Hülle aus leitfähigem Material, deren Innenraum dadurch von äußeren elektrischen Feldern oder elektromagnetischen Wellen abgeschirmt ist. Der Begriff geht auf den englischen Physiker Michael Faraday (1791–1867) zurück. Eigentlicher Entdecker des Phänomens war jedoch Georg Christoph Lichtenberg (1742–1799), der 1783 nach Durchführung von Experimenten in seinen Notizen einen metallenen Käfig skizzierte, ohne diese aber zu veröffentlichen. Auf seinen Namen gehen die Lichtenberg-Figuren zurück, die als baum-, faun- und gestirnartige Muster als Ergebnis einer Hochspannungsentladung durch Blitzschlag hervorgehen (Abb. 3). Sie entstehen meist in Hautarealen mit erhöhter Schweißproduktion (Axilla, Thorax), gelten als pathognomonisch für Blitzschlagverletzungen und ihre genaue pathophysiologische Genese ist umstritten (Resnik, 1996; Cherington, 2007).

4 Epidemiologie

Genaue nationale epidemiologische Daten zu Stromverletzungen, die über abteilungs- oder regionsspezifische Statistiken aus Industrieländern hinausgehen, sind selten.

Am besten dokumentiert sind berufsbedingte Hochspannungsunfälle, die den Großteil der Stromverletzungen ausmachen.

Zwischen 1995 und 2004 waren nach einer Statistik der elektrischen Versorgungsbetriebe in den USA 3,7 % aller Arbeitsunfälle durch Verbrennungen verursacht, davon 45,8 % durch Hochspannung. Sie stellen in dieser Gruppe mit einer Letalität von 6 % aller berufsbedingten Unfälle die fünfthäufigste Todesursache am Arbeitsplatz dar. Hochspannungsverletzungen sind für einen Anteil von immerhin 13 % der Behandlungskosten aller Berufsunfälle in den USA verantwortlich, was bei dem kleinen Gesamtanteil an allen Berufsunfällen bemerkenswert ist (Fordyce, 2007).

In bestimmten Berufsgruppen (v.a. Elektriker, Bauarbeiter) sind vor allem junge Männer mit einem Durchschnittsalter von 30 Jahren betroffen (Hussmann, 1995), was auf den ersten Anblick wie ein berufsspezifisches Phänomen aussieht, gilt aber für Stromverletzungen im Allgemeinen: Männer sind mit über 80–90 % überdurchschnittlich häufig betroffen.

Trotz der Zunahme der Sicherheits- und Schutzmaßnahmen in den letzten Jahrzehnten sind zwischen 3–9 % aller verbrennungsbedingter Aufnahmen Stromverletzungen, davon entfallen mehr als 85 % auf Niedrigvoltstromverletzungen, die im überwiegenden Teil der Fälle auf schlecht isolierte Leitungen und eine Fehlanwendung von Elektroartikeln im Haushalt zurückzuführen sind (v. a. Kinder).

Das Verteilungsmuster der Hochspannungsunfälle:

49,5–79 % Berufsunfälle
34–37,6 % Freizeitunfälle (Zugsurfer (Koller, 1991; Sternick, 2000), Mutproben, Strommasten in Baumnähe)
1–2 % Blitzunfälle
2 % Sonstige (Verkehr, Suizid, Sport (Chi, 1996; Logan, 1993; Tiwari, 1999; Campbell, 1996))

Die Wahrscheinlichkeit noch am Unfallort zu versterben schwankt zwischen 8 und 20 % und ist doppelt so wahrscheinlich nach Hochspannungs- im Vergleich zu Niederspannungsverletzungen (Tredget, 1999) (Kidd, 2007; Hussmann, 1995; Nafs, 1993; Maghsoudi, 2007; Liao,

1999; Dega, 2007; Xiao, 1994; Handschin, 2007; Ge, 1999).

5 Klinik

5.1 Herz-Kreislauf

Das Herz kann durch Stromverbrennungen zum einen durch direkte Schädigung des Myokards, zum anderen durch das Auftreten von Herzrhythmusstörungen beeinträchtigt werden.

Histologisch imponieren fleckenartige Nekrosen am Herzmuskel, an den Erregungszentren oder deren Bahnen und an den Koronararterien (Ku, 1989).

Bei bereits geringen Stromstärken kann es zu einer Auslösung eines Kammerflimmerns kommen. Zwar ist bei einem Blitzschlag prinzipiell mit einer Asystolie zu rechnen, aufgrund der kurzen Kontaktphase ist allerdings ein Wiederanspringen des Sinusknotens ohne weitere Konsequenzen möglich (Taussig, 1968).

Es gibt eine Vielzahl von Herzrhythmusstörungen, die durch Strom ausgelöst werden können. Ursachen können u. a. sein:

- Primäre Myokard(teil)nekrosen durch Stromschäden
- Sekundäre Myokardischämien nach vorangegangenem Atemstillstand

Das Auftreten von »verspäteten« Herzrhythmusstörungen nach Stromexposition bedingt durch arrythmogene Fokuse im Herzmuskel, meistens in der Nähe des Sinusknotens, ist zwar beschrieben, aber es ist auch in diesen »sekundären« Fällen anzunehmen, dass bereits zum Unfallzeitpunkt, wo noch kein EKG zur Verfügung stand, diese in irgendeiner Form bestanden haben müssen.

Das Gefäßsystem ist aufgrund seines Wassergehaltes ein exzellenter Leiter für elektrischen Strom. Die Schäden durch elektrischen Strom hängen von dem Gefäßkaliber ab:

Große Arterien sind zwar weniger empfindlich als kleine, da durch die hohe Durchflussgeschwindigkeit und wegen des Durchmessers die Hitzeentfaltung besser toleriert werden kann (Koshima, 1991). Allerdings kann durch eine nicht auszuschließende Schädigung der Gefäßmedia die Ausbildung von Aneurysmen begünstigt werden. Kleinere Gefäße erleiden gerade bei der Exposition zu Hochspannung eine Koagulationsnekrose und stehen dann für eine suffiziente Versorgung der distalen Abschnitte mit oxygeniertem Blut nicht mehr zur Verfügung, was besondere Implikationen für das Schadensausmaß des muskulo-skeletalen Apparates hat. Gerade in den Extremitäten kommt es dabei häufig zu einer Ausbildung eines Kompartmentsyndromes.

5.2 Lunge und Atemwege

Der Atemstillstand ist eine häufige Todesursache nach Stromverbrennungen, jedoch selten bedingt durch direkte Verletzungen der Atemwege oder -organe, sondern vielmehr durch eine direkte Schädigung des Atemzentrums oder durch eine Lähmung der Atemmuskulatur. Andere sekundäre Schädigungsmöglichkeiten der Lunge sind stumpfe Traumen nach Hochspannungsverletzungen, welche durch die Wucht des Wegschleuderns ausgelöst werden (Lungenkontusion).

5.3 Nervensystem

Obwohl Beeinträchtigungen des peripheren und zentralen Nervensystems eine häufige Begleiterscheinung nach Stromverbrennungen darstellen, sind diesen jedoch keine pathognomonischen histologischen oder klinischen Erscheinungen zuzuschreiben. Direkte Stromschädigungen werden im Folgenden noch näher beschrieben, es ist jedoch festzustellen, dass auch im Falle des Nervensystems viele Pathologien auf dem Boden einer Störung des respiratorischen oder kardiovaskulären Apparates entstehen.

- Atemzentrumslähmung
- Krampfanfälle (fokal, generalisiert)
- Querschnittslähmung (horizontaler Arm-zu-Arm-Stromfluss)
- Tetanische Muskelfibrillationen (locking-on phenomenon)
- Ischämie (nach kardiopulmonalem Stillstand)
- Schädel-Hirn-Trauma, Wirbelsäulentrauma (nach Sturz)

Von den direkt durch Strom verursachten Schädigungen des zentralen Nervensystems ist die Gefährlichste die Lähmung des Atemzentrums. Weitere klinische Folgen einer Stromaussetzung sind evtl. Hirnnervenausfälle und Krampfanfälle. Das Rückenmark kann bei einem horizontalen Arm-zu-Arm-Stromfluss zwischen C4 und C8 regelrecht durchtrennt werden, sodass es zu einer Querschnittslähmung kommt. Es kann aber auch zu einem »Nicht-mehr-Loslassen«-Phänomen kommen (englisch: *locking on phenomenon*), bei dem die betroffene Extremität von der umgriffenen Stromquelle weder will- noch unwillkürlich entfernt werden kann. Indirekte Beeinträchtigungen des zentralen Nervensystems entstehen nach Herz-Kreislauf-Stillstand im Sinne einer zerebralen Ischämie oder nach Stürzen mit traumatischen bedingten Hirn- und Rückenmarksschädigungen (Cherington, 1995).

Das periphere Nervensystem betreffend treten Schäden häufig sekundär auf: Nervenkompressionssyndrome, ischämische Nervenläsionen, wobei die Nervenschädigungen v. a. die untere Extremität betreffen (Wilbourn, 1995).

Die Keraunoparalyse bezeichnet eine typische vorübergehende Lähmung, meistens die untere Extremität betreffend, die nach Blitzschlag entsteht (ten Duis, 1985).

5.4 Weitere Organsysteme (Nieren, Augen, Ohren)

Aufgrund ihrer geringen Ischämietoleranz sind Nierenschäden nach Stromverbrennungen von besonderer klinischer Bedeutung. Obwohl ein primär durch Strom verursachtes Trauma unwahrscheinlich ist, tragen die Beeinträchtigung des Gefäßsystems und der Untergang von Muskelgewebe zu der potenziellen Nierenschädigung maßgeblich bei.

Vorübergehende Störungen des autonomen Nervensystems (insbesondere nach Blitzverletzungen) können fixierte lichtstarre Pupillen verursachen, die gerade klinisch bei einem bewusstlosen Patienten das Vorliegen einer schweren Hirnschädigung oder sogar als klinischer Tod wahrgenommen werden könnten. Mehr als die Hälfte der Geschädigten nach Biltzschlag erleiden einen Riss des Trommelfells assoziiert mit einem temporären Hörverlust. Katarakte treten nie akut auf, entstehen erst nach einiger Zeit und sind besonders häufig mit Blitzschlagverletzungen vergesellschaftet (Cooper, 1995; Koumbourlis, 2002; Jain, 1999).

5.5 Haut und Bewegungsapparat

Niederspannung ruft unterschiedliche Arten von Verletzungen hervor, die von einem lokalen Erythem bis hin zu drittgradigen Verbrennungen reichen können. Es ist jedoch anzumerken, dass ein lebensbedrohliches Kammerflimmern, noch bevor überhaupt eine Verbrennung stattgefunden hat, auftreten kann.

Hochspannungsverletzungen hingegen bergen die schweren Konsequenzen einer direkten Stromaussetzung mit einer erheblichen thermischen Komponente in sich. Sobald die Epidermis durchbrochen ist, verringert sich der Hautwiderstand signifikant auf ein vergleichbar niedriges Niveau wie das der inneren Organe (500–1.000 Ohm). Insbesondere die Fragilität der Gefäß- und Nervengewebe gegenüber elektrischem Strom verschlimmert das Ausmaß der Starkstromverbrennungen und ist neben den erheblichen Muskelnekrosen mitverantworlich für die hohen Amputationsraten. Das Ausmaß der Verbrennungen an Ein- und Austrittsstellen wird häufig unterschätzt, da kleine Eintrittsstellen an der Haut den tatsächlich darunter liegenden Weichteilschaden maskieren (Abb. 4).

Obwohl Blitzunfälle grundsätzlich vergleichbar schwere Auswirkungen wie Hochspannungsverletzungen auf Haut- und Bewegungsapparat haben können, sind trotz der wesentlich höheren Energie- und Temperaturentwicklung tiefgradige Verletzungen seltener. Meistens kommt es zu zweitgradigen linearen (Schweißrinnen), punktuellen (gruppiert in kleinen Arealen), flächigen (entzündete Kleidung) oder farnkrautartigen (Lichtenbergfiguren) ausgedehnten Verbrennungen.

Das Hauptproblem der Evaluierung der Tiefe und des Ausmaßes von Stromverbrennungen ist der »dreidimensionale« Charakter, der durch Schäden an Nerven und Blutgefäßen bedingt ist und additiv zu Muskelnekrosen durch Thromboseentwicklung ein ungeahnt größerer Umfang annehmen kann, als initial eingeschätzt.

Aufgrund des erhöhten Widerstands von Knochen- und Fettgewebe verursacht die Hitzentwicklung insbesondere in Gelenknähe eine größere Schädigung der umliegenden Weichteile. Durch tetanische Muskelkontraktionen kann es zusätzlich in Gelenknähe zu Abrissfrakturen und Gelenkdislokationen kommen. Ebenso kann es durch eine temporäre Lähmung der Muskulatur oder durch die Wucht einer Stromaussetzung (Hochspannung) zu einem Sturz kommen, der signifkante Traumen des muskuloskeletalen Apparates (Wirbelsäule, Extremitäten) hervorruft.

6 Therapie

6.1 Initiales Management

5.1.1 Allgemein

Grundlegend gilt für Ersthelfer: Eigenschutz geht vor Selbstgefährdung. Im Zweifelsfalle sollte das Areal abgesichert und die Verletzten erst dann versorgt werden, wenn die Unfallstelle von der Feuerwehr freigegeben wurde.

Ein- und Austrittsstellen sind oft nicht eindrucksvoll zu erkennen. Insgesamt kann festgestellt werden, dass die sichtbaren Schäden nicht mit der Schwere des Traumas korrelieren müssen.

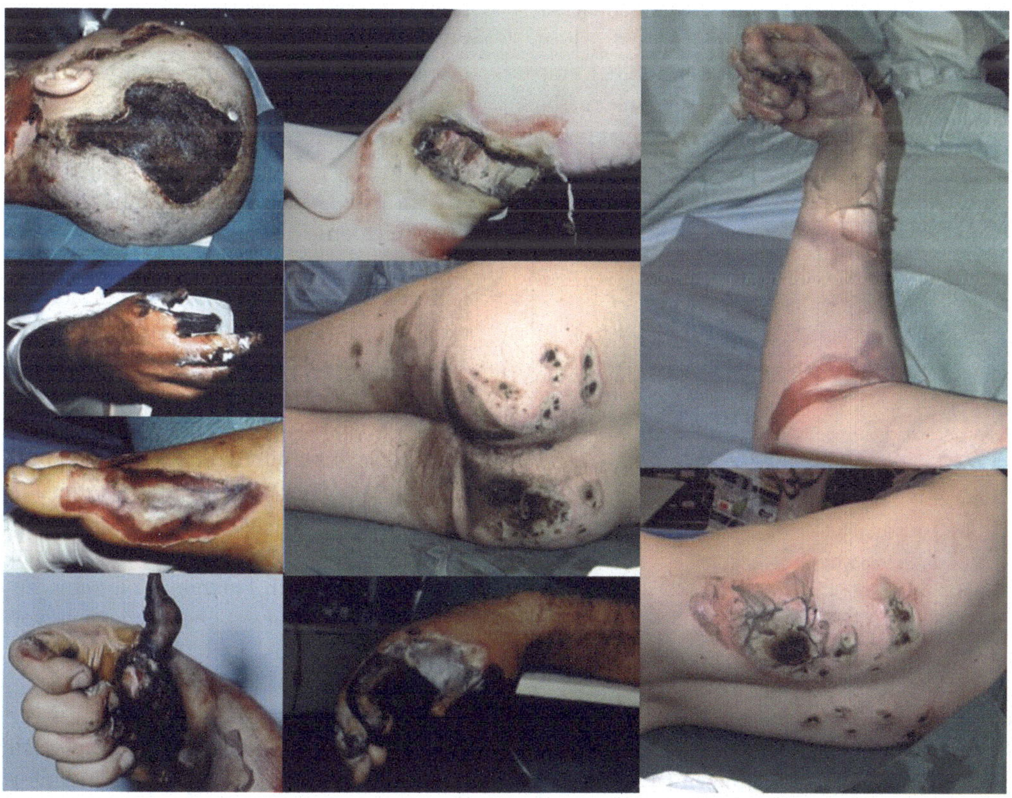

Abb. 4 Typische Strommarken an typischen Regionen

Sobald ein Patient initial für den Transport stabilisiert worden ist, sind folgende Punkte für die weitere Behandlung abzuklären:
- Verletzungsvorgang?
- Stromstärke, -spannung?
- Bewusstlosigkeit?
- Herz-Kreislauf- und/oder Atemstillstand?
- Begleitverletzungen?

Nach Transfer an ein Brandverletzten-Zentrum sollten dort weitere diagnostische Maßnahmen ergriffen werden:
- Ausmaß und Tiefe der verbrannten Körperoberfläche?
- Extremitätenpulse tastbar?
- Elektrokardiogramm (falls nicht bereits erfolgt)?
- Ausschluss von Begleitverletzungen (Wirbelsäule, Thorax, Abdomen)?

Bei Hochvoltverletzungen wird das weitere Management vor allem von dem Ausmaß und der Tiefe der verbrannten Körperoberfläche und der betroffenen Organsysteme (insbes. Gefäße, Nerven, Muskeln) bestimmt.

Neben den üblichen intensivmedizinischen Maßnahmen (zentrale Zugänge, evtl. Beatmung, kontinuierliches Monitoring etc.) empfiehlt es sich bei Stromverletzungen, ein besonderes Augenmerk auf folgende Aspekte von Diagnostik und Therapie zu haben:

- Repetive Laborkontrollen (Leber, Pankreas, Niere), Bestimmung des Myoglobin und CK
- Ultraschall (Abdomen, Nieren)
- Schädel-CT, nativ (bei allen Blitzverletzungen, Stürzen oder persistierenden pathologischen neurologischen Veränderungen)
- Augenärztliches und HNO-ärztliches Konsil
- Antibiotikaprophylaxe
- Analgesie
- Flüssigkeitssubstitution
- Stressulkusprophylaxe
- Antikoagulation
- Ernährungsbedarf (parenteral und enteral)
- Chirurgische Maßnahmen (Dekompression)

6.1.2 Kardiale Überwachung

Es gibt noch keine allgemeine Empfehlung zu der Dauer und Art der kardialen Überwachung nach Stromverbrennungen. Allerdings lassen sich ein paar Orientierunghilfen aus der Literatur ableiten (Arnoldo, 2006):
- Ein Elektrokardiogramm ist bei allen Patienten nach erlittenen Stromunfällen unabhängig von der Art der Stromaussetzung indiziert.
- Asymptomatische erwachsene Patienten mit einem normalen Elektrokardiogramm (EKG), ohne Bewusstlosigkeit und ohne Begleitverletzungen können nach 4 Stunden Überwachung (in Abhängigkeit vom Verbrennungsausmaß) evtl. nach Hause entlassen werden.
- Eine Ausnahme stellen Kinder mit oralen Niederspannungsverletzungen (z. B. Biss in schlecht isolierte Haushaltsstromkabel) dar, aufgrund der Rupturgefahr der A. labialis mit folgenschweren Blutungen sollten diese auf jeden Fall unter verlängerter stationärer Beobachtung bleiben (Koumbourlis, 2002).
- Die koronare Herzkrankheit stellt laut einer retrospektiven Studie keinen prädisponierenden signifikanten Risikofaktor dar, ob ein Patient akut oder zu einem späteren Zeitpunkt aufgrund einer Herzrhythmusstörung verstirbt. An Patienten mit koronarer Herzerkrankung in der Anamnese wurden auch keine Herzrythmusstörungen als Spätfolge nach Stromverbrennungen beobachtet (Bailey, 2001).
- Als kardiale Monitoringmaßnahme hat sich die Telemetrie für kontinuierliche EKG-Überwachung etabliert. Es gibt keine Empfehlung bezüglich der Überwachungsdauer, diese wird im Allgemeinen zwischen 24 und 48 Stunden beziffert (Arnoldo, 2006; Koumbourlis, 2002).
- Schwere Herzrhythmusstörungen treten akut auf und spätes Auftreten nach Stunden bzw. Tagen nach dem Unfall sind eher unwahrscheinlich (Cunningham, 1991).
- Serumspiegel der Kreatinkinase und deren herzspezifische MB-Fraktion sind keine zuverlässigen Parameter des tatsächlich vorliegenden Herzmuskelschadens (Ahrenholz, 1988; Housinger, 1985; McBride, 1986).
- Der Wert von Troponin im Blutserum in Zusammenhang mit kardialer Schädigung nach Stromunfällen wurde bis jetzt nicht untersucht (Koumbourlis, 2002).

6.1.3 Flüssigkeitssubstitution

Es gibt keine allgemeingültigen Therapieempfehlungen für die Flüssigkeitssubstitution. Aufgrund der nach aggressiver Flüssigkeitszufuhr beobachteten Komplikationen (u. a. abdominelle Hypertonie, Kompartmentdruckerhöhung der Extremitäten) (Klein, 2007; O'Mara, 2005; Burd, 2006; Blumetti, 2008) orientiert sich ein praktischer Zugang an dem zu erzielendem Harnstundenvolumen (Harnvolumen: 1 ml/kgKG/h), welches durch adäquate Titrierung der Flüssigkeitszufuhr erreicht werden kann (50–1000 ml/h als Richtwert). Falls eine Myoglobinurie vorliegt, sollte adäquat Volumen substituiert werden, um einer tubulären Schädigung und dem damit drohenden akuten Nierenversagen vorzubeugen (Harnvolumen: 2 ml/kgKG/h). Eine Myoglobinurie ist bereits makroskopisch (rötlich-bräunliche Urinfärbung) zu erkennen. Bei Auftreten einer Myolyse kann die Harnausscheidung durch die Gabe von Diuretika zusätzlich forciert werden und der Blut- bzw. Harn-pH alkalisiert werden. Dies kann durch Diuretika (z. B. Karboanhydrasehemmer) und/oder durch Natriumbikarbonat erfolgen. Einige Autoren empfehlen im Sinne einer osmotisch unterstützenden Diurese die Gabe von Mannitol. Wenn diese Maßnahmen alleine nicht ausreichen, sollte gegebenenfalls eine Nierenersatztherapie zum Einsatz kommen (Bagley, 2007).

Neben dem Harnstundenvolumen bieten sich der Serumlaktatspiegel und Hämatokritwert als geeignete Kandidaten für eine Kontrolle der Flüssigkeitssubstitution an.

6.2 Chirurgische Behandlung

6.2.1 Allgemein

Die chirurgische Therapie richtet sich bei Hautverbrennungen nach den in den vorangehenden Kapiteln dieses Buches beschriebenen Prinzipien der tiefengerechten Wundbehandlung.

Die Tiefe und das Ausmaß der oberflächlich bei Erstinspektion festzustellenden Verbrennungen korreliert bei Stromverbrennungen *nicht* mit dem tatsächlich vorliegenden Weichteilschaden (Kopp, 2004) (Pereira, 2005) (Handschin, 2007). Anders ausgedrückt, kann auch ohne ausgedehnte Verbrennungszeichen ein massiver Muskelschaden vorliegen.

An den Kontaktstellen der Haut (Eintritt, Austritt) entstehen lokale Verbrennungen (Strommarken): Meist liegt eine kleine Eintritts- und große Austrittspforte (engl. *blowout*) vor.

Wie bereits in der Einleitung dieses Kapitels erwähnt, liegt die Ursache der hohen Morbidität, insbesondere nach Hochspannungsverletzungen, an der hohen Amputationsrate nach Stromverbrennungen, die in der Literatur zwischen 9,6–49,5 % beziffert wird. Davon entfallen mehr als zwei Drittel auf die obere Extremität (Tredget, 1999; Zhu, 2001; Maghsoudi, 2007; Arnoldo, 2004; Garcia-Sanchez, 1999; Ferreiro, 1998; Rai, 1999; Hussmann, 1995; Xiao, 1994).

Die Serumkreatinkinase ist bei Hochspannungsverletzungen, bei denen eine Amputation erforderlich war, in den ersten zwei Tagen nach Trauma signifikant erhöht (Handschin, 2007). Anzumerken ist, dass bei Patienten mit durchgeführter Amputation in einer Studie die primäre Heilungsrate mit 63,5 % beschrieben wurde, was ein Indiz für die Wichtigkeit des korrekt gewählten Operationszeitpunktes ist (Chen, 2000).

Die Indikation zur Amputation einer betroffenen Gliedmaße wird bei primär nach Unfall vorliegender Nekrose oder erst sekundär im Verlauf nach Thrombose, Blutung, Gefäßruptur einer versorgenden Arterie und bei Scheitern von Rekonstruktionsversuchen gestellt.

6.2.2 Dekompression

Da bei Stromverbrennungen häufig auch ein Muskelgewebsschaden auftritt, ist eine alleinige Escharotomie nicht ausreichend, da sie die Ursache der pathologischen Kompartmentdruckerhöhung nicht behandelt. Eine Fasziotomie sollte bereits frühzeitig erfolgen, frühe klinische Zeichen des Kompartmentsyndroms (Burd, 2006) sind:

- fühlbar gespannte Extremität
- Parästhesien
- Schmerzen bei Muskelanspannung
- abgeschwächt tastbare Pulse

Zur Unterstützung der klinischen Diagnostik können verschiedene apparative Maßnahmen durchgeführt werden (Piccolo, 2007), allerdings sollten diese niemals als alleinige Indikatoren herangezogen werden. Entscheidend ist die klinische Symptomatik.

- Kompartmentdruckmessung (> 25 mmHg oder Gewebsdrücke im Bereich von < 30 mmHg des diastolischen Blutdrucks)
- Pulsoximetrie (Fehlen eines Signals oder < 90% am Zeigefinger der betroffenen Extremität oder Differenz > 6% im Vergleich zur »nicht-betroffenen« Extremität)

Bei der Dekompression der oberen Extremität mittels Fasziotomie sollte eine Karpaldachspaltung miterfolgen - auf diese kann in Einzelfällen (z. B. Aussparung ab dem distalen Drittel des Unterarms) jedoch verzichtet werden.

Um einem Austrocknen von exponierten Strukturen (z. B. Nervus medianus, Unterarmmuskulatur etc.) vorzubeugen, hat sich der Einsatz temporärer Hautersatzmaterialien wie z. B. Polyurethanschäumen (z. B. Epigard®) bewährt.

Nach einer retrospektiven Untersuchung von Mann et al. wird von den Autoren keine sofortige Dekompression bei allen Hochspannungsverletzungen empfohlen. Es profitieren primär die Patienten, die klinische Zeichen eines Kompartmentsyndroms aufweisen (Mann, 1996).

Neben der rechtzeitigen chirurgischen Dekompression und unterstützenden konservativen Maßnahmen (Hochlagerung) sollten zusätzlich alle Faktoren, die zu einer Erhöhung des Kompartmentdruckes führen können, sofern es der Allgemeinzustand des Patienten erlaubt, unterlassen werden. Hierzu zählen neben unsachgemäß zu eng angebrachten Verbänden auch eine zu aggressive Volumenersatztherapie (Burd, 2006; Sheridan, 1994).

Fasziotomien sind dringende Notfalleingriffe, deren Zeitpunkt für Amputation oder Erhaltung einer Extremität entscheidend sein kann.

6.2.3 Débridement und Defektdeckung

Der optimale Zeitpunkt des Débridements und der Defektdeckung wird nach wie vor kontrovers diskutiert. Folgende Bezeichnungen werden für den Zeitpunkt der Rekonstruktion gewählt:

Sofortige Rekonstruktion (< 72 Stunden)
Primär (3–5 Tage)
Postprimär (5–21 Tage)
Sekundär (> 3 Wochen)

Am besten lässt sich das Ausmaß der Nekrosen zwischen dem 3. und 5. Tag nach Trauma beurteilen. Bei Débridement vor diesem Zeitraum hat sich häufig das geschädigte Gewebe noch nicht ausreichend demarkiert, es bestünde daher die Gefahr, dass bei zu früh geplanter Deckung das tatsächliche Nekroseausmaß unterschätzt und die verwendete Lappenplastik zu klein gewählt wurde, was Folgeoperationen notwendig macht.

Einige Autoren berichten, dass sie durch sofortige Rekonstruktionen mittels größtenteils lokaler Lappenplastiken die Amputationsrate von 41,5 % auf 9 % im Vergleich zur vorangehenden Dekade senken konnten (Zhu, 2003).

Anzumerken ist, dass durch die Schwere der begleitenden kardialen, respiratorischen und renalen Komplikationen in der akuten Stabilisierungsphase der Operationszeitpunkt unabhängig von der gewählten Taktik verzögert werden kann.

Aufgrund der möglichen Verletzungsmuster und der unterschiedlichen operativen Strategien ist die letztlich gewählte Taktik immer eine individuell angepasste Entscheidung, die von vielen Faktoren abhängen kann. Als allgemeine Grundsätze können jedoch folgende Prinzipien geltend gemacht werden (Abb. 5):

- Sorgfältiges Débridement unter größtmöglichem Erhalt funktioneller Strukturen (»so viel wie nötig, so wenig wie möglich«) innerhalb der ersten 5 Tage
- Lokale Wundtherapie mit täglichen Verbandswechseln
- Antibiotische Abschirmung (Breitspektrum anschließend nach Resistenzmuster)
- Verwendung von gut durchbluteten Geweben zur Defektdeckung
- Sofortige (< 72 Stunden), primäre (< 5 Tage) oder sekundäre (> 21 Tage) Lappenrekonstruktion mit geringsten Komplikationsraten (Baumeister, 2005) (Zhu, 2003)

Alleinige Spalthautdeckungen sind nur bei oberflächlichen Defekten nach vorangehendem konsequentem Débridement indiziert.

Eine Angiografie zur Darstellung der Anschlussgefäße und Ausschluss thrombotischer Komplikationen ist vor einer mikrochirurgischen Rekonstruktion nach Stromverbrennungen obligat.

Anhand der Literatur wird deutlich, dass gerade zur Operationstaktik und -planung nach Stromverbrennungen noch kein einheitliches Konzept vorliegt:

Sofortrekonstruktionen (< 72 Stunden) haben nach einer Studie gute bis exzellente Ergebnisse in mehr als 84,9 % der Fälle nach Stromverletzungen, wobei freie Lappenplastiken im Gesamtkollektiv nur selten zum Einsatz kamen (8 freie, insgesamt 398 Lappenplastiken) (Zhu, 2003).

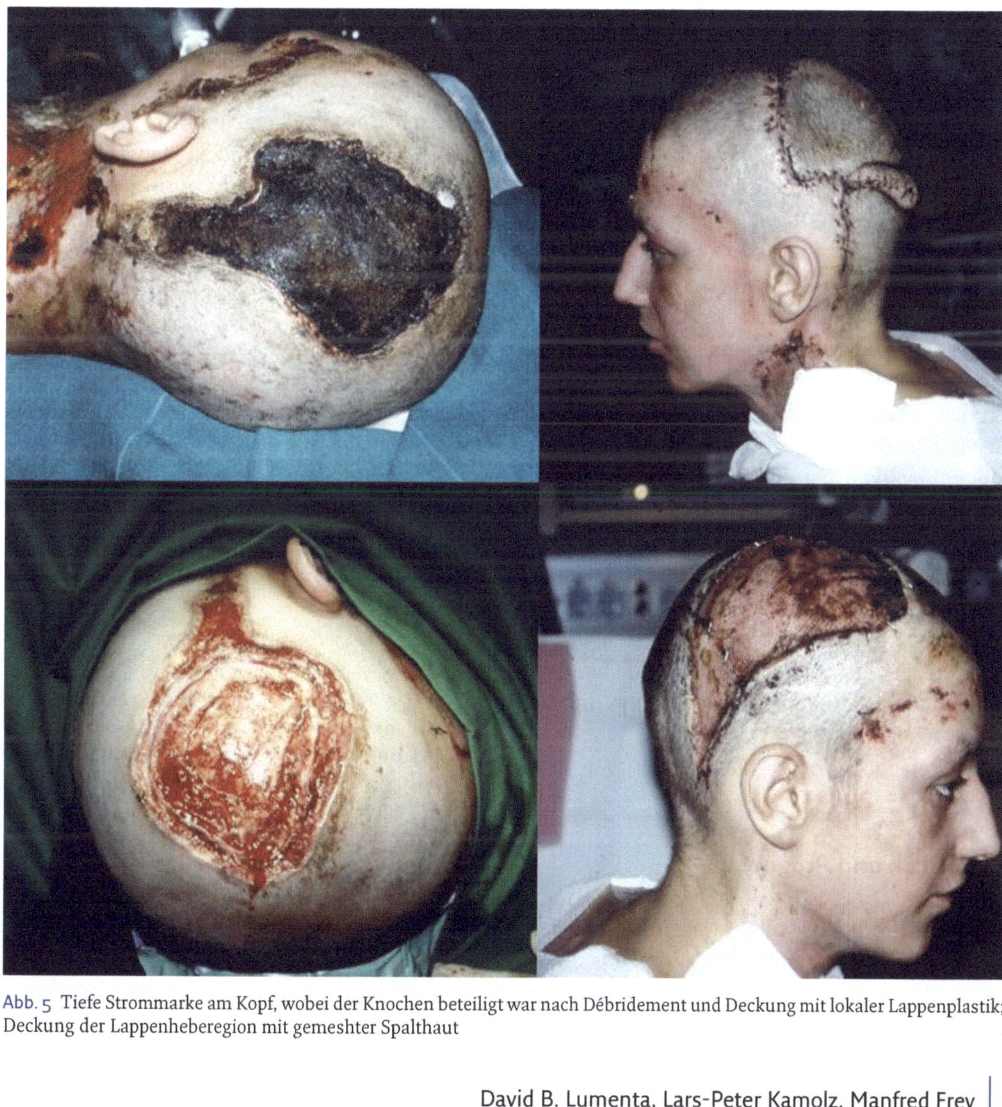

Abb. 5 Tiefe Strommarke am Kopf, wobei der Knochen beteiligt war nach Débridement und Deckung mit lokaler Lappenplastik; Deckung der Lappenheberegion mit gemeshter Spalthaut

Die meisten Komplikationen bis hin zu Lappenverlusten treten hauptsächlich nach postprimärer Rekonstruktion auf; Hauptindikation in dieser Phase ist die Rettung einer Extremität, z. B. bei Exposition von wichtigen Strukturen. Allerdings ist in dieser Zeit die Gefahr einer Infektion ebenfalls am höchsten. Trotz der relativ hohen Rate an Lappenverlusten geht man davon aus, dass das Operationsrisiko durch einen möglichen Erhalt einer Extremität gerechfertigt ist und immer noch akzeptable Ergebnisse erreicht werden können (Ofer, 2007); (Baumeister, 2005).

Allerdings sind sofortige oder primäre Rekonstruktionen aufgrund begleitender Komplikationen (z. B. kardiovaskuläre Instabilität) in nicht wenigen Fällen, wo längere Operationszeiten erforderlich sind (freie Lappenplastiken), nur bedingt durchführbar (Sauerbier, 2007); (Chick, 1992).

Rekonstruktive Eingriffe, die in die Sekundärphase fallen, haben in der Regel geringe Komplikationsraten, allerdings steht dann nicht mehr eine Rettung z. B. einer Extremität im Vordergrund, sondern es geht darum, möglichst ideale Bedingungen für eine Reintegration bzw. Rehabilitation zu schaffen.

Mit der Weiterentwicklung des mikrovaskulären Gewebetransfers in den letzten Jahrzehnten hat sich das Indikationsspektrum durch die Einsatzflexibilität und Variabilität freier Lappenplastiken bei der Rekonstruktion nach Stromverbrennungen verbreitert. Oft ist ein freier Gewebetransfer unter sorgfältiger Risikoabwägung in bestimmten Fällen die einzige Alternative, wo lokale Lappenoptionen nicht zur Verfügung stehen und können daher auch als Möglichkeit der Sofortrekonstruktion bei entsprechender Stabilität des Verletzten in Betracht gezogen werden (Koul, 2008; Sauerbier, 2007; Stefanacci, 2003; Chick, 1992).

7 Ausblick und Prognose

Die Langzeitprognose hängt wesentlich von der Schwere des Stromunfalls, des Verletzungsmusters und der sich ergebenden Komplikationen ab. Trotz wesentlicher intensivmedizinischer und chirurgischer Behandlungsfortschritte in den letzten Jahrzehnten bergen Stromunfälle ein hohes Mortalitäts- und Morbiditätsrisiko in sich. In diesem Kapitel wurden auch umstrittene Themen diskutiert, um praktische Lösungsansätze für die klinische Arbeit vorzustellen (kardiale Überwachung, Flüssigkeitssubstitution, chirurgische Behandlungstaktik). Die im Vergleich zu anderen Verletzungen geringen Fallzahlen und die Heterogenität der Verletzungsausprägung erschweren die Entwicklung von Richtlinien der Behandlungstaktik. Da Stromverletzungen in einem Großteil der Fälle vermeidbare Unfälle darstellen, nimmt die Prävention einen besonders hohen Stellenwert ein, um den Schaden, den Stromverbrennungen verursachen können, zu minimieren: verbesserte Sicherheitsmaßnahmen am Arbeitsplatz, breitgestreute Aufklärung der Öffentlichkeit über Sicherheitsvorkehrungen im Umgang mit elektrischem Strom, regelmäßige Wartungsarbeiten am Arbeitsplatz und zu Hause.

Literatur

Ahrenholz DH, Schubert W, Solem LD (1988) Creatine kinase as a prognostic indicator in electrical injury. Surgery 104: 741–747

Arnoldo B, Klein M, Gibran NS (2006) Practice guidelines for the management of electrical injuries. J Burn Care Res 27: 439–447

Arnoldo BD, Purdue GF, Kowalske K, Helm PA, Burris A, Hunt JL (2004) Electrical injuries: a 20-year review. J Burn Care Rehabil 25: 479–484

Bagley WH, Yang H, Shah KH (2007) Rhabdomyolysis. Intern Emerg Med 2: 210–218

Bailey B, Forget S, Gaudreault P (2001) Prevalence of potential risk factors in victims of electrocution. Forensic Sci Int 123: 58–62

Baumeister S, Koller M, Dragu A, Germann G, Sauerbier M (2005) Principles of microvascular reconstruction in burn and electrical burn injuries. Burns 31: 92–98

Blumetti J, Hunt JL, Arnoldo BD, Parks JK, Purdue GF (2008) The Parkland formula under fire: is the criticism justified? J Burn Care Res 29: 180–186

Burd A, Noronha FV, Ahmed K, et al (2006) Decompression not escharotomy in acute burns. Burns 32: 284–292

Campbell DC, Nano T, Pegg SP (1996) Pattern of burn injury in hang-glider pilots. Burns 22: 328–330

Celikoz B, Sengezer M, Selmanpakoglu N (1997) Four limb amputations due to electrical burn caused by TV antenna contact with overhead electric cables. Burns 23: 81–84

Chen X, Zhang M, Zhou G (2000) A report of 115 cases of amputation after electric injury. Zhonghua Shao Shang Za Zhi 16: 161–162

Cherington M (1995) Central nervous system complications of lightning and electrical injuries. Semin Neurol 15: 233–240

Cherington M, McDonough G, Olson S, Russon R, Yarnell PR (2007) Lichtenberg figures and lightning: case reports and review of the literature. Cutis 80: 141–143

Chi L, Ning YD, Jun QF, Zhong C, Hua SY (1996) Electrical injuries from graphite fishing rods. Burns 22: 638-640

Chick LR, Lister GD, Sowder L (1992) Early free-flap coverage of electrical and thermal burns. Plast Reconstr Surg 89: 1013–1019; discussion 1020–1021

Cooper MA (1995) Emergent care of lightning and electrical injuries. Semin Neurol 15: 268–278

Cunningham PA (1991) The need for cardiac monitoring after electrical injury. Med J Aust 154: 765–766

Dega S, Gnaneswar SG, Rao PR, Ramani P, Krishna DM (2007) Electrical burn injuries. Some unusual clinical situations and management. Burns 33: 653-665

Ferreiro I, Melendez J, Regalado J, Bejar FJ, Gabilondo FJ (1998) Factors influencing the sequelae of high tension electrical injuries. Burns 24: 649–653

Fordyce TA, Kelsh M, Lu ET, Sahl JD, Yager JW (2007) Thermal burn and electrical injuries among electric utility workers, 1995–2004. Burns 33: 209–220

Garcia-Sanchez V, Gomez Morell P (1999) Electric burns: high- and low-tension injuries. Burns 25: 357–360

Ge S, Tsong TY (1999) Future development of electrical injury research and treatment. Ann N Y Acad Sci 888: 364–367

Handschin AE, Jung FJ, Guggenheim M et al (2007) Surgical treatment of high-voltage electrical injuries. Handchir Mikrochir Plast Chir 39: 345–349

Housinger TA, Green L, Shahangian S, Saffle JR, Warden GD (1985) A prospective study of myocardial damage in electrical injuries. J Trauma 25: 122–124

Hussmann J, Kucan JO, Russell RC, Bradley T, Zamboni WA (1995) Electrical injuries -morbidity, outcome and treatment rationale. Burns 21: 530–535

Jain S, Bandi V (1999) Electrical and lightning injuries. Crit Care Clin 15: 319–331

Kidd M, Hultman CS, Van Aalst J, Calvert C, Peck MD, Cairns BA (2007) The contemporary management of electrical injuries: resuscitation, reconstruction, rehabilitation. Ann Plast Surg 58: 273–278

Klein MB, Hayden D, Elson C, et al (2007) The association between fluid administration and outcome following major burn: a multicenter study. Ann Surg 245: 622–628

Koller J (1991) High-tension electrical-arc-induced thermal burns caused by railway overhead cables. Burns 17: 411–414

Kopp J, Loos B, Spilker G, Horch RE (2004) Correlation between serum creatinine kinase levels and extent of muscle damage in electrical burns. Burns 30: 680–683

Koshima I, Moriguchi T, Soeda S, Murashita T (1991) High-voltage electrical injury: electron microscopic findings of injured vessel, nerve, and muscle. Ann Plast Surg 26: 587–91

Koul AR, Patil RK, Philip VK (2008) Early use of microvascular free tissue transfer in the management of electrical injuries. Burns 34: 681–7

Koumbourlis AC (2002) Electrical injuries. Crit Care Med 30 [11 Suppl]: S424–430

Ku CS, Lin SL, Hsu TL, Wang SP, Chang MS (1989) Myocardial damage associated with electrical injury. Am Heart J 118: 621–624

Liao Z-J, Qiao L (1999) Wound repair of severe electrical injuries in the head. Ann N Y Acad Sci 888: 137–139

Logan MA (1993) Electrical burns caused by fishing rod contact with overhead electric cables: a potential hazard to fishermen. Burns 19: 535–537

Maghsoudi H, Adyani Y, Ahmadian N (2007) Electrical and lightning injuries. J Burn Care Res 28: 255–261

Mann R, Gibran N, Engrav L, Heimbach D (1996) Is immediate decompression of high voltage electrical injuries to the upper extremity always necessary? J Trauma 40: 584–587; discussion 587–589

McBride JW, Labrosse KR, McCoy HG, Ahrenholz DH, Solem LD, Goldenberg IF (1986) Is serum creatine kinase-MB in electrically injured patients predictive of myocardial injury? Jama 255: 764–768

Nafs FJ, Aromir FC, Carreira IS, Olaso PSC (1993) High tension electrical burns. Eur J Plast Surg 16: 84–88

O'Mara MS, Slater H, Goldfarb IW, Caushaj PF (2005) A prospective, randomized evaluation of intra-abdominal pressures with crystalloid and colloid resuscitation in burn patients. J Trauma 58: 1011–1018

Ofer N, Baumeister S, Megerle K, Germann G, Sauerbier M (2007) Current concepts of microvascular reconstruction for limb salvage in electrical burn injuries. J Plast Reconstr Aesthet Surg 60: 724–730

Pereira C, Fram R, Herndon D (2005) Serum creatinine kinase levels for diagnosing muscle damage in electrical burns. Burns 31: 670–671

Piccolo NS, Piccolo MS, Piccolo PD, Piccolo-Daher R, Piccolo ND, Piccolo MT (2007) Escharotomies, fasciotomies and carpal tunnel release in burn patients – review of the literature and presentation of an algorithm for surgical decision making. Handchir Mikrochir Plast Chir 39: 161–167

Rai J, Jeschke MG, Barrow RE, Herndon DN (1999) Electrical injuries: a 30-year review. J Trauma 46: 933–936

Resnik BI, Wetli CV (1996) Lichtenberg figures. Am J Forensic Med Pathol 17: 99–102

Sauerbier M, Ofer N, Germann G, Baumeister S (2007) Microvascular reconstruction in burn and electrical burn injuries of the severely traumatized upper extremity. Plast Reconstr Surg 119: 605–615

Sheridan RL, Tompkins RG, McManus WF, Pruitt BA, Jr. (1994) Intracompartmental sepsis in burn patients. J Trauma 36: 301–305

Stefanacci HA, Vandevender DK, Gamelli RL (2003) The use of free tissue transfers in acute thermal and electrical extremity injuries. J Trauma 55: 707–712

Sternick I, Gomes RD, Serra MC, Radwanski HN, Pitanguy I (2000) «Train surfers": analysis of 23 cases of electrical burns caused by high tension railway overhead cables. Burns 26: 470–473

Stuetz N, Gohritz A, Vogt PM, Reichert B (2007) Verletzungen durch Blitzschlag. Plast Chir 3: 165–170

Taussig HB (1968) »Death« from lightning - and the possibility of living again. Ann Intern Med 68: 1345–1353

ten Duis HJ, Klasen HJ, Reenalda PE (1985) Keraunoparalysis, a »specific« lightning injury. Burns Incl Therm Inj 12: 54–57

Thomas PC, Kumar P (2001) High tension electrical injury from a telephone receiver. Burns 27: 502–503

Tiwari VK, Sharma D (1999) Kite-flying: a unique but dangerous mode of electrical injury in children. Burns 25: 537–539

Tredget EE, Shankowsky HA, Tilley WA (1999) Electrical injuries in Canadian burn care. Identification of unsolved problems. Ann N Y Acad Sci 888: 75–87

Wilbourn AJ (1995) Peripheral nerve disorders in electrical and lightning injuries. Sem Neurol 15: 241–255

Xiao J, Cai BR (1994) A clinical study of electrical injuries. Burns 20: 340–346

Zhu Z, Xu X, Li W (2001) Retrospective clinical analysis of the emergent comprehensive repair of electrical injury. Zhonghua Shao Shang Za Zhi 17: 18–21

Zhu ZX, Xu XG, Li WP, et al (2003) Experience of 14 years of emergency reconstruction of electrical injuries. Burns 29: 65–72

Sedoanalgesie des brandverletzten Patienten

Lydia Brenner, Harald L. Andel

1 Definition

»Schmerz wird definiert als ein unangenehmes Sinnes- und Gefühlserlebnis, das mit aktueller oder potentieller Gewebeschädigung verknüpft ist oder mit Begriffen einer solchen Schädigung beschrieben wird.« (IASP, International Association for the Study of Pain)

2 Einleitung

Einer der wichtigsten Faktoren der Behandlung von Brandverletzten im Rahmen ihres Intensivaufenthaltes ist eine möglichst vollkommene Schmerz- und Stressfreiheit. Pathophysiologisch kommt es durch Schmerz und Stress zu einer Ausschüttung von Katecholaminen, daraus resultierend zu einer peripheren Vasokonstriktion und in Folge zu einer direkt negativen Beeinflussung der Wundheilung. Sedowofia et al. konnten zeigen, dass alleine das Trauma mit erhöhten Katecholaminespiegeln einhergeht [1], welche durch unzureichende Schmerztherapie weiter gesteigert werden.

Eine unzureichende Analgesie in der Frühphase nach Brandverletzungen könnte somit ein Faktor für das »Nachbrennen« und die dadurch resultierende Nachschädigung sein [2]. Bei sich ständig verändernder Schmerzqualität im Rahmen des Intensivaufenthalts durch verschiedene Tätigkeiten wie Verbandwechsel, Lagerung und Hydrotherapie ist es gerade beim Verbrennungspatienten besonders schwierig, ein therapieangepasstes Analgesieregime zu gewährleisten.

In den letzten Jahren wurde das Konzept der Sedierung und Schmerzausschaltung einer kritischen Betrachtung unterzogen. Hierbei sind die Behandlungsregime nicht losgelöst, sondern in Zusammenschau mit anderen intensivmedizinischen Maßnahmen zu sehen.

Der ursprüngliche Gedanke der tiefen Sedierung resultierte aus dem Grundsatz, den Patienten keinem zusätzlichen Stress auszusetzen. ***Heute sollte die Sedierung im Vergleich zur Analgesie jedoch deutlich in den Hintergrund treten und nur in dem Ausmaß erfolgen, dass der Patient keinem eben schon genannten zusätzlichen Stress ausgesetzt ist und von dem Vorteil einer geringeren Sedierung profitiert.***

Einer der Vorteile ist die Möglichkeit einer frühzeitigen Mobilisierung des Patienten, während eine zu tiefe Sedierung, insbesondere bei Verwendung von Benzodiazepinen, zu einer oft über eine Woche dauernden Entwöhnungs- und Aufwachphase führt [3], welche wiederum höhere Kosten verursacht.

Durch diese frühe Mobilisierung, bei ausreichender Schmerztherapie und dadurch verminderter Schonhaltung, lässt sich das Auftreten von Kontrakturen günstig beeinflussen. Weiters zeigt sich unter Frühmobilisation ein vermindertes Risiko für thromboembolische Komplikationen.

Ein weiterer Vorteil des ausschließlich analgesierten Patienten ist die positive psychologische Komponente durch Zuspruch der Angehörigen. All diese Maßnahmen könnten eventuell den Rekonvaleszenzverlauf und damit die Aufenthaltsdauer auf der Intensivstation positiv beeinflussen.

Die Wichtigkeit einer ausreichenden Analgesie spiegelt sich vermutlich auch in der Stoffwechsellage des Intensivpatienten wieder.

Schmerzaffektionen scheinen zu einer katabolen Stoffwechsellage zu führen. Diese Katabolie führt nicht nur zu einem massiven Gewichtsverlust mit Abnahme der möglichen Hautentnahmestellen, sondern wahrscheinlich auch zu einer reduzierten immunologischen Abwehrlage mit der Gefahr einer gesteigerten Infektionsrate. Gerade bei Brandverletzten mit großflächigen Wunden könnte ein reduzierter Immunstatus ein wesentlicher Faktor im Hinblick auf den weiteren Intensivaufenthalt und die Mortalitätsrate darstellen.

Insgesamt ist es auch schwierig, Sedierungskonzepte losgelöst von anderen intensiv-medizinischen Behandlungskonzepten zu betrachten, da diese unmittelbar mit anderen Maßnahmen - wie zum Beispiel Beatmung, Ernährung, Pflege - interferieren.

Beispielsweise hat der zunehmende Trend in Richtung Spontanatmung notwendigerweise Auswirkungen auf die Sedierungstiefe [4, 5]. Eine kontrollierte Beatmung ist erst beim intubierten, tief sedierten Patienten möglich. Durch die Tracheotomie wird es möglich, die Sedierungstiefe zu reduzieren und die Vorteile der Spontanatmung und physiologischer Schutzreflexe wie zum Beispiel des Hustenreflexes wiederzuerlangen. Der Erhalt des Hustenreflexes verhindert möglicherweise eine »stille Aspiration«. Für eine frühzeitige Tracheotomie spricht auch die deutlich erleichterte Bronchialtoilette sowie das reduzierte Risiko einer Ventilator-assoziierten Pneumonie (VAP) [6].

Ein wichtiger Grund für eine tiefe Sedierung liegt wahrscheinlich in der deutlichen Erleichterung der Pflegetätigkeit in physischer wie auch psychischer Hinsicht. Die deutlich reduzierten Ansprüche des schlafenden Patienten ermöglichen die leichtere Durchführung von Pflegetätigkeiten und verringern die emotionale Verbundenheit des Pflegepersonals zum Patienten. Eine in diesem Zusammenhang wesentliche Arbeit von Kress et al. [7] konnte allerdings zeigen, dass die Unterbrechung der Sedierung einmal täglich bis zum Aufwachen des Patienten zu einer deutlichen Verbesserung der intensivmedizinischen Ergebnisse führt.

Diese Ergebnisse sprechen dafür, dass die zu tiefe Sedierung für Intensivpatienten durchaus negative Auswirkungen hat, wie zum Beispiel eine deutlich verlängerte Entwöhnungsphase, Ventilator-assoziierte Pneumonien (VAP), spätere Mobilisation mit eventuell daraus resultierenden Defektheilungen.

Ein weiterer Vorteil einer reduzierten Sedierungstiefe ist ein deutlich reduzierter Katecholaminbedarf beim Intensivpatienten. Daraus resultierend benötigen diese Patienten über einen geringeren Zeitraum einen zentralvenösen Zugang; dies wiederum vermindert das Risiko von Katheter-assoziierten Infektionen [8, 9], längerer Aufenthaltsdauer und höheren intensivmedizinischen Kosten [10, 11].

3 Pathophysiologie des Schmerzes und der Schmerzweiterleitung

Nozirezeptoren leiten über schnelle A-Delta und langsame C-Fasern die Sensation in die Hinterhornzellen des Rückenmarks. Der weitere Weg verläuft über den Tractus spinothalamicus lateralis in die Formatio reticularis, weiter zum Thalamus (dort erfolgt die Schmerzidentifikation) und Hypothalamus (dies führt zur Stimulation des Sympathikus).

Vom Thalamus werden die Schmerzreize ins limbische System (Zentrum der Schmerzaffektion) und letztlich in den sensorischen Kortex (zur Schmerzlokalisation) geleitet. Medikamentösen Angriffspunkt zur Schmerzlinderung stellen vor allem die My-Rezeptoren dar. Man unterscheidet zwei Subtypen: My 1 und My 2; beide kommen ubiquitär im zentralen wie auch peripheren Nervensystem vor.

Vermittelt werden Schmerzreize unter anderem durch Mediatoren wie Zyklooxygenase-Produkte wie Prostaglandin E2, Prostaglandin F2, Prostaglandin I2, Thromboxan A2; diese bieten auch Ansatzpunkt für Medikamente zur Schmerzausschaltung.

Eine präventive Analgesie verhindert nicht nur die oben beschriebene Weiterleitung des Schmerzes, sondern kann auch das Phänomen der Hypersensibilisierung und kann so der Ausbildung eines Schmerzgedächtnisses vorbeugen.

4 Pharmakologische Grundlagen und Substanzen [12]

4.1 Opioide

Opioide werden als Oberbegriff für nativ vorkommende, natürliche wie auch synthetische morphinähnliche analgetisch wirksame Substanzen verwendet.

Exogene wie auch endogene (Neuropeptide mit opioidartiger Struktur) Opioide senken die Schmerzschwelle durch Angriff an Schlüsselpositionen der Schmerzverarbeitung und steigern gleichzeitig die Befindlichkeit.

Von der chemischen Struktur sind Opioide Peptide mit Phenylpiperidin- oder Morphingerüst.

Hinsichtlich des chemischen Aufbaus nimmt Remifentanil eine Sonderstellung ein: Durch eine zusätzliche Estergruppe kommt es zu einer raschen extrahepatischen Spaltung durch unspezifische Esterasen.

Pharmakodynamik

Vier Hauptrezeptortypen mit komplexem Wirkungsmuster werden unterschieden:
Die analgetische Wirkung wird hauptsächlich von My-Rezeptoren, im geringen Ausmaß auch von Kappa-Rezeptoren vermittelt.
Die unterschiedlichen Wirkungen erklären sich durch die Zuordnung zu den verschiedenen Rezeptoren:

- My 1 (μ1): supraspinale Analgesie
- My 2 (μ2): spinale Analgesie, Atemdepression, antitussive Wirkung, Bradykardie, Thoraxrigidität, Hypotonie, Miosis, Obstipation, Euphorie, Abhängigkeit
- Kappa (κ): supraspinale und spinale Analgesie, Sedierung, Dysphorie
- Sigma (σ): Exzitation, Halluzinationen, Dysphorie, Tachykardie, Hypertonie, Mydriasis
- Delta (δ): stress-induzierte Analgesie, endokrine Regulation, Modulation der am My-Rezeptor vermittelten Effekte

4.1.1 Reine Opioid-Agonisten

Narkoseopioide unterscheiden sich hinsichtlich ihrer intrinsischen Aktivität nicht und binden relativ selektiv an den My-Rezeptor. Jedoch bestehen zwischen den einzelnen Substanzen beträchtliche Unterschiede in ihrer Rezeptor-Affinität.

Reine Agonisten erreichen ihre maximale Wirkung schon bei der Besetzung einer geringen Anzahl von Rezeptoren. Das bedeutet, dass das Opioidrezeptorsystem mit einer relativ großen Rezeptorreserve ausgestattet ist.

Die Plasmaproteinbindung dieser Substanzen ist gerade beim Verbrennungspatienten entscheidend, da dieses Krankheitsbild mit einem deutlich verminderten Plasmaproteingehalt vergesellschaftet ist. Der an Plasmaprotein gebundene Anteil einer Substanz bildet funktionell ein Depot und steht mit dem freien Anteil im Gleichgewicht. Jedoch ist nur dieser freie Anteil für die Verteilung im Gewebe und somit für die Wirksamkeit des Pharmakons von Bedeutung. Durch eine verminderte Plasmaproteinkonzentration sind sämtliche Bindungsstellen rasch besetzt und es kann zur Zunahme der freien Fraktion kommen. Nebenwirkungen wie Intoxikationserscheinung können die Folge sein; zu berücksichtigen ist also eine vorsichtige Dosierung von Medikamenten mit hoher Plasmaeiweißbindung.

Substanzen

- Morphin (Vendal®) Bolusgabe: 20–100 mcg/kgKg intravenös (iv)
  Proteinbindungsrate: 30 %
- Alfentanyl (Rapifen®) Bolusgabe: 2–10 mcg/kgKg iv
  Proteinbindungsrate: 92 %
- Fentanyl (Fentanyl ®) Bolusgabe: 0,2–1 mcg/kgKg iv; kontinuierlich: 4–5 mcg/kgKgxh iv; Proteinbindungsrate: 85 %
- Sufentanyl (Sufantanil®) kontinuierlich: 0,75–1 mcg/kgKg x h iv
  Proteinbindungsrate: 93 %
- Remifentanyl (Ultiva®) kontinuierlich: 0,2–0,4 mcg/kgKg x min iv Proteinbindungsrate: 70 %

4.1.2 Partielle (Ant-)Agonisten

Diese zeigen sowohl agonistische und antagonistische Eigenschaften. Sie wirken partiell agonistisch an den My-Rezeptoren und rein agonistisch am Kappa- und Delta-Rezeptor. Damit können sie die Wirkung reiner Agonisten am My-Rezeptor aufheben, führen jedoch selbst zu einer Stimulation. Aufgrund ihrer geringeren intrinsischen Aktivität ist ihre Stimulation und Wirkung am Rezeptor geringer. Dies betrifft vor allem die Analgesie, aber auch die Atemdepression.

Die partiellen (Ant-)gonisten zeichnen sich durch eine besonders hohe Affinität zum Kappa-Rezeptor aus; daraus resultiert die schmerzstillende wie auch sedierende Wirkung dieser Substanzen.

Eine wichtige pharmakologische Eigenschaft dieser Substanzgruppe ist hier hervorzuheben: der Ceiling-Effekt.

Dies bedeutet, dass durch eine Steigerung der Dosis ab einem für jede Substanz individuellen Dosisbereich keine Verbesserung der Wirksamkeit erzielt werden kann, es jedoch zum vermehrten Auftreten von Nebenwirkungen kommt.

Substanzen

- Buprenorphin (Temgesic®) Bolusgabe: 0,2–0,4 mg iv für einen 70 kg schweren Patienten
- Nalbuphin (Nubain®): Bolusgabe: 10–20 mg iv für einen 70 kg schweren Patienten

Nalbuphin setzt auch am My-Rezeptor an, entfaltet dort aber nur eine intrinsische Aktivität von ca. 25–30 %. Die geringe intrinsische Aktivität reicht nicht zur Aufrechterhaltung der opioidinduzierten Atemdepression aus.
Die analgetische wie auch die sedierende Wirkung von Nalbuphin wird hauptsächlich durch die Kappa-Rezeptorinteraktion hervorgerufen.

- Pentazocin (Fortral®) Bolusgabe: 30–45 mg iv

4.1.3 Nebenwirkungen von Opioiden

Zentrale Atemdepression: Genauso wie die analgetischen Effekte ist auch die Atemdepression an die My-Rezeptoren gekoppelt. Die Atemdepression wird über den My 2-, die Analgesie über den My 1-Rezeptor vermittelt. Reine My 1-Rezeptoranalgetika gibt es jedoch derzeit noch nicht. Die Atemdepression beruht auf der Dämpfung des Ansprechverhaltens der Chemorezeptoren auf CO_2 in der Area postrema und im Atemzentrum.

Antitussiv: Initial kann durch Vagusstimulation häufig ein Hustenreiz beobachtet werden; später erfolgt jedoch eine Dämpfung im Hustenzentrum der Medulla oblongata.

Skelettmuskelrigidität: Die Dysbalance zwischen dopaminergen und cholinergen Substanzen im extrapyramidalmotorischen nigrostrialen System mit Überwiegen der cholinergen Aktivität führt zur Tonussteigerung der Muskulatur. Die Muskelrigidität kann alle Muskelgruppen betreffen; bedeutsam ist in erster Linie die Thoraxmuskulatur, weil sie mit erschwerter Atmung bzw. Beatmung einhergehen kann.

Hohe Opioiddosen steigern zusätzlich durch eine Vagusstimulation den Bronchialmotorentonus und damit den Atemwegswiderstand.

Herz-Kreislauf: Kardiovaskuläre Effekte kommen nicht nur rezeptorvermittelt, sondern auch rezeptorunabhängig zustande; vier Effekte sind grundsätzlich nachzuweisen:

- Vagusstimulation,
- Sympatikustonus-Inhibition mit Abnahme der Herzfrequenz sowie des peripheren Gefäßwiderstands, des Venentonus
- Sympathikotonussteigerung mit Anstieg der Plasmakatecholamine,
- als auch rezeptorunabhängig vermittelte Effekte wie die direkt negative Inotropie und Histaminfreisetzung.

Die kardiovaskulären Effekte sind stark abhängig von der sympatischen Grundaktivität und dem Volumenstatus des Patienten.

Niere: Ein weiterer indirekter Effekt ist eine vermehrte Ausschüttung des antidiuretischen Hormons und daraus resultierend verminderter Harnausscheidung.

Gerade beim Patienten mit großflächiger Verbrennung und dementsprechendem Muskelzerfall ist eine ausreichende Nierenfunktion zur Elimination des erhöhten Myoglobins nach Muskelzerfall entscheidend.

Endokrinium: Die verminderte Ausschüttung glandotroper Hormone aus dem Hypophysenvorderlappen führt zur Abnahme von Kortisol und anderen Stresshormonen. Dies unterstützt ein häufig durch Wundinfektion verursachtes septisches Krankheitsbild.

Sucht und Gewöhnung: Durch Stimulierung postsynaptischer My-Rezeptoren im limbischen System kommt es zur euphorisierenden Wirkung; um ein Suchtpotential auszulösen, sind allerdings mehrere Faktoren wie Wachheit, Schmerzfreiheit und Lustgewinn ausschlaggebend.

Nach mehrwöchigem Gebrauch von Opioiden kommt es aufgrund einer Rezeptor-Down-Regulation in den meisten Fällen zu einer Gewöhnung (Tachyphylaxie); dementsprechend führt ein abruptes Beenden der Opioidzufuhr häufig zu vegetativen Dysregulationen wie Hypertonie, Tachypnoe, Hyperthermie, Hyperhidrosis und Unruhezuständen.

Hypothermie: Die agonistische Wirkung am My-Rezeptor im Hypothalamus führt zu einer Sollwert-Verstellung; im Wesentlichen ist der Körper damit von der Umgebungstemperatur abhängig (poikilotherm). Die Temperaturregulation spielt beim Brandverletzten eine entscheidende Rolle; sie ist aufgrund der verminderten Isolationsschicht schon deutlich eingeschränkt.

Infektionen, Immunstatus und die Gerinnung sind wesentlich von einer normalen Körpertemperatur abhängig.

Miosis: Eine weitere My-agonistische Wirkung führt in den Okolomotoriuskernen zu einer Kontraktion des M. sphincter pupillae und somit zu einer Miosis; nur die schwere Hypoxie kann diese Wirkung überdecken.

Varia: Periphere Nebenwirkungen von Opioiden führen zur Tonussteigerung der glatten Muskulatur vor allem durch Stimulation im Plexus myentericus.

Betroffen ist unter anderem die glatte Darmmuskulatur. In bis zu 95 % der behandelten Patienten kommt es durch eine Kontraktion der Ringmuskulatur bei gleichzeitiger Erschlaffung der Längsmuskulatur zu Obstipationen. Eine weitere Problematik potenziert das Krankheitsbild der fehlgerichteten Peristaltik; nämlich eine Steigerung der Pylorusmuskulatur mit daraus resultierender Magenentleerungsstörung.

Betroffen ist unter anderem auch die Blasenmuskulatur, vor allem der Schließmuskel mit daraus resultierenden Blasenentleerungsstörungen.

Störungen der gerichteten Peristaltik und Entleerung dieser Hohlorgane können in einer Keimvermehrung resultieren, welche in Zusammenhang mit einer Minderdurchblutung der Schleimhaut zu einem gesteigerten Risiko der Keimtranslokation führen kann. Der Gastrointestinaltrakt scheint eine entscheidende Rolle bei der Entstehung und Aufrechterhaltung eines Multiorganversagens zu spielen.

4.1.4 Nicht-rezeptorspezifische Nebenwirkungen

Emetogene Wirkung: Durch die Stimulation von Chemo- und Dopaminrezeptoren in der Area postrema als auch peripher durch Verzögerung der Magenentleerung unterstützt entsteht eine erhöhte Erbrechensrate.

Histaminfreisetzung: Degranulation von Mastzellen und basophilen Granulozyten können durch die Anreicherung von Histamin vor allem nach hohen Opioiddosen zu einem ausgeprägten Pruitus führen. Gerade beim Brandverletzten mit großflächigen Wunden und dem dadurch erhöhten Risiko einer Wundinfektion stellt das vermehrte Einbringen von Keimen durch die Finger des Patienten beim Kratzen ein zusätzliches Problem dar.

Die Histaminfreisetzung durch Opioide kann in einer Erniedrigung des Vasomotorentonus resultieren; die medikamentöse Gegenregulation mit Katecholaminen oder Volumenzufuhr verschlechtert wiederum die Durchblutung der schon durch das primäre Trauma vorgeschädigten Hautareale.

4.1.5 Opioidantagonisten

Rezeptorabhängige Opioidwirkungen lassen sich mit reinen Antagonisten wie Naloxon oder gemischten Agonisten-Antagonisten wie Nalbuphin ganz oder teilweise aufheben.

Naloxon (Narcanti®): Naloxon ist ein reiner Antagonist an allen Opioidrezeptortypen, also auch an den Analgesie vermittelnden My-Rezeptoren. Bei der Antagonisierung mit Naloxon ist die kurze Halbwertszeit von ca. 30 min im Gegensatz zu der meist deutlich längeren Halbwertszeit von Opioiden zu berücksichtigen. Bei der Antagonisierung von Opioiden kann es zu überschießenden Reaktionen wie Blutdruckanstieg und Tachykardie kommen. Die Ursache dafür erklärt sich aus der Aufhebung der Nebenwirkungen.

Nalbuphin (Nubain®): Nalbuphin setzt auch am My-Rezeptor an, entfaltet dort als Agonist-Antagonist auch eine intrinsische Aktivität (mit ca. 25–30 %). Diese reicht jedoch nicht zur Aufrechterhaltung der opioidinduzierten Atemdepression, vermittelt jedoch eine analgetische wie sedierende Wirkung über die Rezeptorbindung am Kappa-Rezeptor.

4.2 Nicht-Opioidanalgetika

Diese heterogen Gruppe von Wirkstoffen verbindet ein therapeutisch wichtiges Merkmal: die fehlende Atemdepression. Besonders eignen sich Nicht-Opioidanalgetika zur Schmerztherapie bei ausgedehnten Gewebedestruktionen.

Nicht-Steroidale Antiphlogistika (NSAID) führen über die Hemmung der Zyklooxygenase (COX) zu einer Reduktion der Synthese von Prostaglandinen primär peripher im Wund- und Entzündungsgebiet, als auch zentral im Gehirn und Rückenmark. Aufgrund des peripheren Ansatzpunktes ergibt sich auch die antiphlogistische Wirkung.

Durch zentrale Suppression der Prostaglandinsynthese im Hypothalamus kann die antipyretische Wirkung erklärt werden.

Hinsichtlich der einzelnen Zyklooxygenase-Hemmstoffe ergeben sich einige Unterscheidungsmerkmale:

1) reversible oder nicht-reversible (Azetylsalizylsäure)
2) durch die unterschiedliche Ausprägung der Hemmung am COX-1-(Cyclooxygenase 1) oder COX-2- (Cyclooxygenase 2) Isoenzym erklären sich die meisten gewünschten Wirkungen wie Entzündungshemmung, Analgesie und Temperatursenkung der NSAID; diese Wirkungen werden durch den COX-2-Rezeptor vermittelt.

Aufgrund ihres amphiphilen Charakters mit einem lipophilen und hydrophilen Molekülanteil reichern sich die NSAID bevorzugt im sauren Milieu an, z. B. im Entzündungsgebiet, im Magen – Mukosa, und den Nierentubuli. Da die pKs-Werte zwischen 3 und 6 liegen, werden diese Substanzen auch als Säureantiphlogistika bezeichnet.

Die Nebenwirkungen sind dosisabhängig und lassen sich auf folgende Faktoren zurückführen:

1) auf einen Mangel an physiologisch protektiv wirkenden Prostaglandinen, wie Prostaglandin E1 und Prostaglandin E2;
2) durch den vermehrten Anfall von Leukotrienen;
3) die selektive Hemmung der COX-2-Rezeptoren führt zu vermehrten Anfall von COX-1 abhängigen Prostaglandinen.

4.2.1 Nebenwirkungen

Übelkeit und Erbrechen: Durch die direkte Reizung der Magenschleimhaut bei oraler Einnahme kann es zu Übelkeit und Erbrechen kommen; ein erhöhtes Risiko für Magen- und Duodenalulzera besteht durch eine Durchblutungsverminderung der gastrointestinalen Schleimhaut sowie Verminderung der Schleim- und HCO_3^--Produktion, bei gesteigerter HCL-Sekretion im Magenanteil. Ein weiterer potenzierender Faktor zur Bildung von gastrointestinalen Ulzera ist die verminderte Produktion von protektiven Prostaglandinen wie PG E1 und PG E2.

Hemmung der Thrombozytenaggregation: Die Verminderung von Thromboxan A2 führt zu einer irreversiblen (Azetylsalizylsäure) oder reversiblen (alle anderen NSAID) Hemmung der Aggregationsfähigkeit von Thrombozyten.

Daraus können okkulte aber auch akute gastrointestinale Blutungen resultieren.

Nierenfunktion: Die Konstriktion der Vasa afferentia bedingt durch Verminderung der endothelialen Prostaglandin- und Prostazyklinsynthese führt zu einer Herabsetzung der Nierendurchblutung.

Nierentoxische Medikamente sollten beim Brandverletzten möglichst vermieden werden, da ab einem Verbrennungsausmaß von 30 % und dem damit verbundenen Muskelzerfall mit einem deutlich erhöhten Risiko des Nierenversagens gerechnet werden muss.

Bronchokonstriktion: Der Anfall von Leukotrine kann gerade bei prädisponierten Patienten in einer gesteigerten Rate von Bronchospasmen resultieren.

Beeinträchtigung der Früh und Spätschwangerschaft: Einnistungsstörungen und Wehenhemmung sowie Organbildungs- und Reifungsstörungen wurden in der Literatur beschrieben. Durch die Abnahme von Thromboxan A2 kann es zum vorzeitigen Verschluss des Ductus botalli, gesteigertem Blutungsrisiko bei der Mutter und intrakraniellen Einblutungen bei Neonaten kommen.

Unter dem Einfluss von COX-2 gebildeten Prostaglandinen ergeben sich physiologisch auch regulative Funktionen; unter der Hemmung dieser entstehen Nebenwirkungen wie:

1) Förderung der Thrombozytenaggregation mit thromboembolischen und kardiovaskulären Komplikationen. Gerade für den Brandverletzten mit seinem koagulatorisch-antikoagulatorischem Ungleichgewicht stellt dies eine Erhöhung des Risikos für thromboembolische Komplikationen dar.
2) Verminderung der Nierendurchblutung,
3) embryonale Entwicklungsstörungen,
4) Wundheilungsstörungen; im Durchschnitt haben Verbrennungsintensivpatienten eine Wundfläche von 25–50 %. Eine Wundheilungsstörung gefördert durch NSAID stellt somit eine weitere Problematik für das Überleben der Patienten dar.
5) erhöhte Ischämieempfindlichkeit des ZNS,
6) sowie Osteoporose unter Langzeittherapie.

4.2.2 Substanzklasseneinteilung

- saure antiphlogistische-antipyretische Analgetika (NSAID)

A) Azetylsalizylsäure (ASS = Aspisol®)

Eines der Nicht-Opioidanalgetika, die iv zur Verfügung stehen, ist ASS; dies wirkt schon in niedriger Dosis thrombozytenaggregationshemmend, jedoch erst in höherer Dosierung analgetisch und antipyretisch. Eine Entzündungshemmung kann erst in hohen Dosen von 3–6 g/d erzielt werden.

- nichtsaure antipyretische Analgetika

B) Anilinderivate: Paracetamol (Perfalgan®)

Durch die Hemmung der erst kürzlich entdeckten Zyklooxygenase 3 (zentral) kommt es zu einer schwach analgetischen Wirkung. Paracetamol reichert sich als nicht saure Substanz nicht im entzündlichen Gebiet an, ist dafür aber gut Blut-Hirn-Schranken-gängig und somit gut antipyretisch.

Die rektale Verabreichung ist mit einer unsicheren Bioverfügbarkeit gekennzeichnet. Bei Brandverletzen ist daher die iv Verabreichung vorzuziehen. Nur etwa 3 % werden unverändert über die Niere ausgeschieden.

Eine der wichtigsten Nebenwirkungen ist bei Langzeittherapien zu beachten: die Beeinträchtigung der Leberfunktion. Eine leichte Erhöhung der Transaminasen bis zu ausgeprägten Lebernekrosen konnten beobachtet werden.

Paracetamolintoxikation: Für die oxidative Metabolisierung von Paracetamol ist Zytochrom P450 verantwortlich. Die dabei entstehenden potentiell toxischen Metaboliten werden unter Verbrauch von Sulfhydryl-Gruppen entgiftet. Wird die Kapazität dieser überschritten, so akkumulieren die toxischen Metaboliten und binden kovalent irreversibel an Makromoleküle in der Leber und führen so zur Leberzellzerstörung.

Die Therapie der Intoxikation bei oraler Aufnahme beschränkt sich in den ersten 2–6 h auf die Unterbrechung der Resorption durch Bindung mit Aktivkohle oder durch Erbrechensauslösung. In den ersten 8 h kann zusätzlich zugeführtes n-Azetylsalizylzystein die notwendigen SH-Gruppendonatoren zur Detoxifikation liefern. Später ist nur noch eine Hämodialyse erfolgversprechend.

Durch Medikamente oder entzündliche Lebererkrankungen kann es zu einem vermehrten Anfall der toxischen Metaboliten durch Zytochrom P450-Induktion kommen und in weiterer Folge zur Überschreitung der SH-Gruppenkapazität.

Zur Vermeidung leberschädigender Wirkungen ist die Tagesdosis streng einzuhalten: Erwachsene: 100 mg/kgKG/d; bei Kindern bis ungefähr zum 6. Lebensjahr aufgrund der geringeren Aktivität des Zytochrom P450-Systems 150 mg/kgKG/d. Die Dosierung sollte an den Verabreichungsweg angepasst werden (siehe Beipacktext).

C) Pyrazolderivate: Metamizol (Novalgin®)

Der analgetische Wirkungsmechanismus ist nach wie vor noch nicht geklärt. Diskutiert wird die Aktivierung deszendierend schmerzhemmender Bahnen im Hirnstamm und Rückenmark. Die analgetische Wirkung ist deutlich ausgeprägter als ASS; 2,0 g Metamizol entsprechen einer Aquivalenzdosis von 10 mg Morphin. Wegen ihrer zusätzlichen spasmolytischen Wirkung eignen sie sich hervorragend bei kolikartigen Schmerzen.

Auch eine ausgezeichnete antipyretische Wirkung kann erzielt werden.

Bei schneller intravenöser Gabe kann es gerade bei vermindertem intravasalem Volumenstatus zu einer ausgeprägten Kreislaufdepression durch direkte Vasodilatation kommen.

Gefürchtet ist auch die selten beschriebene Agranulozytose. Diese ist eine allergisch bedingte Typ-II-Reaktion und tritt in Stunden bis Tagen auf.

Grundsätzlich ist sie in 8–10 Tagen reversibel, vorausgesetzt Metamizol wird nicht erneut verabreicht. Da gerade bei brandverletzten Patienten mit der bis zur Abheilung der Wundflächen bestehenden latenten Sepsis eine solche Agranulozytose nicht mit dem Überleben vereinbar ist, sollte bei diesen Patienten auf die Gabe von Metamizol verzichtet werden.

Metamizol kann vereinzelt auch Krampfanfälle oder bei Patienten mit hepatischer Porphyrie eine krisenhafte Entgleisung auslösen.

Pharmakokinetik: Erst durch eine hydrolytische Spaltung kann die eigentliche Wirksubstanz nach oraler Applikation schnell resorbiert werden. Anders bei der Infusionslösung, in der die Wirkform schon enthalten ist. Nach hepatischer Metabolisierung werden die Bestandteile rasch renal eliminiert. Die Plasmahalbwertszeit beträgt 3–5 h.

4.2.3 Pharmakologische Daten

- ASS (Aspisol®): Einzeldosis: 0,5–1 g per oral (po) oder 10–20 mg/kg iv; max. Tagesdosis: 6 g iv
- Diclofenac (Voltaren®): Einzeldosis: 1–2 mg/kg po oder 75 mg iv bei einem 70 kg schweren Patienten; max. Tagesdosis: 250 mg iv
- Perfalgan (Paracetamol®): 500 mg po oder 1000 mg iv bei einem 70 kg schweren Patienten; max. Tagesdosis: 4000 mg iv
- Novalgin (Metamizol®): 1000–2500 mg po oder iv bei einem 70 kg schweren Patienten (entsprechen 10–15 mg/kgKg)

Pharmakologische Daten: COX-2-Hemmer

- Celecoxib (Celebrex®): Einzeldosis: 100–200 mg po; max. Tagesdosis: 800 mg
- Valdecoxib (Bextra®): Einzeldosis: 20–40 mg po; max Tagesdosis: 80 mg
- Rofecoxib (Vioxx®): Einzeldosis: 12,5–25–50 mg po; max. Tagesdosis: 50 mg
- Parecoxib (Dynastat®): Einzeldosis: 20–40 mg iv; max. Tagesdosis: 80 mg

Ein weiteres Medikament zur Analgesie sollte in der Therapie von Brandverletzten erwähnt werden:

- Ketamin (Ketanest S®)

Ketamin ist ein My- und Sigma-Rezeptor-Agonist; weiters ein Antagonist am spannungsgesteuerten Natriumkanal und erzeugt somit eine lokalanästhetische Wirkung. Die zentrale und periphere Sympathikusaktivierung führt zu einer Kreislaufstabilisierung und die Dissoziation vom Thalamus und dem limbischen System führen zu einer dissoziativen Bewusstlosigkeit.

Pharmakologische Daten: 0,2–0,5 mg/kgKgxh iv

5 Lokalanästhetische Ansätze der Schmerztherapie

Der Epiduralkatheter/Plexuskatheter: Der Epiduralkatheter kann in allen Abschnitten der Lenden- und Brustwirbelsäule gelegt werden. Der Plexuskatheter findet vor allem bei Extremitätenverletzungen seine Anwendung. Der besondere Vorteil dieser Techniken ist eine zuverlässige Schmerzausschaltung ohne die Anwendung von Opioiden und damit eine mögliche Reduktion der Komplikationsrate hervorgerufen durch Nebenwirkungen dieser Analgetika. Vor allem Atemdepression und Magen-Darm-Probleme sind bei korrekter Anwendung nicht zu beobachten. Hogen et al. [13] konnten mögliche Auswirkungen dieser Regionalanästhesietechniken auf die mesenteriale Venodilatation im Tierversuch zeigen.

Ein weiterer Vorteil der Regionalanästhesie ergibt sich durch die Blockade des Sympatikus ausgelöste Vasodilatation mit konsekutiver Verbesserung der peripheren Hautdurchblutung mit möglicherweise positiven Effekten auf die Wundheilung.

Derzeit fehlen randomisierte prospektive Daten über die möglichen Vorteile von Regionalanästhesieverfahren in Bezug auf die Wundheilung.

Aufgrund der minimalen Lokalanästhetikadosen ist auch nicht mit spezifischen Nebenwirkungen zu rechnen.

Leider ergeben sich bei Brandverletzten Limitierungen für die Anwendung von Regionalanästhesieverfahren. Einerseits durch die Lokalisation der Brandverletzung, die eine Positionierung eines Katheters verhindert, andererseits auch durch die Ausdehnung der Verbrennungswunde, die eine alleinige Schmerzausschaltung durch diese Techniken nicht erlaubt. Zudem ergibt sich aufgrund der Notwendigkeit der frühzeitigen Antikoagulation zumeist mit Heparin eine strenge Indikationsstellung für Regionalanästhesietechniken. Dennoch ist bei kurzfristiger Antikoagulationspause die Kathetertechnik durchführbar.

Eine weitere Möglichkeit der Schmerzkontrolle bieten PCA-Pumpen (Patienten-kontrollierte Analgesie-Pumpen). Diese bieten die Möglichkeit zur Selbststeuerung der Analgesietiefe durch eine eigenständige Verabreichung von Schmerzmedikamenten. Der Erhalt der Selbstkontrolle kann dem Patienten eine gewisse Sicherheit und Angstfreiheit vermitteln.

Auch hier ist der Einsatz limitiert; gerade Verbrennungsopfern ist es vor allem anfangs nicht möglich, kontrollierte Bewegungen durchzuführen. Verbände und Gewebskontrakturen behindern die eigenständige Anwendung.

6 Beispiel eines möglichen Behandlungsregimes

Im Rahmen der Erstversorgung erhalten die Patienten eine Basisschmerztherapie mit Morphin und Remifentanil; um Opioide einsparen zu können, wird für die Erstversorung als zusätzliche analgetische Komponente S-Ketamin (S-Ketanest®) verabreicht.

Die gleichzeitig sedierende Wirkung von S-Ketanest erleichtert die Durchführung intensivmedizinischer Interventionen. Die Erstbegutachtung der klinischen Situation durch den plastischen Chirugen entscheidet das weitere Vorgehen.

Ist eine Intubation notwendig? - Die Indikation zur Intubation wird vom Anästhesisten in Absprache mit dem Hals-Nasen-Ohren-Arzt gestellt.

Inhalationstraumen, Verbrennungen mit über 70 % verbrannter Körperoberfläche (VKOF), ein reduzierter Allgemeinzustand des Patienten sowie relevante Zusatzverletzungen, die eine sofortige Operation erfordern, begründen die Notwendigkeit einer Intubation.

Hauptziel ist jedoch eine raschestmögliche Wiederaufnahme der Spontanatmung mit dem Erhalt der Schutzreflexe.

Bei voraussichtlich längerfristigen respiratorischen Problemen mit aufwändigen Beatmungsmodalitäten: großzügige Indikation zur Tracheotomie [13, 14, 15].

Eine frühzeitige Tracheotomie ermöglicht das schon oben beschriebene Vorgehen, wie den Erhalt der Spontanatmung durch geringere Sedierungsnotwendigkeit; deshalb werden Patienten mit Inhalationstrauma zumeist schon im Rahmen des Ersteingriffs tracheotomiert, um Komplikationen der kontrollierten maschinellen Beatmung möglichst gering zu halten.

Die frühzeitige Tracheotomie ermöglicht in Folge einen Minimalaufwand an sedierenden Medikamenten, da die Toleranz des Patienten durch das Tracheostoma im Vergleich zum Tubus deutlich verbessert wird.

Geringe Mengen an Sedativa bzw. keine Gabe von Beruhigungsmedikamenten ermöglicht bei ausreichender Analgesie eine frühzeitige Physiotherapie mit den schon beschriebenen Vorteilen.

Zu wiederholten operativen Interventionen erhalten die Brandverletzten eine Kombination aus Morphin (Vendal®) zur Basistherapie, S-Ketamin (S-Ketanest®), Propofol (Diprivan®), und zusätzlich Remifentanil (Ultiva®).

Interventionen wie Verbandswechsel oder die Hydrotherapie werden unter kontinuierlicher Zufuhr von Remifentanil (Ultiva®), eventuell in Kombination mit S-Ketamin (S-Ketanest®) durchgeführt. Patienten, die S-Ketanest in geringen Dosen (~50 mg/h) ohne Kombination mit Dormicum erhalten, zeigen keinerlei »bad trips«.

Ketamin (Ketanest®) hat in dieser minimalen Dosierung sogar einen positiven Effekt: Es verzögert die Opioidtoleranzentwicklung.

Durch die zusätzliche Hemmung spannungsgesteuerter Natriumkanäle ergibt sich auch eine lokalanästhetische Wirkung.

Das häufig verwendete Analgetikum Remifentanil (Ultiva®) eignet sich aufgrund der unspezifischen Spaltung durch Plasmaesterasen besonders gut bei Patienten mit Nieren- und Lebererkrankungen. Es ist im Perfusor sehr gut dosier- und steuerbar und weist nach Beendigung der Zufuhr eine Halbwertszeit von wenigen Minuten auf.

Aufgrund der ausgeprägten Muskelrigidität nach Bolusgabe ist dieses Medikament ausschließlich über eine Motorpumpe zu verabreichen.

Im weiteren klinischen Aufenthalt wird versucht, die Opioiddosen durch Bolusgaben von Nicht-Opioidanalgetika zu komplementieren und damit Opioide einzusparen. Bei Patienten mit zusätzlichen Problemen im Bereich der Niere wird zumeist Paracetamol intravenös 3 x tgl. verwendet; Patienten mit zusätzlichen Leberauffälligkeiten findet Diclofenac 2 x tgl. seine Anwendung.

Eine neuerliche analgetische Umstellung erfolgt gegen Ende des Intensivaufenthalts.

Die intravenöse Opioidgabe wird auf transdermale Applikationssysteme umgestellt; bei einer ausschließlichen Vendaldosis von 3 mg/h kann meistens erfolgreich auf ein 75 mcg Fentanyl-Pflaster umgestellt werden. Temgesic (Buprenorphin®) kommt auch gelegentlich zur Anwendung.

Zumeist benötigen diese Patienten zum Verbandswechsel anfänglich noch eine intravenöse Gabe von Remifentanil (Ultiva®) und später erleichtern Fentanyl-Lutscher (Actiq-Lutscher®) das Interventionsprozedere.

Haupsächliche Verwendung finden Actiq-Lutscher mit 200–400 mcg, 600–800 mcg oder 1200–1600 sublingual. Ein Erwachsener mit 70 kgKG benötigt für eine etwa einstündige Intervention ca. 400–800 mcg.

Literatur

[1] Sedowofia K, Barclay C, Quaba A et al (1998) The systemic stress response to thermal injury in children. Clin Endocrinol (Oxf) 49: 335–341

[2] Knabl JS, Bauer W, Andel H, Schwendenwein I et al (1999) Progression of burn wound depth by systemical application of a vasoconstrictor: an experimental study with a new rabbit model. Burns 25: 715–721

[3] Brown C, Albrecht R, Pettit H et al (2000) Opioid and benzodiazepine withdrawal syndrome in adult burn patients. Am Surg 66: 367–370; discussion 70–71

[4] Putensen C, Zech S, Wrigge H et al (2001) Long-term effects of spontaneous breathing during ventilatory support in patients with acute lung injury. Am J Respir Crit Care Med 164: 43–49

[5] Frutos F, Alia I, Esteban A, Anzueto A (2001) Evolution in the utilization of the mechanical ventilation in the critical care unit. Minerva Anestesiol 67: 215–222

[6] Nseir S, Pompeo CD, Jozefowicz E et al (2007) Relationship between tracheotomy and ventilator-associated pneumonia: a case-control study. Eur Respir J 30: 314–20

[7] Kress JP, Pohlman AS, O'Connor MF, Hall JB (2000) Daily interruption of sedative infusions in critically ill patients undergoing mechanical ventilation. N Engl J Med 342: 1471–1477

[8] Higuera F, Rangel-Frausto MS, Rosenthal VD et al (2007) Attributable cost and length of stay for patients with central venous catheter-associated bloodstream infection in Mexico City intensive care units: a prospective, matched analysis. Infect Control Hosp Epidemiol 28: 31–35

[9] Orsi GB, Di Stefano L, Noah N (2002) Hospital-acquired, laboratory-confirmed bloodstream infection: increased hospital stay and direct costs. Infect Control Hosp Epidemiol 23: 190–197

[10] Rosenthal VD, Guzman S, Migone O, Crnich CJ (2003) The attributable cost, length of hospital stay, and mortality of central line-associated bloodstream infection in intensive care departments in Argentina: a prospective, matched analysis. Am J Infect Control 31: 475–480

[11] Graf J, Graf C, Janssens U (2002) Analysis of resource use and cost-generating factors in a German medical intensive care unit employing the Therapeutic Intervention Scoring System (TISS-28). Intensive Care Med 28: 324–331

[12] Thiel H, Roewer N (2003) Anästhesiologische Pharmakotherapie. Thieme, Stuttgart

[13] Hogan QH, Stadnicka A, Stekiel TA et al (1994) Mechanism of mesenteric venodilatation after epidural lidocaine in rabbits. Anesthesiology 81:939–945

[14] Bhatti N, Tatlipinar A, Mirski M et al (2007) Percutaneous dilation tracheotomy in intensive care unit patients. Otolaryngol Head Neck Surg 136: 938–941

[15] Succo G, Crosetti E, Pecorari GC et al (2002) Complications of tracheostomy in critically ill patients: comparison of dilation and surgical techniques. Acta Otorhinolaryngol Ital 22: 1–11

Nachbehandlung von Verbrennungen

15

Alina Hold, Lars-Peter Kamolz, Tatjana Paternostro-Sluga, Manfred Frey

1 Einleitung

Die Notwendigkeit einer spezialisierten Nachbehandlung von Brandverletzten ist unbestritten und im Mittelpunkt aller Bemühungen steht die Wiedererlangung der Funktionsfähigkeit und Lebensqualität. Ziel der Nachbehandlung ist es eine möglichst frühzeitige Wiederherstellung zu erreichen, Folgeschäden und Einschränkungen zu minimieren beziehungsweise zu kompensieren. Dazu ist unter Umständen eine lebenslange Nachbetreuung notwendig.

Unter Berücksichtigung funktioneller Einschränkungen und der ästhetischen Bedeutung sichtbarer Hautpartien kommt in der postakuten Phase der Narbenentwicklung und deren Behandlung eine besondere Bedeutung zu. Parallel dazu sind vegetative Funktionen zu stabilisieren, Kraft und Ausdauer zu trainieren, sowie Körperaktivitäten zu verbessern. Die Bewältigung der psychologischen Reaktionen beim Betroffenen, aber auch bei Personen aus dem sozialen Umfeld bedarf einer einfühlsamen und erfahrenen psychologischen, psychotherapeutischen Begleitung. In Summation bewirken diese multimodalen Interventionen eine funktionelle Adaptation, die dem Brandverletzten eine erfolgreiche soziale und berufliche Reintegration ermöglicht. Dabei fungiert die Primärrehabilitation als Bindeglied zwischen Akutbehandlung und Rückkehr in den neu zu strukturierenden Alltag. Ziel aller rehabilitativen Aktivitäten ist die Rückkehr des Brandverletzten in sein privates und gesellschaftliches Leben unter Bedingungen, die ihm Selbständigkeit und soziale Souveränität ermöglichen. Die Primärversorgung und die Nachbetreuung dieser Patienten stellen höchste Ansprüche an die behandelnden Chirurgen, Intensivmediziner, Rehabilitationsmediziner, Physiotherapeuten, Ergotherapeuten, Psychologen und nicht zuletzt auch an das Pflegepersonal. [1]

2 Bewegungs- und Atemtherapie

Die Behandlung orientiert sich an den Beschwerden, den Funktions- beziehungsweise Aktivitätseinschränkungen sowie den motivationalen und kognitiven Gegebenheiten des Patienten. Manuelle Techniken, gegebenenfalls ergänzt durch physikalische Reize (z. B. Wärme, Kälte, Druck) werden eingesetzt, um die Eigenaktivität (koordinierte Muskelaktivität sowie die bewusste Wahrnehmung) des Patienten zu fördern. Dabei zielt die Behandlung einerseits auf natürliche, physiologische Reaktionen des Organismus (z. B. Muskelaufbau und Stoffwechselanregung), andererseits auf ein verbessertes Verständnis der Funktionsweise des Organismus (Dysfunktionen/Ressourcen) und eigenverantwortlichen Umgang mit dem eigenen Körper ab.

Die Bewegungstherapie sollte von Beginn an ein fixer Bestandteil des Rehabilitationsprozesses bei Verbrennungsverletzungen sein, denn die Patienten sind bereits in der Akutphase mit einer sehr langen Phase der Immobilisation konfrontiert. Diese ist bedingt durch eine Sedierungsphase, durch verletzungsbedingte Funktionsstörungen und durch einen katabolen Stoffwechsel und damit verbundener Atrophie, Schwäche und Kraftlosigkeit. Die Atmung kann »abgeflacht« sein und durch die zusätzliche Immobilisation wird die Ausbildung einer Pneumonie begünstigt. Zusätzlich sind die Patienten durch die Immobilisation anfällig für Dekubitalulzera.

Durch schlechte Lagerung können Kontrakturen entstehen und somit Gelenksversteifung und Bewegungseinschränkungen bedingt werden.

Die Ziele der Bewegungs- und Atemtherapie sind daher:

- ***Pneumonieprophylaxe***
- ***Dekubitusprophylaxe***
- ***Thromboseprophylaxe***
- ***Kontrakturprophylaxe und Vermeidung von Gelenkfehlstellungen***
- ***Erlangen einer guten Beweglichkeit***
- ***Förderung der Körpereigenwahrnehmung***
- ***Ödemprophylaxe***

Überwiegend in Einzeltherapie kommen Techniken klassischer Krankengymnastik, manueller Medizin und andere Techniken mit dem Ziel der Gelenkmobilisation und Gelenkstabilisierung, Haltungsschulung, Dehnung von Weichteilstrukturen und Triggerung propriozeptiver Afferenzen zur Bahnung alltagsrelevanter Funktionen zum Einsatz. Anfangs gilt es primär an »aufrechter« Haltung und Körperwahrnehmung zu arbeiten, im Verlauf sind Verbesserung statischer und dynamischer Stabilität und Koordinationsverbesserung die Zielsetzung. Gezielte Arbeit an medikomechanischen Geräten, Laufband- oder Ergometertraining, Walking und Aquajogging sowie verschiedene Arten des Koordinationstrainings verbessern die funktionelle Kapazität.

Die Rehabilitationstherapie ist oft sehr schmerzhaft und extensiv und erfordert neben einer adäquaten Schmerztherapie viel Willenskraft des Patienten. Die Erfolge sind daher stark von der Motivation des Patienten und von der Unterstützung durch seine Familie abhängig. [2] Die Bewegungstherapie sollte regelmäßig, wenn möglich sogar mehrmals täglich erfolgen. Postoperativ, insbesondere nach Spalthauttransplantationen, sollte die Therapie in den operierten Bereichen nur so kurz wie möglich pausiert werden. Escharotomien, Fasziotomien und synthetische Wundauflagen stellen hingegen keine Kontraindikationen für die Bewegungstherapie dar. [3]

Die Bewegungstherapie sollte vier Bereiche beinhalten:

Dehnung: Bei dieser passiven Bewegungstherapie muss von außen Kraft zugeführt werden, um das Gewebe zu dehnen; es kommt dabei zu keiner aktiven Muskelkontraktion. Das Ziel ist hier einen möglichst großen Bewegungsumfang der Gelenke wiederzuerlangen. Um an den Kontrakturstellen eine Längendehnung zu erzielen, sind wenige, aber dafür langandauernde Bewegungen effektiver als viele kleine. Wenn das Narbengewebe dabei erblasst, kann die Dehnung als effektiv betrachtet werden.

Kräftigung: Diese Form der Therapie soll die Fähigkeit des Muskels sich zu kontrahieren verbessern. Die aktive Kräftigung wird als besonders bedeutungsvoll angesehen. Regelmäßiges Üben durch den Patienten selbst macht sich durch einen raschen Fortschritt in der Beweglichkeit bemerkbar. Weiters gibt es noch die »aktiv-assistierte« Therapie, bei der der Patient durch eine äußere Kraft unterstützt wird, um den vollen Bewegungsumfang ausführen zu können, wie zum Beispiel durch den Physiotherapeuten oder durch spezielle Übungsgeräte. Die hierbei erzielten Fortschritte sind sehr gut, jedoch nicht so herausragend wie jene durch aktive Therapie. Die »aktiv-assistierte« Therapie wird vor allem bei jenen Patienten eingesetzt, die zu schwach sind, um selbständig eine vollständige Bewegung auszuführen. Zusätzlich kann der Patient die jeweiligen Bewegungen gegen Widerstand ausführen. Dabei können Gewichte oder elastische Bänder zum Einsatz kommen.

Ausdauer: Wichtig sind auch Übungen, die das Herz-Kreislauf-System ankurbeln und so den Allgemeinzustand und damit auch das »Durchhaltevermögen« des Patienten verbessern. Hierzu zählen alle Formen des Ausdauertrainings, welches sich durch eine längere Trainingszeit definiert und mit geringem Widerstand ausgeführt wird.

Funktionelle Übungen: Die Übungen, die zu einer verbesserten Koordination beitragen, kann man sehr gut mit den oben genannten Formen der Bewegungstherapie kombinieren. Der Patient muss dabei kleinere Aufgaben mit dem Ziel der selbständigen Bewältigung des Alltags ausführen. Beim Essen zum Beispiel ist sowohl Koordination als auch Kraft und Dehnung notwendig, um die Hand zum Mund zu führen. Der Patient sieht die Vollendung einer solchen Aufgabe als Belohnung an und dies wirkt somit sehr motivationsfördernd und führt ihn ein Stück näher in die Selbständigkeit.

Die Bewegungstherapie sollte so bald wie möglich nach dem Verbrennungstrauma begonnen und täglich durchgeführt werden. Wenn möglich sollte mehrmals täglich geübt werden, zusätzlich muss der Patient aber auch aufgefordert werden, selbstständig zu üben. Die Bewegung verbessert die Blutzirklulation und damit die Heilung. In der Immobilisationsphase, insbesondere nach Spalthauttransplantation, hat sich das isometrische Dehnen sehr bewährt. Durch lange Immobilisation verliert der Patient oft die Fähigkeit, seine Muskeln richtig einzusetzen beziehungsweise anzuspannen. Diese Trainingsmethode unterstützt das Zusammenspiel von Muskulatur und Nerven, sodass dieses wieder neu gebahnt und normalisiert wird. Zusätzlich wird die Muskelkraft, Ausdauer und Beweglichkeit verbessert. Zunächst wird der Muskel in entspanntem Zustand durch eine von außen auf ihn einwirkende Kraft, zum Beispiel durch den Therapeuten, passiv gedehnt. Die Stellung, in der keine weitere Dehnung mehr möglich zu sein scheint, wird für etwa 30 Sekunden gehalten und dabei der Muskel aktiv angespannt. Hier bestimmt der Patient selbst die Intensität. Anschließend wird der Muskel entspannt und die Dehnung noch etwas verstärkt. Die Übung sollte, um Fortschritte zu machen, mehrfach hintereinander ausgeführt werden.

Sobald die Spalthauttransplantate widerstandsfähiger sind, kann dann mit aktiver Beübung begonnen werden. Die Übungen können und sollen trotz der Verbände und Schienen regelrecht ausgeführt werden. Auch in der Badewanne ist eine Bewegungstherapie sinnvoll, denn durch den Auftrieb und das Weglassen der Verbände sind die einzelnen Bewegungen für den Patienten weniger schmerzhaft. Da die Haut ihre rückfettende Wirkung verloren hat, ist sie meist trocken, spannt und der Patient empfindet dies als sehr unangenehm. Auch hier wirkt Bewegungstherapie schmerzvermindernd und mit jedem Üben wird die Haut geschmeidiger und elastischer. Durch den Einsatz der Muskelpumpe bilden sich mit der Zeit auch die Ödeme zurück. ***Die Bewegungstherapie sollte auch insbesondere darauf ausgerichtet sein, Kontrakturen zu verhindern, welche zu einem Teil durch »falsche« Lagerung des Patienten begünstigt werden. Die Position des größtmöglichen Komforts, welche automatisch von den Patienten eingenommen wird, fördert häufig die Entstehung von Deformitäten und von funktionellen Einschränkungen.*** Es kommt zu einer dauerhaften Verkürzung von Muskeln, Sehnen und Bändern, die zu einer irreversiblen Einschränkung der Beweglichkeit führen oder zu einer kompletten Steife. Die betroffenen Gelenke lassen sich auch passiv nicht oder nur äußerst schwer und in geringem Maße bewegen.

Die einzelnen Körperabschnitte müssen so zueinander gelagert werden, dass Überdehnung oder Verkürzung von Muskeln weitgehend vermieden wird. Das bedeutet: Neutralstellung der Gelenke und Körperabschnitte zwischen Extension und Flexion, Innen- und Außenrotation, Ab- und Adduktion. Besonderes Augenmerk gilt den gefährdeten Regionen mentosternal, axillär, an Ellen- und Kniebeuge, am Sprunggelenk und den Händen. Kennt man die typischen Kontrakturstellungen, sollten folgende Gelenkspositionen zunehmends eingenommen werden: Halsüberstreckung, Schulterabduktion, Ellbogenüberstreckung und Supination, Beugung der Metakarpophalangealgelenke, Streckung der Interphalangealgelenke, Daumen in Opposition zum Zeigefinger, Handgelenksüberstreckung, Knieüberstreckung, Dorsalflexion im Sprunggelenk und Beugung in den Metatarsophalangealgelenken.

Das nächste Ziel ist es, dass der Patient wieder das Gehen erlernt. Dadurch werden das Herz-Kreislauf-System und auch der Appetit angeregt. Weiters haben Patienten, die regelmäßig gehen, nachweislich weniger Kontrakturen der unteren Extremitäten und generell eine bessere Ausdauer.[3] Die unteren Extremitäten sollten zum Gehen wenn möglich von distal nach proximal bandagiert sein, um Ödembildung zu vermeiden. Hierbei sollte der Fuß immer mitbandagiert werden. Es hat sich gezeigt, dass es zu einer effektiveren Kompression kommt, wenn man in Achtertouren bandagiert und nicht in Spiraltouren. [4]

Um Patienten, die durch das lange Liegen Standschwierigkeiten haben - sei es aufgrund des niedrigen Blutdrucks oder der Versteifung der Gelenke - besser aufs Gehen vorzubereiten, kann man einen Schwenktisch zu Hilfe nehmen und so vorerst nur die unteren Extremitäten mobilisieren. [4-7] Der Therapeut muss sich aber im Klaren sein, dass der Patient durch den Schwenktisch passiv in die vertikale Position gebracht wird und dass dadurch der Bewegungsapparat nicht regelrecht ausgerichtet ist. Oft kostet es sehr viel Kraft und Bemühungen, die Patienten zum Gehen zu ermutigen. Es motiviert meist mehr, wenn man ihnen ein erreichbares Ziel vor Augen führt, nämlich dass man eine spezielle Strecke zurücklegen oder an einem bestimmten Ort ankommen möchte. Kinder freuen sich über kleine Belohnungen wie Spiele oder Plüschtiere. Bei verminderter Ausdauer und Schmerzen sind häufige Pausen unbedingt notwendig. Immer wieder sollte man die Patienten dazu motivieren, jeden Tag weitere Distanzen zurückzulegen.

Wenn die Patienten entlassen werden, ist es wichtig, ein individuelles Übungsprogramm für zuhause zusammenzustellen, welches jederzeit neu auf die jeweilige Situation angepasst werden sollte, um einen ständigen Fortschritt zu gewährleisten.

3 Ergotherapie

Ergotherapie ist eine wichtige therapeutische Intervention zum Wiedererlangen der Aktivitäten des Alltags und der beruflicher Fähigkeiten. Neben funktionsorientierten aktiven und passiven Bewegungsübungen sowie dem Aufbau der Muskelkraft sind die Narbenbehandlung, das Dehnen der Narbenzüge und kontrakter Strukturen aus funktioneller Sicht besonders wichtig. Hierbei sollen funktionelle Einschränkungen minimiert beziehungsweise beseitigt, anderenfalls Kompensationsmechanismen erlernt werden. Der Brandverletzte wird zu Selbstübungen mit geeigneten Materialien und Alltagstätigkeiten angeleitet. Zu beachten sind die verringerte Belastbarkeit der Haut, deren Durchblutungsverhältnisse, Hypo- und Hypersensibilität. Die Versorgung mit Hilfsmitteln ist eine wichtige Aufgabe der Ergotherapie zur Verbesserung der Selbstständigkeit.

Kontrakturen und Narbenstränge können die Beweglichkeit einschränken. Unter ständiger Kontrolle von Kraft und Zugrichtung kommen statische und dynamische Schienen aus thermoplastischen, gut hautverträglichen Materialien zum Einsatz. Ein konstanter, gut tolerierter Zug bzw. Druck wird bei immer länger werdender Tragedauer angestrebt. Ergänzend können in den therapiefreien Intervallen nach Anleitung Motorschienen genutzt werden, wodurch sich zusätzlich die Gelenksfunktion verbessert. Wichtig ist, durch diese Maßnahmen keine Schmerzen zu verursachen. Schienen sollen leicht applizierbar, von leichtem Gewicht, kosmetisch ansprechend und luftdurchlässig sein, um Hautmazerationen zu vermeiden.[1]

4 Orthopädische Versorgung

Amputationen, die bei schweren Brandverletzungen relativ häufig zu finden sind, stellen eine besondere Herausforderung in der Rehabilitation dar.

Eine adäquate Prothesenversorgung ist oft erst nach Monaten, nach der Intensivtherapie und nach sekundären Korrektureingriffen möglich und stellt einen Meilenstein auf dem Weg der Rehabilitation dar. Eine Amputation sollte bereits mit dem chirurgischen Eingriff beginnend genau geplant werden. Hierzu sind Überlegungen zur optimalen Amputationshöhe, zu den Belastungszonen des Stumpfes und zu dem funktionellen Status des Patienten anzustellen. Eventuelle Schienenbehandlungen, adäquate Bandagierung, Bewegungstherapie und Prothesenausstattung sind die weiteren Schritte zur adäquaten Versorgung des Stumpfes. Probleme ergeben sich gerade bei Amputationen infolge von Verbrennungen zunächst bei der Belastbarkeit der Haut am Stumpf. Daher stehen stumpfabhärtende Maßnahmen, Übungen zum Gleichgewicht und zur Funktionsanbahnung sowie konsequente Kompressionstherapie anfangs im Mittelpunkt. Eine zu frühe oder den Besonderheiten des Stumpfes nicht angepasste Prothesenversorgung erhöht die Gefahr von Hautirritationen und Stumpfinfektionen. Ständige Nachbesserungen der Stumpfbettungen mit z. B. Silikongeleinlagen haben sich hier sehr bewährt. Bei der Auswahl geeigneter Passteile sind das zu erwartende Aktivitätsniveau sowie andere Faktoren wie neurologischer Status, Druckpunkte etc. die maßgebenden Entscheidungskriterien. Die Prothese sollte in der Handhabung so einfach wie möglich gestaltet sein, denn dadurch kann gerade in der Frühphase die Compliance des Patienten entscheidend verbessert werden.

Mit orthopädischen Schuhen lassen sich Deformitäten des verbrannten Fußes sehr gut korrigieren. Diese können durch zusätzliche Einlagen entsprechend der jeweiligen Schwachpunkte modifiziert werden. Die Anforderungen, die an einen solchen Schuh gestellt werden müssen, sind die gleichmäßige Verteilung aller auf den Fuß wirkenden Kräfte und die Verminderung des Drucks auf sensible oder deformierte Strukturen. Auch eventuelle Beinlängendifferenzen müssen bedacht werden. Gerade wenn der Patient wieder zu Gehen beginnt, haben sich orthopädische Schuhe sehr bewährt, da das Sprunggelenk hier regelrecht ausgerichtet wird und Fehlstellungen wie Klumpfuß oder Spitzfuß sowie plantare oder dorsale Kontrakturen korrigiert werden können.

5 Narbenpflege/Narbenbehandlung

Die Behandlung von Verbrennungsnarben stellt eine große Herausforderung im Rehabilitationsprozess des Verbrennungspatienten dar, denn Narben werden als störend und belastend empfunden. Sie führen zu emotionalen Konflikten und psychosozialen Problemen; abgesehen von diesen ästhetischen Problemen verursachen Narben v. a. auch funktionelle Einschränkungen.

Bei der Wiederherstellung der anatomischen und funktionellen Integrität nach Verletzungen und Entzündungen des Hautorgans entspricht das Resultat nie einer Restitutio ad integrum – diese ist nur bei fetaler Haut möglich –, sondern einer Narbe mit geänderten Eigenschaften gegenüber unverletzter Haut. [8] Die Festigkeit der Narbenhaut beträgt im Endzustand nur etwa 80 % der unversehrten Haut. [9] Die Dynamik der Wundheilung und Vernarbung wird von zahlreichen exogenen und endogenen Faktoren modifiziert.

5.1 Modifizierende Faktoren der Wundheilung [8, 10]

Endogene Faktoren:
- Alter
- Lokalisation der Wunde
- genetische und immunologische Faktoren
- Rasse

Exogene Faktoren:
- Medikamente (z. B. Kortison, Zytostatika)
- Entzündung im Wundbereich
- Zug und Spannung auf die Narbe

5.2 Pathophysiologie der Wundheilung [11]

Die Wundheilung ist ein physiologischer Vorgang, bei der verschiedenste Prozesse teilweise parallel stattfinden. In der Regel wird die Wundheilung in drei Phasen unterteilt:
- die exsudative Phase (Tag eins bis drei),
- die Proliferationsphase (Tag vier bis zwölf), und
- die Reparationsphase (ab Tag zwölf) [12]

Die exsudative Phase beginnt unmittelbar nach dem Trauma, das unter anderem durch eine mikrovaskuläre Verletzung gekennzeichnet ist. Während der initialen Hämostase kommt es zur Aggregation von Thrombozyten, die Wachstumsfaktoren, wie beispielsweise PDGF (»Platelet-derived Growth Factor«), IGF-

1 (»Insulin-like Growth Factor-1"), EGF (»Epidermal Growth Factor") und TGF-β (»Transforming Growth Factor Beta") freisetzen. [13] Diese Mediatoren initiieren die Wundheilungskaskade, indem sie unter anderem Makrophagen und PNMLs (»Polymorphonuclear Leucocytes") aktivieren, die für die Infektabwehr und die Beseitigung von Detritus verantwortlich sind. Die Freisetzung von weiteren Wachstumsfaktoren – wie TGF-β (»Transforming Growth Factor Alpha"), HB-EGF (»Heparin-binding Epidermal Growth Factor") und bFGF (»Basic Fibroblast Growth Factor") – aus den Makrophagen und PNMLs stimuliert die physiologische Entzündungsreaktion und aktiviert Fibroblasten, Endothelzellen und Keratinozyten. [14] Am Ende der exsudativen Phase kleidet eine vorläufige Fibrin-/Fibronektin-Matrix die Wunde aus.

In der Proliferationsphase erfolgen der Ersatz und die Defektauffüllung mit Granulationsgewebe. Die bereits aktivierten Fibroblasten produzieren zuerst die Matrixproteine Fibronektin und Hyaluron, später dann Kollagen und Proteoglykane, die Bestandteile der Extrazellulärmatrix sind. Gerade die Bildung von Kollagen spielt eine wesentliche Rolle in der Proliferationsphase und bildet das Fundament der Extrazellulärmatrix. Die Angiogenese ihrerseits wird durch Wachstumsfaktoren initiiert. [15] Die Bildung und Aussprossung von Kapillaren erfolgt in allen Phasen der Wundheilung. Innerhalb kurzer Zeit ist das Granulationsgewebe über ein Kapillarnetzwerk gut durchblutet.

Der Auf- und Abbau von Kollagen und die Anpassung der Extrazellulärmatrix kennzeichnen die Reparationsphase. Spezifische Matrix-Metalloproteinasen (MMPs) induzieren die Degradation von Kollagen. Im weiteren Verlauf nimmt die Aktivität der Matrix-Metalloproteinasen ab und die Aktivität von TIMPs (»Tissue Inhibitors of Metalloproteinases") zu. Hierbei spielt TGF-β als Mediator eine wichtige Rolle. Letztendlich kommt es zur Organisation und Schrumpfung der Wunde. Die Schrumpfung entsteht dabei durch die Interaktion zwischen den Fibroblasten und der Extrazellulärmatrix, die durch Wachstumsfaktoren (TGF-β, PDGF und FGF) beeinflusst werden kann. [16]

Im Verlauf der Proliferations- und Reparationsphase kommt es zusätzlich zu einer erhöhten mitotischen Teilung und Migration von Epidermiszellen vom Wundrand her. Auch diese so genannte Epithelialisation wird durch Wachstumsfaktoren (EGF und bFGF) beeinflusst.

Das Narbengewebe ist anfangs durch seinen Blutgefäß- und Zellreichtum rot gefärbt. Mit Eintritt der Narbenreife nach 6–12 Monaten wird der Blutgefäß- und Zellanteil immer geringer und der Bindegewebsfaseranteil höher. Das Endergebnis der Wundheilungsprozesse ist eine azelluläre, avaskuläre, fibröse Narbe. Die Narbe wird blass und heller als die Umgebung. Verläuft die Wundheilung exzessiv, bilden sich hypertrophe Narben und Keloide. Ursache hierfür ist der Verlust von Kontrollmechanismen, die das Gleichgewicht zwischen Wundheilung und Regeneration regulieren. [13] Diese Vorgänge werden auf molekularbiologischer Ebene zwar schon teilweise verstanden, es fehlen aber noch auf breiter Basis anwendbare biotechnische Produkte zur Modifikation der Narbenbildung.

Keloide sind überschießende Narbenbildungen auch außerhalb der ursprünglichen Wunde, neigen nur in geringem Maß zur Rückbildung und entstehen auf genetischer Basis. Fibroblasten aus Keloiden verhalten sich anders als Fibroblasten aus hypertrophen Narben. Sie produzieren z. B. nach Stimulation mit TGF-β bis zu zwölfmal mehr Kollagen als normale Fibroblasten und bis zu dreimal mehr als Fibroblasten aus hypertrophen Narben. [17]

Die ***hypertrophe Narbe*** ist eine auf das Gebiet der ursprünglichen Wunde beschränkt bleibende, über das Hautniveau ragende, oft wulstige, erythematöse Verdickung der Haut mit spontaner, oft aber nicht kompletter Rückbildung. [18]

Ein typisches Kriterium der hypertrophen Narbe ist die Narbenkontraktur mit teilweise massiven funktionellen Einschränkungen. Sie entsteht durch die Ausbildung von Myofibroblasten in hypertrophen Narben. Die Spannung der kontrahierten Narbe scheint über eine autokrine Stimulation der Bindegewebsfibroblasten eine weitere Narbenproliferation zu bewirken.

Je tiefer eine Verbrennungswunde ist bzw. je länger sie zur Abheilung braucht, desto eher kommt es zur Bildung einer hypertrophen Narbe. [19, 20] Der Prozess der Hypertrophierung beginnt häufig erst nach 8–12 Wochen und ist auch erst nach ca. 2 Jahren abgeschlossen.

Narben benötigen daher in den ersten 12–18 Monaten eine spezielle Nachbehandlung. Die verschiedenen Therapieformen werden nun im Folgenden erläutert.

5.3 Kompressionsbehandlung

Obwohl der Prozess der Narbenreifung derzeit noch nicht in allen »Feinheiten« verstanden wird, werden klinisch klare Vorgehensweisen in der Narbenbehandlung propagiert. So früh wie möglich soll eine Kompressionstherapie mit spezieller Kompressionskleidung und falls erforderlich zusätzlich mit Pelotten begonnen werden. Gerade bei flächigen Verbrennungsnarben ist die lokale Kompressionsbehandlung ein unverzichtbarer Bestandteil der Therapie (Abb. 1). Sie unterstützt die Ausbildung funktionell und ästhetisch akzeptabler Verbrennungsnarben und reduziert die Notwendigkeit späterer rekonstruktiver Eingriffe. Mit der Kompressionstherapie können bei etwa 85 % der Patienten mit hyperthrophen Narben gute und zufriedenstellende Ergebnisse erreicht werden, [21–23] denn solange die Narben noch reifen, können sie durch Kompressionstherapie positiv beeinflusst werden. Der genaue Wirkmechanismus ist bis dato allerdings nicht eindeutig geklärt. Ausschlaggebend ist der kontinuierlich einwirkende Druck, der intraläsionale Blutgefäße verengt und rarefiziert. [23] Somit wird der Blutfluss vermindert und die Narbe erblasst. [24] Der Gewebemetabolismus wird aufgrund der lokalen Ischämie und Hypoxie reduziert, und es kommt sowohl zu einer Verminderung der Fibroblastenproliferation als auch der Kollagensynthese. [25] Dadurch wird der übermäßige und ungeordnete Bindegewebsumbau vermindert. Die in die Wunde einsprossenden faserigen Bindegewebszellen ordnen sich dadurch gleichmäßig, nämlich parallel zur Wund- bzw. Hautoberfläche, an und es resultiert eine flachere Narbe. [26]

Wunden, bei denen die Wundheilung 14 bis 21 Tage in Anspruch nimmt, sollten engma-

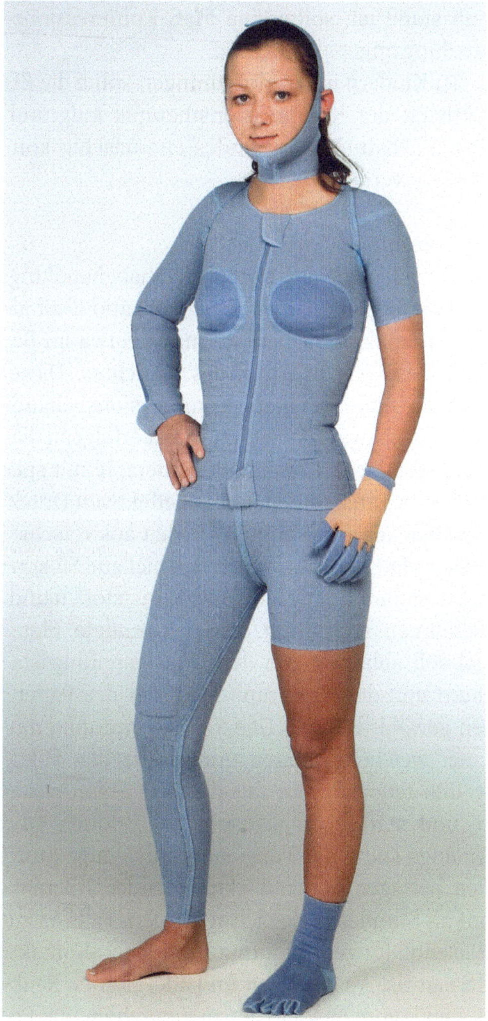

Abb. 1 Kompressionsanzug (Darstellung grundsätzlicher Möglichkeiten bei Maßanpassung) *(von der Firma Thuasne® zur Verfügung gestellt)*

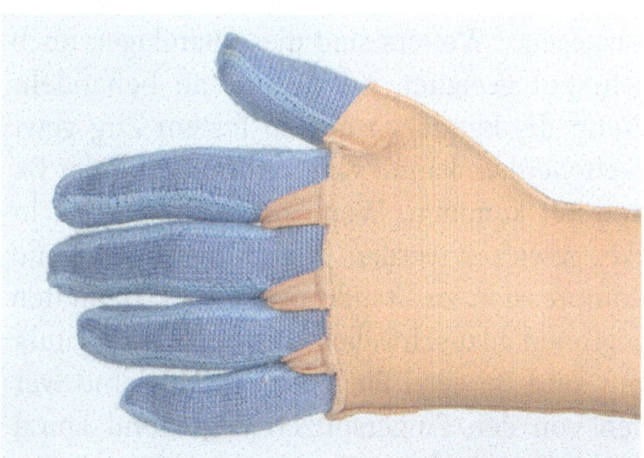

Abb. 2 Kompressionshandschuh mit speziellem Überhandschuh für die Interdigitalräume *(von der Firma Thuasne® zur Verfügung gestellt)*

schig kontrolliert werden und eventuell prophylaktisch Kompressionskleidung verordnet bekommen. Dauert die Wundheilung länger als 21 Tage, ist eine Kompressionstherapie unbedingt erforderlich. [26] Über einen Zeitraum von mehreren Monaten (bei Kindern oft auch über 2 Jahre) muss der schwer Brandverletzte – möglichst 24 Stunden täglich – individuell angepasste Kompressionskleider, wie zum Beispiel Westen, Hosen und Handschuhe (Abb. 2), tragen. Diese sollten nur zur Körperpflege abgelegt werden und jeder Patient sollte zum Waschen und Reinigen der Kleidung je zwei Garnituren besitzen.

Über den optimalen Kompressionsdruck, der ausgeübt werden soll, wird noch immer kontrovers diskutiert. [27, 28–30] Wahrscheinlich sind Drücke von 10 mmHg für den Umbauprozess des Narbengewebes ausreichend, Drücke über 40 mmHg sind möglicherweise gewebsschädigend und verursachen Parästhesien. [24] Die Kompressionsdrücke, die mit Kompressionskleidung erzeugt werden, betragen ca. 24–28 mmHg und sind ungefähr identisch mit dem Kapillardruck, welcher 25 mmHg beträgt. Einige Autoren meinen, dass durch diesen Drucklevel die Narbenbildung suffizient verändert werden kann. [27]

Die fragile Haut bzw. die relativ frischen Hauttransplantate sollten durch Kompressionskleidung nicht in Mitleidenschaft gezogen werden. Eine frühe Versorgung mit Kompression an Hand und Fingern kann zum Beispiel mit dünnen, selbsthaltenden elastischen Bandagen erfolgen. Damit sind die frischen Hauttransplantate in der Frühphase keinen Scherkräften ausgesetzt. Weiters sind diese Bandagen auch sehr gut geeignet, um Ödeme zu behandeln. Wenn die Bandagen mit zu festem Zug gewickelt werden, kann es zu Deformierung der Extremität kommen. Wenn die Bandagen zu locker gewickelt werden, kommt nicht genügend Kompression zu Stande und die Extremitäten beginnen anzuschwellen. Die einzelnen Bandagen sind ca. zwei Fingerlängen lang und werden von den Fingerspitzen beginnend spiralförmig jeweils die Hälfte einer Bandagenbreite überlappend nach proximal gewickelt. Die Fingerspitzen müssen dabei frei bleiben, um jederzeit die Beurteilung der Blutzirkulation gewährleisten zu können. Anschließend wird die Hand bis übers Handgelenk bandagiert, sodass keine Haut mehr sichtbar ist. Sobald der Handschuh vollständig gewickelt ist, sollte man ihn mit einer speziellen Lotion einschmieren, um den selbstklebenden Effekt der Bandagen zu vermindern und somit die Funktionalität der Hand zu verbessern. Die Bandagen sollten täglich abgenommen werden, indem man sie vorsichtig, ohne die darunter liegende Haut zu verletzen, herunterschneidet. Sobald die Hauttransplantate widerstandsfähiger sind (meist 3–4 Wochen postoperativ), sich die Ödeme zurückgebildet haben und das Gewicht des Patienten nun stabil ist, sollte eine Maß-Kompressionskleidung angepasst werden.

Bei Kindern mit Verbrennungen sollte die Effektivität der Kompressionstherapie aufgrund des Wachstums des Kindes engmaschig kontrolliert werden. [31, 32]

5.3.1 Pelotten

Ein Problem in der Kompressionsbehandlung sind Narben in ungünstiger Lokalisation, vor allem an konkaven Oberflächen, wie etwa im Bereich des Sternums und des Gesichtes. Diese sind für eine geeignete Kompressionsbehandlung nur schwer zugänglich. Meist erfolgt an diesen Stellen eine Kombinationstherapie mit speziellen Pelotten, die hier einen effektiven Druck ausüben können. Pelotten werden aus verschiedenen Materialien wie zum Beispiel aus Silikongel, Elastomer, verschiedenen Kunststoffen und Schäumen angefertigt. Das verwendete Material soll abhängig von dem Narbenreifungsstadium und der Hautempfindlichkeit des Patienten gewählt werden. Generell beginnt man mit einer weichen, dünnen und elastischen Pelotte und tauscht diese mit der Zeit gegen härtere und stärker druckausübende Pelotten aus. Anfangs sollte die Tragedauer nur einige Stunden betragen und mit zunehmender Toleranz auf 24 Stunden ausgedehnt werden. Falls es zu Blasenbildungen, Hautmazerationen, Kontaktdermatitis, Ausschlägen und allergischen Reaktionen kommen sollte, ist zu empfehlen, die Pelotte bis zur Heilung nicht zu tragen und dann gegebenenfalls ein anderes Material zu wählen.

5.4 Silikongel-Folienauflage [11]

Silikon verbessert in Form einer einfachen Silikongel-Folienauflage die Oberflächeneigenschaften bei der Behandlung von hyperthrophen Narben und Keloiden. Die Folienauflagen werden dabei mit und ohne Kompression verwendet. Eine postoperative Abdeckung mit einer Silikongel-Folienauflage eignet sich auch als prophylaktische Maßnahme, um die Ausbildung von hyperthrophen Narben und Keloiden zu vermeiden. [33]

Welche Wirkung Silikon auf die Verbrennungsnarbe hat, ist bis jetzt nicht ganz klar. Vermutlich kommt es durch die Hydration der Haut und die Erhöhung der Hauttemperatur zu einer Reduktion der Kollagensynthese und der Fibroblastenproliferationsrate. [34, 35] Damit die Narben flacher und weicher werden, muss eine konsequente Behandlung bis zu einem Jahr durchgeführt werden. Die Vorteile dieser Form der Narbenbehandlung liegen in der einfachen Handhabung und der raschen Besserung der klinischen Symptomatik. Patienten berichten, dass es durch die Silikonauflagen zu einer Reduktion der Schmerzen kommt. Bedingt durch die Okklusionswirkung kommt es häufig zu Flüssigkeitsansammlung unter der Folie und damit zu Mazerationen der Haut. Daher müssen die Folien häufig gewechselt werden, was mit einem großen finanziellen Nachteil verbunden ist.

5.5 Narbenmassage

Sobald die Verbrennungsnarbe so reif ist, dass sie Scherkräften standhält, kann die Therapie durch regelmäßige Massage erweitert werden. Massage ist eine sehr effektive Maßnahme, um die Beweglichkeit von Gelenken im Fall von Kontrakturen zu verbessern. Dadurch werden rigide Narbenstränge aufgelöst und die Narbe wird weicher, elastischer und dehnbarer.

Anfänglich sollte nur ein lokaler Druck ohne einen Zug auf die Narbe auszuüben appliziert werden. Weiters sollten in dieser Phase keine Lubrikanzien verwendet werden. Toleriert die Haut Reibung, kann die Narbe schließlich durch rotierende und streichende Bewegungen unter Verwendung eines Massageöls manipuliert werden. Es wird empfohlen, die Massage zumindest zweimal täglich (vorzugsweise 3- bis 5-mal täglich) für 5 bis 10 Minuten an jeder Verbrennungsnarbe durchzuführen. Der Juckreiz kann so erleichtert werden und die Narbe wird unempfindlicher gegenüber äußerlichen Einflüssen. Es kann auch ein elektrisches Massagegerät mit zusätzlicher Hitzeapplikation eingesetzt werden. Hitze entspannt das Gewebe und erhöht die Elastizität, sodass die Narben gut mobilisiert werden können. Hier kommen Hot Packs, Paraffinwachs, Fluidotherapie und Ultraschall zum Einsatz. Obwohl in der Literatur die Anwendung von Hitze generell in der Rehabilitation gute Ergebnisse zeigt, wird sie bei Verbrennungsnarben selten in die Therapie einbezogen.

5.6 Kortisonapplikation [11]

In der konservativen Narbentherapie hat die Kortisontherapie einen festen Platz, sie eignet sich besonders für die Behandlung hypertropher Narben und Keloide. Die Applikation von Steroiden kann dazu beitragen, die Kollagensynthese um bis zu 60 % zu reduzieren. [36] Zusätzlich wird der Kollagenabbau durch Hemmung des Kollagenaseinhibitors α-Globulin gesteigert. [13] Die Reduktion der Glykosaminoglykan- und Hyaluronsäure-Synthese wird ebenfalls von Steroiden induziert. Dies führt zur Abnahme der Extrazellulärmatrix und damit letztendlich zur Schrumpfung der Narbe.

Kortison wird hierbei mehrmals monatlich in die Narbe injiziert. Zur Auswahl stehen intraläsionale, subläsionale oder subepidermale Injektionen, wobei die Injektionstherapie als Monotherapie oder in Kombination mit der Kompressionstherapie und/oder Exzision mit postoperativer Radiatio erfolgen kann. [37] Die topische Applikation von Steroiden erzielt bei der konservativen Narbenbehandlung keine Wirkung. Die häufigsten Nebenwirkungen hingegen sind Atrophien, Hypopigmentierung und Teleangiektasien um die Injektionsstellen. Hirshowitz et al. [38] erzielten bei 58 Patienten mit Keloiden eine Heilungsrate von 70,6 % und konnten bei weiteren 13,7 % der Patienten eine Verbesserung und bei lediglich 15,5 % ein Wiederauftreten zeigen.

5.7 Lasertherapie [11]

Auch Laserstrahlung kann zur Therapie von Keloiden genutzt werden. In der Lasertherapie kommen gepulste Laserstrahlen (Kohlendioxid-, Nd-Yag-Laser) zum Einsatz. Mit ihrer Hilfe lassen sich sowohl Schmerzen als auch Juckreiz bei hypertrophen Narben lindern. [39] Die Pigmentveränderungen können ebenfalls günstig beeinflusst werden, wobei die alleinige Anwendung häufig nicht viel Erfolg verspricht. Bessere Aussichten auf eine positive Beeinflussung der Pigmentstörungen hat die Kombination des Nd-Yag-Lasers mit der Kortisonapplikation oder der Silikongel-Folienauflage. Die Lasertherapie bewirkt eine selektive Photodermolyse der ernährenden Narbengefäße mit Bildung eines intravaskulären Koagels. Die sich daraus entwickelnde sterile Vaskulitis führt zu einer Gefäßobliteration mit Gefäßruptur und Rückgang der Narbe. [40] Außerdem induzieren die Laserstrahlen eine Schrumpfung des Kollagens sowie eine Inhibition der Kollagensynthese.

5.8 Radiotherapie [11]

Der Einsatz der Radiotherapie in der konservativen Narbenbehandlung wird heutzutage wegen der multiplen Nebenwirkungen und Risiken wie Radiodermatitis, Radioulzera, Gewebeatrophie und Wachstumsstörungen kritisch gesehen. Die potenzielle Induktion von malignen Neoplasien im bestrahlten Areal konnte allerdings in langen Beobachtungszeiträumen nicht bestätigt werden. [41] Die Erfolge der Radiotherapie liegen vor allem in der postoperativen Bestrahlung. Einige Autoren berichten über eine effektive Therapie mit Röntgenweichteilbestrahlung in der initialen, postoperativen Phase nach chirurgischer Korrektur von Keloiden. [42] Die Bestrahlung zerstört Fibroblasten, die nicht mehr ersetzt werden. Werden mindestens 1,5 Gy verabreicht, soll hierdurch ein Gleichgewicht aus Kollagensynthese und -abbau erreicht werden.

5.9 Verapamil [11]

Die intraläsionale Injektion des Kalziumkanalblockers Verapamil scheint sich als neuer Ansatz in der Therapie hypertropher Narben und Keloide zu etablieren. Laut Lee et al. [43] reduziert Verapamil den Einbau von Prolin in die extrazelluläre Kollagenmatrix um nahezu 50–60 %. Kalziumantagonisten scheinen Aktinfilamente zu depolymerisieren und dabei die Struktur der Fibroblasten so zu verändern, dass daraus eine Abnahme der Prokollagenase resultiert. [44] Die Aktivität der Kollagenase in der Extrazellulärmatrix wird herabgesetzt und so die Synthese und Sekretion des Kollagens und Fibronektins gesenkt. Das Narbenwachstum wird gehemmt.

Derzeit ist nur die intraläsionale Injektion des Kalziumkanalblockers eine praktikable Methode, da erst ein Hundertfaches der Verapamilkonzentration im Serum den gleichen Effekt auslöst. In neuen Studien wurde Verapamil direkt nach der Keloidexzision in die Wundränder injiziert. In Kombination mit weiteren Therapien (Silikongel-Folienauflage) heilten die Wunden in 54 % der Fälle ab. [45]

Im Rahmen der konservativen Narbentherapie tragen bei stabilen Narbenverhältnissen regelmäßige Massagen dazu bei, Narben weicher zu machen und Schmerzen zu lindern. Zur Vermeidung von Kontrakturen erfolgt bereits nach dem initialen Verbrennungstrauma eine intensive ergo- und physiotherapeutische Behandlung, die nach der operativen Versorgung über Monate fortgeführt wird.

5.10 Lubrikanzien und Sonnenexposition

Aufgrund der veränderten Funktion der Haut nach einem Verbrennungstrauma müssen nun kontinuierlich feuchtigkeitsspendende Maßnahmen getroffen werden. Feuchtigkeit schützt die Haut vor Trockenheit und Rissbildung und kann somit sekundäre Infektionen und Verletzungen der Haut verhindern. Zum Einsatz kommen Öle und Cremen, die auf die Haut nicht irritierend wirken und keine Parfuminhaltsstoffe beinhalten. Diese sollten mehrmals täglich appliziert werden.

Die Patienten sollten eingehend darüber aufgeklärt werden, dass die Narben im ersten Jahr nach einer Verbrennung auf keinen Fall der direkten Sonne ausgesetzt werden dürfen und darüber, dass die Verbrennungsnarben oft leider sehr schmerzhaft auf Wärme und Hitze sowie auch auf Kälte reagieren können. Die Gefahr eines Sonnenbrandes ist sehr groß und die Narben werden in der Sonne dunkler. Diese Verfärbung ist dauerhaft und macht die Narben auffällig. Sonnencremen mit einem Sonnenschutzfaktor von zumindest 30 sowie eine adäquate Schutzbekleidung werden empfohlen. [46]

6 Zusammenfassung

Die kontinuierliche Weiterentwicklung der intensivmedizinischen und verbrennungschirurgischen Behandlungsmethoden konnte in den letzten Jahrzehnten die

- Überlebenswahrscheinlichkeit und die
- Lebensqualität schwer Brandverletzter

deutlich verbessern. Ursächlich hierfür ist ein besseres Verständnis der Pathophysiologie der Verbrennungwunde. Dieses Wissen führte auch zu Verbesserungen im Bereich der Wundheilung und des Wundmanagements (Früh- und Sofortnekrektomie mit sofortigem Wundverschluss) und führt in der Akutphase der Behandlung zu einer Reduktion von Wundinfektionen, Sepsis und Letalität.

Auf die Phase der Primärversorgung folgt in der Regel die Phase der Wiederherstellung. Diese Phase dient der Wiederherstellung und Beseitigung funktionell beeinträchtigender und kosmetisch störender Narben sowie der Wiederherstellung der Funktionsfähigkeit des Patienten. Um eine funktionelle und ästhetische Verbesserung zu erzielen, müssen alle konservativen und operativen Therapiemöglichkeiten ausgeschöpft werden.

Bereits zu Beginn der Behandlung müssen plastisch-chirurgische Korrekturen in der Nachbehandlung berücksichtigt werden, die gegebenenfalls nach Abschluss der Narbenreifung – in der Regel 12 bis 24 Monate nach dem Trauma – vorgenommen werden. Falls nämlich keine erheblichen funktionellen oder ästhetischen Beeinträchtigungen vorliegen, sollten Sekundärrekonstruktionen frühestens 12 Monate nach der Brandverletzung mit Abschluss der Narbenreifung erfolgen. In der Zwischenzeit sollte eine intensive konservative Therapie zur Narbenbehandlung durchgeführt werden.

Literatur

[1] http://www.verbrennungsmedizin.de/leitlinien_3.htm

[2] Miles WK, Grigsby de Linde L (1995) Remodeling of scar tissue in the burned hand. In: Hunter JM, et al (eds) Rehabilitation of the hand, 4th edn, vol II. Mosby, St. Louis, MO, pp1267–1294

[3] Robson MC, Smith DJ, Vander Zee AJ et al (1992) Making the burned hand functional. Clin Plast Surg 19: 663–671

[4] Harden NG, Luster SH (1991) Rehabilitation considerations in the care of the acute burn patient. Crit Care Nurs Clin North Am 3: 245–253

[5] Pessina MA, Ellis SM (1997) Burn management. Rehabilitation. Nurs Clin North Am 32: 365–374

[6] Trees DW, Ketelsen CA, Hobbs JA (2003) Use of a modified tilt table for preambulation strength training as an adjunct to burn rehabilitation: a case series. J Burn Care Rehabil 24: 97–103

[7] Chang AT, Boots R, Hodges PW et al (2004) Standing with assistance of a tilt table in intensive care: a survey of Australian physiotherapy practice. Aust J Physiother 50: 51–54

[8] Koller J (2001) AOD-Leitlinien: Therapie pathologischer Narben (hypertrophe Narben und Keloide). Landesklinik für Dermatologie, Landeskliniken Salzburg

[9] Sabiston D (1997) Textbook of surgery: the biological basis of modern surgical practice, 15th edn. Saunders, St. Louis, MO, p 209

[10] Staley M, Richard R (1994) Burn care and rehabilitation principles and practice. Davis, Philadelphia, pp 380–418

[11] Gazyakan E, Gregory H, Philipp K, Öhlbauer M, Germann G (2005) Narbenbehandlung und Sekundärrekonstruktion. Klinikarzt 34: 255–261

[12] Clark RAF (1996) Wound repair: overview and general considerations. In: Clark RAF (ed) The molecular and cellular biology of wound repair. Plenum, London, pp 3–50

[13] Singer AJ, Clark RAF (1999) Cutaneous wound healing. N Engl J Med 341: 738–744

[14] Slavin J (1996) The role of cytokines in wound healing. J Pathol 178: 5–10

[15] Tonnesen MG, Feng X, Clark RA (2000) Angiogenesis in wound healing. J Invest Dermatol Symp Proc 5: 40–46

[16] Grinnell F (1994) Fibroblasts, myofibroblasts, and wound contraction. J Cell Biol 124: 401–404

[17] Younai S et al (1994) Modulation of collagen synthesis by transforming growth factor ß in keloid and hypertrophic scar fibroblasts. Ann Plast Surg 33: 148–151

[18] Broughton et al (2006) Wound healing: an overview. Plast Reconstr Surg 117 [Suppl 7]: 1e-S-32e-S

[19] Linares HA (1988) Hypertrophic healing: controversies and etiopathologenic review. In: Carvajal HF, Parks DH (eds) Burns in children: pediatric burn management. Yearbook Medical, Chicago, pp 305–323

[20] Shakespeare PG, Renterghem L (1985) Some observations on the surface structure of collagen in hypertrophic scars. Burns 11: 175–180

[21] Ahn ST, Monafo WW, Mustoe TA (1989) Topical silicone gel: a new treatment of hyperthrophic scar. Surgery 106: 781–787

[22] Katz BE (1995) Silicone gel sheeting in scar therapy. Cutis 56: 65–67

[23] Rockwell WB, Cohen IK, Ehrlich HP (1989) Keloids and hyperthrophic scars: a comprehensive review. Plast Reconstr Surg 84: 827–837

[24] Garcia-Velasco M, Ley R, Mutch D, Surkes N, Williams HB (1978) Compression treatment of hypertrophic scars in burned children. Can J Surg 21 (5): 450–52

[25] Kischer CW (1992) The microvessels in hypertrophic scars, keloids and related lesions: a review. J Submicrosc Cytol Pathol 24: 281–296

[26] Mc Donald WS, Deitch EA (1987) Hypertrophic skin grafts in burn patients: a prospective analysis of variables. J Trauma 27: 147–150

[27] Cheng JC, Evans JH, Leung KS, et al (1984) Pressure therapy in the treatment of post-burn hypertrophic scar – a critical look into its usefulness and fallacies by pressure monitoring. Burns Incl Therm Inj 10: 154–163

[28] Giele HP, Liddiard K, Currie K, et al (1997) Direct measurement of cutaneous pressures generated by pressure garments. Burns 23: 137–141

[29] Larson DL, Abston S, Willis B et al (1974) Contracture and scar formation in the burn patient. Clin Plast Surg 1: 653–656

[30] Robertson JC, Hodgson B, Druett JE et al (1980) Pressure therapy for hypertrophic scarring: preliminary communication. J R Soc Med 73: 348–354

[31] Fricke NB, Omnell ML, Dutcher KA et al (1999) Skeletal and dental disturbances after facial burns and pressure garments use: a 4 year follow-up. J Burn Care Rehabil 20: 239–249

[32] Fricke NB, Omnell ML, Dutcher KA et al (1996) Skeletal and dental disturbances in children after facial burns and pressure garments. J Burn Care Rehabil 17: 338–345

[33] Ahn ST, Monafo WW, Mustoe TA (1991) Topical silicone gel for the prevention and treatment of hyperthrophic scar. Surgery 126: 499–504

[34] Liebau J (2004) Konservative Möglichkeiten der Narbenbehandlung. Plastische Chirurgie 3: 119–124

[35] Tang YW (1992) Intra- and postoperative steroid injection for keloids and hyperthrophic scars. Br J Plast Surg 45: 371–373

[36] Oikarinen A, Autio P (1991) New aspects of the mechanism of corticosteroid-induced dermal atrophy. Clin Exp Derm 16: 416–419

[37] Tang YW (1992) Intra- and postoperative steroid injection for keloids and hyperthrophic scars. Br J Plast Surg 45: 371–373

[38] Hirshowitz B, Lerner D, Moscona AR (1992) Treatment of keloid scars by combined cryosurgery and intralesional corticosteroids. Aesthetic Plast Surg 6: 153–158

[39] Alster TS, McMeekin TO (1996) Improvement of facial acne scars by the 585 nm flashlamp-pumped pulsed dye laser. J Am Acad Dermatol 35: 79–81

[40] Henderson DL, Cromwell TA, Mes LG (1984) Argon and carbon dioxid laser treatment of hypertrophic and keloid scars. Laser Surg Med 3: 271–277

[41] Kovalic JJ, Perez CA (1989) Radiation therapy following keloidectomy: a 20-year experience. Int J Radiat Oncol Biol Phys 17: 77–80

[42] Mustoe TA, Cooter RD, Gold MH et al (2002) International clinical recommendation on scar management. Plast Reconstr Surg 110: 560–571

[43] Lee RC, Doong H, Jellema AF (1994) The response of burn scars to intralesional verapamil: report of five cases. Arch Surg 129: 107–111

[44] Doong H, Dissanayake S, Gowrishankar TR et al (1996) The 1996 Lindberg Award: calcium antagonists alter cell shape and induce rocollagenase synthesis in keloid and normal human dermal fibroblasts. J Burn Care Rehabil 17: 497–514

[45] D'Andrea F, Brongo S, Ferraro G et al (2002) Prevention and treatment of keloids with intralesional verapamil. Dermatology 204: 60–62

[46] Huruitz S (1988) The sun and sunscreen protection: recommendations for children. J Dermatol Surg Oncol 14: 657–660

Psychologische Betreuung von Brandverletzten

16.1

Anna Titscher

1 Einleitung

In der Behandlung von brandverletzten Patienten gehen Behandlungsteams regelmäßig an persönliche und professionelle Grenzen, um für die von ihnen Betreuten einen möglichst guten Weg zurück ins Leben zu gewährleisten. Dieser Kampf bedarf eines Maximums an technisch spezialisierter und hochgradig professioneller Medizin. Aber neben der somatischen Versorgung ist auch ein hohes Maß an Menschlichkeit und emotionaler Unterstützung notwendig, um diese in ihrer äußeren Haut und inneren Schutzhülle schwer verletzten Menschen zu heilen.

1.1 Verletzte Haut – Verletzter Mensch

Eine Brandverletzung trifft den Patienten immer unvorbereitet und stellt in seinen Konsequenzen ein sehr einschneidendes Erlebnis für den Patienten und seine Angehörigen dar. Während des stationären Aufenthalts befindet sich der Patient über lange Zeit in einer sehr unsicheren, unangenehmen, teilweise schmerzhaften Situation. Er hat zu kämpfen mit völliger oder teilweiser Immobilität, starken Einschränkungen der äußeren Sinne sowie reduzierten Kommunikationsmöglichkeiten. All diese Umstände führen in der Regel dazu, dass die Patienten das Zeitgefühl verlieren und sich die Zeit für sie langsam und quälend dahinzieht. Der Anblick der transplantierten Hautstellen sowie ein generell »verstörtes« Körpergefühl bedingt durch Verbände und Salben, die einen neuen, ungewohnten Körpergeruch erzeugen, sind weitere Aspekte, mit denen sich die Patienten auseinandersetzen müssen.

Das oberste Ziel in der Behandlung von Brandverletzten ist immer die Funktionserhaltung beziehungsweise -wiederherstellung. Des weiteren soll selbstverständlich ein möglichst gutes kosmetisches Resultat erzielt werden, die soziale Wiedereingliederung möglich werden und das psychische Gleichgewicht wiederhergestellt werden – dies ist besonders schwierig, wenn sichtbare und emotional besetzte Körperstellen, wie das Gesicht, der Hals, die Hände, der Genitalbereich oder Brust und Dekolleté von den Verbrennungen betroffen sind.

Um all diese Ziele zu erreichen, ist die Kooperation des Patienten und der Angehörigen notwendig. Die aktive Mitarbeit aller Beteiligten ist unbedingt erforderlich und das über einen meist sehr langen Zeitraum. Die bis zu 2 Jahre dauernde Rehabilitationsphase stellt eine enorme Belastung für die gesamte Familie dar und verlangt einiges an Disziplin und Motivation, um mit Rückschlägen umgehen zu können und das längerfristige Ziel nicht aus den Augen zu verlieren. Die Notwendigkeit von Korrekturoperationen im Anschluss an die Rehabilitationsphase erzeugt bei den meisten Patienten große Verunsicherungen und macht ihnen sehr schnell klar: Brandverletzt ist man sein Leben lang! – Eine Erkenntnis, die mit all ihren Konsequenzen in ambulanter und stationärer Einzel- bzw. Familienbegleitung bearbeitet werden muss.

2 Die psychologische Begleitung in den unterschiedlichen Behandlungsphasen

Die verschiedenen Phasen in der Behandlung von brandverletzten Patienten setzen auch unterschiedliche Anforderungen an die psychologische Betreuung. So sind beispielsweise die Bedürfnisse, die der Patient äußert, aber auch die Möglichkeiten mit ihm zu arbeiten in der Akutphase andere als in der Phase der Wunddeckung oder zu der Zeit, wenn mit der Rehabilitation begonnen werden kann. Eine optimale psychologische Begleitung orientiert sich dementsprechend immer an den aktuellen Erfordernissen des Behandlungsprozesses.

2.1 Die Akutphase

In der Akutphase befindet sich der Patient in einer lebensbedrohlichen Situation. Das unmittelbare Ziel der Behandler ist es, das Überleben des Verletzten sicher zu stellen. Während dieser absoluten psychischen und physischen Ausnahmesituation beherrscht den Patienten vor allem die Angst zu sterben. Oftmals sind Brandverletzte zu diesem Zeitpunkt verwirrt, delirant und nicht ausreichend orientiert. Schlafstörungen sind häufig, und generelles Unbehagen kennzeichnet die zu Grunde liegende Affektivität.

Die Kontaktaufnahme mit dem Patienten sollte erfolgen, sobald der Patient ausreichend wach und ansprechbar ist. Aufgrund der meist immer noch starken Sedierung und mangelnden Orientierung ist es zunächst vor allem wichtig, dem Patienten die zeitliche und örtliche Einordnung der eigenen Person zu ermöglichen und über regelmäßige Besuchskontakte eine vertrauensvolle Grundlage für die spätere psychologische Betreuung zu schaffen.

Bei beatmeten Patienten stellt die Kommunikation eine besondere Herausforderung in der psychologischen Begleitung dar. Sind die Arme und Hände nicht zu stark in Mitleidenschaft gezogen, kann eine Verständigung über die Buchstabentafel erfolgen; ist diese Methode der Kommunikation nicht möglich, bleibt häufig nur noch das Lippenlesen. Verbrennungen im Gesicht bzw. Verbände im Bereich des Kopfes erschweren das häufig ohnehin schwierige Ablesen von den Lippen.

Trotzdem sind das Aufrechterhalten der Verständigung und das In-Beziehung-Bleiben ganz wesentlich, um zu verhindern, dass sich der Patient in sich zurückzieht, Kontaktversuche aufgibt und für das Behandlungsteam wichtige Informationen, etwa das Vorhandensein von Schmerzen, nicht mehr äußert. Es ist deshalb unbedingt notwendig, mit aller dazu nötigen Geduld und Phantasie, in einen sinnvollen Austausch mit dem Verbrennungspatienten zu kommen.

2.2 Die Phase der Wunddeckung

In der Phase der Wunddeckung ist der Patient in der Regel bereits stabiler und die Kommunikation funktioniert besser. Die vorherrschenden psychischen Beeinträchtigungen in dieser Behandlungsphase sind Schlafstörungen, Albträume, depressive Verstimmungen, Angst, aber auch regressives Verhalten.

Zwischen 8 und 45% der Patienten entwickeln im Anschluss an eine Verbrennung eine posttraumatische Belastungsstörung (Yu et al., 1999). Eine posttraumatische Belastungsreaktion bezeichnet einen Zustand, der durch sich immer wieder aufdrängende Erinnerungen an das traumatische Geschehen (Flashbacks oder Albträume) verbunden mit unangenehmen emotionalen Reaktionen (Angst, Panik, Aggression oder auch völlige Teilnahmslosigkeit) und vegetativer Übererregtheit (z. B.: Schlaflosigkeit) gekennzeichnet ist und über einen längeren Zeitraum besteht (WHO, 2000). Eine posttraumatische Belastungsstörung ist eine Reaktion auf eine schreckliche, lebensbedrohende Situation, die über den Rahmen einer akuten Belastungsreaktion, die nach wenigen Tagen wieder abklingt, hinausgeht. Ob es zur Entwicklung einer Belastungsstörung kommt, ist von der individuellen Disposition, vorbestehenden psychologischen/psychiatrischen Erkrankungen sowie vorhandenen protektiven Ressourcen abhängig.

Neben der psychologischen und bei Bedarf auch pharmakologischen Behandlung von posttraumatischen Reaktionen können mit dem Patienten unterstützend Schmerzbewältigungsstrategien und Entspannungsübungen eingeübt werden. Möglichkeiten der Ablenkung und das Schaffen einer Tagesstruktur sind weitere wichtige Aspekte der Stützung des Patienten in dieser Phase.

2.3 Vor der Entlassung

Wenn die Entlassung aus der stationären Behandlung absehbar wird, sollte auch von psychologischer Seite her der Austritt vorbereitet werden. Wird die Entlassung greifbar, beginnen die Sorgen über die Möglichkeiten der Reintegration in den Alltag. Die meisten schwer Brandverletzten werden vor der endgültigen Entlassung nach Hause in ein Rehabilitationszentrum transferiert. Sie befinden sich somit zumindestens für einige Zeit weiterhin in einem geschützten Umfeld, in dem sie noch nicht mit allen möglichen Schwierigkeiten des Alltags oder Reaktionen der Umwelt konfrontiert werden. Dennoch ist es bereits während des stationären Aufenthaltes wichtig, Strategien zu entwickeln, wie die langwierige Rehabilitationsphase mit all ihren Herausforderungen gemeistert werden kann und welche Perspektiven für die Zeit des Nachhausekommens bestehen können. Besonderes Augenmerk muss auf die veränderten Lebensumstände und sich daraus ergebende Notwendigkeiten zur Adaptation gelegt werden.

Patienten mit Brandverletzungen haben immer zu kämpfen mit den tatsächlichen Veränderungen ihres inneren und äußeren Selbst. In den psychologischen Gesprächen soll Raum zur Möglichkeit des Emotionsausdrucks gelassen werden und die Trauer darüber, was nie wieder so sein wird wie früher, wie auch die Verarbeitung dieser Verluste einen Platz haben.

In der begleiteten Arbeit mit dem Spiegel wird es möglich, sich mit dem neuen, veränderten Aussehen auseinanderzusetzen und im Anschluss daran einzuüben, wie mit den Reaktionen der Umwelt umgegangen werden kann.

2.4 Ambulante Nachkontrolle

Neben der regelmäßigen Verlaufskontrolle zur Planung von eventuellen Korrekturmaßnahmen ist auch der psychosoziale Verlauf des Patienten weiter zu verfolgen. Weniger das Ausmaß der Verbrennung (Thombs, 2007) als viel mehr die individuellen Copingmuster sowie die erlebte soziale Unterstützung versetzen die Patienten gut oder weniger gut in die Lage, mit ihrer veränderten Lebenssituation umzugehen.

Stellen die soziale Wiedereingliederung, Gefühle der Stigmatisierung, Enttäuschungen über das kosmetische Resultat, familiäre Konflikte oder allgemeine Anpassungsschwierigkeiten für den Patienten und sein Umfeld Hindernisse dar, ist ambulante Einzel- beziehungsweise Familientherapie angezeigt.

3 Die Stützung der Angehörigen

Die Angehörigen sind zweifelsohne die für den Patienten wichtigste Quelle an Motivation und Unterstützung in der schwierigen Zeit der Behandlung und auch danach. Umso wichtiger ist es, dass nicht vergessen wird, welche Herausforderungen die Tatsache, einen brandverletzten Angehörigen zu haben, an die Angehörigen stellt. Die Stützung der Angehörigen macht es möglich, dass diese über die gesamte Behandlungsdauer und auch noch darüber hinaus fähig bleiben, für den Patienten da zu sein, ohne selbst zusammenzubrechen. In begleitenden Gesprächen ist es wichtig, die Familie mit all ihren Fragen, Sorgen und negativen Affekten emotional aufzufangen und ausreichend zu informieren, um die Handlungsfähigkeit zu gewährleisten.

Für die Angehörigen ist besonders in der ersten Zeit der optische Anblick des Patienten schwierig; schwer Brandverletzte sind durch die Gewebsschädigung angeschwollen, in dicke Verbände gehüllt und oftmals gewöhnungsbedürftig in einem Sandbett oder in einem Schwenkbett gelagert. Für die Angehörigen ist es manchmal kaum möglich, ein Stückchen gesunde Haut zu finden, an der sie den Patienten berühren oder streicheln können. Die optimale Betreuung der Angehörigen beginnt dementsprechend bereits vor dem ersten Betreten der Station mit der Vorbereitung auf den Anblick, der sie erwartet. Speziell für Kinder, die leicht von dem Betrachten des hilflosen und optisch veränderten Angehörigen überfordert sein können, ist diese Vorbereitung wichtig (Phillips, 2007).

Bei den Angehörigen von besonders schwer Brandverletzten besteht durch die lange Liegedauer manchmal über Wochen die Verunsicherung, ob der Patient überhaupt überleben wird und in welchem Ausmaß die Verletzung Narben oder andere Beeinträchtigungen, etwa durch Amputationen, hinterlassen wird. Während dieser Zeit haben viele Angehörigen mit Gefühlen von Schuld und Ohnmacht zu kämpfen. Die Schwierigkeit, den Patienten verletzt und leidend zu sehen, ohne aktiv helfen zu können, beziehungsweise, vor allem bei Eltern kleinerer Kinder, die häufig den Unfallhergang mit eigenen Augen beobachten mussten, das Gefühl, die Brandverletzung verhindern hätten zu können, sind in der Akutphase besonders quälende Gedanken.

Ist das Überleben des Patienten gesichert und beginnen Pläne, ein Leben nach der Entlassung in Angriff zu nehmen, werden die Angehörigen von großer Freude auf der einen und oft ebenso großer Furcht auf der anderen Seite begleitet. Die Scham, wie die Gesellschaft auf das veränderte Aussehen des Patienten reagieren wird, wohl auch als Ausdruck eigener Schwierigkeiten mit einem diesbezüglichen Umgang (Rossi, 2005) und die Angst, welche Funktionseinschränkungen bleiben werden und wie sich diese auf den familiären Alltag auswirken werden, beschäftigen die gesamte Familie. Familiäre Belastungen, die bereits vor der Brandverletzung bestanden, tendieren dazu, sich im Lichte der multiplen Belastungen durch eine solche Verletzung zu verschärfen. Als Beispiel seien hier alleine die zeitaufwendigen Pflegemaßnahmen sowie die konfliktgeladenen Situationen des Kompressionsanzugsanziehens zwischen Eltern und kleinen Kindern zu nennen.
Zu einer erfolgreichen somatischen und psychischen Behandlung von Verbrennungsopfern gehört also immer der Blick auf das gesamte System, um Konfliktsituationen frühzeitig zu erkennen und ihnen entgegenzuwirken. Nur so kann brandverletzten Patienten ein möglichst guter Start in ein neues Leben ermöglicht werden.

Literatur

Phillips C et al (2007) Considerations for psychosocial support following burn injury – a family perspective. Burns 33: 986–994

Rossi LA et al (2005) The stigma of burns. Perceptions of burned patients relatives when facing discharge from hospital. Burns 31: 37–44

Thombs BD (2007) Use of the Beck depression inventory for assessing depression in patients hospitalized with severe burn disentangling symptoms of depression from injury and treatment factors. Burns 33: 547–553

Weltgesundheitsorganisation (2000) Internationale Klassifikation psychischer Störungen. Huber, Göttingen

Yu B et al (1999) Posttraumatic stress disorders in patients with burn injuries. J Burn Care Rehabil 20: 426–433

Kommen und Gehen

16.2

Anna Titscher

Es ist einfach, auf eine Verbrennungsintensivstation zu kommen.

Es reicht eine schlecht ausgedämpfte Zigarette, eine unvorsichtig platzierte Kerze oder ein Tank, der aus heiterem Himmel explodiert, um einen Menschen, der noch Sekunden zuvor mitten im Leben stand, zu einem schwer verletzten, intensivpflichtigen Patienten zu machen. Dann beginnt der harte Kampf ums Leben, den Patient, Angehörige, Ärzte und Pflege gemeinsam ausfechten müssen.

Es ist schwierig, eine Verbrennungsintensivstation wieder zu verlassen.

Nicht immer ist der Kampf zu gewinnen. Immer wieder versterben Patienten, trotz des hohen Einsatzes aller Beteiligten. Aber die, die es schaffen, geben allen, nicht zuletzt dem Personal, den Mut weiterzumachen und weiter an ihre Grenzen zu gehen, mag die Situation auch noch so ausweglos erscheinen.

»Sie haben mir einige schlaflose Nächte bereitet. Ich erinnere mich noch an die Nacht, als ich Ihre Familie anrief und meinte, ich wisse nicht, ob es sich diesmal ausgehen werde«, sagte der betreuende Chirurg Monate nach der Entlassung zu seinem ehemaligen Patienten L. Als L. ihn auf der Verbrennungsintensivstation besuchte, auf der er so lange gelegen war, drückte der Plastische Chirurg mit diesem einen Satz all die Sorgen aus, die so viele Menschen über so lange Zeit beschäftigt hatten.

L. war jung, Mitte 20, als der schreckliche Unfall passierte, der ihm über 50 % seiner Körperoberfläche verbrannte und der ihn nun sein Leben lang auf die eine oder andere Weise beschäftigen wird. Doch heute, ein knappes Jahr nach dem Tag, der alles veränderte, erinnert er sich kaum mehr an die Zeit auf die Intensivstation.

Von den schwer Brandverletzten können und wollen nicht viele Auskunft geben über ihre Zeit auf der Intensivstation. Eine klare und wiedererzählbare Verarbeitung dessen, was mit ihnen und um sie herum passiert, ist oft erst in der Zeit der Rehabilitation möglich. Die Schmerzen, die Narkosen, die Psychopharmaka und nicht zuletzt das Verdrängen des Unerträglichen machen es möglich, dass Monate zusammenschmelzen auf einige wenige Eindrücke, die bleiben. Das Lächeln einer bestimmten Krankenschwester, der Wind im Gesicht beim ersten Ausflug an die frische Luft, die Kälte nach dem Verbandswechsel oder der Geschmack auf der Zunge, wenn von der Ernährungssonde auf Normalkost umgestellt wird.

Die Zeit auf der Intensivstation wird nicht selten eine »erzählte Zeit«. L. hat die Lücken in seiner Erinnerung aufgebessert bekommen durch die Geschichten seiner Familie, die Berichte der Ärzte und die Fotos, die nach dem Unfall von ihm gemacht wurden. Der Besuch auf der Station war ein weiteres Puzzlestück auf der Suche nach der Zeit, die ihm fehlt. Die Fotos, die er sieht, kann L. kaum mit seiner Person in Verbindung bringen, zu abstrakt sind die Detailaufnahmen einer angeschwollenen, aufgeschnittenen Hand oder eines gelblich-braun verfärbten Rückens und doch machen sie verständlicher, warum er jetzt so aussieht, wie er aussieht.

Geduldig sitzt er zusammen mit seinem ehemaligen Chirurgen vor dem Bildschirm und lässt sich erklären, zu welchem Zeitpunkt welche Entscheidungen gefällt wurden. Die Ausführungen des Arztes zeigen ihm, dass jeder einzelne Schritt genau überlegt wurde, dass seine Finger nicht leichtfertig amputiert wurden und schaffen so eine integrierbare Vorstellung davon, was zwischen dem Unfall und der ersten bewussten Wahrnehmung passiert ist.

An die Station kann sich L. kaum erinnern. Die Augen nach oben an die Decke gerichtet, geht er durch den Gang in dem Versuch, die Erinnerung wiederzufinden an die unzähligen Male, die er, auf dem Rücken liegend, unbeweglich, mit seinem Bett durch die Station geschoben wurde. Ob er sich an das Stationsbad erinnern kann, fragt ihn eine Schwester, die noch genau weiß, wie sie ihn das erste Mal dorthin begleitet hat, doch auch von diesem Ereignis ist nur ein Eindruck geblieben: der Moment, als er ins Wasser tauchte.

Die Schwestern und Pfleger, die Ärzte und vor allem die Angehörigen haben eine kohärentere Erinnerung an die Zeit, in der der Verbrennungspatient auf der Intensivstation lag. Mit geschärften Sinnen registrierten sie jeden noch so kleinen Fortschritt oder jede bedrohlich scheinende Veränderung. Für die Angehörigen sind diese Wochen oder Monate des Wartens und Bangens besonders einprägsam. Sie können problemlos die Details des Behandlungsverlaufes wiedergeben sowie die Emotionen, die sie mit den Hochs und Tiefs, die sie auf der Station erlebten, verbinden.

Da die Angehörigen während und vor allem nach dem Spitalsaufenthalt eine wesentliche Stütze des Patienten darstellen, ist es umso wichtiger, sie vom Beginn der Aufnahme an einzubeziehen und zu begleiteten – je besser sich die Angehörigen informiert und betreut fühlen, umso effektiver können sie selbst den Patienten unterstützen. Die Betreuung der Angehörigen beginnt schon mit der adäquaten Vorbereitung darauf, welcher Anblick sie erwartet, wenn sie den Patienten das erste Mal sehen. Im Weiteren ist es die offene Kommunikation, bei der sich die Angehörigen ernst genommen und verstanden fühlen und das Vertrauen entwickeln können, dass sich die Stationsmitarbeiter bestmöglich um den Patienten kümmern.

Für die Angehörigen endet die Verantwortlichkeit für den Patienten nicht, wenn dieser von der Station entlassen wird – für sie fängt sie dann erst richtig an. Umso verständlicher werden die Fragen nach Perspektiven, nach zukünftigen Unterstützungen, nach bleibenden Schäden oder korrigierenden Eingriffen. Auch für die Angehörigen ist es nicht einfach, eine Verbrennungsintensivstation zu verlassen, was ein vorausplanendes und transparentes Entlassungsmanagement und Weiterbehandlungskonzept unerlässlich macht.

Vor seinem Zimmer stehend wird L. bewusst, dass tatsächlich er dort gelegen ist. So wie dem Patienten, der jetzt in diesem Zimmer liegt, ist es ihm auch ergangen. Für einen Moment wird alles sehr klar greifbar. Er dreht sich um und sagt: »So, jetzt ist es genug – ich muss jetzt gehen.«

Es ist leicht, auf eine Verbrennungsintensivstation zu kommen und es ist gut, wenn man wieder gehen kann.

Intensivstation für Brandverletzte – In der Hitze der Nacht

Christian Vaculik

An einem Sonntagnachmittag – ich sitze in der U-Bahn, auf dem Weg ins Krankenhaus. In Schönbrunn steigen einige Sonntagsausflügler ein – es war anscheinend ein angenehmer Frühlingstag. Von all dem bekomme ich nichts mit, ich schlafe. Nach einem Nachtdienst geht das normale Leben ein wenig an mir vorbei. Um 16.00 Uhr war ich aufgestanden, hatte meinen Kaffee in mich hineingeschüttet und saß – stumpfsinnig vor mich hinstarrend – im Wohnzimmer, versuchte aufzuwachen. Meine Tochter Sophie war enttäuscht, da ich schon wieder in den Nachtdienst musste. Sie wollte noch mit mir für die morgige Mathematikschularbeit lernen – Mathematik, nicht unbedingt der Lieblingsgegenstand meiner 12-jährigen Tochter. Heute musste ich ihr leider absagen. Mein Plan für solche Nachmittage ist: aufwachen und mich auf einen weiteren Nachtdienst einstimmen.

So sitze ich eben in der U-Bahn, die Rolling Stones hämmern ihr »Let's spend a night together« über den iPod in meine Ohren. Ich muss lächeln. Der Titel des Liedes passt zur Situation – der Inhalt des Textes wohl kaum.

Mein Magen knurrt – ich habe Hunger. Was wird heute auf dem nächtlichen Speiseplan stehen? Wahrscheinlich Pizza – wie immer. Manchmal denke ich mir, Menschen im Nachtdienst entwickeln eine gewisse Pizzaabhängigkeit. Wie viele Pizzen habe ich wohl in meinen Nachtdiensten schon bestellt? Ich will es gar nicht genau wissen – und die dabei einverleibten Kalorien schon gar nicht!

Wie geht es wohl dem jungen Mann, den ich letzte Nacht betreut habe? Er liegt schon einige Wochen auf der Intensivstation für Brandverletzte. Er war damals an seinem Arbeitsplatz in heiße Stahlschlacke gefallen. Sein Rücken, die Oberschenkel, beide Arme und das Gesicht sind drittgradig verbrannt.

Er liegt im Sandbett. Dieser Ausdruck stimmt nur bedingt. Sie müssen sich eine riesige Badewanne aus Metall vorstellen, gefüllt mit mikroskopisch kleinen Glaskugeln – sie sehen aus wie Meeressand. Diese Glaskugeln werden von Ventilatoren aufgewirbelt. Der Patient, nur durch ein Laken davon getrennt, schwebt also auf einem »Sandsturm«. Der Vorteil daran ist, dass die Wunden trocken gehalten werden. Allzu feuchte Wunden würden ein ideales Medium für Bakterien bedeuten, Bakterien, die ohne Hautbarriere in den Körper eindringen und schwerwiegende Infekte verursachen könnten. Das ist wohl eine der gefürchtetsten Komplikationen bei der Betreuung von Brandverletzten. Der Patient befindet sich im Tiefschlaf.

Zurück zur letzten Nacht. Dieser junge Mann hatte, nach problemlosem Tagesverlauf, am Abend eine so genannte »septische Fieberzacke«. Das heißt, er fieberte plötzlich bis 39°C Körpertemperatur an, verbunden mit einem Blutdruckabfall. Das bedeutet Flüssigkeitszufuhr über die Venen in hohem Maße, um den Blutdruck wieder ins rechte Lot zu bringen. Die Nebenwirkung dabei ist allerdings eine Verschlechterung der Lungenfunktion. Die großen Flüssigkeitsmengen hindern die Lunge daran, den angebotenen Sauerstoff aufzunehmen. Die Konsequenz daraus ist: Intensivierung des Beatmungsaufwandes.

Am Tag wird man wohl versucht haben, der Ursache dieses Geschehens auf den Grund zu gehen um effektive Maßnahmen zu finden, diese Komplikation zu beheben. Ich nehme an, man wird mit ihm wohl zum Computertomographen gefahren sein. Dazu muss der Patient mit einem Hebesystem aus dem Sandbett auf eine Transportliege gehoben werden. Das Bett mit seinen rund 1000 Kilogramm wäre zu schwer, um damit durchs halbe Krankenhaus zu fahren. Weiters müssen die Systeme, die der Überwachung der Körperfunktionen des jungen Mannes dienen, auf einen Transportmonitor umgesteckt werden.

Auch die Dauermedikation, also die Medikamente, die dem Patienten permanent über Perfusoren verabreicht werden, müssen mit. Sie laufen während dieser Zeit auf Akkubetrieb. Und da ist natürlich auch noch das Beatmungsgerät, es fährt auch mit auf dieser Reise. Die Atmung des Patienten muss natürlich sichergestellt sein.

Der zeitliche Termin im Röntgen ist genau festgelegt. Wartezeiten vor dem CT sind einfach nicht denkbar – ein Intensivpatient in der Warteschlange vor dem Röntgen, das ist zu riskant und deshalb unmöglich.

Zwei Patiententräger, ein Intensivarzt und eine Intensivschwester (bzw. ein Intensivpfleger) machen sich mit dem Patienten auf den Weg. Ein großer Rucksack mit Medikamenten und Utensilien, die man bei einem Notfall dringend benötigt, liegt unter dem Patienten auf der Transportliege. Er hat ein beachtliches Gewicht.

So zieht die Truppe mit ihrem Patienten los, der Vergleich mit einer Prozession drängt sich auf. Um ins CT zu kommen, muss der Transportaufzug benutzt werden. Die anderen Aufzüge würden die Menschenmenge und die Apparate nicht aufnehmen können.

Die Tür zum CT steht bereits offen. Der Patient muss nun wieder umgelagert werden, auf die Untersuchungsliege des Computertomographen. Auch während des CTs muss der Patient überwacht werden.

Die Untersuchung selbst dauert, dank moderner Röntgengeräte, nur noch wenige Minuten. Danach muss der Patient natürlich wieder auf die Transportliege gelagert, auf die Intensivstation zurückgeführt und in sein Sandbett gelegt werden. Alles in allem ist das eine aufwendige und schweißtreibende, aber notwendige Aktion.

Die Ansage des Lautsprechers in der U-Bahn reißt mich aus meinen Träumereien. Ganz in Gedanken versunken hätte ich beinahe übersehen auszusteigen. Die für den kommenden Nachtdienst notwendige Spannung ist in meinen Kopf zurückgekehrt, ich bin »wach«. Im Vorbeigehen nehme ich mir aus dem Geschäft in der Eingangshalle noch einen Energiedrink mit – vielleicht kann ich die »Flügel« im Nachtdienst ja noch brauchen.

Ich ziehe mich um, unsere Dienstkleidung strahlt in leuchtendem Orange. Wie immer bin ich eine halbe Stunde zu früh. Ich brauche das, um mich auf die jeden Tag neue Situation an der Intensivstation einzustellen. Als ich die Station betrete, sehe ich, wie die Reinigungsfrau verzweifelt gegen ein »Schlachtfeld« im Schockraum und im angrenzenden Operationssaal ankämpft. Ein Schlachtfeld, das zwangsläufig bei der Aufnahme eines schwer Brandverletzten entsteht, ein Schlachtfeld bestehend aus Verpackungsmaterial, Verbandstoffen, gebrauchten Geräten und zerschnittener Kleidung des Verbrennungsopfers. Nicht immer hat man die Zeit, den Müll gleich entsprechend zu entsorgen. Das Überleben des Verletzten ist natürlich in der Akutphase vorrangig.

Ich treffe eine Ärztin, die gerade die Therapievorschreibung in den Computer schreibt. Lange brauche ich nicht zu fragen, sie interpretiert meinen Blick richtig: »36-jähriger Mann, 70 % der Körperoberfläche drittgradig verbrannt, Lunge durch die Hitze schwer geschädigt, Unfall mit Benzin. Es wurden bereits die Arme, der Brustkorb und die Flanken escharotomiert«, sprudelt es förmlich aus ihr heraus. Man sieht ihr an, dass sie seit dieser Aufnahme um 10 Uhr am Vormittag im Dauereinsatz war.

Ich lächle ihr aufmunternd zu und gehe ins Dienstzimmer. Dort beginne ich die gebrauchten Trinkgläser und leeren Wasserflaschen wegzuräumen. Es ist für mich gut nachvollziehbar, dass im Tagdienst dafür keine Zeit geblieben ist. Ich gehe die Überwachungskurven am zentralen Monitor im Dienstzimmer durch, die Werte aller Patienten scheinen im Normbereich zu sein – auch die meines Patienten von vergangener Nacht. Auffällig ist nur, dass der Blutdruck der Neuaufnahme nicht gerade überragend ist.

Anna, eine Kollegin vom Tagdienst erscheint im Dienstzimmer. »Du hast schon zusammengeräumt? Bist eben der Beste!«, strahlt sie mich an. Während sie ihre Dokumentation schreibt, bleibt uns Zeit für einen kurzen Tratsch. Sie erzählt von ihrem Urlaub - in Indonesien. Ihren ersten Arbeitstag danach habe sie sich allerdings anders vorgestellt, fügt sie lachend hinzu. Und außerdem hat sich heute der neue Anästhesist vorgestellt - ein netter Kerl, jung, dynamisch. Sie mustert mich dabei prüfend - »nicht so wie du!« »Danke für die Blumen, Anna!«

Es ist bereits 18.30 Uhr, die 6 Schwestern und Pfleger des Tagdienstes trudeln langsam im Dienstzimmer ein. Es ist ihnen anzusehen, dass ihnen der Tag einiges an Substanz abverlangt hat. Die Präsenz von 6 Pflegepersonen für 6 Patienten mutet im ersten Augenblick vielleicht luxuriös an, doch es scheint offensichtlich, dass mit dieser Besetzung das Arbeitspensum gerade noch zu bewältigen war.

Den Nachtdienst bestreiten wir zu dritt. Ausnahmsweise ist heute noch zusätzlich eine Krankenpflegeschülerin dabei. Sie absolviert gerade ihr Intensivpraktikum an unserer Station. Die Nachtdienstbesetzung ist üblicherweise um die Hälfte geringer, da in der Nacht aufwändige Aktionen wie Verbandwechsel, Wannenbad (Hydrotherapie) und geplante Operationen normalerweise wegfallen.

Die Dienstübergabe bestätigt meine Vermutung: Der junge Mann von letzter Nacht war im CT. Es wurden jedoch weder im Brustkorb noch im Bauch auffällige Befunde entdeckt. Somit wurden diese beiden Regionen als Infektquelle ausgeschlossen. Bezüglich Therapie wurde einiges umgestellt, die Körpertemperatur ist wieder normal, so auch der Blutdruck und die Beatmung. Ich bin beruhigt und wieder überzeugt davon, dass er es schaffen wird.

Aber allein der Gedanke an die aufwändige CT-Fahrt während der Erstversorgung der Neuaufnahme bewirkt, dass sich meine Nackenhaare aufstellen. Man stelle sich die Personalverteilung an diesem Tag vor:

1 Plastischer Chirurg, ein Anästhesist und 2 Pflegepersonen sind mit der Aufnahme gebunden

1 Anästhesist und eine Pflegeperson betreuen den CT-Transport.

1 Plastischer Chirurg und 3 Pflegepersonen betreuen und verbinden die restlichen Patienten - ein Verbandwechsel dauert im Durchschnitt 60 bis 90 Minuten.

Einer dieser Patienten wird an eine andere Intensivstation verlegt, um für die Neuaufnahme Platz zu schaffen. Er hängt zwar noch an der Beatmung, seine Wunden sind jedoch bereits weitgehend abgeheilt.

Nach der Dienstübergabe teilen wir die Zuständigkeiten für die nächsten 12,5 Stunden auf: Meine Kollegin Claudia übernimmt den neu aufgenommenen Patienten. Sie wird wohl bis in den frühen Morgen damit beschäftigt sein, ihn gemeinsam mit der Ärztin zu stabilisieren. Mittlerweile laufen 15 Motorspritzen mit der Medikation, die der Mann dringend zum Überleben braucht. Die Patientenposition ist auf 45°C beheizt. Die Körpertemperatur von Verbrennungsopfern sinkt meist sehr rasch, da einerseits die Haut, die für deren Regulierung zuständig ist, schwer verletzt ist, andererseits wird über die Operationswunden sehr viel Wundsekret in die Verbände abgesondert. Die Verdunstung dieses Sekrets entzieht dem Körper Verdunstungswärme, die Körpertemperatur sinkt - genau wie wir es im Physikunterricht gelernt haben. Man kann also durchaus von schwierigen Arbeitsbedingungen sprechen.

Patricia, die dritte Kollegin im Nachtdienst, und ich teilen uns die anderen Patienten auf. So wie es aussieht, versprechen sie über Nacht weitgehend stabil zu bleiben. Ich betreue, unter anderem, wieder den jungen Mann, wie schon in der vorangegangenen Nacht. Es ist mir einfach ein Bedürfnis, ihn wieder über die Nacht zu begleiten. Patricia betreut neben ihren Patienten auch die Krankenpflegeschülerin. Es ist für diese jungen Menschen nicht immer einfach, Abläufe an einer Intensivstation zu überblicken.

Die Routinetätigkeiten bedeuten für Patricia und mich: die Körperfunktionen, die Beatmung und den Flüssigkeitshaushalt unserer Patienten zu überwachen, die laufende Therapie anzupassen und zu erneuern, die Betten 1- bis 2-mal in der Nacht neu zu machen. Unsere Patienten verlieren, wie schon erwähnt, sehr viel Flüssigkeit über die Wunden. Die Betten sehen dadurch nicht nur recht unansehnlich aus, auch die Keimbelastung steigt beachtlich, da diese Körperflüssigkeiten ein ideales Nährmedium für Bakterien darstellen. Weiters pflegen wir die nicht verletzte Haut, die Augen, die Mundhöhle, um nicht neue Eintrittspforten für Bakterien zu schaffen. Schließlich sprechen wir noch die Therapie mit der diensthabenden Ärztin ab.

Nachdem ich mir einen Überblick über meine Patienten verschafft habe, gehe ich zu Claudia. Sie wird sicher Hilfe brauchen. Bei derart schwer verletzten Patienten ist es oft nicht einfach, mit der Arbeit nachzukommen. Lebenserhaltende Maßnahmen sollten sofort – und nach Möglichkeit alle auf einmal – durchgeführt werden. Wir lagern gemeinsam mit der Ärztin den Verletzten ins Schwenkbett um. Während Claudia noch die Kabel und unzähligen Infusionsschläuche ordnet, richte ich die Apparate und Utensilien sowie einen neuen Katheter her.

Der Anästhesie-Oberarzt hat die nicht sehr verlockende Aufgabe, den Katheter zu legen. Es ist inzwischen bereits 22.30 Uhr. Die Patientenposition dampft bei 45°C. Das klimatische Umfeld mit sterilem Mantel, Mundschutz und Haube kann durchaus mit einer Sauna verglichen werden – Sauna unter höchster Konzentration und lebenserhaltenden Maßnahmen. Es erweist sich auch als sehr schwierig, das richtige Blutgefäß unter der mittlerweile beachtlichen Flüssigkeitseinlagerung der verbrannten Haut zu finden. Mit viel Erfahrung und Routine gelingt es schließlich.

Es ist kurz vor Mitternacht, nach einem Kontrollröntgen der Lunge kann das Bett mit dem Patienten nun endlich zu schwenken beginnen. Ich nehme mir eine Auszeit bei Claudia. Es ist an der Zeit, die Mitternachtstherapie für meine Patienten herzurichten und zu verabreichen, die Betten frisch zu machen und die Patienten, wie bereits vorhin beschrieben, zu pflegen. Patricia und ich machen einen Zeitplan, wie wir uns gegenseitig am effektivsten helfen können. Nach eineinhalb Stunden sind wir mit Therapie und Pflege unserer Patienten fertig.

Es ist 2.00 Uhr früh, Zeit für ein Timeout. Die Pizzabestellung hat sich wohl erledigt. Um 2 Uhr morgens gibt es einfach kein Lokal mehr, das Essen liefert – mein Herz blutet. Ich verspüre das dringende Bedürfnis nach 2 großen Tassen Kaffee und mindestens einem Liter Wasser. Auch die große Tafel Schokolade am Tisch findet mein ungeteiltes Interesse. Schokolade ist gut gegen den faden Geschmack in meinem Mund, Schokolade bringt Energie, Schokolade macht glücklich. Patricia gesellt sich mit ihrer Schülerin zu uns. Claudia müssen wir fast zwingen, eine kurze Pause zu machen. Es ist noch so viel zu tun. Kaffee und Wasser gehen sich zeitlich gerade aus, Schokolade macht auch im Gehen glücklich. Der Blutdruck des neu aufgenommenen Patienten sinkt, die Herzfrequenz steigt.

Patricia verständigt die Ärztin. Die angeordneten Maßnahmen sind: Blutanalyse und noch mehr Flüssigkeit anhängen. Die Funktion der Lunge ist allerdings auch schon sehr schlecht. Inhalation der heißen Gase beim Brand und der massive Flüssigkeitsersatz zeigen ihre Auswirkungen. Die Sauerstoffkonzentration und der Beatmungsdruck müssen weiter gesteigert werden. Weiters entschließt sich unsere Ärztin mittels eines Bronchoskops, die unteren Atemwege zu begutachten. Der Befund sieht bedenklich aus: weiße, kaum durchblutete Schleimhaut mit Rußspuren. Sekret ist keines abzusaugen.

Schließlich wird es doch 6.00 Uhr. Nach der Morgenarbeit – wie Bilanz der Körperflüssigkeiten, Erneuerung der Sondennahrung, Analyse des Harns und noch einige andere Routinetätigkeiten – kommen die ersten Kollegen in den Tagdienst. Sie brauchen nicht nachzufragen, wie der Nachtdienst verlaufen ist. Sie brauchen uns nur anzuschauen. Nach der Dienstübergabe bleibe ich noch ein wenig sitzen, trinke Kaffee und schaue dem emsigen Treiben an der Station zu. Bleierne Müdigkeit schleicht sich in meine Glieder. Doch die Bilanz ist für das Nachtschichtteam durchaus zufrieden stellend: Wir haben alle Patienten stabil übergeben. Ich dusche und fahre nach Hause.

Im Bett hindert mich nur noch ein Gedanke für einige Minuten am einschlafen: Hoffentlich geht es meiner Tochter Sophie bei der Mathematikschularbeit gut!

Autorenverzeichnis

Herausgeber

Doz. Dr. Lars-Peter Kamolz
Abteilung für Plastische und Rekonstruktive Chirurgie
Zentrum für Schwerbrandverletzte
Universitätsklinik für Chirurgie
Medizinische Universität Wien
Währinger Gürtel 18-20
1090 Wien, Austria
E-mail: lars-peter.kamolz@meduniwien.ac.at

Prof. Dr. David N. Herndon
Shriners Burns Hospital for Children
University of Texas Medical Branch
815 Market Street
Galveston, TX 77550, USA
E-mail: dherndon@utmb.edu

Doz. Dr. Marc G. Jeschke
Shriners Burns Hospital for Children
University of Texas Medical Branch
Department of Surgery
Department of Biochemistry and Molecular Biology
815 Market Street
Galveston, TX 77550, USA
E-mail: majeschk@utmb.edu

Autoren

Dr. Ahmed AL-Mousawi
Shriners Burns Hospital for Children
University of Texas Medical Branch
Galveston, TX, USA

Prof. Dr. Harald L. Andel
Universitätsklinik für Anästhesie, Allgemeine Intensivmedizin und Schmerztherapie
Medizinische Universität Wien

Dr. Björn Behr
Klinik für Hand-, Plastische und Rekonstruktive Chirurgie
Zentrum für Schwerbrandverletzte
Berufsgenossenschaftliche Unfallklinik Ludwigshafen
Plastische und Handchirurgie der Universität Heidelberg, Ludwigshafen

Dr. Ludwik Branski
Shriners Burns Hospital for Children
University of Texas Medical Branch
Galveston, TX, USA

Dr. Lydia Brenner
Universitätsklinik für Anästhesie, Allgemeine Intensivmedizin und Schmerztherapie
Medizinische Universität Wien

Prof. Dr. Astrid Chiari
Universitätsklinik für Anästhesie, Allgemeine Intensivmedizin und Schmerztherapie
Medizinische Universität Wien

Dr. Erhan Demir
Klinik für Plastische Chirurgie, Hand- und Verbrennungschirurgie
Universitätsklinikum RWTH Aachen

Prof. Dr. Manfred Frey
Abteilung für Plastische und Rekonstruktive Chirurgie
Zentrum für Schwerbrandverletzte
Universitätsklinik für Chirurgie
Medizinische Universität Wien,

Dr. Gerd G. Gauglitz
Shriners Burns Hospital for Children
University of Texas Medical Branch
Galveston, TX, USA

Prof. Dr. Günter Germann
Klinik für Hand-, Plastische und Rekonstruktive Chirurgie
Zentrum für Schwerbrandverletzte
Berufsgenossenschaftliche Unfallklinik Ludwigshafen,
Plastische und Handchirurgie der Universität Heidelberg, Ludwigshafen

Dr. Herbert Haller
Unfallkrankenhaus der AUVA Linz

Dr. Bernd Hartmann
Zentrum für Schwerbrandverletzte mit Plastischer Chirurgie
Unfallkrankenhaus Berlin

Dr. Alina Hold
Abteilung für Plastische und Rekonstruktive Chirurgie
Zentrum für Schwerbrandverletzte
Universitätsklinik für Chirurgie
Medizinische Universität Wien

Prof. Dr. Raymund E. Horch
Klinik für Plastische und Handchirurgie
Universitätsklinikum Erlangen

Dr. Andrea Jester
Klinik für Hand-, Plastische und Rekonstruktive Chirurgie
Zentrum für Schwerbrandverletzte
Berufsgenossenschaftliche Unfallklinik Ludwigshafen,
Plastische und Handchirurgie der Universität Heidelberg, Ludwigshafen

Dr Ingo Jester
Kinderchirurgische Klinik
Universitätsklinikum Mannheim

Dr. Birgit Karle
Abteilung für Plastische und Rekonstruktive Chirurgie
Zentrum für Schwerbrandverletzte
Universitätsklinik für Chirurgie
Medizinische Universität Wien

Dr. Oliver Kloeters
Klinik für Hand-, Plastische und Rekonstruktive Chirurgie
Zentrum für Schwerbrandverletzte
Berufsgenossenschaftliche Unfallklinik Ludwigshafen,
Plastische und Handchirurgie der Universität Heidelberg, Ludwigshafen

Dr. Hugo B. Kitzinger
Abteilung für Plastische und Rekonstruktive Chirurgie
Zentrum für Schwerbrandverletzte
Universitätsklinik für Chirurgie
Medizinische Universität Wien

Doz. Dr. Jürgen Kopp
Klinik für Plastische und Handchirurgie
Friederikenstift
Hannover

Dr. Jong O. Lee
Shriners Burns Hospital for Children
University of Texas Medical Branch
Galveston, TX, USA

Dr. David B. Lumenta
Abteilung für Plastische und Rekonstruktive Chirurgie
Zentrum für Schwerbrandverletzte
Universitätsklinik für Chirurgie
Medizinische Universität Wien

Dr. Reinhard Malzer
Department Ausbildung
MA70 - Wiener Rettung, Wien

Dr. Kai Megerle
Klinik für Hand-, Plastische und Rekonstruktive Chirurgie
Zentrum für Schwerbrandverletzte
Berufsgenossenschaftliche Unfallklinik Ludwigshafen,
Plastische und Handchirurgie der Universität Heidelberg, Ludwigshafen

Prof. Dr. Günther Meissl
Abteilung für Plastische- und Rekonstruktive Chirurgie
Zentrum für Schwerbrandverletzte
Universitätsklinik für Chirurgie
Medizinische Universität Wien

Dr. Christian Ottomann
Zentrum für Schwerbrandverletzte mit Plastischer Chirurgie
Unfallkrankenhaus Berlin

Prof. DDr. Prof. Norbert Pallua
Klinik für Plastische Chirurgie, Hand- und Verbrennungschirurgie
Universitätsklinikum RWTH Aachen

Prof. Dr. Tatjana Paternostro-Sluga
Universitätsklinik für Physikal Medizin und Rehabilitation
Medizinische Universität Wien

Mag. Anna Titscher
Abteilung für Plastische und Rekonstruktive Chirurgie
Zentrum für Schwerbrandverletzte
Universitätsklinik für Chirurgie
Mdizinische Universität Wien

Christian Vaculik DGKP
Abteilung für Plastische und Rekonstruktive Chirurgie
Zentrum für Schwerbrandverletzte
Universitätsklinik für Chirurgie
Medizinische Universität Wien

Index

A

Abbreviated Burn Severity Index 31, 39, 74, 86, 91
Abrissfrakturen 201
ABSI 31, 39, 74, 86, 91
Abstrich 152
Acinetobacter sp. 154
Albumin 11, 12, 13, 21, 23, 33, 35, 50, 51, 184
Allografts 4, 56, 57, 66, 78, 127, 128, 130
Amputationsdeformität 105, 107
Analgesie 32, 35, 36, 59, 171, 202, 209, 210, 211, 212, 213, 214, 216, 217
Aneurysmen 199
Antibiotika 145, 148, 150, 152, 154, 155, 156, 157
Arbeitsunfälle 6, 73, 198
ARDS 122, 174, 176, 177, 178, 182
Arginin 187
ASB 175
ästhetischen Einheiten 80, 113
Atemgaskonditionierung 173
Ausdehnung 1, 3, 26, 30, 67, 68, 69, 98, 160, 217
Autografts 57, 78, 80, 84, 125, 129
Autolog-allogene Intermingled Transplantate 129
Autolog-xenologe Intermingled Transplantate 129

B

Bacteroides spp. 155
Bakteriämie 76, 192
Bakterienanzahl 147, 152
Bauchlagerung 37, 177, 178
Beatmung 171, 175
Beeinträchtigungen des peripheren und zentralen Nervensystems 199
Begleitverletzungen 25, 28, 30, 32, 33, 38, 74, 75, 96, 202
Bewegungstherapie 59, 219, 220, 221, 222
BIPAP 175, 176, 179
Blitzschlag 196, 197, 198, 199, 200, 207
Blutstillung 44, 45, 71, 77, 85, 97
Blutzuckerwerte 189
Bronchialsystem 172
Burn Case 3D 165
Burn Depth Indicator 163
Burn-Size-Score 26
Burn Vision 165

C

Calcium 143, 188
Candida sp. 155
Capillary Leak 11, 48
Ceiling-Effekt 212
Chemische Abrasion 117
Chemische Verbrennungen 6
»Chinesische« Methode 129
»Chip graft«-Technik 131
CK 33, 142, 157, 202
Copingmuster 233
Cornelius Celsus 1, 2
CPAP 175, 179
Cultured Epidermal Autografts 56, 83, 136
Curreri 56, 60, 92, 93, 185, 194

D

Débridement 7, 41, 42, 44, 45, 66, 76, 77, 78, 79, 101, 120, 145, 146, 148, 155, 204, 205
Dekubitusprophylaxe 45, 220
De Medicina 1
Depression 232
Dermabrasio 117
Dermatom 66, 82, 85, 126, 127
Dermis 4, 6, 8, 11, 80, 82, 83, 101, 102, 124, 125, 126, 128, 129, 133, 135, 137, 138, 160
Dermisersatz 67, 84, 117
Direkte und indirekte Kalorimetrie 186
Dissoziierte Kulturen 135
Disulfinblau 162
Drittgradige Verbrennung 10, 83, 95, 97, 99, 124, 137, 159, 160, 200
Dual-Röntgen-Absorptiometrie 186
Durchblutungsstörung 97

E

Edward Kentish 1
Ein- und Austrittsstellen 200, 201
Eisen 188
Elektroverbrennungen 7, 28, 30, 74, 155, 195, 196, 197, 198, 199, 200, 202, 205, 206
Emotionale Unterstützung 231
Enterale Ernährung 55, 56, 170, 184, 189, 191
Enterokokken 64, 153, 154
Entnahmestelle 66, 71, 80, 85, 148
Epidemiologie 73, 198
Epidermale Ersatzmaterialien 100
Epidermis 4, 6, 8, 82, 83, 85, 123, 128, 129, 131, 132, 133, 135, 136, 139, 142, 160, 200
Epifasziale Exzision 77
Epithelregeneration 79, 188
Ergotherapie 222
Ernährung 33, 55, 56, 80, 170, 180, 183, 184, 186, 187, 189, 190, 191, 192, 210
Ernährungstherapie 47, 55, 183, 184, 186, 189, 191, 192, 193
Erstbehandlung 47
Erstgradige Verbrennung 160
Erstickung 27, 73
Erstversorgung 7, 25, 26, 29, 30, 31, 33, 74, 159, 169, 217, 239
Escharotomie 33, 38, 48, 75, 96, 97, 98, 108, 203
Escherichia coli 149
Expandertherapie 115
Expansionsraten 81, 82, 102
Exsudative Phase 223

F

Fasziotomie 75, 95, 98, 103, 203, 204
Flammenverletzungen 5
Fluoreszenz-Fluorometrie 162
Flüssigkeitssubstitution 3, 10, 12, 13, 16, 18, 19, 25, 29, 97, 170, 202, 203, 206
Fotodokumentation 75
Fremdhaut 4, 44, 56, 66, 77, 78, 81, 82, 83, 103, 127, 128, 129, 130
Frühe Exzision 56, 76, 92
Funktionelle Übungen 220
Funktionsfähigkeit 219, 229
Fusobacterium spp. 155

G

Galveston-Formel 56
Gefäßpermeabilität 11, 14, 15, 97
Gelenkdislokationen 201
Gelenkinfektion 103
Gelenkkontrakturen 98, 106
Gelenkmobilisation 220
Gel-Verbände 29
Gerbemittel 2
Geschichte der Hauttransplantation 1, 123
Gewebetransfers 206
Gleichstrom 195, 196
Glutamin 187, 189
Goulian-(Weck-)Messer 77
Gramfärbung 153
Guilhelmus Fabricius Hildanus 1
Gutachten 164

H

Halsregion 111, 113, 118, 119
Haltungsschulung 220
Hämatoxilin-Eosin-Färbung 161
Hämokonzentration 2, 3, 17
Handflächenregel 163
Harnwegsinfekte 149
Harris-Benedict 185
Hautentnahme 45, 67, 84, 125, 169
Hautersatz 4, 56, 75, 78, 102, 109, 117, 123, 124, 127, 136, 140
Haut-Expander 71
Hauttransplantation 67, 78, 82, 83, 102, 113, 118, 119, 120, 124, 131, 133, 148, 226
Herzrhythmusstörungen 17, 188, 199, 202
Hinshaw-Pearse-Färbung 161
Histamin 14, 15, 213
Histologische Beurteilung 161
Historischer Rückblick 1, 133
Hitzeprovokation 163
Hochfrequenzbeatmung 176, 178
Hochspannung 7, 196, 198, 199, 201
Hohlhand 101, 164
Hornschicht 8
Hörverlust 200
Hydrostatischer Druck 11
Hygienevorschriften 156
Hyperämiezone 8, 146
Hyperbare Oxygenierung 170
Hypermetabolismus 14, 54, 183
hypertrophe Narbe 68, 105, 107, 113, 224
Hypothermie 48, 55, 76, 78, 151, 173, 213
Hypovolämie 2, 3, 9, 10, 13, 15, 16, 17, 18, 19, 51, 52, 161, 170

I

I:E-Verhältnis 174, 175
Immunantwort 76
Impetigo 148
Indozyanin- Clearance 162
Indozyanin-Videoangiographie 162
Infektion 8, 32, 41, 43, 44, 53, 55, 56, 58, 70, 71, 76, 83, 96, 124, 131, 133, 145, 146, 147, 148, 149, 150, 151, 152, 153, 154, 155, 156, 157, 161, 173, 190, 192, 206, 210, 213, 229
Inhalationstrauma 18, 30, 32, 35, 36, 37, 38, 48, 53, 54, 74, 91, 92, 112, 150, 151, 170, 171, 172, 173, 175, 176, 177, 179, 217
Intensivmedizinische Behandlung 169
interstitielle hydrostatische Druck 11
Intoxikationstheorie 2
Intraossärer Zugang 28, 49
Intravenöser Zugang 48
»Intrinsic Minus«-Hand 98
Intrinsic Minus«-Stellung 98
Intrinsic Tightness 98
Intubation 27, 28, 33, 35, 36, 38, 53, 58, 150, 154, 170, 171, 173, 217

J

Janzekovic 3, 4, 56, 60, 86, 92, 94, 109, 141

K

Kalorienbedarf 56, 185, 186
Kandidose 149
Kapillarer Filtrationskoeffizient 11
Kardiale Monitoringmaßnahme 202
Kardiale Überwachung 202
Karpalkanals 97
Katarakte 200
Katecholamine 14, 15, 34, 90, 183
Katheterassoziierte Infektionen 149
Keloide 70, 113, 224, 227, 228, 229
Keratinozyten 8, 44, 46, 57, 67, 68, 83, 84, 102, 125, 128, 133, 135, 136, 138, 139, 140, 162, 224
Kühlung 159, 160
Kinetische Therapie 176
Kinine 14, 160
Klebsiellen 32, 154
Klimatisierung des Atemgases 173
Knopflochdeformität 99, 105
Kohlenhydrate 187
Kohlenmonoxidvergiftung 53
Kommunikation 27, 32, 36, 232, 236
Kompartmentsyndrom 28, 203, 204
Kompressionsbehandlung 45, 69, 70, 111, 113, 225, 226
Konservative Therapie 63, 92, 229
Kontaktverbrennungen 6, 90, 100, 101

Kontrakturprophylaxe 45, 220
Kopf 164
Körpergefühl 231
Körpergewicht 49, 184, 190
Kortikosteroide 70, 227, 228
Krallenhanddeformität 105
Kultivierter Hautersatz 136
Kulturhaut 78, 80, 83, 86
Kupfer 188

L

Lähmung der Atemmuskulatur 195, 199
Landis-Starling-Gleichung 10
Langerhans-Zellen 8, 128
Lappenplastik 105, 106, 107, 114, 117, 118, 119, 120, 204, 205
Laserablation 117
Laser-Doppler-Flowmetrie 162
Laser-Doppler-Perfusionsmonitoring 162
Lasertherapie 111, 117, 118
Laugen 6
Lean Body Mass 183, 184, 186
Lebensqualität 25, 63, 72, 91, 115, 219, 229
Lederhaut 8
LeDran 1
Letalität 37, 63, 72, 73, 133, 196, 198, 229
Lichtbogen 197
Lipolyse 54, 183, 187
Lokale Antiseptika 42
Lokaltherapie 25, 28, 29, 41, 43, 64, 146
Lubrikanzien 227, 228
Lund Browder Chart 164
Lungenödem 18, 33
Lungenprotektive Beatmung 176
Lungenschädigung 27, 171, 177
Lung Injury Score nach Murray 177

M

Magnesium 51, 188
Management der Atemwege 53
Maschinelle Beatmung 171, 173, 175, 186
Mastzellen 14, 160, 213
Matrix-Metalloproteinasen 224
Meek 4, 82, 102, 127
Melanozyten 8, 140
Membran-Zell-Transplantate 139
Mesh 4, 81, 82, 102, 125, 126, 127, 130
Metabolische Störungen 161
Methylenblau 162
»Microskin«-Transplantate 130
MMV 175
Mukoziliäre Clearance 172, 173
Muskelnekrosen 7, 97, 200, 201
Myoglobin 18, 28, 202
Myoglobinurie 7, 34, 203

N

Nachbehandlung 45, 68, 69, 85, 93, 95, 103, 219, 225, 229
Nagelwalldeformität 105, 107
Narben 6, 45, 59, 68, 69, 70, 81, 88, 103, 105, 106, 107, 108, 111, 112, 113, 115, 117, 118, 119, 223, 224, 225, 226, 227, 228, 229, 234
Narbenmassage 227
Nase 113, 117, 118, 121
Nasogastrale Ernährung 190
Nebenwirkungen von Opioiden 212, 213
Nekrektomie 19, 41, 56, 65, 66, 76, 93, 95, 96, 95, 96, 100, 101, 102, 103, 104, 108, 112, 120, 124, 125, 130, 131, 134
Nekrosezone 8, 26, 101, 146, 170
Neuner-Regel 26, 49, 164
Nicht-Opioidanalgetika 214, 215, 218

O

O2-Insufflation 175
Oberflächliche Infekte 148
Oberlider 113
Octenidinbasis 76
Ödembehandlung 98
Ohr 120
Ohrepithese 116, 121
Operationstaktik 92, 205
Opioidantagonisten 213
Opioide 211, 213, 217, 218
Orthopädische Versorgung 222
Osmotische Reflexionskoeffizient 11
Oxygenierung 35, 170, 171, 172, 173, 174, 175, 178

P

Palmare Kontrakturen 105, 106
Parenterale Ernährung 33, 191
Parkland-Formel 29, 34, 35, 50
Partielle (Ant-)Agonisten 211
Pathophysiologie der Wundheilung 223
Pathophysiologie des Schmerzes 210
PEEP 37, 39, 171, 173, 174, 175, 176, 177, 178, 182
Pelotten 225, 226
Perfusionsstörung 97
Physiologie des Alterns 89
Pneumonie 37, 150, 154, 157, 172, 173, 188, 191, 210, 154, 157
Pneumonien 150, 154, 173, 210
Polarisationsabhängige optische Kohärenztomographie 163
Polyhexanid 44, 76
Polyneuropathie 159
Posttraumatische Belastungsstörung 232
Präklinisches Wundmanagement 41
Primärrehabilitation 219
Prinzipien der Wundbehandlung 41
Proliferationsphase 223, 224
Prostaglandine 14, 176
Proteinsynthese 64, 186, 189
Proteus mirabilis 154
Proteus vulgaris 154
Prothesenversorgung 222, 223
Pseudomonas aeruginosa 64, 146, 154, 157, 172
Psychisches Gleichgewicht 231
Psychologische Betreuung 231
Pulmonale Clearence 172

R

Radiotherapie 228
Rauchgasexposition 25, 26
Rauchgasinhalation 25, 27, 73
Rauchgasvergiftung 53
Reduktion des Ödems 160
Reflexionsoptisches multispektralanalytisches bildgebendes Verfahren 163
Reflextheorie 2
Regionalanästhesieverfahren 217
Rehabilitation 59, 61, 93, 95, 96, 108, 111, 206, 207, 222, 227, 229, 232, 235
Reine Opioid-Agonisten 211
Reintegration 96, 206, 219, 233
Rekapillarisierungszeit 28
Rekonstruktive Leiter nach Gillies 111
Rekonstruktive Phasen 111
Reparationsphase 223, 224
Reperfusionsphase 161
Repetive Laborkontrollen 202
Resorptionsatelektasen 173
Respiratorisches Management 169, 170
Resting Energy Expenditure 186
Römer 1

S

Sage II 164
Antimikrobielle Salben 2
»Sandwich«-Technik 128, 129
Sauerstoffradikale 15, 54
Säuren 6
Schädigung des Atemzentrums 199
Schienenbehandlung 45, 96, 98, 100, 106, 108, 222
Schlafstörungen 188, 232
Schmerz 2, 6, 29, 32, 55, 57, 71, 169, 209
Schmerzqualität 209
Schmerztherapie 25, 29, 38, 64, 67, 72, 180, 209, 214, 216, 220
Schock 1, 2, 3, 9, 11, 13, 14, 35, 38, 153, 161
Schockraum 31, 32, 36, 74, 75, 238
Schwenkbett 181, 233, 240
Schwerbrandverletztenzentren 73
Sedierungskonzepte 180, 210
Sedoanalgesie 209
Sekundärversorgung 63, 68, 72
Sepsis 2, 16, 18, 43, 55, 56, 76, 151, 152, 154, 155, 158, 158
Serotonin 14, 15
Silikongel-Folienauflage 70, 227, 228
SIMV 175
Sonnenexposition 228
Soziale Wiedereingliederung 231, 233
Spalthaut 4, 45, 46, 66, 67, 68, 71, 78, 80, 82, 84, 85, 102, 105, 113, 114, 119, 123, 125, 126, 127, 129, 130, 131, 134, 139, 140, 205
Spalthautentnahme 45, 65, 66, 77, 85, 126, 148, 169

Spalthauttransplantation 5, 42, 44, 66, 67, 80, 81, 82, 92, 101, 102, 103, 118, 221
Spektralanalyse 163
Spontanatmung 171, 175, 176, 179, 210, 217
Sprühtransplantationen 79
Sputum 37, 54, 150, 172
»Stamp«-Technik 127
Staphylococcus aureus 64, 146, 153
Staphylococcus epidermidis 154
Stasezone 8, 15, 26, 42, 146
Stickstoffbilanz 180, 184, 185, 187, 189, 190
Stickstoffmonoxid 15, 176
Strategische Überlegungen 89, 91
Streptokokken 148, 152, 153, 154
Strom 7, 28, 30, 74, 195, 196, 197, 199, 200, 206
Stromverletzungen 155, 195, 198, 202, 205, 206
Stützung der Angehörigen 233
Suprareninlösung 65, 85
Syndaktylien 106
synthetische Materialien 78
Synthetische Wundauflagen 78

T

Tangentiale Exzision 3, 4, 77, 159
Temperaturmanagement 169
Tetrazykline 162
Thermoelektrische Schäden 195
Thermographie 161
Thermoregulation 29
Thoraxcompliance 75
Thoraxtrauma 27
Thromboxane 14, 21, 160
Tissue Engineering 123, 131, 132, 140
Toxisches Schocksyndrom 153
Tracheobronchitis 149, 150
Tracheotomie 36, 176, 210, 217

U

Überknüpfverbandes 79
Ultraschall 162, 202, 227
Unfallursachen 74
Unterlider 111, 113

V

Vakuumversiegelung 79, 80, 81, 139
Varianz der Beurteilung 163
Ventilator-Associated Pneumonia 150
Verarbeitung 153, 233, 235
Verbandswechsel 41, 43, 44, 45, 46, 59, 63, 67, 77, 79, 100, 102, 217, 218, 235
Verbrennungen dritten Grades 80
Verbrennungsgrade 6, 26
Verbrennungsschock 9, 16, 34, 52
Verbrennungsschwere 74
Verbrennungstiefe 1, 31, 33, 41, 42, 75, 96, 97, 98, 100, 112, 118, 159, 160, 161, 162, 163
Verbrennungswunde 2, 3, 4, 5, 8, 9, 10, 12, 14, 16, 19, 32, 34, 37, 41, 44, 56, 79, 97, 99, 100, 101, 139, 146, 147, 148, 152, 154, 157
Verbrühungen 5, 6, 18, 25, 47, 57, 65, 67, 73, 90
Vergiftung 2, 27
Verletzungsmechanismen 95, 98
Vitalfärbungen 162
Vitamin A 188
Vitamin B1 188
Vitamin B5 188
Vitamin C 15, 188
Vitamin D 188
Vitamin E 188
Vitamin K 188
Vollhaut 71, 82, 84, 113, 119, 123, 124, 125
Volumenersatz 10, 13, 17, 50, 51, 52, 184, 190
Volumenersatztherapie 7, 9, 12, 16, 17, 18, 19, 47, 48, 49, 50, 51, 52, 53, 151, 184, 191, 204
VS 175, 194

W

Wachstumshormone 54
Wärmeleitfähigkeit des Gewebes 159
Wärmeregulierung 55
Wechselstrom 195, 196
WHO 185, 232
Wundauflagen 63, 64, 72, 75, 77, 78, 85, 102, 220
Wundbehandlung 1, 2, 41, 63, 64, 78, 99, 147, 148, 203

Wundheilung 41, 42, 43, 44, 54, 55, 56, 68, 70, 71, 78, 90, 103, 138, 170, 180, 181, 183, 187, 188, 189, 209, 217, 223, 224, 225, 226, 229

X

Xenografts 56, 66, 73, 128

Z

Zellkultur 131, 133, 135, 140, 159
Zell-Suspensionen 138
Zentralvenenkatheter 151
Zusatzblatt für Brandverletzte 164

SPRINGER NATURE

GPSR Compliance

The European Union's (EU) General Product Safety Regulation (GPSR) is a set of rules that requires consumer products to be safe and our obligations to ensure this.

If you have any concerns about our products, you can contact us on ProductSafety@springernature.com

In case Publisher is established outside the EU, the EU authorized representative is:

Springer Nature Customer Service Center GmbH
Europaplatz 3
69115 Heidelberg, Germany

The manufacturer's authorised representative in the EU is Springer Nature Customer Service Centre GmbH, Europaplatz 3, 69115 Heidelberg, Germany. If you have any concerns regarding our products, please contact ProductSafety@springernature.com

Printed and bound by CPI Group (UK) Ltd, Croydon, CR0 4YY

19/08/2026

02200203-0020